U0236848

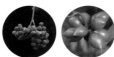岭南 LINGNAN YAOYONG ZHIWU TUZHI 药用植物图志 上册

主　审	蔡岳文
主　编	马　骥　唐旭东
副主编	徐晔春　刘传明　陈兴兴　张宏伟　袁立霞
编　委	许云燕　洪军辉　吴　磊　王宏娟　王雪艳　张景照
	蔡树坚　戴娇娇　张志海　孙晓敏　陈飞龙

SPM 南方出版传媒
广东科技出版社｜全国优秀出版社
·广　州·

图书在版编目（CIP）数据

岭南药用植物图志. 上册 / 马骥，唐旭东主编. —广州：
广东科技出版社，2018.12
ISBN 978-7-5359-7008-4

Ⅰ. ①岭… Ⅱ. ①马… ②唐… Ⅲ. ①药用植物—广
东—图谱 Ⅳ. ①R282.71-64

中国版本图书馆CIP数据核字（2018）第203555号

岭南药用植物图志（上册）

LINGNAN YAOYONG ZHIWU TUZHI（SHANGCE）

责任编辑：黎青青
责任校对：谭　曦　李云柯　罗美玲
责任印制：彭海波
装帧设计：友间文化
出版发行：广东科技出版社
　　　　　（广州市环市东路水荫路11号　邮政编码：510075）
http://www.gdstp.com.cn
E-mail: gdkjyxb@gdstp.com.cn（营销）
E-mail: gdkjzbb@gdstp.com.cn（编务室）
经　　销：广东新华发行集团股份有限公司
印　　刷：广州市岭美彩印有限公司
　　　　　（广州市荔湾区花地大道南海南工商贸易区A幢　邮政编码：510385）
规　　格：889mm×1 194mm　1/16　印张27.5　字数688千
版　　次：2018年12月第1版
　　　　　2018年12月第1次印刷
定　　价：298.00元

如发现因印装质量问题影响阅读，请与承印厂联系调换。

蔡岳文　广东省中药研究所主任中药师，南药研究室原主任。长期从事药用植物分类与鉴定、中药资源、中药材引种栽培及中药材规范化生产(GAP) 的研究和教学工作。主持和参与国家及省部级科研课题多项。主编、参编《南方药用植物图鉴》《药用植物识别图鉴》《药用植物识别技术》等多部专著及教材。在岭南药用植物资源与分类方面的研究积淀深厚。

马　骥　南方医科大学教授，南粤优秀教师。兰州大学理学博士，中国科学院兰州沙漠研究所博士后。长期从事药用植物学、中药鉴定学的教学和科研工作，主要研究方向为中草药鉴定与资源。主持国家及省部级科研和教学课题10余项，发表有关中草药资源与鉴定方面的学术论文130余篇，主编、参编专著9部。主持广东省精品资源共享课和视频课3项。创建"岭南药用植物园""岭南药创新教学研究平台"等教学和科普系列网站。

唐旭东　深圳清华大学研究院研究员，深圳市创新中药及天然药物研究重点实验室主任，深圳清华大学研究院分析测试中心主任，兰州大学理学博士，中国疾病预防控制中心基础医学博士后。主要研究方向为中药及天然药物的开发应用。主持参与国家及省部级科研课题20余项，发表学术论文30余篇，申请发明专利10项，获得发明专利6项。近期正在主持道地药材数据库构建及岭南中草药基因组学研究。

徐晔春　广东省农业科学院环境园艺研究所研究员。毕业于吉林农业大学，长期从事花卉文化及观赏植物研究与开发工作，主要研究方向为观赏植物分类及应用。获得省部级科研成果奖4项，主持省部级课题10余项，发表学术论文和科普文章200余篇。出版专著60部，获计算机软件著作权1项。PPBC摄影师，创建"花卉图片信息网"等科普网站。兼任中国花卉协会兰花分会常务理事、广东花卉杂志社有限公司总经理。

主审、主编及副主编简介

陈兴兴 南方医科大学副教授。毕业于广州中医药大学，长期从事中药鉴定学、药用植物学和生药学的教学与科研工作，主要研究方向为中药鉴定与药材显微构造及多媒体教学课件制作。参与国家及省部级科研和教学课题10余项，发表学术论文10余篇，参编专著6部。参与广东省精品资源共享课和视频课3项。为"岭南药用植物园""岭南药创新教学研究平台"等教学和科普系列网站的主要建设者之一。

刘传明 南方医科大学副教授。全国中药标本馆委员会理事。毕业于湖南中医药大学，长期从事中药鉴定学、药用植物学和生药学的教学与科研工作，主要研究方向为中药的品种鉴定与质量评价。参与国家及省部级科研和教学课题10余项，发表学术论文20余篇，参编专著5部。获军队科技进步二等奖1项。参与广东省精品资源共享课和视频课3项。为"岭南药用植物园""岭南药创新教学研究平台"等教学和科普系列网站的主要建设者之一。

张宏伟 南方医科大学副教授，中山大学生物学硕士。长期从事药用植物学、中药鉴定学的教学与科研工作，主要研究方向为药用植物资源、显微构造及比较鉴别。参与国家及省部级科研和教学课题10余项，发表学术论文30余篇，主编、参编专著5部。获军队科技进步三等奖1项。参与广东省精品资源共享课和视频课3项。为"岭南药用植物园""岭南药创新教学研究平台"等教学和科普系列网站的主要建设者之一。

袁立霞 南方医科大学教授，黑龙江中医药大学方剂学博士。新加坡国立大学访问学者，广东省治未病专业委员会常委，广州省虚证与老年专业委员会委员。主持国家自然基金2项，广东省自然基金1项，中医管理局课题2项，发表论文40余篇，其中SCI收录3篇，主编出版专著8部，发明专利4项。长期致力于中医药对亚健康疾病的预防与治疗。擅长免疫风湿性疾病、脾胃系统疾病及妇科疾病的调理与治疗。

本套书选取岭南地区的道地药材、民间草药、少数民族药、引种驯化天然药物，以及具有药用价值的花卉、树木、果品、粮谷、菜蔬等800余种，应用《中国高等植物图鉴》《中国植物志》《广东植物志》《海南植物志》《广西植物志》《广州植物志》和《广西植物名录》等全国和地方性植物分类学典籍，查清其来源、产地与生境；参照《中华本草》《中药大辞典》《广东中药志》《广西药用植物名录》等中药学著作及《山草药指南》《岭南采药录》《生草药性备要》《本草求原》《南方草木状》等本草著作，结合作者团队数十年来对岭南中草药进行野外考察和市场调研的实践经验，梳理其学名、中文正名、中文别名、性味功效、品种变迁及历史文化背景，并以简要清晰的文字和多部位、多角度的图片描述其主要识别特征。旨在为岭南基本药用植物的分类位置、自然资源、地理环境、形态特征、性味功效、化学成分、药理作用、临床应用及历史、文化背景等方面的研究，提供一个脉络较为清晰的基础资料。

全套书80余万字，附图1 800余幅，含药用植物163科595属814个分类群。可供中药学、中医学、本草学、民族药学、药用植物资源学、植物地理学、植物分类学、植物生态学、植物多样性保护、农业、林业、园林园艺等相关专业的教师、学生、研究人员和中医药、环境保护、海关等政府决策者及中草药爱好者使用。

内容简介

* 本书得到以下基金资助：

1. 广州市科学技术协会、广州市南山自然科学学术交流基金会、广州市合力科普基金会
2. 深圳市战略新兴产业发展专项资金（JSGG20160301100442775）
3. 深圳市科技研发资金（JCYJ20160301100720906）
4. 华研生物诗丹维格教育基金（SV2017-JY1022）
5. 九天绿教育基金（课题号：JTL2017-JY0011）

序

　　《岭南药用植物图志》是以图志的形式总结了岭南人民用药用植物来防治疾病，维护健康的一部专著。

　　岭南，原是唐代行政区岭南道之名，指中国南岭之南的地区，在传统意义上是指越城、骑田、大庾、都庞、萌渚五岭以南的地区，在行政区划上主要包括广东、海南两省及广西壮族自治区的大部分。岭南是中国一个特定的环境区域，其地理和人文环境极具特色，不仅是我国地域文化的重要分支，也是传统中医药文化和资源的重要组成部分。岭南医学着眼于当地多发病、常见病的治疗，勇于吸收民间医学经验和外来医学新知，充分开发利用当地药材资源，形成了具有鲜明地方特色的医家风格和用药习惯。在长期的历史进程中，岭南中草药保存了传统中药的优良种质资源，扩展了民间草药的种类与功效，促进了多民族医药文化的交流与融合，推动了当地的经济发展和市场繁荣，丰富了当地人民的精神和物质文化生活。

　　《岭南药用植物图志》编写团队选取岭南地区常用的道地药材、民间草药、少数民族药、引种驯化天然药物，以及具有药用价值的花卉、树木、果品、粮谷、菜蔬等800余种，梳理了其学名、正名、别名、性味功效、品种变迁及历史文化背景，并以简要清晰的文字和多部位、多角度的图片描述其主要识别特征。全书80余万字，附图1 800余幅，含药用植物163科595属814个分类群。

　　该书是岭南的一部地方性药用植物图志及区域性植物分类学的重要文献，也是农、林、园艺、环保、医药、轻工业等生产部门研究利用植物资源、鉴定植物种类、培训相关技术人员不可缺少的工具书。

　　面对粤港澳大湾区经济发展历史机遇的今天，岭南中草药具有的共同历史价值、医疗价值和保健价值，将为传统医药和民族医药的伟大复兴做出贡献，欣慰之余，乐为之序。

中国工程院院士
中国医学科学院　　肖培根
药用植物研究所名誉所长

2018年8月27日

岭南位于我国最南端，主要包括广东、海南两省及广西壮族自治区的大部分，属热带—亚热带气候。岭南医学着眼于当地多发病、常见病的治疗，勇于吸收民间医学经验和外来医学新知，充分开发利用当地药材资源，形成了具有鲜明地方特色的医家风格和用药习惯，成为祖国医药宝库的重要组成部分。

岭南中草药是中华本草园的重点园区之一。它保存了传统中药的优良种质资源，扩展了民间草药的种类与功效，促进了多民族医药文化的交流与融合，推动了岭南地区的经济发展和市场繁荣，丰富了岭南地区人民的精神和物质文化生活。

在粤港澳大湾区经济发展历史机遇的今天，需要充分认识保护岭南中草药历史价值和保健价值的紧迫感与重要性，实现岭南中草药的可持续发展。

1. 岭南的自然环境和药用植物资源

1.1 岭南地理位置与自然环境

岭南是指五岭以南地区，主要包括广东、海南两省及广西壮族自治区的大部分。五岭由越城岭、都庞岭、萌渚岭、骑田岭、大庾岭五座山峰组成，大体分布在福建、广西东部至广东东部、湖南和江西五省区交界处，是中国南部最大的横向构造带山脉，也是长江和珠江二大流域的分水岭。

岭南地表起伏不平，山地、丘陵、台地、平原交错，海岸曲折，岛屿众多，地貌类型复杂多样。大陆部分的地势为西北高，东南低。大部分地面海拔500m左右。热带代表性土壤——红壤，主要分布于海南和雷州半岛；南亚热带代表性土壤——砖红壤性红壤，主要分布于广东、广西南部，桂西等地，一般在海拔1000m以下的低山丘陵上。其植被为南亚热带常绿阔叶林、热带季雨林及赤道热带珊瑚岛植被。

岭南河流众多，具有流量大、含沙少、汛期长、径流量丰富等特点，这些河流绝大多数源自岭南西北部、北部和东部的崇山峻岭中。岭南最大的河流珠江，是中国第五长河，流量仅次于长江，居全国第二位。

岭南的气候特点是：气温高、湿度大、雨量充沛、热量丰富、夏长冬暖，属于热带、南亚热带及中亚热带地区。年平均气

温超过20℃，居全国之冠；年降水量1 400～2 000mm，是全国雨量最充沛的地区，且降水强度大，台风暴雨频繁。岭南的热带自然景观突出，植物种类丰富，以热带区系为主，仅高等植物有7 000种以上。以桃金娘科、樟科、番荔枝科、龙脑香科、棕榈科等为特色，并保存了大批古老的科属，不少种类列为国家保护和珍稀物种。属于华南药用植物区系。

1.2 岭南的药用植物资源

岭南由于其得天独厚的地理环境，形成了一个物种丰富、生境多样的天然药用植物资源库。据有关资料统计，岭南地区有药用植物4 500种以上，占全国药用植物资源的36%。广西约4 035种，分属于292科；广东约2 500种，分属于182科；海南约497种，含许多特有种类。广东鼎湖山国家级自然保护区有药用植物193科677属1 077种。罗浮山有药用植物1 600余种。

在长期的生产劳动过程中，岭南人民积累了有关药用植物和药用动物采集、分类、栽培、养殖和防病治病等方面的丰富经验。经过去伪存真、优胜劣汰、择优而立的历史性筛选，巴戟天、何首乌、鸡血藤、广陈皮、广佛手、化橘红、广金钱草、广藿香、广地龙、肉桂、胡椒、槟榔、草豆蔻、阳春砂、益智、高良姜等品质优良的传统中药，被公认为"岭南道地药材"。

成功引种驯化了丁香、胡椒、马钱子、檀香、诃子、云木香、安息香等进口药材。近年来，胡椒、沉香、番石榴等在岭南地区都已有一定规模的栽培。这些新兴品种的增加与岭南草药的应用和发展，不仅为保障当地人民的健康做出了重要贡献，同时也丰富了祖国传统医药文化的宝库。

岭南医家在长期的医疗实践中，善于吸收民间医学经验，充分开发利用当地药材资源，不断扩大新药源，增加新品种。为数众多、应用历史悠久、疗效确切的岭南民间草药，如今已走进了岭南各地的中药店堂，成为当地医院中药房和中药店堂不同于其他地域的特色。

在长期的历史进程中，岭南中草药的应用和传播促进了多民族文化之间的交流与融合，也促进了民族民间医药的发展，进而丰富了岭南医药学。岭南中草药有许多种类与少数民族药同源或相互交叉的现象，例如：《中华本草（藏药卷）》所记载的木棉花、蒲桃等33种藏药与岭南中草药同源，且岭南皆有出产。不少岭南药用植物同时又是宝贵的经济植物，与当地人民的生活息息相关。许多岭南盛产的水果、蔬菜及粮食作物等，也有重要的药用价值。

2. 《岭南药用植物图志》编写的社会背景与历史机遇

2.1 粤港澳大湾区经济发展的机遇

随着改革开放的不断深入，依据国家粤港澳大湾区城市群发展规划，"湾区经济"概念正在从设想走向实践。粤港澳大湾区由广州、深圳、珠海、佛山、惠州、东莞、中山、江门、肇庆9个城市，与香港、澳门两个特区组成，所涉及的行业包括了基建、能源、金融、互联网、传统制造业、新兴农业、大健康产业等。而在建设粤港澳大湾区中，岭南中医药资源与文化横跨了大健康、新兴农业和互联网等多个行业，与整合提升功能定位、推动区域经济协同发展，打造健康优质生活密切相关。

2.2 科学资料的准备

本套图志编写所涉及的植物分类学资料已经非常完备，除了《中国高等植物图鉴》《中国植物志》《中国种子植物科属词典》等全国性的植物分类学典籍之外，岭南地方性的植物志、植物名录等也基本出全。

《广东植物志》（1～9卷），记载广东及海南野生和习见栽培的维管植物共306科2 044属6 937种43亚种508变种（其中，蕨类植物58科159属582种25变种），插图2 757幅，总字数近700万字。

《海南植物志》（1～4卷），收载海南野生和习见栽培的维管植物247科1 347属3 391种7亚种171变种12变型。

《广西植物志》尚未出全，但《广西植物名录》已先行出版，收录广西壮族自治区内野生及常见栽培的维管植物309科2 011属9 168种（含种下等级）。其中，本土植物有297科1 820属8 562种，特有植物880种，常见栽培植物539种，归化种67种。

《广州植物志》记载广州市内和郊区的维管植物（包括蕨类植物、裸子植物和被子植物）198科871属1 571种80变种。其中，约250种是由国外引入栽培的。特别是对20世纪50年代，广州生草药铺出售的岭南习用药材的记载，具有重要的文献价值。

《中国植物志》《广东植物志》和《海南植物志》的电子版及《中国数字植物标本馆》（CVH）和《中国自然标本馆》（CFH）均可使用。上述资料为《岭南药用植物图志》的编写提供了坚实而丰富的科学依据。

2.3 历史资料的准备

本套图志编写所涉及的本草学资料包括两部分：一是《中华本草》《全国中草药汇编》《中药大辞典》和《中药志》等大型国家本草学典籍；二是与岭南本草相关

的一系列区域性本草文献，如：民国时期胡真的《山草药指南》、萧步丹的《岭南采药录》、清代何克谏的《生草药性备要》、赵其光的《本草求原》、晋代嵇含的《南方草木状》等，以及近几十年来出版的地方性相关著作、辞书、手册或名录等，如：《广东中药志》《广西药用植物名录》《澳门常见中草药》《岭南本草》《岭南本草集锦》和《岭南采药录考证与图谱》等。对于上述资料的认真梳理，为《岭南药用植物图志》的编写提供了脉络清晰的历史框架。

2.4　编写团队的相关研究基础与成果

编写团队在岭南本草资源与鉴定方面，开展了数十年艰苦细致的研究工作，其研究人员有的一生专注于岭南本草，有的具有在多个不同生境中进行药用植物资源考察的经验，有的擅长宏观分类，有的擅长微观鉴别，还有的拍摄了数千张精美图片。整个团队在教学、科普教育、网站建设、图书出版等方面也取得了一系列成果，包括建设中药鉴定学、药用植物学和岭南中草药资源与文化3门省级资源共享精品课程，创建岭南药用植物园、岭南药博物馆、岭南药创新教学研究平台、花卉图片信息网等9个教学和科普网站，出版《岭南本草集锦》《〈岭南采药录〉考证与图谱》《药用植物识别图鉴》《南方药用植物图鉴》等多部相关图书。

2.5　图书出版背景

广东科技出版社是"全国优秀出版社"之一，以弘扬科学精神，铸造文化精品为使命。主要出版方向包括：高水平学术专著、西医类图书、中医类图书、大农业类图书、生活休闲类图书和教育类图书等，有500多种图书分别获得国家图书奖、中国图书奖、中华优秀出版物奖、全国优秀科普作品奖等国家级和省部级奖励。出版的《岭南中医药文库》（共106种图书）列入新闻出版总署"新闻出版改革发展项目库"。"中草药系列""经络穴位图解系列""养殖类、种植类图书系列""饮食食疗系列""粤菜食谱系列"等图书，一直保持着较好的市场影响力，双效俱佳。

作者与广东科技出版社已有多年的合作，建立了良好的互信，已出版了《常用中草药识别应用图谱》《〈岭南采药录〉考证与图谱》等3套7本图书。

3. 《岭南药用植物图志》的主要内容与意义

3.1 第一部地域特色鲜明的岭南中草药资源志

　　植物志的编撰和出版，标志着一个国家与地区植物学基础研究的水平，是植物学各相关研究领域不可或缺的基础类专著。同理，中草药资源志的编撰和出版，标志着一个国家与地区天然药物基础研究的水平，是天然药物资源学各相关研究领域不可或缺的基础类专著。

　　《岭南药用植物图志》的选题特点是：地理位置清晰，地域特色鲜明。不同于一般的全国性、南方、北方或各省区地域范围的中草药手册或资源志。在地理位置和行政区划上，以五岭以南为界限，包括广东省和海南省的全部，广西壮族自治区的大部分及香港特区和澳门特区。就药材品种或植物分类群而言，涵盖了品质优良的岭南道地药材、引种驯化成功的外来药、疗效确切的岭南民间草药与民族药，以及具有药用价值的花卉、树木、果品、粮谷、菜蔬等800余种，涉及药味上千种，因而成为岭南地区第一部地域特色鲜明的中草药资源志，将在粤港澳大湾区建设中，为岭南传统医药和民族医药的资源整合、功能定位、协同发展等提供第一手资料。

3.2 第一个直接采用经典分类学方法构建的岭南本草信息库

　　《岭南药用植物图志》编写方法引经据典，单刀直入，直接引用《中国植物志》和岭南区域性植物典籍的原文献，对岭南地区常见的道地药材、民间草药、民族药、外来天然药及具有药用价值的花卉树木、谷果蔬菜等进行系统的整理与考证，查清其来源、产地、生境、经济价值、应用实况等，凡模式标本产地在岭南区域内的均加以注明。以《中国植物志》为基准，了解该物种在我国的总体分布状况；以《广东植物志》《海南植物志》《广西植物志》《广州植物志》等为基准，熟悉该药材在岭南的生长习性；摘录了许多地方性植物志中对药材的品种记载及当时、当地药市情况的精彩描述。

　　将所有分类学文献精要置于【植物学文献概要】项下，本草学文献精要置于【本草学文献概要】项下，卷、期、册及页码等清楚准确，最大限度减少内容的重复，使读者对原文献，特别是对同一问题的不同见解一目了然，便于对比分析，打通二者之间的学术壁垒，构建一个简要的岭南本草信息库。

3.3 一次对岭南区域性本草资料的系统总结和历史回顾

　　本套书以《中华本草》《全国中草药汇编》《中药大辞典》为主要依据，认真查阅了岭南本草相关的一系列历史文献，包括民国时期胡真的《山草药指南》、萧步丹的《岭南采药录》、清代何克谏的《生草药性备要》、赵其光的《本草求原》、晋代嵇含的《南方草木状》，以及近几十年来出版的地方性中草药相关著作、辞书、手册、名录，如《广东中药志》《广西药用植物名录》《岭南本草》等。结合研究团队数十年来野外和药材市场的实地考察经验，在编辑出版《岭南本草集锦》和对萧步丹撰写的《岭南采药录》中的药材进行逐个考证、分析的基础上，对岭南药用植物的基本种类进行了系统的整理，梳理其学名、中文正名、中文别名，考证其品种来源和历史变迁，描述其主要鉴别特征、药用部位、性味功效，并对相关问题作了较为深入的讨论。综上所述，从某种意义上可以说，《岭南药用植物图志》的编写，是在改革开放的新时期，对岭南区域性本草资料的一次系统总结和历史回顾。

3.4 一套简便实用的岭南中草药鉴别手册

在本套书的编写体例中，每一药物均设有【原植物识别特征】一项。这些特征的描述既不是植物志中形态特征的简化，也不是中草药手册中原植物记载的照搬，而是按照实际工作中查找植物检索表所需的关键词选取，又注意到层次清楚、文字简练。特别是对叶序类型、叶的大小、花序类型、花被形态、雄蕊数目、子房位置、果实类型等关键词，逐一标明。即使有些性状在植物志相关种的描述中已被省略，也要从其属的特征或科的特征中重新找回，从而使得读者可以把《岭南药用植物图志》当作一本岭南中草药鉴别手册来使用，不仅有利于初学者掌握，也有利于基层工作人员解决实际问题。

3.5 一本岭南中草药和植物爱好者的科普图集

《岭南药用植物图志》全书共附图1 800余幅，均为本书作者拍摄，版权所有。每一本草所采用的图片尽可能包括生境图、植物特征图，特别是花、果、叶的局部器官图，部分种类还附有药材或饮片图，解决了通常植物学野外实习手册侧重生态景观图和植物特征图，中草药图鉴、图集偏好药材和饮片图所产生的缺憾。

全书所采用的图片像素高，清晰度好，在尽可能反映原植物特征的基础上，又有一定的艺术美感。对于岭南中草药和植物爱好者来说，它不仅是一本高颜值的科普图集，而且在欣赏大量植物、药材和生境图片的同时，可以系统地学习植物分类学和中草药学知识。

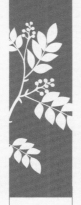

1.本套书选取岭南地区的道地药材、民间草药、少数民族药、引种驯化天然药物，以及有药用价值的花卉、树木、果品、粮谷、菜蔬等800余种，应用《中国高等植物图鉴》《中国植物志》《广东植物志》《广西植物志》《海南植物志》《广州植物志》和《广西植物名录》等全国及地方性植物分类学典籍，查清其来源、产地与生境，参照《中华本草》《中药大辞典》《广东中药志》《广西药用植物名录》等中药学著作与相关研究论文，结合作者团队数十年来对岭南中草药进行野外考察和市场调查的经验，梳理其正名、别名、性味功效、品种变迁及历史文化背景，并以简要清晰的文字和多部位、多角度的图片描述其主要识别特征。

2.本套书将所有分类学文献精要置于【植物学文献概要】项下，本草学文献精要置于【本草学文献概要】项下，列清卷、期、册及页码，并尽可能减少内容的重复，使读者对原文献，特别是对同一问题的不同见解，能够一目了然，便于分析对比。

3.本套书中【植物基源与产地】以《中国植物志》为基准，了解该物种在我国的总体分布状况。【生境】以《广东植物志》《广西植物志》《海南植物志》和《广州植物志》为参考，熟悉该药材在岭南的生长习性。【性味功效】以《中华本草》为基准，掌握其基本功效。并参看《广州植物志》《广东中药志》《广西药用植物名录》等多种文献资料，以及研究团队数十年来对岭南中草药进行实地考察和市场调查的情况，进行系统的整理。

4.本书中文药材名的选取原则是尽可能采用岭南习用药材名。当《中华本草》记载与岭南习用药材名不同时，采用岭南习用药材名，并注明《中华本草》所用名。例如：桑科榕属 *Ficus* 植物粗叶榕 *Ficus hirta* Vahl 以根入药，《中华本草》以五爪龙为正名收载，别名五指毛桃、牛奶木、土黄芪等。如本套书药材名选取五指毛桃，一方面因为"五指毛桃"在岭南用得更为普遍，另一方面避免了与旋花科番薯属 *Ipomoea* 植物五爪金龙 *Ipomoea cairica* (L.) Sweet 相混淆。

5.《中国植物志》或其他地方志的起止页码，在某一分类群需要涉及其属的描述时，含其属的描述的页码。《中华本草》中，凡一味中草药若涉及多个药用部位时，起止页码包括其多个药用部位描述的页码。

6. 近年来随着科学研究的不断深入，当代植物分类系统已经有了很大的改变。为了便于不同专业的读者查找，本套书科的范围仍然沿用《中国植物志》中文版，若与地方植物志不同时，以《中国植物志》为准；若与《中华本草》不同，仍以《中国植物志》为准。但考虑到本套书的主要读者是中药学工作者和中草药兴趣爱好者，在科的排列顺序和每一科中药材的排列顺序上，则以《中华本草》为准。

例如：薤白 *Allium macrostemon* Bunge《中国植物志》置于百合科（第十四卷，265～266页），而《广东植物志》（第五卷，448页）置于石蒜科，本套书仍置于百合科。又如：八角 *Illicium verum* Hook. F.《中国植物志》置于木兰科（第三十卷，第一分册，第228～231页），而《中华本草》置于八角科，本套书仍置于木兰科。龙舌兰、仙茅等《中国植物志》置于石蒜科，《中华本草》分别置于龙舌兰科和仙茅科，本套书仍置于石蒜科，但药材的排列顺序同《中华本草》。

7. 当药材名与植物名不同时，以《中国植物志》所记载植物名为准，将药材名置于括号内。例如：秤星树（岗梅根）、铁冬青（救必应）、肾茶（猫须草）等。当岭南习称与植物名不同时，以《中国植物志》所记载植物名为准，将岭南习称置于括号内。例如：黄瓜（青瓜）、丝瓜（水瓜）、布渣叶（破布叶）等。并在索引中一并列出。

8. 本套书分上、下两册出版，共附图1 800余幅，均为本书作者团队拍摄，版权所有。每一本草所用图片尽可能包括植物整体图，花、果或叶的局部器官图，部分中草药还附有药材或饮片图。所采用图片不仅像素高，清晰度好，在尽可能反映原植物特征的基础上，又有一定的艺术美感。

蕨类植物—Pteridophyta

裸子植物—Gymnospermae

被子植物（Ⅰ）—Angiospermae（Ⅰ）

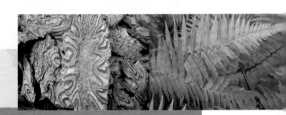

蕨类植物
Pteridophyta

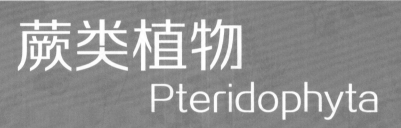

翠云草

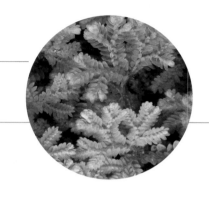

来源 卷柏科卷柏属 *Selaginella* 植物翠云草 *Selaginella uncinata* (Desv.) Spring 的全草。

【植物学文献概要】

见《中国植物志》第六卷，第三分册，145～147页。产安徽、重庆、福建、广东（梅县、汕头、深圳）、广西（巴马、凤山、桂林、凌乐、龙胜、龙州、罗城、南靖、南宁、融水、兴安）、贵州、湖北、湖南、江西、四川、陕西、香港、云南、浙江。生于林下，海拔50～1 200m。中国特有。模式标本采自中国。

《广东植物志》第七卷，17页。别名绿绒草、蓝地柏。产广东各地及海南琼海。生于海拔300～800m的阴湿石灰岩上。全草药用，有清热解毒、舒筋活络之功效。

《广西植物名录》4页。产柳江、桂林、龙胜、藤县、桂平、靖西、那坡、凌云、南丹、凤山、罗城、宜州、龙州、大新。

《海南植物志》第一卷，11页。

《广州植物志》36～37页。翠云草（《群芳谱》）别名蓝地柏（《植物学大辞典》）、绿绒草（广州）、龙须（江西）、剑柏（云南）。本植物生于阴湿山石间，叶青翠可爱，颇美丽，可供栽培观赏用。

【本草学文献概要】

《中华本草》第2册，第四卷，55～56页。以翠云草（《百草镜》）为正名收载，别名龙须、剑柏（《植物名实图考》）、金猫草（《广西药用植物名录》）等。全草入药，味淡，微苦，性凉；清热利湿，解毒，止血。

【原植物识别特征】

多年生草本，茎纤细，匍匐地面，长30～60cm，节上生根；分枝向上伸展，其上为互生、羽状、叉状分枝的小枝，末回小枝连叶宽4～6mm。叶异形，排列在平面上，背面深绿色，上面带碧蓝色，卵状椭圆形，长2～3mm，宽为长的1/2～2/3，边缘透明，全缘。孢子叶穗紧密，四棱柱形，单生于小枝末端；孢子叶一形，卵状三角形，边缘全缘，具白边。大孢子灰白色或暗褐色，小孢子淡黄色。

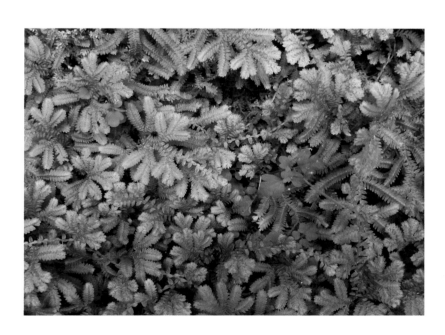

卷柏

来源 卷柏科卷柏属 *Selaginella* 植物卷柏 *Selaginella tamariscina* (P. Beauv.) Spring 的全草。

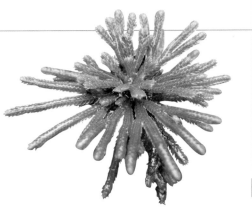

【植物学文献概要】

见《中国植物志》第六卷，第三分册，100～104页。以卷柏（《中国主要植物图说·蕨类植物门》）为正名收载，别名还魂草、九死还魂草。产安徽、北京、重庆、福建、贵州、广西、广东、海南、湖北、湖南、河北、河南、江苏、江西、吉林、辽宁、内蒙古、青海、陕西、山东、四川、台湾、香港、云南、浙江。常见于石灰岩上，海拔60～2 100m。

《广东植物志》第七卷，16页。产广东广州、高要、茂名、仁化、平远及海南白沙、儋州、东方。生于山地岩石上或干旱的岩缝中。

《广西植物名录》4页。产阳朔、临桂、全州、龙胜、资源、藤县、蒙山、贵港、平南、桂平、玉林、容县、北流、贺州、钟山、富川。

《海南植物志》第一卷，9～10页。白沙。生于山地岩石上。

《广州植物志》31～32页。本种喜生于山地岩壁上，能耐干旱，干燥时枝向内方卷曲，湿润时则展开，故有"长生不死草""九死还魂草"等名。可栽培供观赏，亦供药用。

【本草学文献概要】

《中华本草》第2册，第四卷，52～54页。以卷柏（《神农本草经》）为正名收载，别名不死草（《滇南本草图说》）、长生不死草（《本草纲目》）、万年松（《本草原始》）等。全草入药，味辛，性平；生用活血通经，炒炭用化瘀止血。

【原植物识别特征】

多年生草本，高5～15cm，呈莲座状；枝叶干后卷曲，湿润时展开。主茎直立，粗壮，通常不分枝。基部生须根，顶部丛生小枝。叶异型。小枝的不育叶二型：侧叶斜向上，长卵形，长1～3mm，先端长芒状；中叶2行，卵状披针形，长1～2mm，极斜向上，先端渐尖并具长芒状，基部偏斜；二者边缘均有膜质白边及微齿。孢子囊穗着生于枝顶，四棱形，长约1cm。能育叶三角状卵形。孢子囊圆肾形，大孢子浅黄色，小孢子橘黄色。

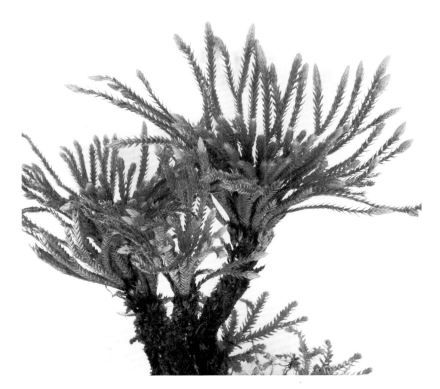

瓶尔小草

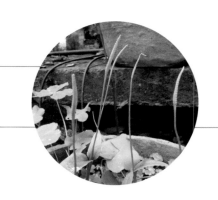

来源 瓶尔小草科瓶尔小草属 *Ophioglossum* 植物瓶尔小草 *Ophioglossum vulgatum* L. 的全草。

【植物学文献概要】

见《中国植物志》第二卷，8～10页。产长江下游各省、湖北、四川、陕西南部、贵州、云南、台湾及西藏。生林下，垂直分布高达3 000m。欧洲、亚洲、美洲等地广泛分布。可供药用。

《广东植物志》第七卷，29页。以箭蕨为正名记载，别名瓶尔小草。拉丁学名同《中国植物志》。产广东肇庆（鼎湖山）、深圳。生于海拔约80m的林下。

《广西植物名录》5页。产武鸣、柳州、融安、桂林、临桂、全州、永福、平乐、梧州、灵山、陆川、博白、靖西、凌云、凤山、都安、龙州。

【本草学文献概要】

《中华本草》第2册，第四卷，73～74页。以瓶尔小草（《植物名实图考》）为正名收载，别名拨云草（《广西民间常用中草药手册》）等。全草入药，味甘，性微寒；清热凉血，解毒镇痛。

【原植物识别特征】

多年生草本，根状茎短而直立，具一簇肉质粗根，如匍匐茎一样向四面横走，生出新植物。叶通常单生，总叶柄长6～9cm，深埋土中，下半部为灰白色，较粗大。营养叶为卵状长圆形或狭卵形，长4～6cm，宽1.5～2.4cm，先端钝圆或急尖，基部急剧变狭并稍下延，无柄，全缘，网状脉明显。孢子叶长9～18cm或更长，自营养叶基部生出，孢子穗长2.5～3.5cm，宽约2mm，先端尖，远超出于营养叶之上。

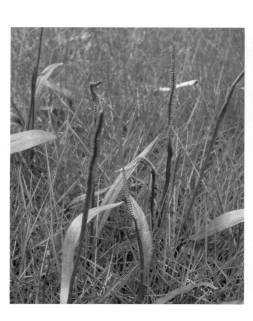

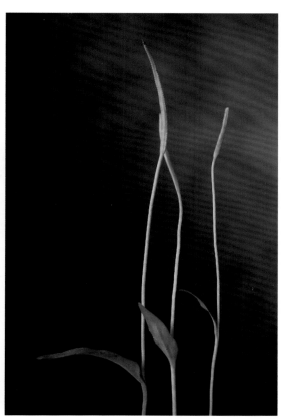

观音座莲蕨

来源　观音座莲科观音座莲属 *Angiopteris* 植物福建观音座莲 *Angiopteris fokiensis* Hieron. 的根茎。

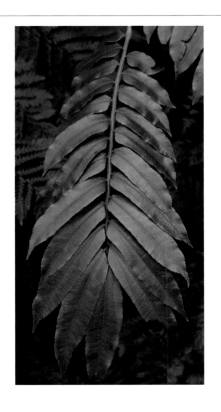

【植物学文献概要】

　　见《中国植物志》第二卷，57页。以福建观音座莲（《中国蕨类植物图谱》第五卷）为正名收载，别名马蹄蕨（粤、桂）、牛蹄劳（粤，乐昌）。产于福建、湖北、贵州、广东、广西、香港。生林下溪沟边。块茎可取淀粉，曾为山区一种食粮的来源。

　　《广东植物志》第七卷，34页。产广东各地及海南琼中、儋州。生于林下溪沟边。

　　《广西植物名录》5页。产全区各地。

【本草学文献概要】

　　《中华本草》第2册，第四卷，74～75页。以马蹄蕨（《陆川本草》）为正名收载，别名观音莲座（《植物名实图考》）、地莲花、马蹄树（《湖南药物志》）、马蹄莲、马蹄风（《广西药用植物名录》）、福建莲座蕨（《中国孢子药用植物》）等。根茎入药，味微苦，性凉；清热凉血，祛瘀止血，镇痛安神。

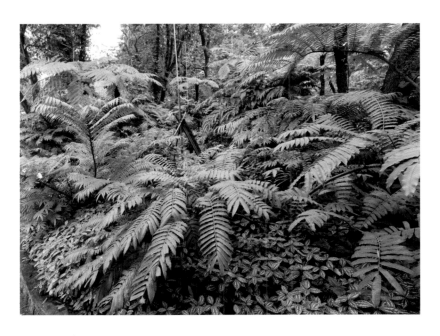

【原植物识别特征】

　　多年生草本，植株高达1.5m以上。根状茎直立，块状。叶柄粗壮，长约50cm，粗1～2.5cm。叶片宽卵形，长60cm；羽片5～7对，互生，长50～60cm，宽14～18cm，狭长圆形，下部小羽片较短，近基部的小羽片长仅3cm或过之，顶生小羽片分离，有柄，与下面的同形，叶缘全部具有规则的浅三角形锯齿。叶上面绿色，下面淡绿色，两面光滑；叶轴干后淡褐色，腹部具纵沟。孢子囊群棕色，长圆形，长约1mm，距叶缘0.5～1mm，由8～10个孢子囊组成。

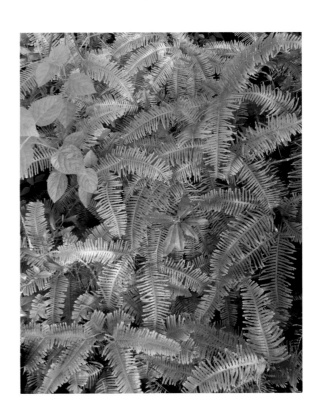

芒萁

来源 里白科芒萁属 *Dicranopteris* 植物芒萁 *Dicranopteris dichotoma* (Thunb.) Bernh 的幼叶、叶柄。

【植物学文献概要】

见《中国植物志》第二卷，120～121页。以芒萁（《中国主要植物图说·蕨类植物门》）为正名收载。产江苏南部、浙江、江西、安徽、湖北、湖南、贵州、四川、西康、福建、台湾、广东、香港、广西、云南。生强酸性土的荒坡或林缘，在森林砍伐后或放荒后的坡地上常成优势的中草群落。

《广东植物志》第七卷，47页。产广东及海南各地，生于海拔100～1 100m强酸性土壤的荒地与林缘。拉丁学名采用*Dicranopteris pedata* (Houtt.) Nakai.

《广西植物名录》6页。产全区各地酸性土壤。

《广州植物志》36～37页。本植物在华南山野间到处可见，为酸性土壤指示植物。全株可供樵炭薪，叶柄可编物。

【本草学文献概要】

《中华本草》第2册，第四卷，86～87页。以芒萁骨（《福建民间草药》）为正名收载，别名山蕨（《福建民间草药》）、山芒（《闽南民间草药》）、萌萁（《广西本草选编》）、狼萁蕨（广西）等。幼叶及叶柄入药，味微苦、涩，性凉；化瘀止血，清热利尿，解毒消肿。根茎亦入药，另列条目。

【原植物识别特征】

多年生草本，高45～90cm。根状茎横走，粗约2mm，密被暗锈色长毛。叶远生，柄长24～56cm；叶轴一至二回二叉分枝，一回羽轴长约9cm，二回羽轴长3～5cm；腋芽小，密被锈黄色毛；各回分叉处两侧均各有一对托叶状的羽片，末回羽片长16～23.5cm，宽4～5.5cm，披针形或宽披针形；侧脉两面隆起，明显，斜展，小脉直达叶缘。孢子囊群圆形，一列，着生于基部上侧或上下两侧小脉的弯弓处，由5~8个孢子囊组成。

海金沙（金沙藤）

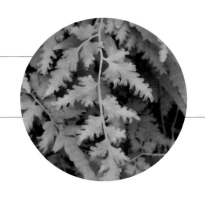

来源　海金沙科海金沙属 *Lygodium* 植物海金沙 *Lygodium japonicum* (Thunb.) Sw. 的地上部分。

【植物学文献概要】

　　见《中国植物志》第二卷，113～114页。以海金沙（《中国主要植物图说·蕨类植物门》）为正名收载。产江苏、安徽、浙江、广东、广西、福建、台湾、湖南、贵州、云南、四川等省区。

　　编者注：其孢子即传统中药海金沙，清利湿热，通淋止痛；地上部分称金沙藤，为岭南常用草药之一，清热解毒，利水通淋。

　　《广东植物志》第七卷，54页。别名铁线藤、罗网藤。产广东及海南各地，生于向阳的林缘或灌丛中。

　　《广西植物名录》第7页。产全区各地。

　　《海南植物志》第一卷，27～28页。儋县、临高、东方、白沙、崖县。

　　《广州植物志》35页。我国南部均有分布。

【本草学文献概要】

　　《岭南采药录》173页。别名海金沙。形如井茜，铁线梗，不入服剂，治打伤、折伤最妙。

　　《中华本草》第2册，第四卷，91～93页。以海金沙草（《本草纲目》）为正名收载，别名迷离纲（《生草药性备要》）、左转藤（《天宝本草》）、罗网藤（《广州植物志》）等。地上部分入药，味甘，性寒；清热解毒，利水通淋，活血通络。其孢子为传统中药海金沙，另列条目。

【原植物识别特征】

　　植株高1～4m。叶轴细长，叶略呈二型。不育羽片三角形，长宽各10～12cm；一回小羽片2～4对，卵圆形；二回小羽片2～3对，三角状卵形，掌状三裂；末回裂片短阔，边缘有不规则的浅圆锯齿。能育羽片三角状卵形，长宽约相等，为10～20cm；一回小羽片4～5对，椭圆披针形；二回小羽片3～4对，三角状卵形，羽状深裂；叶纸质。孢子囊穗排列稀疏，暗褐色，长2～4mm。

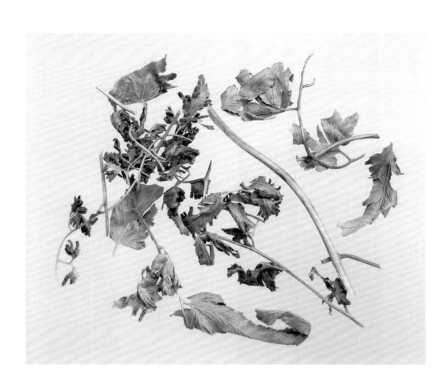

金毛狗脊

蚌壳蕨科金毛狗属 *Cibotium* 植物金毛狗脊 *Cibotium barometz* (L.) J. Sm. 的根茎。

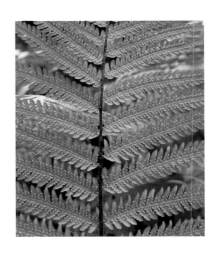

【植物学文献概要】

  见《中国植物志》第二卷，197~198页。产四川、云南、贵州、广东、广西、海南、福建、台湾、浙江、江西及湖南南部。根状茎入药。

  《广东植物志》第七卷，72页。以黄狗头为正名收载，别名金狗、鲸口蕨。产广东各地及海南琼中、东方，生于海拔100~900m的山麓沟边或林下阴处酸性土上。为酸性土壤指示植物，根状茎入药，亦可酿酒。

  《广西植物名录》8页。产南宁、武鸣、三江、桂林、临桂、全州、兴安、龙胜、资源、靖西、金秀、宁明、大新。

  《海南植物志》第一卷，45页。琼中（五指山）、东方。

【原植物识别特征】

  多年生大型蕨类植物，高2~3m。根茎粗大，顶端连同叶柄基部密生金黄色长柔毛。叶丛生，叶柄粗壮，长约120cm；叶片草质，阔卵状三角形，长达2m，三回羽裂；羽片互生，末回裂片镰状披针形，长1~1.4cm，宽约3mm，边缘有浅锯齿。孢子囊群生于裂片侧脉顶端，每裂片有1~5对；囊群盖2瓣，成熟时张开如蚌壳。

【本草学文献概要】

  《岭南采药录》23页。即蕨根，其茎细，叶两两对生，比贯众小，叶有齿，背面皆光泽，根有金黄毛如狗形，出粤西，止诸疮血出，治顽痹、杀虫。

  《中华本草》第2册，第四卷，101~104页。以狗脊为正名收载，别名金毛狗脊（《普济方》）、毛狗儿、黄狗头（《广西药用植物名录》）。根茎入药，味苦、甘，性温；强腰膝，祛风湿，利关节。

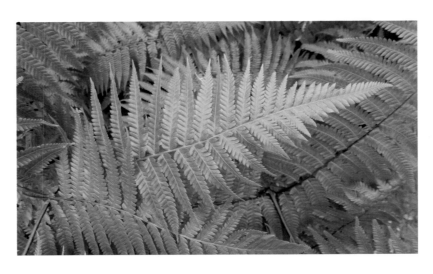

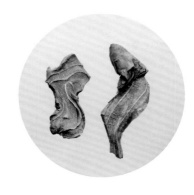

桫椤（飞天蟛蟧）

来源 桫椤科桫椤属 *Alsophila* 植物桫椤 *Alsophila spinulosa* (Wall. ex Hook.) R. M. Tryon 的根茎。

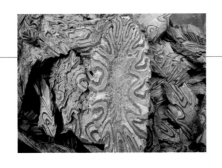

【植物学文献概要】

见《中国植物志》第六卷，第三分册，258～259页。产四川、云南、贵州、广东、广西、海南、福建、台湾等省区。

《广东植物志》第七卷，75页。产广东英德、连山、怀集、高州、信宜、高要、恩平、博罗，海南白沙、琼中、保亭。

《广西植物名录》9页。产融水、三江、临桂、苍梧、蒙山、平南、桂平、玉林、容县、博白、北流、德保、靖西、那坡、隆林、东兰、罗城、天峨、金秀、扶绥、宁明、上思。

【本草学文献概要】

《岭南采药录》54～55页。出产于连州瑶山八排，治哮喘咳嗽，和陈皮猪精肉煎汤服之；内伤吐血，和猪精肉煎汤服之；胃痛腹痛，水煎冲酒服之；小肠气痛，和猪小肚煎汤服之；以之浸酒，治风湿骨痛；红白痢证，煎水蜜糖冲服之。

《中华本草》第2册，第四卷，104～105页。以龙骨风（《广西实用中草药新选》）为正名收载，别名飞天蟛蟧（《岭南采药录》）、大贯众（《广西实用中草药新选》）。根茎入药，味微苦，性平；祛风除湿，活血通络，止咳平喘，清热解毒。

桫椤是古老的蕨类植物，可制作成工艺品和中药，也是很好的观赏树木；为国家一级保护植物，有"活化石"之称。但目前岭南一些药材市场仍有出售其根状茎的情况。

【原植物识别特征】

乔木或灌木状大型草本，高可达6m，直径10～20cm，上部有残存的叶柄，向下密被交织的不定根。叶螺旋状排列于茎顶端；叶柄长30～50cm，通常棕色，连同叶轴和羽轴有刺状突起；叶片长矩圆形，长1～2m，宽0.4～1.5m，三回羽状深裂；羽片17～20对，互生，基部一对缩短。孢子囊群孢生于侧脉分叉处，靠近中脉；囊群盖球形，薄膜质，外侧开裂，易破，成熟时反折覆盖于主脉上面。

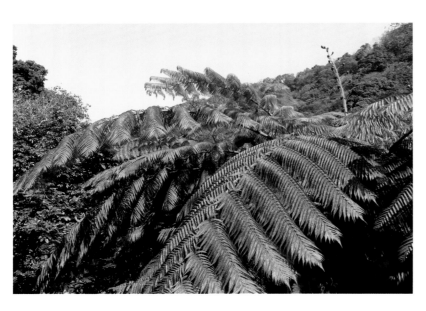

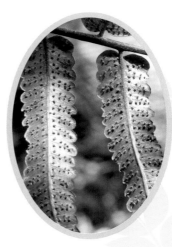

井栏边草

凤尾蕨科凤尾蕨属 *Pteris* 植物井栏边草 *Pteris multifida* Poir. 的全草。

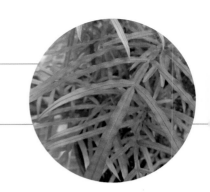

【植物学文献概要】

见《中国植物志》第三卷，第一分册，41页。产河北、河南、山东、陕西、四川、贵州、安徽、湖南、湖北、广东、广西、福建、台湾等省区。全草入药，清热利湿，凉血止痢。

《广东植物志》第七卷，102页。以井边凤尾蕨为正名收载，别名井栏边草、凤尾草。产广东及海南各地，生于海拔1000m以下墙壁、井边及石灰岩缝隙或灌丛下。全草入药，清热解毒。

《广西植物名录》13页。产全区各地。

《海南植物志》第一卷，72页。本种在华南各地极常见，供药用。

《广州植物志》42～43页，以井栏草（《植物名实图考》）为正名收载，别名凤尾草（《植物名实图考》），拉丁学名为*Pteris serrulata* L. f.，而*Pteris multifida* Poir. 作为异名。本植物原产我国，在华南各地极常见，喜生于阴湿的岩壁、墙脚或井边等处。

【本草学文献概要】

《岭南采药录》117页。洗痔疗痔，散热毒疮，捣敷之。

《中华本草》第2册，第四卷，122～124页。别名山鸡尾、井边茜（《生草药性备要》）。全草入药，味淡、微苦，性寒；清热利湿，消肿解毒，凉血止血。

【原植物识别特征】

多年生草本，高30～45cm。根状茎短而直立，粗1～1.5cm，先端被黑褐色鳞片。叶二型，丛生；叶柄长5～25cm，灰棕色或禾秆色；能育叶片卵形，一回羽状，上面绿色，下面淡绿色，长20～45cm，宽15～25cm；羽片线形，4～6对，对生或近对生，宽3～7mm，仅不育部分有细锯齿，其余全缘，沿羽片下面边缘着生孢子囊群，不育，边缘有细锯齿；孢子囊群线形。

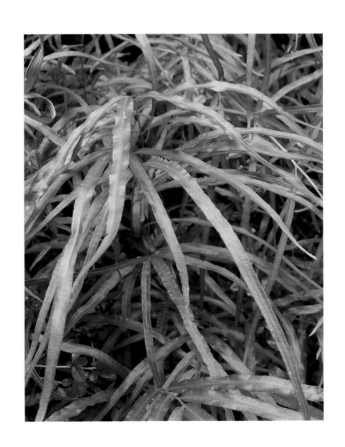

半边旗

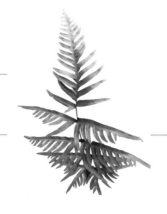

来源 凤尾蕨科凤尾蕨属 *Pteris* 植物半边旗 *Pteris semipinnata* L. 的全草。

【 植物学文献概要 】

　　见《中国植物志》第三卷，第一分册，46～48页。以半边旗（《中国主要植物图说·蕨类植物门》）为正名收载。产台湾、福建、江西南部、广东、广西、湖南、贵州南部、云南南部。生疏林下阴处、溪边或岩石旁的酸性土壤上，海拔850m以下。模式标本采自广东。

　　《广东植物志》第七卷，103页。产广东及海南各地及香港、澳门，生于低海拔疏林下阴湿处的酸性土上。

　　《广西植物名录》13页。产全区各地。

　　《海南植物志》第一卷，73～74页。琼海、崖县、保亭、儋县。生于林下。供药用，治蛇咬伤及疮疖。酸性土壤指示植物，生长地土壤pH4.5～5.0。

　　《广州植物志》41～42页。广州近郊常见。因下部羽片均为半羽状，故名半边旗。供药用。

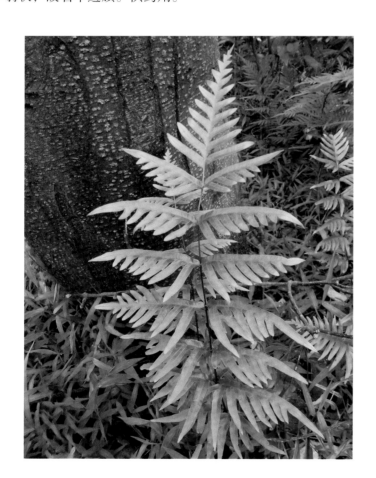

【 本草学文献概要 】

　　《中华本草》第2册，第四卷，124～125页。以半边旗（《岭南采药录》）为正名收载，别名半边蕨（《广西药用植物图志》）、半凤尾草（《南宁市药物志》）、单边旗、单边梳（广州部队后勤部卫生部《常用中草药手册》）等。全草入药，味苦，性凉；清热利湿，凉血止血，解毒消肿。

　　《澳门常见中草药》第1册，11～12页。全草入药，清热解毒，消肿止血。

【 原植物识别特征 】

　　多年生草本，高35～80cm。根状茎长而横走，粗1～1.5cm，先端及叶柄基部被褐色鳞片。叶簇生，近一型；叶柄长15～55cm，连同叶轴均为栗红色，有光泽；叶片长圆披针形，长15～40cm，宽6～15cm，二回半边深裂；顶生羽片阔披针形至长三角形，长10～18cm，先端尾状，深羽裂几达叶轴，裂片6～12对，对生；侧生羽片4～7对，对生或近对生，半三角形而略呈镰刀状，长5～10cm，基部偏斜，两侧极不对称。孢子囊群线形，连续排列于叶缘。

剑叶凤尾蕨

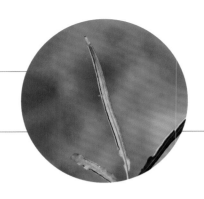

来源 凤尾蕨科凤尾蕨属 *Pteris* 植物剑叶凤尾蕨 *Pteris ensiformis* Burm. 全草或根茎。

012

【植物学文献概要】

见《中国植物志》第三卷，第一分册，38～39页。产浙江、江西、福建、台湾、广东、广西、四川、云南、贵州等省区。酸性土壤指示植物。全草入药，止泻，治痢。

《广东植物志》第七卷，101～102页。别名三叉草、井边茜。产广东及海南各地，生于海拔100～1 000m林下或溪边潮湿的酸性土上。全草入药，止血，止痢。

《广西植物名录》12页。产全区各地。

《广州植物志》42页。以井边茜之名记载，别名三叉草。本植物在华南各处山麓、林下、井边阴湿之地均有之。全草煎服，可治疟疾、下痢及淋病。

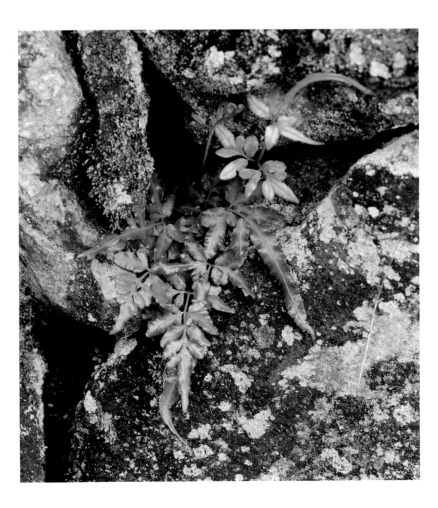

【本草学文献概要】

《岭南采药录》128～129页。别名：凤凰草。叶常自根茎丛生，长一尺至二尺许，为一回羽状复叶，小叶呈楔形，略与镰相似，互生于轴之上，叶之里面，排列不规则之圆形子囊群，味苦，性微寒，有小毒，杀虫，治鼻衄，跌打折伤等。

《中华本草》第2册，第四卷，119～120页。以凤冠草（《生草药性备要》）为正名收录，别名凤凰草（《生草药性备要》）、凤尾草（《岭南采药录》）、小凤尾、翠云草（《岭南草药志》）、山凤尾、井边茜（《广东中药》）等。全草或根茎入药，味淡、微苦，性寒；清热利湿，消肿解毒，凉血止血。

【原植物识别特征】

多年生常绿草本，植株高30～50cm。根状茎细长，斜升或横卧，粗4～5mm，被黑褐色鳞片。叶二型，簇生；叶柄禾秆色；能育叶片矩圆状卵形，长10～25cm，宽5～15cm，二回羽状分裂，羽片3～6对；不育叶较小。孢子囊群沿叶缘分布。

鞭叶铁线蕨

来源 铁线蕨科铁线蕨属 *Adiantum* 植物鞭叶铁线蕨 *Adiantum caudatum* L. 的全草。

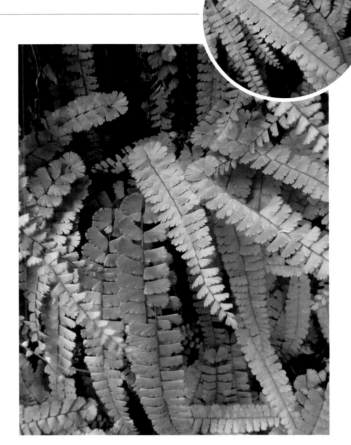

【植物学文献概要】

见《中国植物志》第三卷，第一分册，183～184页。以鞭叶铁线蕨（《植物分类学报》）为正名收载。产台湾、福建（厦门）、广东（罗浮山、高要、清远、乳源、英德、广州和珠江口沿海岛屿）、海南、广西（百色、平果、邕宁、贺县）、贵州（罗甸）、云南。生林下或山谷石上及石缝中，海拔100～1200m。

《广东植物志》第七卷，124～125页。别名有尾铁线蕨。产广州、深圳、博罗、高州、阳春、云浮、封开、高要、清远、英德、连州、乳源及海南儋州、临高、澄迈、昌江、东方、三亚、陵水、琼山、海口。生于海拔60～1200m的林下或山谷石缝中。

《广西植物名录》15页。产全区各地。

《海南植物志》第一卷，83页。儋县、澄迈、临高、澄迈、昌江、东方、崖县。生于荫蔽而干燥的岩石上。本种为我国南部及西南部很常见的一种钙质土及石灰岩的指示植物。它的叶轴细长，顶端能继续伸长，着地生根，形成新的植物体。

《广州植物志》44页。

【本草学文献概要】

《中华本草》第2册，第四卷，135～136页。以鞭叶铁线蕨（《贵州草药》）为正名收载，别名孔雀尾、黑脚蕨（《广西药用植物名录》）、尾铁线蕨等。全草入药，性苦、微甘，性寒；清热解毒，利水消肿。

【原植物识别特征】

多年生草本，高15～40cm。根状茎短而直立，被深褐色鳞片。叶簇生；柄长约6cm，密被褐色硬毛；叶片披针形，长15～30cm，宽2～4cm，一回羽状；羽片28～32对，互生，或下部的近对生，上部羽片与下部羽片同形，但向顶部逐渐变小，几无柄。叶脉多回二歧分叉，两面可见。叶干后褐绿色或棕绿色，两面均疏被棕色柔毛；叶轴与叶柄同色，先端常延长成鞭状，能着地生根，行无性繁殖。孢子囊群每羽片，5～12枚，囊群盖圆形或长圆形，褐色，被毛。

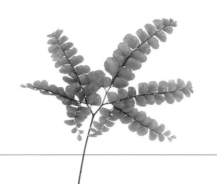

扇叶铁线蕨

来源 铁线蕨科铁线蕨属 *Adiantum* 植物扇叶铁线蕨 *Adiantum flabellulatum* L. 的全草。

【植物学文献概要】

见《中国植物志》第三卷，第一分册，195～198页。产我国台湾（台北）、福建、江西、广东（大埔、惠阳、增城、花县、平远、连南、蕉岭、南雄、德庆、封川、和平、饶平、仁化、阳山、防城、高要、新兴、丰顺、乐昌、广州、电白、信宜、珠江口沿海岛屿）、海南、湖南、浙江、广西（南宁、桂林、兴安、邕宁、平乐、阳朔、横县、百色、凭祥、梧州、苍梧）、贵州、云南。生于阳光充足的酸性红、黄壤上（pH为4.5～5.0），海拔100～1 100m。模式标本采自我国珠江口岛屿。全草入药，清热解毒、舒筋活络、消肿止痛。

《广东植物志》第七卷，126页。产广东海南各地。生于海拔50～1 000m阳光充足的酸性土壤上。

《广西植物名录》16页。产全区各地。

《海南植物志》第一卷，84～85页。澄迈、临高、儋县、白沙、昌江、东方、崖县、保亭。其生长地土壤pH4.5～5.0。

《广州植物志》45～46页。本植物喜生于潮湿处，为酸性土壤的指示植物。可盆栽供观赏。

【本草学文献概要】

《中华本草》第2册，第四卷，138～139页。以过坛龙（《植物名实图考》）为正名收载，别名铁线草、黑骨芒（《岭南采药录》）、五爪黑蕨（《广西药用植物图志》）、黑骨芒箕（《岭南草药志》）等。全草或根入药，性苦、辛，性凉；清热利湿，解毒散结。

【原植物识别特征】

多年生草本，高20～45cm。根状茎短，密被棕色、有光泽的钻状披针形鳞片。叶簇生；柄长10～30cm，叶片扇形，长10～25cm，二至三回不对称的二叉分枝，通常中央的羽片较长，奇数一回羽状，小羽片8～15对，互生，平展；叶脉多回二歧分叉，直达边缘，两面均明显。叶干后近革质，绿色或常为褐色。孢子囊群每羽片2～5，横生于裂片上缘和外缘；囊群盖半圆形或长圆形，上缘平直，革质，褐黑色，全缘，宿存。孢子具不明显的颗粒状纹饰。

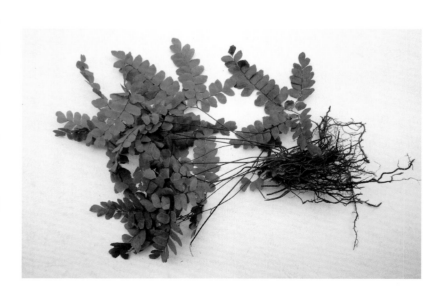

乌毛蕨

来源 乌毛蕨科乌毛蕨属 *Blechnum* 植物乌毛蕨 *Blechnum orientale* L. 的全草。

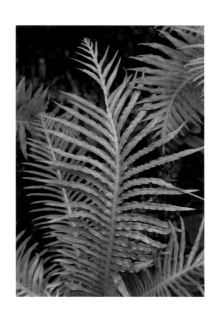

【植物学文献概要】

　　见《中国植物志》第三卷，第一分册，193～195页。以乌毛蕨为正名收载，别名龙船蕨（广州）。产广东、广西、海南、台湾、福建及西藏、四川、重庆、云南、贵州、江西、浙江。生长于较阴湿的水沟旁及坑穴边缘，也生长于山坡灌丛中或疏林下，海拔300～800m。模式标本采自广东。本种为我国热带和亚热带的酸性土指示植物，其生长地土壤的pH为4.5～5.0。

　　《广东植物志》第七卷，210～211页。产广东广州、高要、博罗、台山、开平、恩平、德庆、韶关、乐昌及海南万宁、儋州、临高、三亚、保亭、白沙、澄迈、文昌。

　　《海南植物志》第一卷，133～135页。

　　《广州植物志》57页。本种为酸性土壤指示植物。其嫩芽可捣敷炎肿。

【本草学文献概要】

　　《中华本草》第2册，第四卷，180～181页。以乌毛蕨贯众（南药《中草药学》）为正名收载，别名铁蕨、黑蕨猫（《广西药用植物名录》）、黑狗脊、龙船蕨（南药《中草药学》）、大凤尾草（《中药大辞典》）等。根茎入药，味苦，性凉；清热解毒，活血止血，驱虫。

【原植物识别特征】

　　多年生草本，高0.5～2m。根状茎直立，粗短，黑褐色；先端及叶柄下部密被鳞片；鳞片狭披针形，长约1cm。叶簇生；柄长3～80cm，叶片卵状披针形，长达1m，宽20～60cm，一回羽状；羽片多数，二型，互生；下部羽片不育，长仅数毫米，向上羽片突然伸长，能育；中上部羽片最长，线形或线状披针形，长10～30cm；上部羽片向上渐短，基部与叶轴合生并沿叶轴下延。叶近革质，干后棕色。孢子囊群线形，连续，紧靠主脉两侧，与主脉平行；囊群盖线形，开向主脉，宿存。

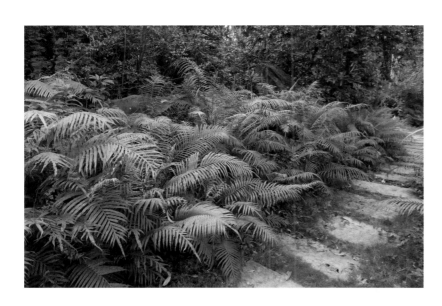

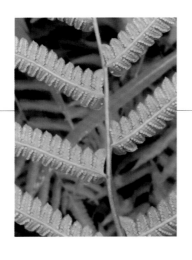

华南毛蕨

来源 金星蕨科毛蕨属 *Cyclosorus* 植物华南毛蕨 *Cyclosorus parasiticus* (L.) Farw. 的全草。

【植物学文献概要】

见《中国植物志》第四卷，第一分册，206～208页。以华南毛蕨（《中国主要植物图说，蕨类植物门》）为正名收载，别名密毛毛蕨（《台湾植物志》）。产浙江南部及东南部、福建、台湾、广东（罗浮山、惠阳、怀集、信宜、鼎湖、大埔、徐闻、云浮）、海南（昌江、崖县）、湖南、江西、重庆、广西（武鸣、大明山、龙州、百色、梧州）、云南东南部。生山谷密林下或溪边湿地，海拔90～1 900m。模式标本采自中国广东。

《广东植物志》第七卷，179页。产广东和海南大部分地区，生于林缘、路旁，常见。香港、澳门也有。

《广西植物名录》23页。产南宁、武鸣、隆安、上林、宾阳、三江、桂林、临桂、灵川、苍梧、北海、防城、灵山、桂平、玉林、容县、北流、百色、乐业、隆林、天峨、东兰、巴马、都安、崇左、龙州。

《海南植物志》第一卷，126～127页。保亭、崖县、陵水、东方、昌江、定安、儋县、临高。生长在疏阴湿润的林缘、路旁或水边。

《广州植物志》54页。以金星草（《岭南大学校园植物名录》）为正名收载。

【本草学文献概要】

《中华本草》第2册，第四卷，161～162页。以华南毛蕨（《西昌中草药》）为正名收录，别名大风寒、冷蕨棵（《西昌中草药》）、山鸡尾、井茜（《生草药性备要》）、全草入药，味辛，微苦，性平；祛风，除湿。

【原植物识别特征】

多年生草本，根状茎短，葡匐或近直立，连同叶柄基部有深棕色披针形鳞片。叶柄簇生，长15～30cm，叶椭圆状披针形，长30～50cm，宽16～19cm；二回羽裂，羽片14～18对，互生，全缘；叶干后灰绿色，两面均被毛；下面于小脉上有橙黄色腺体。孢子囊群圆形，每裂片3～4对，着生于小脉中部；囊群盖小，肾形，棕色，上面密生柔毛，宿存。

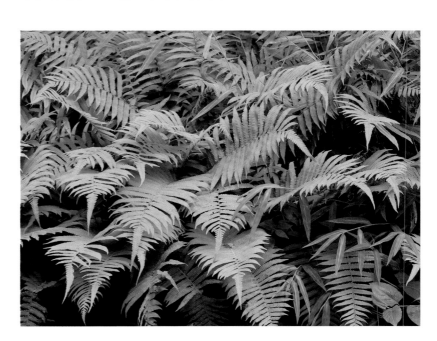

贯众

来源 鳞毛蕨科贯众属 *Cyrtomium* 植物贯众 *Cyrtomium fortunei* J. Sm. 的根茎。

【植物学文献概要】

见《中国植物志》第五卷，第二分册，205～207页。产河北（南五台）、山西（晋城）、陕西、甘肃南部、河南、山东、安徽、浙江、江苏、福建、台湾、湖南、湖北、广东、广西、四川、云南、贵州等省区，生于海拔2 400m以下的空旷地、石灰岩缝或林下。

《广东植物志》第七卷，236页。产广州、乳源、乐昌，生于石灰岩缝中。

《广西植物名录》31页。产融水、桂林、阳朔、临桂、全州、兴安、百色、德保、那坡、凌云、乐业、田林、隆林、罗城、龙州。

【本草学文献概要】

《岭南采药录》143页。别名管仲、黑狗脊。即凤尾草之根，似金毛狗脊而大，味苦，性微寒，治下血崩中带下，产后血气胀痛，破癥结，发斑疹毒，治漆毒，解水毒，能解邪热之毒，化骨鲠，杀三虫，其根之汁，能制三黄，软坚，浸水缸中，能辟时疫。

《中华本草》第2册，第四卷，189～191页。以小贯众（《贵州民间方药集》）为正名收载，别名贯众（《植物名实图考》）、公鸡头（《天宝本草》）、黑狗脊（福建）、神箭根（广州）等。根茎入药，味苦、涩，性寒；清热解毒，凉血祛瘀，驱虫。

【原植物识别特征】

多年生草本，高30～80cm。根状茎短，直立或斜升，连同叶柄基部密被褐色大鳞片。单数羽状复叶，叶片长圆形至披针形，长20～45cm，宽8～15cm，由根状茎上密生成丛；叶柄被鳞片，羽片10～20对，互生，先端羽片不等3裂，两侧羽片镰状披针形，边缘有细锯齿，叶脉网状。孢子囊群散布叶背，着生于内藏小脉顶端，在主脉两侧各排成不整齐的3～4行；囊群盖大，圆盾状，全缘。

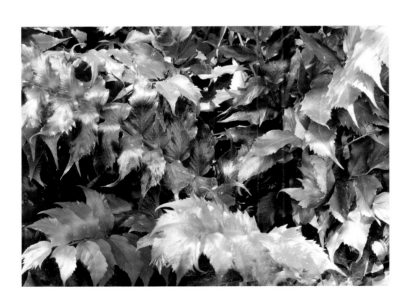

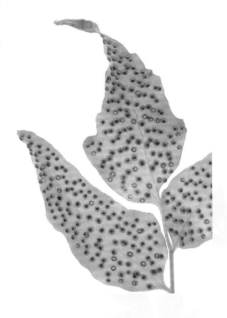

肾蕨

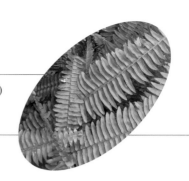

来源 肾蕨科肾蕨属 *Nephrolepis* 植物肾蕨 *Nephrolepis auriculata* (L.) Trimen. 的根茎、叶或全草。

【植物学文献概要】

见《中国植物志》第六卷，第一分册，146～148页。产浙江、福建、台湾、湖南南部、广东、海南、广西、贵州、云南和西藏（察隅、墨脱）。生溪边林下，海拔30～1 500m。广布于全世界热带及亚热带地区。本种为世界各地普遍栽培的观赏蕨类。块茎富含淀粉，可食，亦可供药用。

《广东植物志》第七卷，263～264页。广东及海南广布。生于海拔50～1 500m的林下。

《广西植物名录》38页。产南宁、武鸣、融水、阳朔、临桂、永福、苍梧、上思、玉林、容县、百色、靖西、那坡、凌云、隆林、河池、罗城、金秀、崇左、扶绥、龙州、大新。

《海南植物志》第一卷，64页。儋县、崖县、琼中（五指山）。

《广州植物志》48页。以圆羊齿（《中国植物图鉴》）为正名收载。本植物多生于暖地的海滨或山中的阴地上。亦可栽培于庭院或室内供观赏或插瓶用。

【本草学文献概要】

《中华本草》第2册，第四卷，214～215页。以肾蕨（《广西药用植物图志》）为正名收载，别名圆羊齿（《广州植物志》）、蕨薯（《广西药用植物图志》）、石上丸（广州部队后勤部卫生部《常用中草药手册》）、凤凰蕨（《广西中草药》）、稚鸡蛋（《福建中草药》）、乌脚蕨（《福建药物志》）、狗核莲（福建）等。根茎、叶或全草入药，味甘、淡、微涩，性凉；清热利湿，通淋止咳，消肿解毒。

【原植物识别特征】

附生或土生。根状茎直立，被蓬松的淡棕色长钻形鳞片，下部有粗铁丝状的匍匐茎向四方横展，匍匐茎棕褐色，粗约1mm，长达30cm，有纤细的褐棕色须根；其上生有近圆形的块茎，直径1～1.5cm。叶簇生，柄长6～11cm；叶片线状披针形或狭披针形，长30～70cm，宽3～5cm，一回羽状，羽状多数，45～120对，互生，叶脉明显。孢子囊群成1行位于主脉两侧，肾形，长1.5mm，宽不及1mm；囊群盖肾形，褐棕色，边缘色较淡，无毛。

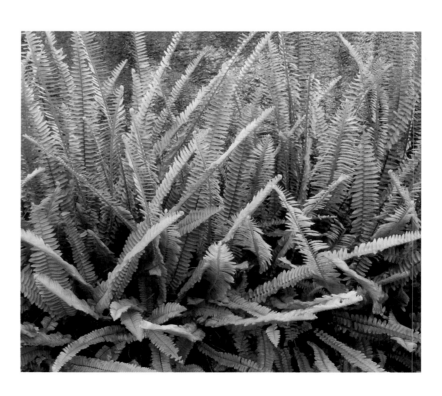

圆盖阴石蕨（白毛蛇）

来源　骨碎补科阴石蕨属 *Humata* 植物圆盖阴石蕨 *Humata tyermanni* Moore 的根茎。

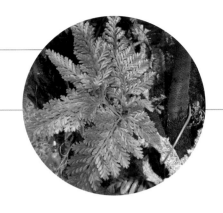

【植物学文献概要】

　　见《中国植物志》第二卷，310～311页。以圆盖阴石蕨（《中国植物志》）为正名收载，别名阴石蕨（《中国主要植物图说》）。广布于华东和华南，也产于湖南（江永）、贵州（兴仁、黎平）、重庆、云南（新平、南峤）。生于林中树干上或石上，海拔300～1 760m。本种形体粗犷，可供观赏。根状茎入药。

　　《广东植物志》第七卷，270～271页。产广东博罗、从化、清远、翁源、河源、英德、韶关、乐昌、始兴、高要及海南。生于海拔300～1 760m的林中树干或石上。

　　《广西植物名录》38页。产武鸣、融水、三江、桂林、阳朔、临桂、全州、兴安、合浦、上思、桂平、容县、乐业、田林、贺州、罗城、金秀。

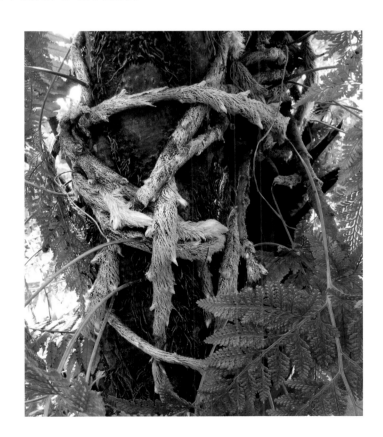

【本草学文献概要】

　　《岭南采药录》153页。生于石岩，叶有毛，浸酒服，祛风祛湿，壮筋骨。

　　《中华本草》第2册，第四卷，219～220页。以白毛蛇（广州部队后勤部卫生部《常用中草药手册》）为正名收载，别名草石蚕（《本草拾遗》）、石蚕（《本草图经》）、石祁蛇（《岭南采药录》）、石奇蛇（《生草药性备要》）等。根茎入药，味微苦、甘，性凉；清热解毒，祛风除湿，活血通络。

【原植物识别特征】

　　根状茎长而横走，粗4～5mm，密被蓬松的鳞片。叶远生，柄长6～8cm，棕色或深禾秆色；叶片长三角状卵形，长宽几相等，10～15cm，或长稍过于宽，先端渐尖，基部心形，二至四回羽状深裂；羽片约10对，有短柄，互生或近互生，基部一对最大；叶革质，干后棕色或棕绿色，无毛。孢子囊群生于小脉顶端；囊群盖近圆形，仅基部一点附着，淡棕色。

抱石莲

来源 水龙骨科骨牌蕨属 *Lepidogrammitis* 植物抱石莲 *Lepidogrammitis drymoglossoides* (Baker) Ching 的全草。

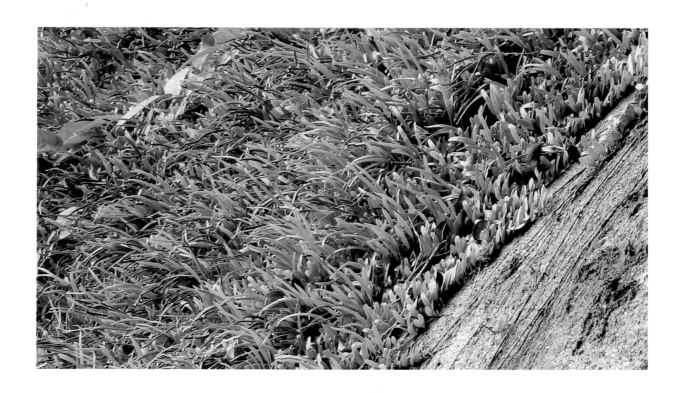

【植物学文献概要】

见《中国植物志》第六卷，第二分册，96~97页。以抱石莲（《中国主要植物图说·蕨类植物门》）为正名收载。广布长江流域各省及福建、广东、广西、贵州、陕西和甘肃。附生荫湿树干和岩石上，海拔200~1400m。全草入药，凉血解毒。

《广东植物志》第七卷，282页。产阳山、乳源、平远、信宜，附生于海拔450~1200m的林中树干上或岩石上。

《广西植物名录》41页。产武鸣、隆安、三江、桂林、阳朔、全州、上思、桂平、凌云、乐业、隆林、罗城。

【本草学文献概要】

《岭南采药录》111页。在石上生者佳，不入服剂，洗痔疔最妙。

《中华本草》第2册，第四卷，229~231页。以鱼鳖金星（《本草拾遗》）为正名收载，别名瓜子金、瓜子莲、金星草等。全草入药，味苦，性平；清热解毒，利水通淋，散瘀止血。《广西民族药简编》等有药用记载。

【原植物识别特征】

小型附生蕨类植物。根状茎细长横走，被棕色披针形鳞片。叶远生，相距1.5~5cm，二型；不育叶长圆形至卵形，长1~2cm或稍长，圆头或钝圆头，基部楔形，几无柄，全缘；能育叶舌状或倒披针形，长3~6cm，宽不及1cm，基部狭缩，几无柄；肉质，干后革质，上面光滑，下面疏被鳞片。孢子囊群圆形，沿主脉两侧各成一行，位于主脉与叶边之间。

骨牌蕨

来源 水龙骨科骨牌蕨属 *Lepidogrammitis* 植物骨牌蕨 *Lepidogrammitis rostrata* (Bedd) Ching. 的全草。

【植物学文献概要】

见《中国植物志》第六卷，第二分册，94页。以骨牌蕨（《植物分类学报》）为正名收载。产浙江、广东、海南、广西、贵州和云南。附生林下树干上或岩石上，海拔240～1 700m。

《广东植物志》第七卷，283页。产博罗、珠海、新丰、从化、高要、翁源、英德、连州、乐昌、乳源、始兴、怀集、信宜、茂名、阳春、封开及海南琼中、三亚、保亭、昌江、东方。香港也有。附生于山谷林内树干上或岩石上。

《广西植物名录》41页。产武鸣、融水、龙胜、苍梧、上思、桂平、玉林、那坡、贺州、罗城、象州、金秀、大新。

【本草学文献概要】

《中华本草》第2册，第四卷，231页。以树上咳（《广西中药志》）为正名收载，别名桂寄生、骨牌草（《植物名实图考》）、瓜核草（《广西中药志》）、金钥匙（《广东药用植物手册》）。全草入药，味甘、微苦，性平；清热利水，止咳，解毒消肿。

【原植物识别特征】

小型蕨类植物。植株高约10cm。根状茎细长横走，粗约1mm，绿色，被鳞片；鳞片钻状披针形，边缘有细齿。叶远生，一型；不育叶阔披针形或椭圆形，钝圆头，基部楔形，下延，长6～10cm，中部以下为最宽2～2.5cm，全缘，肉质，干后草质，淡棕色，两面近光滑；主脉两面均隆起，小脉稍可见，有单一或分叉的内藏小脉。孢子囊群圆形，通常位于叶片最宽处以上，在主脉两侧各成一行，略靠近主脉，幼时被盾状隔丝覆盖。

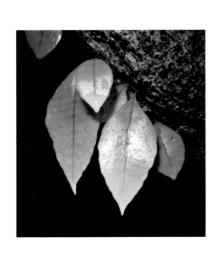

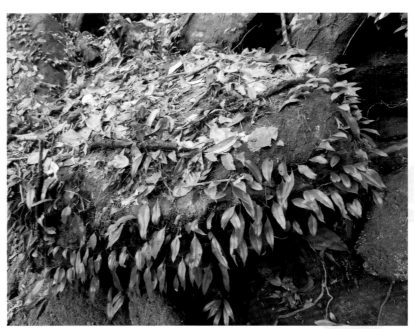

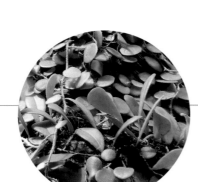

抱树莲

来源 水龙骨科抱树莲属 *Drymoglossum* 植物抱树莲 *Drymoglossum piloselloides* (L.) C.Presl 的全草。

【植物学文献概要】

见《中国植物志》第六卷，第二分册，151～153页。该属我国仅产抱树莲1种，分布于海南、云南，附生或攀援于树干上。

《广东植物志》第七卷，289～290页。产广东、海南、广西及云南。全草入药。

《海南植物志》第一卷，190～191页。定安、陵水。附生于疏阴的树干上。

【本草学文献概要】

《岭南采药录》111页。别名巧根藤、飞连草。似小叶蔓头罗，缠树而生，治疥癞杀虫。

《中华本草》第2册，第四卷，226～227页。以抱树莲（《生草药性备要》）为正名收载，别名巧根藤、飞连草、抱石莲、瓜子菜等。全草入药，味甘、淡，性微凉；清热解毒，消肿散结，止血。《海南岛常用中草药手册》等有药用记载。

【原植物识别特征】

小型附生蕨类植物。根状茎细长横走，粗约1mm，密被鳞片。叶远生或略近生，二型，相距1～2cm。不育叶近圆形，直径1～2cm，顶端圆形，基部渐狭，下延，肉质，平滑，干厚棕色；能育叶线形或长舌状，长3～12cm，宽5～8mm，叶端、叶基、质地和毛被均同不育叶。主脉仅下部可见，小脉不显。孢子囊群线形，贴近叶缘呈带状分布，连续，偶有断开，上至叶端均有分布，近基部不育。

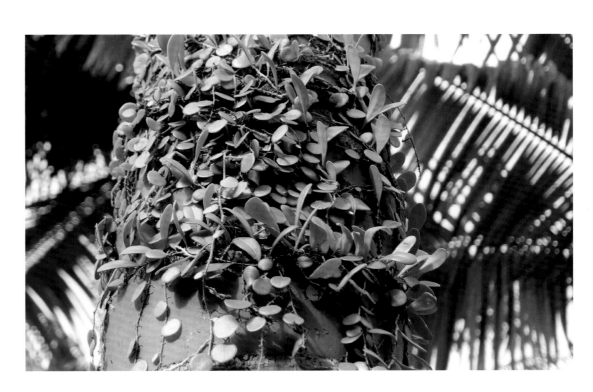

石韦

来源 水龙骨科石韦属 *Pyrrosia* 植物石韦 *Pyrrosia lingua* (Thunb.) Farwell 的叶。

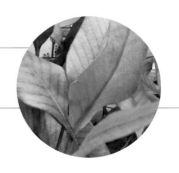

【植物学文献概要】

见《中国植物志》第六卷，第二分册，127～128页。产长江以南各省区，北至甘肃（文县），西到西藏（墨脱），东至台湾。附生于低海拔林下树干上，或稍干的岩石上，海拔100～1800m。印度（阿萨姆）、越南、朝鲜和日本也有。本种药用，能清湿热、利尿通淋、治刀伤、烫伤、脱力虚损。

《广东植物志》第七卷，287页。产广东及海南各地，生于树干或岩壁上。

《广西植物名录》44页。产南宁、武鸣、三江、桂林、临桂、灵川、兴安、龙胜、梧州、合浦、防城、上思、桂平、玉林、靖西、罗城。

《海南植物志》第一卷，189～190页。琼中（五指山）、保亭（吊罗山）、东方（尖峰岭）。生于树干及岩石上。

《广州植物志》60～61页。常蔓生于山野的岩石上，叶供药用。

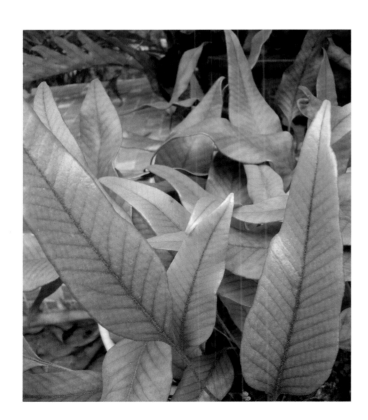

【本草学文献概要】

《中华本草》第2册，第四卷，253～258页。以石韦（《神农本草经》）为正名收载，别名石皮（《名医别录》）、石韦（《滇南本草》）、石兰（《本草纲目》）等。叶入药，味苦、甘，性寒；利尿通淋，清肺化痰，凉血止血。

【原植物识别特征】

多年生草本。高10～30cm；根茎长而横走，密被鳞片。叶远生，近二型；叶柄与叶片大小和长短变化很大，能育叶远比不育叶高而较狭窄，叶片略比叶柄长。不育叶片近长圆形，或长圆状披针形，宽1.5～5cm，长10～20cm，全缘，干后革质，上面灰绿色，近光滑无毛，下面淡棕色或砖红色，被星状毛。孢子囊群近椭圆形，在侧脉间整齐成多行排列，布满整个叶片下面，或聚生于叶片的大上半部，初时为星状毛覆盖而呈淡棕色，成熟后孢子囊开裂外露而呈砖红色。

槲蕨

来源 槲蕨科槲蕨属 *Drynaria* 植物槲蕨 *Drynaria roosii* Nakaike 的根茎。

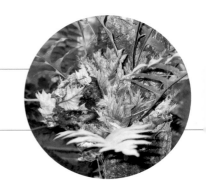

【植物学文献概要】

见《中国植物志》第六卷，第二分册，284～286页。产江苏、安徽、江西、浙江、福建、台湾、湖南、湖北、广东、海南、广西、四川、云南、贵州等省区，模式标本采自香港。其根状茎在岭南地区作骨碎补使用，治疗跌打损伤。

《广东植物志》第七卷，309页。以中华槲蕨为正名收载，所用拉丁学名为*Drynaria fortunei*（Kunze）J. Sm.，异名为*Drynaria roosii* Nakaike。产广东佛山、高要、从化、清远、韶关、河源、英德、乳源、阳山等。生于海拔270～1 800m的树干上或石上。

《广西植物名录》45页。产全区各地。

【本草学文献概要】

《岭南采药录》69页。别名骨碎补、千花锦、胡孙姜、凤凰鸡。味辛，性平，能退热，治酒病，一说味苦，性温，无毒，破血止血，补折伤，主骨肿毒气风血疼痛，五劳六极，手足不收，上热下冷恶疾，蚀烂肉，杀虫，研末猪肾夹煨，空心食，治耳鸣及肾虚久泄牙疼。

《中华本草》第2册，第四卷，260～265页。以骨碎补（《雷公炮炙论》）为正名收载，别名猴姜、猢狲姜（《本草拾遗》）、过山龙（《植物名实图考》）、石良姜（《分类草药性》）、毛姜等。根茎入药，味苦，性温；补肾强骨，活血止痛。《广西中药志》等有药用记载。

【原植物识别特征】

通常附生岩石或树干上，匍匐生长，螺旋状攀援。根状茎直径1～2cm，密被鳞片。叶二型，不育叶圆形，长5～9cm，宽3～7cm，基部心形，浅裂至叶片宽度的1/3，边缘全缘，黄绿色或枯棕色。能育叶长20～45cm，宽10～15cm，深羽裂到距叶轴2～5mm处，裂片7～13对，互生，边缘有不明显的疏钝齿。孢子囊群圆形，椭圆形，叶片下面全部分布，沿裂片中肋两侧各排列成2～4行。

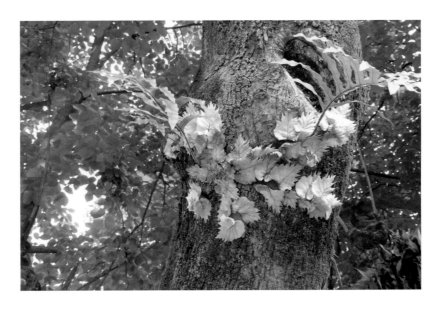

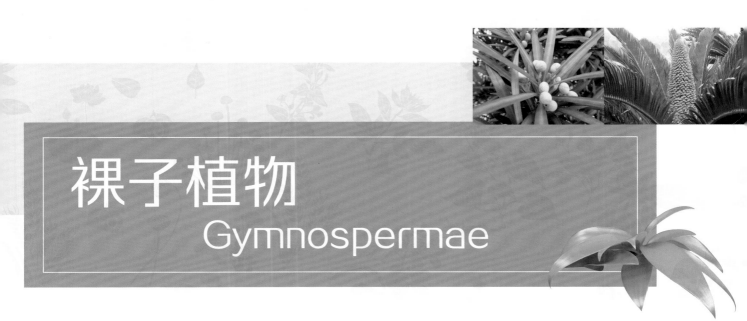

裸子植物
Gymnospermae

苏铁

来源　苏铁科苏铁属 *Cycas* 植物苏铁 *Cycas revoluta* Thunb. 的根。

【 植物学文献概要 】

　　见《中国植物志》第七卷，7～9页。产福建、台湾、广东，各地常有栽培。在福建、广东、广西、江西、云南、贵州及四川东部等地多栽植于庭园，江苏、浙江及华北各省区多栽于盆中，冬季置于温室越冬。苏铁喜暖热湿润的环境，不耐寒冷，生长甚慢，寿命约200年。在我国南方热带及亚热带南部10龄以上的树木几乎每年开花结实，而长江流域及北方各地栽培的苏铁常终生不开花，或偶尔开花结实。优美的观赏树种，栽培极为普遍，茎内含淀粉，可供食用；种子含油和丰富的淀粉，微有毒，供药用，有治痢疾、止咳和止血之效。

　　《广东植物志》第四卷，3～4页。广东海南各地均有栽培。

　　《广西植物名录》47页。产全区各地。

　　《海南植物志》第一卷，207～208页。海口、万宁、儋县等地栽培较为普遍，生长良好。

　　《广州植物志》65～66页。为一庭院观赏植物，广州极常栽培，种子微有毒，药用。

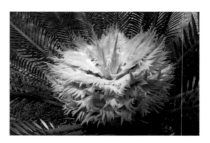

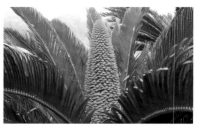

【 原植物识别特征 】

　　常绿棕榈状乔木，树干圆柱形，粗糙，不分枝，密被宿存的叶基和叶痕。大型羽状叶，浓绿亮泽，螺旋状排列，聚生于茎顶，基部两侧有刺；小叶片约100对，条形，边缘向下反卷。雌雄异株，雄球花金黄色宝塔形，生有多数鳞片状小孢子叶，每个小孢子叶下部着生许多花粉囊；雌球花圆球形，由多数掌状深裂呈扇形的大孢子叶覆瓦状紧密排列而成，表面密生黄褐色绒毛，上部羽状分裂，下部柄状。种子核果状，位于大孢子叶叶柄两侧，卵球形，橘红色，被灰黄色绒毛，10月间成熟。

【 本草学文献概要 】

　　《中华本草》第2册，第四卷，273～274页。以苏铁根（《全国中草药汇编》）为正名收载。根入药，味甘、淡，性平，小毒；祛风通络，活血止血。果、花、叶亦入药，另列条目。

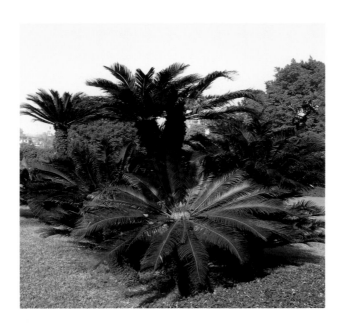

银杏（银杏叶）

来源　银杏科银杏属 *Ginkgo* 植物银杏 *Ginkgo biloba* L. 的叶。

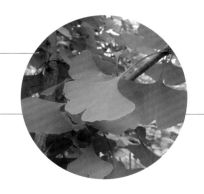

【植物学文献概要】

　　见《中国植物志》第七卷，18～23页。银杏为中生代孑遗的稀有树种，系我国特产，仅浙江天目山有野生状态的树木，生于海拔500～1 000m、酸性（pH5～5.5）黄壤、排水良好地带的天然林中，常与柳杉、榧树、蓝果树等针阔叶树种混生，生长旺盛。银杏的栽培区甚广：北自东北沈阳，南达广州，东起华东海拔40~1 000m地带，西南至贵州、云南西部（腾冲）海拔2 000m以下地带均有栽培，以生产种子为目的，或作园林树种。银杏为速生珍贵的用材树种，为优良木材，供建筑、家具、室内装饰、雕刻、绘图版等用。种子供食用（多食易中毒）及药用。叶可作药用和制杀虫剂，亦可作肥料。种子的肉质外种皮含白果酸、白果醇及白果酚，有毒。树皮含单宁。银杏树形优美，春夏季叶色嫩绿，秋季变成黄色，颇为美观，可作庭园树及行道树。

　　《广东植物志》第四卷，6～7页。广东各地寺院有栽培。

　　《广西植物名录》47页。产三江、桂林、阳朔、临桂、灵川、兴安、龙胜、梧州、隆林、罗城。

　　《广州植物志》66～67页。我国南部极少栽培。

【本草学文献概要】

　　《中华本草》第2册，第四卷，280～284页。以白果叶（《品汇精要》）为正名收载，别名银杏叶（通称）。叶入药，味苦、甘、涩，性平，小毒；活血养心，敛肺涩肠。根、种子亦入药，另列条目。

【原植物识别特征】

　　落叶乔木，长枝横生或下垂，短枝顶端有数片叶簇生。叶片扇形，长3～7cm，宽6～9cm，边缘有波状圆齿，先端常2裂；2叉脉序。花单性异株；种子核果状。外种皮肉质，有白粉，熟时淡黄色或橙黄色；中种皮骨质，白色，具2～3棱；内种皮膜质，胚乳丰富。花期4—5月，果期9—10月。

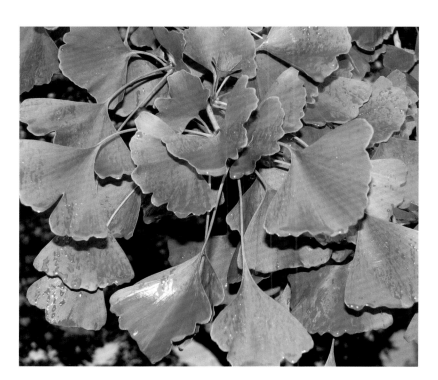

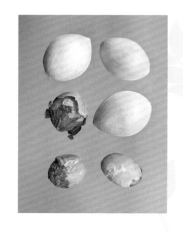

马尾松（山松须）

来源 松科松属 *Pinus* 植物马尾松 *Pinus massoniana* Lamb. 的叶。

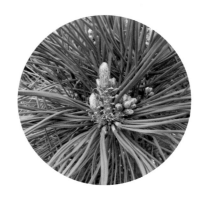

【植物学文献概要】

见《中国植物志》第七卷，263~266页。产于江苏、安徽、河南西部峡口、陕西汉水流域以南、长江中下游各省区，南达福建、广东、台湾北部低山及西海岸，西至四川中部大相岭东坡，西南至贵州贵阳、毕节及云南富宁。在长江下游其垂直分布于海拔700m以下，长江中游海拔1 100~1 200m以下，在西部分布于海拔1 500m以下。木材供建筑、家具等用。树干可割取松脂，为医药、化工原料。

《广东植物志》第四卷，16页。以马尾松为正名收载，别名山松。产广东各地。生于海拔700m以下的山地。

《广西植物名录》48页。产全区各地。

《广州植物志》69页。我国南部最常见的松，分布甚广。

【本草学文献概要】

《岭南采药录》15~16页。味苦，性温，无毒，能杀虫，干水，止痒，合疮口，煎水，洗痔疮疥癫，理跌打折伤肿痛，捣自然汁冲酒服，其渣，加小蛤一双，捣敷患处，山松节，以之浸酒，能祛风。

《中华本草》第2册，第四卷，293~296页。【松叶】项下记载的原植物有：华山松*Pinus armandi* Franch、黄山松*Pinus taiwanensis* Hayata、马尾松*Pinus massoniana* Lamb.、黑松*Pinus thunbergii* Parl.、油松*Pinus tabulaeformis* Carr.、云南松*Pinus yunnanensis* Franch.、红松*Pinus koraiensis* Sieb. et Zucc.，岭南仅产马尾松1种。别名松毛（《简便单方》）、山松须（《生草药性备要》）、松针（广州部队后勤部卫生部《常用中草药手册》）。针叶入药，味苦，性温；祛风燥湿，杀虫止痒，活血安神。

【原植物识别特征】

常绿乔木，高可达45m。树冠壮年期呈狭圆锥形，老年期则开张如伞；干皮红褐色，呈不规则裂片；一年生小枝淡黄褐色，轮生。叶2针1束，细长而柔软，长12~20cm，树脂脂道4~7，边生。球果长卵形，长4~7cm，直径2.5~4cm，有短柄，成熟时栗褐色。种子长卵圆形，长4~5mm，翅长1.5cm，子叶5~8。花期4月，果期翌年10—12月。

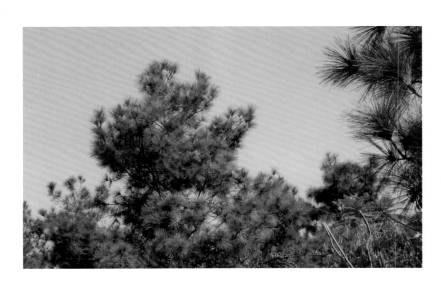

柳杉

来源 杉科柳杉属 *Cryptomeria* 植物柳杉 *Cryptomeria fortunei* Hooibrenk ex Otto et Dietr. 的根皮或树皮。

【植物学文献概要】

见《中国植物志》第七卷，294～295页。以柳杉（通用名）为正名收载，别名长叶孔雀松（《中国裸子植物志》）。为我国特有树种，产于浙江天目山、福建南屏三千八百坎及江西庐山等地海拔1 100m以下地带，有数百年的老树。在江苏南部、浙江、安徽南部、河南、湖北、湖南、四川、贵州、云南、广西及广东等地均有栽培，生长良好。模式标本采自上海栽培树木。边材黄白色，心材淡红褐色，材质较轻软，纹理直，结构细，耐腐力强，易加工。可供房屋建筑、电杆、器具、家具及造纸原料等用材。又为园林树种。

《广东植物志》第四卷，20～21页。粤北有零星栽培，植于海拔100m以下的地带。

《广西植物名录》49页。全区各地。

《广州植物志》73页。广州间有栽培，以供观赏。

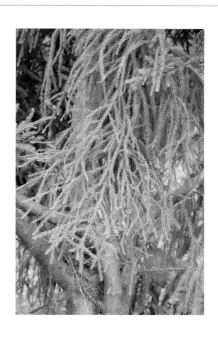

【本草学文献概要】

《中华本草》第2册，第四卷，311～312页。以柳杉（《天目山药用植物志》）为正名收载，原名宝树（《植物名实图考》）。根皮或树皮入药，味苦、辛，性寒；解毒，杀虫，止痒。枝叶亦入药，名柳杉叶（《浙江药用植物志》）。外用，主治痈疽疮毒。

【原植物识别特征】

乔木，高达40m，胸径可达2m多。树皮红棕色，裂成长条片脱落；大枝近轮生，平展或斜展；小枝细长，常下垂，绿色，枝条中部的叶较长，向两端逐渐变短。叶钻形，先端内曲，四边有气孔线，长1～1.5cm，果枝的叶通常较短，长不及1cm，幼树及萌芽枝的叶长达2.4cm。雄球花单生叶腋，集成短穗状花序状；雌球花顶生于短枝上。球果圆球形或扁球形，直径1.5～1.8cm，能育种鳞有2粒种子；种子褐色，近椭圆形，扁平，边缘有窄翅。花期4月，果期10月。

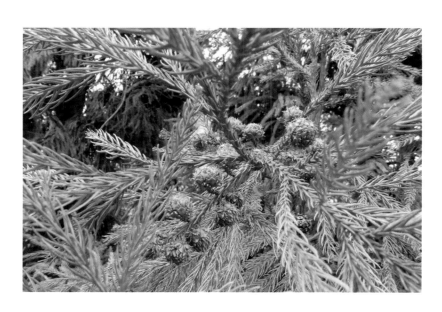

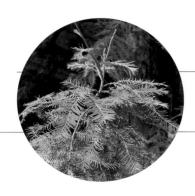

水松

来源　杉科水松属 *Glyptostrobus* 植物水松 *Glyptostrobus pensilis* (Staunt.) Koch. 的叶。

030

【植物学文献概要】

见《中国植物志》第七卷，299～303页。该属仅水松1种，为我国特有树种。主要分布于珠江三角洲和福建中部及闽江下游。模式标本采自广州。南京、上海、江西庐山、杭州等地有栽培。

《广东植物志》第四卷，22页。产珠江三角洲，多生于水边。木材可作建筑、桥梁、家具等用材。根部的木质轻松，浮力大，可作救生圈、瓶塞等软木用具。根系发达，常栽于河边、堤旁，作固堤防风之用。树形优美，作庭院树种。

《广西植物名录》49页。产桂林、梧州、合浦、防城、浦北、陆川、富川、天等。

《广州植物志》71～72页。本植物的分布地区极狭，只见于珠江三角洲和福建闽江近水之地，且全属栽培，未见有野生的，广州近郊珠江沿岸的田畔、池边和小涌边时而见之。

【本草学文献概要】

《岭南采药录》94页。水松叶如桧而细长，味苦，性温，与山松须同，治周身骨节痛。

《中华本草》第2册，第四卷，317页。以水松枝叶为正名收载。叶入药，味苦，性温；祛风湿，通络止痛，杀虫止痒。

【原植物识别特征】

乔木，高8～10m。叶多型：鳞形叶螺旋状着生于主枝上，长约2mm，有白色气孔点；条形叶两侧扁平，二列，长1～3cm，宽1.5～4mm，淡绿色，背面中脉两侧有气孔带；条状钻形叶两侧扁，长4～11mm，辐射伸展或呈三列状。球果倒卵圆形，长2～2.5cm；苞鳞与种鳞几全部合生。种子椭圆形，褐色，长5～7mm，下端有长翅。子叶4～5枚。花期1—2月，球果秋后成熟。

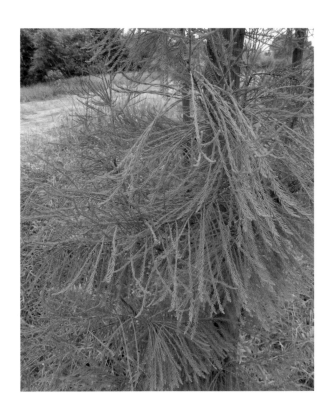

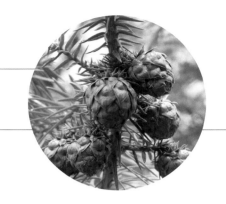

杉

来源 杉科杉木属 *Cunninghamia* 植物杉 *Cunninghamia lanceolata* (Lamb.) Hook. 的树皮。

【植物学文献概要】

见《中国植物志》第七卷，285～287页。生长快，栽培广，木材优良，为长江以南最常见的速生树种之一。树皮含单宁，民间入药，多外用。

《广东植物志》第四卷，19～20页。各地均有栽培，主产广东乐昌、南雄、始兴、乳源、连南、连山、怀集、连平、和平和海南乐东、琼中、通什等地。为重要速生用材树种，供建筑、造船、家具等用。

《广西植物名录》49页。产全区各地。

《广州植物志》72页。别名沙木（《植物名实图考》）、杉木、杉树（西南各省）、广叶杉（日本）。广州近郊山野间不见栽培，只于庭园间有少量栽培以供观赏。

【本草学文献概要】

《岭南采药录》64～65页。杉为常绿乔木，高至数十尺，叶小如针状，略向上面弯曲，夏月开花，花单性，雌花与雄花同株，果实为球果，呈球形，如指头大，果鳞尖裂边，材白色，心材淡赤色，其中有呈暗黑色者，木理通直，治折伤，用杉皮载药庵之，火伤，以之煅存性患处，调油搽疮疖，其疖浸酒，祛风止痛。

《中华本草》第2册，第四卷，314～315页。以杉皮为正名收载，别名杉木皮（《生草药性备要》）。树皮入药，味辛，性微温；利湿，解毒消肿。其根、叶、球果、种子、木结、油脂等均入药，另列条目。

【原植物识别特征】

乔木，高可达30m，幼树尖塔形，大树圆锥形。叶在主枝上辐射伸展，侧枝之叶基部扭转，披针形或条状披针形，微弯呈镰状，革质，坚硬，长2～6cm，宽3～5mm，沿中脉两侧各有1条白粉气孔带。雌雄同株；雄球花簇生于枝顶，雄蕊多数，螺旋状排列，花药3，下垂；雌球花单生，苞鳞与种鳞合生。球果卵圆形，直径3～4cm；熟时苞鳞棕黄色，三角状卵形，长约1.7cm；种鳞很小，腹面有3粒种子。花期4月，球果10月下旬成熟。

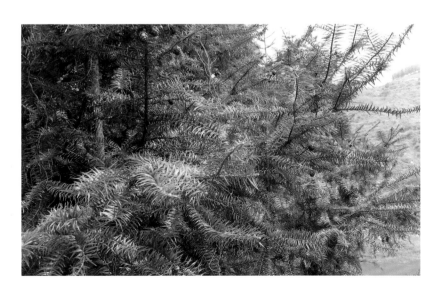

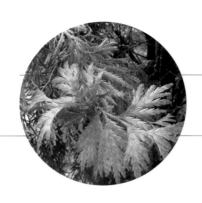

福建柏

来源　柏科福建柏属 *Fokienia* 植物福建柏 *Fokienia hodginsii* (Dunn) Henry et Thomas 的心材。

032

【植物学文献概要】

《中国植物志》第七卷，345～347页。以福建柏（《经济植物手册》）为正名收载，别名建柏（《中国树木分类学》）、滇柏（《中国树木分类学》）、广柏（《中国裸子植物志》）、滇福建柏（《经济植物手册》）。产浙江南部、福建、广东北部（乐昌、乳源）、江西(井冈山)、湖南南部、贵州、广西（金秀、龙胜）、四川（江津）及云南东南部及中部。在福建分布于海拔100～700m地带，在贵州、湖南、广东及广西分布于海拔1 000m上下地带，在云南地区分布于800～1 800m地带，均生于温暖湿润的山地森林中，唯数量不多。模式标本采自福建福州。木材的边材淡红褐色，心材深褐色，纹理细致，坚实耐用。可供房屋建筑、桥梁、土木工程及家具等用材。生长快，材质好，可选作造林树种。本种叶的形状与大小变异很大。

《广东植物志》第四卷，29页。产乐昌、乳源。生于海拔1 000m上下的山地林中。木材坚实耐用，可供建筑、桥梁、家具等用。

《广西植物名录》50页。产武鸣、马山、上林、融水、临桂、灌阳、龙胜、资源、恭城、防城、上思、那坡、乐业、贺州、南丹、天峨、金秀。

【本草学文献概要】

《中华本草》第2册，第四卷，319页。以福建柏（《广西药用植物名录》）为正名收载。心材入药，味苦、辛，性温；行气止痛，降逆止呕。

【原植物识别特征】

乔木，高达20m，胸径达80cm；树皮紫褐色，浅纵裂。生鳞叶的小枝扁平，排成一平面，鳞叶交叉对生，成节状；生于幼树或萌芽枝上的中央之叶呈楔状倒披针形，长4～7mm，宽1～1.2mm，上面蓝绿色，下面中脉隆起，两侧具凹陷的白色气孔带；侧面的叶较中央之叶长，成龄树上的叶较小。雄球花近球形，长约4mm。球果近球形，熟时褐色，直径2～2.5cm；种子长约4mm，上部有两个大小不等的翅。花期3—4月，种子翌年10—11月成熟。

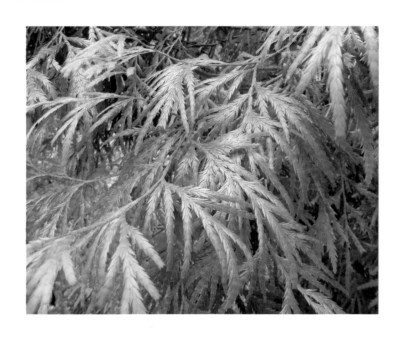

侧柏

来源　柏科侧柏属 *Platycladus* 植物侧柏 *Platycladus orientalis* (L.) Franco 的小枝和叶。

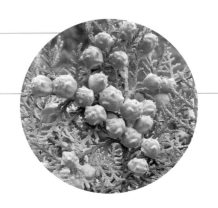

【植物学文献概要】

见《中国植物志》第七卷，321~323页。该属仅侧柏1种，分布几遍全国，多栽培。叶与小枝为传统中药侧柏叶，种仁为传统中药柏子仁。

《广东植物志》第四卷，25~26页。将其置于崖柏属，拉丁学名为 *Thuja orientalis* L.，而 *Platycladus orientalis* (L.) Franco 作为异名。广东及海南各地庭院常见栽培。木材坚实耐用，可供建筑、器具、家具、农具及文具等用；种子及小枝入药。

《广西植物名录》50页。产全区各地。

《广州植物志》75~76页。别名扁柏。本植物多植于庭院和墓地，供观赏，广州极常见。木材可作装饰、雕刻及土木工程用。种子、枝叶、根和树皮均入药。

【本草学文献概要】

《岭南采药录》106页。常绿乔木，高至数十尺，叶小如鳞片状，全部密著于茎上，殆如绝不开出者，在腹面之对生叶，则其内缘有白色之粉，夏月开花，花单性，雌花与雄花同株，果实小为球果球形，木材致密，白色带黄，有光泽，味苦辛，性涩，散血，敷疮和糖捣敷，亦治跌打。

033

《中华本草》第2册，第四卷，321~325页。以侧柏叶（《药性论》）为正名收载，别名柏叶（《金匮要略》）、扁柏叶、丛柏叶等。枝梢与叶入药，味苦、涩，性微寒；凉血止血，止咳祛痰，祛风湿，散肿毒。根皮、枝条、种子及树脂均入药，另列条目。

【原植物识别特征】

常绿乔木。树皮淡红褐色，常呈薄片状剥落。小枝扁平，叶鳞片状，质厚，紧贴枝上，交互对生；叶片斜方形，长2~4mm，气孔在两侧成2~4行。花单性同株；雄花生于上年枝顶端，雄蕊6~10；雌花生于短枝顶端，心皮6~8，每个内面着生2胚珠。球果卵状椭圆形，嫩时绿色，肉质，被白色蜡粉，熟时棕色，开裂。种子椭圆状卵形。花期4月，果期8—10月。

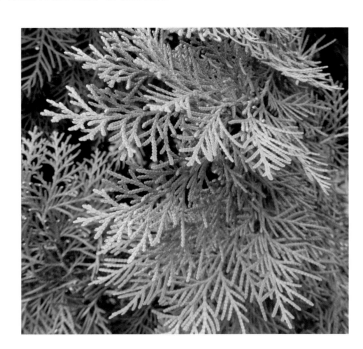

罗汉松

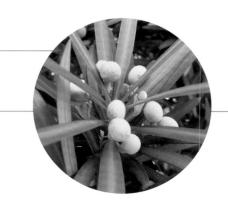

来源 罗汉松科罗汉松属 *Podocarpus* 植物罗汉松 *Podocarpus macrophyllus* (Thunb.) D. Don 的叶。

【植物学文献概要】

见《中国植物志》第七卷，404～405页。以罗汉松（《植物名实图考》）为正名收载，别名罗汉杉（《中山传信录》）、土杉（台湾）。产江苏、浙江、福建、安徽、江西、湖南、四川、云南、贵州、广西、广东等省区，栽培于庭园作观赏树。野生的树木极少。材质细致均匀，易加工。可作家具、器具、文具及农具等用。

《广东植物志》第四卷，35～36页。广东及海南各地均有栽培。其变种短叶罗汉松 *Podocarpus macrophyllus* var. *maki* 叶短而密，长2.5～7cm，宽3～7mm。材优质，易加工；庭院观赏植物。

《广西植物名录》51页。产南宁、武鸣、上林、柳州、融安、桂林、临桂、全州、龙胜、梧州、北海、上思、东兴、陆川、那坡、凌云、金秀、宁明。

【本草学文献概要】

《中华本草》第2册，第四卷，333～334页。以罗汉松叶（《广东中药》）为正名收载。叶入药。味淡，性平；止血。其根皮及球果亦入药，另列条目。其变种短叶罗汉松同等入药。

【原植物识别特征】

乔木，高达20m；树皮灰色或灰褐色，成薄片状脱落；枝开展或斜展，较密。叶螺旋状着生，条状披针形，长7～12cm，宽7～10mm，先端尖，上面深绿色，有光泽，下面带白色、灰绿色或淡绿色。雄球花穗状、腋生，常3～5个簇生于极短的总梗上，长3～5cm，基部有数枚三角状苞片；雌球花单生叶腋，有梗，基部有少数苞片。种子卵圆形，直径约1cm，先端圆，熟时肉质假种皮紫黑色，有白粉，种托肉质圆柱形，红色或紫红色。花期4—5月，种子8—9月成熟。

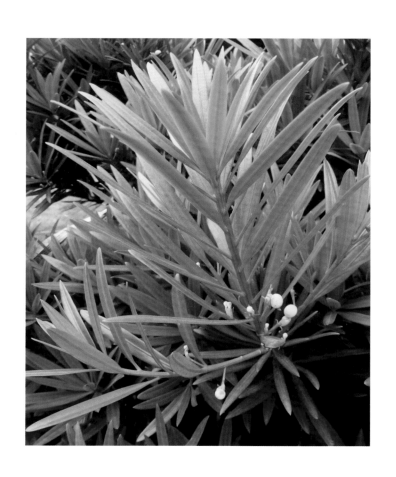

买麻藤

来源　买麻藤科买麻藤属 *Gnetum* 植物买麻藤 *Gnetum montanum* Markgr. 的茎叶。

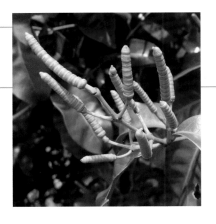

【植物学文献概要】

见《中国高等植物图鉴》第一卷338页。《中国植物志》第七卷，492～494页。以买麻藤（通用名)为正名收载，别名倪藤(通用名)。产云南南部北纬25° 以南（庐西、景东、思茅、西双版纳、屏边）、广西（上思、容县、罗城）、广东（云雾山、罗浮山）海拔1 600～2 000m地带的森林中，缠绕于树上。茎皮含韧性纤维，可织麻袋、渔网、绳索等，又供制人造棉原料。种子可炒食或榨油，亦可酿酒，树液为清凉饮料。

《广西植物名录》52页。产马山、上林、宾阳、永福、上思、平南、桂平、容县、博白、百色、德保、靖西、那坡、田林、隆林、南丹、天峨、罗城、环江、巴马、都安、象州、金秀、宁明、龙州。

《广州植物志》78页。常见于我国南部山野间，尤以海南最盛。茎纤维强韧，捣烂可编草鞋；种子炒熟可食；茎多汁可解渴。

《海南植物志》第一卷，222页。产崖县、琼东、白沙。生于林中。

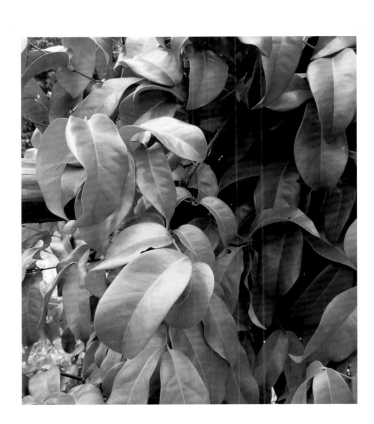

【本草学文献概要】

《岭南采药录》117～118页。出产于肇庆，缘树而生，有子，味苦，断茎取其汁饮之，可以止渴，并治蛇咬。

《中华本草》第2册，第四卷，358～360页。作为买麻藤（《本草纲目拾遗》）的来源之一收载。茎叶入药，味苦，性温；祛风除湿，散瘀止痛。

【原植物识别特征】

缠绕大藤本，高达10m以上，小枝圆或扁圆，光滑，稀具细纵皱纹。叶形大小多变，通常呈矩圆形，稀矩圆状披针形或椭圆形，革质或半革质，长10～25cm，宽4～11cm，侧脉8～13对，叶柄长8～15mm。雄球花序一至二回三出分枝，排列疏松；雌球花序侧生老枝上，单生或数序丛生，雌球花穗熟时长约10cm。种子矩圆状卵圆形或矩圆形，直径1～1.2cm，熟时黄褐色或红褐色。花期6—7月，种子8—9月成熟。

小叶买麻藤

来源 买麻藤科买麻藤属 *Gnetum* 植物小叶买麻藤 *Gnetum parvifolium* (Warb.) C.Y. Cheng ex Chun 的茎叶。

【植物学文献概要】

见《中国植物志》第七卷，498～500页。以小叶买麻藤（《植物分类学报》）为正名收载。产福建、广东、广西及湖南等省区。以福建和广东最为常见，北界约在北纬26.6°之处（福建南平），为现知买麻藤属分布的最北界线。生于海拔较低的干燥平地或湿润谷地的森林中，缠绕在大树上。模式标本采自福建。广东常用皮部纤维作编制绳索的原料，其质地坚韧，性能良好。种子炒后可食，亦可榨油供食用。

《广东植物志》第四卷，44页。产广东及海南各地。生于海拔较低的森林中，缠绕在大树上。

《广西植物名录》52页。产横县、融水、临桂、兴安、永福、平乐、梧州、浦北、平南、玉林、陆川、北流、百色、凌云、钟山、金秀。

《海南植物志》第一卷221～222页。产崖县、保亭、儋县、临高及澄迈等地。常见于林中，缠绕树上。

【本草学文献概要】

《岭南采药录》117～118页。出产于肇庆，缘树而生，有子，味苦，断茎取其汁饮之，可以止渴，并治蛇咬。

《中华本草》第2册，第四卷，358～360页。作为买麻藤（《本草纲目拾遗》）的来源之一收载。茎叶入药，味苦，性温；祛风除湿，散瘀止痛。

【原植物识别特征】

缠绕藤本，高4～12m，皮孔较明显。叶椭圆形、窄长椭圆形或长倒卵形，革质，长4～10cm，宽2.5cm，叶柄长5～8mm。雄球花穗长1.2～2cm，具5～10轮环状总苞，每轮总苞内具雄花40～70；雌球花穗细长，每轮总苞内有雌花5～8，珠被管短，先端深裂。成熟种子假种皮红色，长椭圆形，直径约1cm，先端有小尖头。

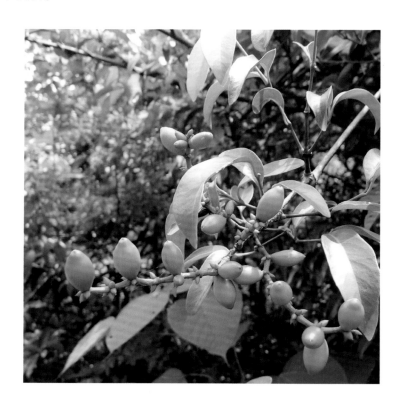

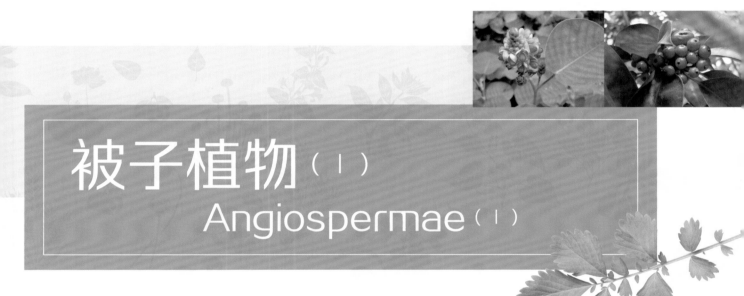

被子植物（Ⅰ）
Angiospermae（Ⅰ）

木麻黄

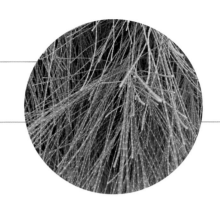

来源 木麻黄科木麻黄属 *Casuarina* 植物木麻黄 *Casuarina equisetifolia* Forst. 的幼嫩枝叶或树皮。

【植物学文献概要】

见《中国植物志》第二十卷，第一分册，2～3页。以木麻黄为正名收载，别名短枝木麻黄、驳骨树（广州）、马尾树（《中国种子植物分类学》）。广西、广东、福建、台湾沿海地区普遍栽植，已渐驯化。原产澳大利亚和太平洋岛屿，现美洲热带地区和亚洲东南部沿海地区广泛栽植。本种生长迅速，萌芽力强，具有耐干旱、抗风沙和耐盐碱的特性，因此成为热带海岸防风固砂的优良先锋树种。其木材坚重，经防腐防虫处理后，可作枕木、船底板及建筑用材。树皮含单宁11%～18%，为栲胶原料和医药上收敛剂；枝叶药用，亦可为牲畜饲料。

《广东植物志》第五卷，379～380页。广东及海南各地均有栽培。

《广西植物志》第二卷，804～805页。玉林、钦州、南宁等地有栽培。

《海南植物志》第二卷，365页。海南各地普遍栽培，已渐驯化。

《广州植物志》385页。广州极常栽培为行道树或风景树。

【本草学文献概要】

《中华本草》第2册，第五卷，365～366页。以木麻黄（《广西药用植物名录》）为正名收载，别名木贼叶、木麻黄（《台湾药用植物志》）、木贼麻黄（广西）。幼嫩枝叶或树皮入药，味微苦、辛，性温；宣肺止咳，行气止痛，温中止泻，利湿。

【原植物识别特征】

乔木，高10～20m，树干通直，树皮粗糙。枝红褐色，有密节；小枝灰绿色，纤细，直径0.8～0.9mm，长10～27cm，常柔软下垂，具7～8条沟槽及棱，节间长4～9mm，节脆易抽离。鳞片状叶每轮通常7枚。花雌雄同株或异株；雄花花被片2；花丝长2～2.5mm；雌花序常生于近枝顶的侧生短枝上。球果状果序椭圆形，长1.5～2.5cm；小坚果连翅长4～7mm，宽2～3mm。花期4—5月，果期7—10月。

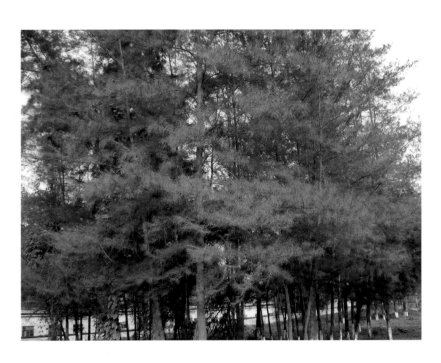

杨梅

来源 杨梅科杨梅属 *Myrica* 植物杨梅 *Myrica rubra* (Lour.) S. et Zucc. 的果实。

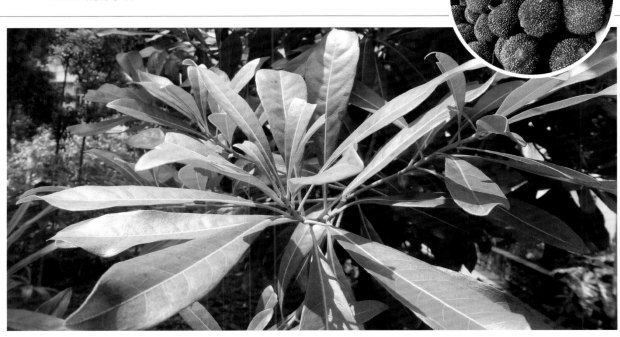

【植物学文献概要】

见《中国植物志》第二十一卷，4~6页。以杨梅（通称）为正名收载，别名山杨梅（浙江）、朱红、珠蓉、树梅（福建）。产于江苏、浙江、台湾、福建、江西、湖南、贵州、四川、云南、广西和广东。生长在海拔125~1 500m的山坡或山谷林中，喜酸性土壤。杨梅是我国江南的著名水果；树皮富于单宁，可用作赤褐色染料及医药上的收敛剂。

《广东植物志》第三卷，239页。产广东内陆的东部、北部至南部。野生或栽培，喜酸性土壤。

《广西植物志》第二卷，722页。产广西各地。以龙胜、三江、融水、临桂、恭城、永福、金秀、贺州、武鸣、上思、平南、北流等地较常见。

《广州植物志》379页。本植物在广州多属栽培。果味甘而带酸，可生食。

【本草学文献概要】

《中华本草》第2册，第五卷，367~368页。以杨梅（《食疗本草》）为正名收载，别名山杨梅（浙江）、圣生梅、白蒂梅（《品汇精要》）。果实入药，味酸、甘，性温。生津除烦，和中消食，解酒，涩肠，止血。

【原植物识别特征】

常绿乔木，高可达15m以上；树皮灰色，树冠圆球形。小枝多少被柔毛。叶互生，常绿，革质，倒卵状长圆形或倒披针形，长5~12cm，宽2~3cm，全缘或中部以上具少数锐锯齿，上面深绿色，有光泽，下面浅绿色，有金黄色腺点，叶柄长2~10mm。花雌雄异株。雄花序圆柱状，长1~3cm，雄花有雄蕊6~8。雌花序腋生，每一苞片内有雌蕊1枚。核果球状，直径1~1.5cm，栽培品种可达3cm，外果皮肉质，多汁液及树脂，味酸甜，成熟时深红色或紫红色；内果皮极硬，木质。4月开花，6—7月果实成熟。

黄杞

来源 胡桃科黄杞属 *Engelhardtia* 植物黄杞 *Engelhardtia roxburghiana* Wall. 的树皮。

【植物学文献概要】

见《中国植物志》第二十一卷，12~13页。以黄杞（《中国树木分类学》）为正名收载，别名黑油换、黄泡木（四川）、假玉桂（云南、广东）。产台湾、广东、广西、湖南、贵州、四川和云南。生于海拔200~1 500m的林中。模式标本采自广东。树皮纤维质量好，可制人造棉，亦含鞣质可提栲胶；叶有毒，制成溶剂能防治农作物病虫害，亦可毒鱼；木材为工业用材和制造家具。

《广东植物志》第二卷，322页。广东省各地有分布。喜生丘陵或山地的阳坡地，较耐干旱，多见于次生林或疏林中。

《广西植物名录》279页。产全区各地。

《海南植物志》第三卷，114~115页。海南各地为次生林的常见树种。

《广州植物志》351~352页。广州近郊仅见于龙眼洞。

【本草学文献概要】

《中华本草》第2册，第五卷，372页。以黄杞皮（《福建植物志》）为正名收载，别名土厚朴（《广西药用植物名录》）、假玉桂（广东、云南）。树皮入药，味微苦、辛，性平；行气，化湿，导滞。

【原植物识别特征】

乔木，高达10余米，全体被有橙黄色盾状着生的圆形腺体；枝条细瘦，老后暗褐色。偶数羽状复叶互生，长12~25cm，叶柄长3~8cm，小叶3~5对，近于对生，叶片长6~14cm，宽2~5cm，长椭圆状披针形至长椭圆形，全缘，基部歪斜。雌雄同株稀异株；雄花花被片4，兜状，雄蕊10~12，几无花丝。雌花花被片4，贴生于子房，子房下位，柱头4裂。果序长达15~25cm。果实坚果状，球形，直径约4mm，外果皮膜质，内果皮骨质。花期5—6月，果期8—9月。

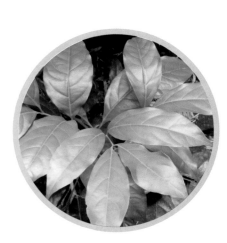

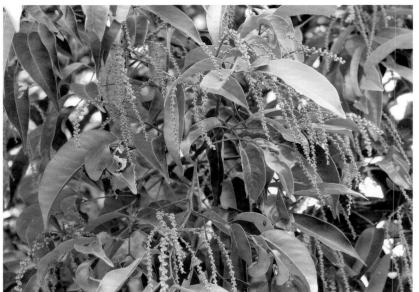

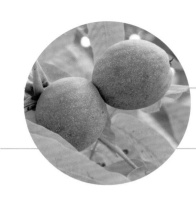

胡桃

来源　胡桃科胡桃属 *Juglans* 植物胡桃 *Juglans regia* L. 的种仁。

【植物学文献概要】

　　见《中国植物志》第二十一卷，31页。以胡桃（通称）为正名收载，别名核桃（通称）。产于华北、西北、西南、华中、华南和华东。生于海拔400～1800m之山坡及丘陵地带，我国平原及丘陵地区常见栽培，喜肥沃湿润的沙质壤土，常见于山区河谷两旁土层深厚的地方。种仁含油量高，可生食，亦可榨油食用；木材坚实，是很好的硬木材料。

　　《广东植物志》第二卷，317～318页。粤北地区有栽培。

　　《广西植物名录》280页。产柳州、桂林、阳朔、临桂、凌云、田林、隆林、金秀。

【本草学文献概要】

　　《中华本草》第2册，第五卷，376～379页。以胡桃仁（《七卷食经》）为正名收载，别名核桃仁（《本草纲目》）。种仁入药，味甘、涩，性温。补肾益精，温肺定喘，润肠通便。其嫩枝、叶、花、未成熟的外果皮等均入药，另列条目。

【原植物识别特征】

　　落叶乔木，树冠广阔；髓部成薄片状分隔；小枝具光泽，被盾状着生的腺体。叶互生，奇数羽状复叶长25～30cm，小叶5～9，椭圆状卵形至长椭圆形，长6～15cm，宽3～6cm，基部歪斜、全缘或具稀疏细锯齿。雄性菜荑花序下垂，长5～10cm。雄花花被片3，雄蕊6～30。雌性穗状花序具1～3雌花，花被片4，子房下位。假核果近于球状，直径4～6cm，内果皮骨质，永不自行开裂，壁内及隔膜内常有空隙。花期5月，果期10月。

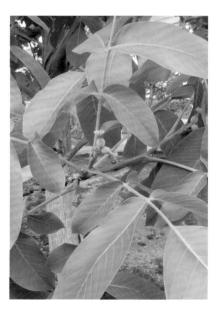

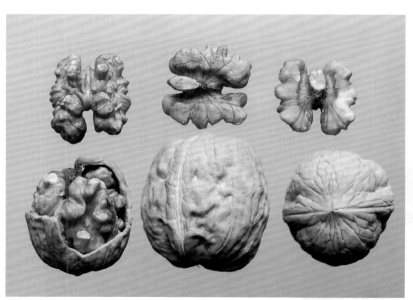

枫杨

来源 胡桃科枫杨属 *Pterocarya* 植物枫杨 *Pterocarya stenoptera* C. DC. 的树皮。

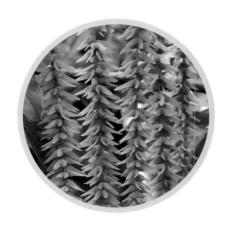

【植物学文献概要】

见《中国植物志》第二十一卷，23～25页。以枫杨（通称）为正名收载，别名麻柳（湖北）等。产于我国陕西、河南、山东、安徽、江苏、浙江、江西、福建、台湾、广东、广西、湖南、湖北、四川、贵州、云南，华北和东北仅有栽培。模式标本采自广东。生于海拔1 500m以下的沿溪涧河滩、阴湿山坡地的林中，现已广泛栽植作园庭树或行道树。树皮和枝皮含鞣质，可提取栲胶，亦可作纤维原料；果实可作饲料和酿酒，种子还可榨油。

《广东植物志》第二卷，318～319页。别名麻柳、溪杨、枫柳。产中部和北部地区。多见于河旁和山溪旁。

《广西植物名录》280页。产全区各地。

【本草学文献概要】

《中华本草》第2册，第五卷，384～387页。以枫柳皮（《新修本草》）为正名收载，别名枫杨皮（《湖南药物志》）。树皮入药，味辛、苦，性温，有小毒；祛风止痛，杀虫，敛疮。其果实，称"麻柳果"（《民间常用草药汇编》），别名一群鸭、雁鹅群（《民间常用草药汇编》）。树皮入药，味苦，性温；温肾止咳，解毒，敛疮。其叶、根及根皮亦入药，另列条目。

【原植物识别特征】

大乔木，高达30m，树皮灰黑色，深纵裂；具灰黄色皮孔。叶互生，多为偶数羽状复叶，长8～16cm，叶柄长2～5cm，小叶10～16，无小叶柄，近对生，长椭圆形一至长椭圆状披针形，长8～12cm，宽2～3cm，基部歪斜，边缘细锯齿。菜荑花序，花单性，雌雄同株；雄花序下垂，雄花常具1枚发育的花被片，雄蕊5～12；雌性菜荑花序顶生，长10～15cm，花被片4，子房下位。果序长20～45cm，小坚果长椭圆形，长6～7mm，两侧有由小苞片增大的翅。花期4—5月，果期8—9月。

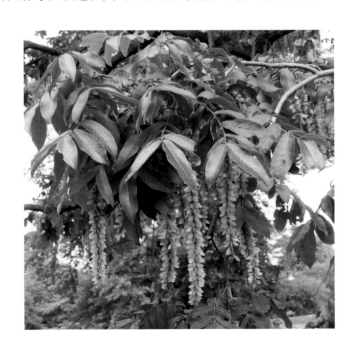

朴树

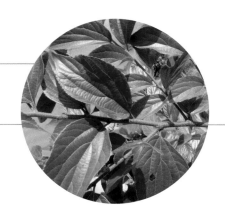

来源 榆科朴属 *Celtis* 植物朴树 *Celtis sinensis* Pers. 的树皮。

【植物学文献概要】

　　见《中国植物志》第二十二卷，410～411页。以朴树（《尔雅郑樵注》）为正名收载，别名黄果朴（《中国高等植物图鉴》）、紫荆朴（《湖北植物志》）、小叶朴（《台湾植物志》）。产山东（青岛、崂山）、河南、江苏、安徽、浙江、福建、江西、湖南、湖北、四川、贵州、广西、广东、台湾。多生于路旁、山坡、林缘，海拔100～1 500m。

　　《广东植物志》第二卷，220～221页。产广东各地。生于路旁、溪边或疏林中。

　　《广西植物志》第二卷，816页。产桂林、灵川、龙胜、柳州、融安、来宾、都安、钟山、博白、北海、扶绥、龙州等地。

　　《海南植物志》第二卷，368页。东方、儋县、陵水。生于山坡、平地或林缘。为我国极常见的树种。木材质轻而硬，常制作家具或为薪炭，兼作砧板用。

　　《广州植物志》386～387页。广州近郊极常见的乔木，野生或栽培均有。

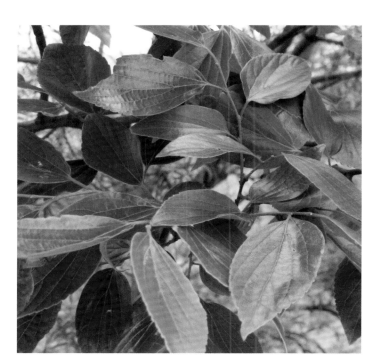

【本草学文献概要】

　　《中华本草》第2册，第五卷，443～444页。以朴树皮（《中国药用植物图鉴》）为正名收载，别名拨树、千粒树、朴榆、桑仔、朴子树、小叶牛筋树、沙朴（《中国药用植物图鉴》）。树皮入药，味辛、苦，性平；祛风透疹，消食化滞。其根皮、叶和果实均入药，另列条目。

【原植物识别特征】

　　落叶乔木，高达20米，树皮灰白色；当年生小枝幼时密被黄褐色短柔毛，老后毛常脱落；冬芽棕色，鳞片无毛。单叶互生，叶柄长4～10mm，叶片卵形或卵状椭圆形，长3～10cm，宽1.52～4cm，基部稍偏斜，中部以上边缘有浅锯齿。花杂性同株，生于当年枝叶腋；花被片4，黄绿色，雄蕊4，子房上位，柱头2。核果单生或2个并生，近球形，熟时红褐色，直径5～8mm，果核有凹陷和棱脊。花期4—5月，果期9—10月。

狭叶山黄麻

来源　榆科山黄麻属 *Trema* 植物狭叶山黄麻 *Trema angustifolia* (Planch.) Bl. 的树叶。

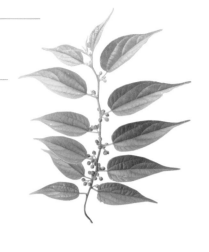

【植物学文献概要】

　　见《中国植物志》第二十二卷，397～398页。以狭叶山黄麻（《中国经济植物志》）为正名收载，别名小麻筋木（广东）、细尖叶谷木树（广西上思）。产广东、广西和云南东南部至南部。生于向阳山坡灌丛或疏林中，海拔100～1 600m。韧皮纤维可造纸和供纺织用；叶子表面粗糙，可当作砂纸用。

　　《广东植物志》第二卷，223页。产博罗（罗浮山）、清远、高要、德庆、茂名及海南岛。生于疏林或灌丛中。

　　《广西植物志》第二卷，821页。产上思、防城、岑溪、金秀、天峨等地。

　　《海南植物志》第二卷，370页。乐东、白沙。低海拔灌木丛中，不常见。

【本草学文献概要】

　　《中华本草》第2册，第五卷，445～446页。以山郎木叶（《广西药用植物名录》）为正名收载，狭叶山油麻、山络木、水麻（《广西药用植物名录》）、小叶山黄麻、麻脚树（《中国高等植物图鉴》）。树叶入药，解毒敛疮，凉血止血，止痛。根亦入药，另列条目。

【原植物识别特征】

　　灌木或小乔木；小枝纤细，紫红色，密被细粗毛。单叶互生，卵状披针形，长3～7cm，宽0.8～2cm，先端渐尖或尾状渐尖，基部圆，边缘有细锯齿，叶面深绿，干后变深灰绿色，极粗糙，叶背密被灰短毡毛，基出脉三条；叶柄长2～5mm，密被细粗毛。花单性异株或同株，由数朵花组成小聚伞花序；花小，花被片5，雄蕊5；子房上位，柱头2。核果宽卵状或近圆球形，直径2～2.5mm，熟时橘红色，有宿存的花被。花期4—6月，果期8—11月。

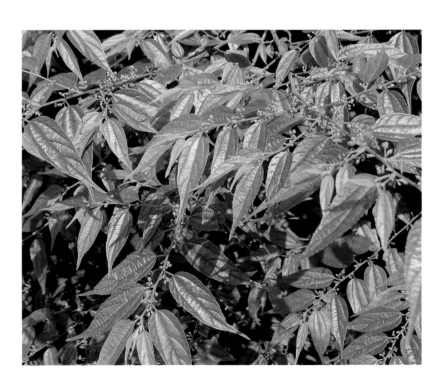

山黄麻

来源 榆科黄麻属 *Trema* 植物山黄麻 *Trema tomentosa* (Roxb.) Hara 的叶。

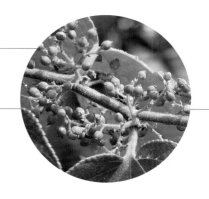

【植物学文献概要】

见《中国植物志》第二十二卷，393~396页。以山黄麻（台湾）为正名收载，别名麻桐树、麻络木（广东）、山麻、母子树（海南）、麻布树（台湾）。产福建南部、台湾、广东、海南、广西、四川西南部和贵州、云南和西藏东南部至南部。生于海拔100~2 000m湿润的河谷和山坡混交林中，或空旷的山坡。韧皮纤维可作人造棉、麻绳和造纸原料；树皮含鞣质，可提栲胶；木材供建筑、器具及薪炭用；叶表皮粗糙，可作砂纸用。也常成为次生林的先锋植物。

《广东植物志》第二卷，223页。广东中南部及沿海岛屿常见，北达英德。生于山谷林中或空旷上坡上。

《广西植物志》第二卷，819页。产广西各地。根叶入药，止血，散瘀消肿。

《海南植物志》第二卷，369~370页。崖县、保亭、陵水、万宁。山谷、路旁普遍生长。为华南旷野间常见的树木。树皮纤维可制绳索和造纸原料。

《广州植物志》387页。为广州近郊极常见的野生植物，多生于旷地上，生长迅速，适为护堤树。

【本草学文献概要】

《中华本草》第2册，第五卷，447页。以山黄麻叶（《广西本草选编》）为正名收载。叶入药，味甘、微苦，性微寒。解毒消肿，止血。其根亦入药，另列条目。

【原植物识别特征】

小乔木，高4~8m，小枝密被短绒毛。单叶互生，宽卵形或卵状矩圆形，长7~15cm，宽3~7cm，先端渐尖至尾状渐尖，基部心形，明显偏斜，边缘有细锯齿，两面近于同色，叶面极粗糙，有直立的硬毛，基出脉3，叶柄长7~18mm。花单性异株，雄花直径1.5~2mm，几无梗，花被片5，雄蕊5。雌花具短梗，花被片5~4，子房上位。核果宽卵珠状，直径2~3mm，褐黑色或紫黑色，具宿存的花被。花期3—6月，果期9—11月，在热带地区，几乎四季开花。

045

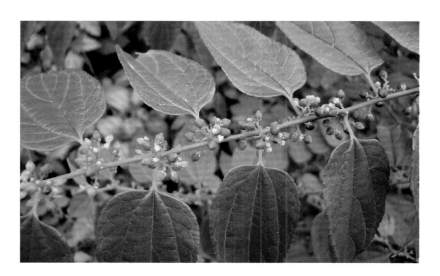

杜仲

来源 杜仲科杜仲属 *Eucommia* 植物杜仲 *Eucommia ulmoides* Oliver 的树皮。

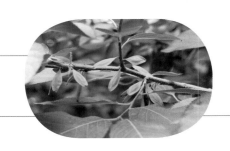

【植物学文献概要】

见《中国植物志》第三十五卷，第二分册，116～118页。以杜仲（《中国高等植物图鉴》）为正名收载。分布于陕西、甘肃、河南、湖北、四川、云南、贵州、湖南及浙江等省区，现各地广泛栽种。在自然状态下，生长于海拔300～500m的低山，谷地或低坡的疏林里，对土壤的选择并不严格，在瘠薄的红土，或岩石峭壁均能生长。

树皮药用，作为强壮剂及降血压，医腰膝痛、风湿及习惯性流产等；树皮分泌的硬橡胶是工业原料及绝缘材料，抗酸、碱及化学试剂的腐蚀的性能高，可制造耐酸、碱容器及管道的衬里；种子含油率达27%；木材供建筑及制家具。

《广东植物志》第四卷，247页。广东北部地区有栽培。

《广西植物志》第二卷，704页。隆林、乐业、融水、桂林有栽培。

【本草学文献概要】

《中华本草》第2册，第五卷，458～463页。以杜仲（《神农本草经》）为正名收载，别名思仙（《神农本草经》）、思仲、木绵（《名医别录》）、丝连皮（《中药志》）等。树皮入药，味甘、微辛，性温；补肝肾，强筋骨，安胎。其叶亦入，另列条目。

【原植物识别特征】

落叶乔木，高达20m。树皮和叶折断后有银白色胶丝，皮孔斜方形。单叶互生，椭圆形或椭圆状卵形，长6～18cm，宽3～7cm，边缘有锯齿。花单性异株，无被，先叶开放或与叶同时开放，生于小枝基部，雄花雄蕊5～10；雌花子房上位，柱头2裂。翅果卵状狭椭圆形，长约3.5cm，种子1粒。花期4—5月，果期9—10月。

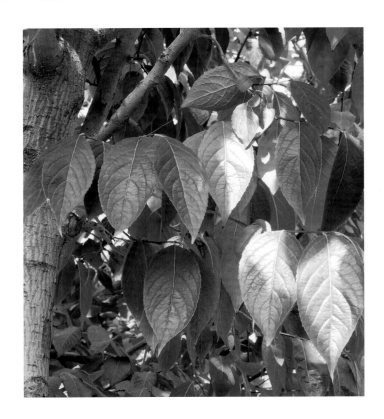

见血封喉（箭毒木）

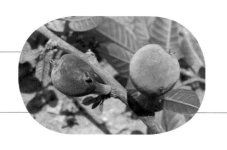

来源 桑科见血封喉属 *Antiaris* 植物见血封喉 *Antiaris toxicaria* Lesch. 的乳汁和种子。

【 植物学文献概要 】

　　见《中国高等植物图鉴》第一卷，449页。《中国植物志》第二十三卷，第一分册，64～66页。以见血封喉（《海南植物志》）为正名收载，别名箭毒木（云南）。产广东（雷州半岛）、海南、广西、云南南部。多生于海拔1 500m以下雨林中。本种树液有剧毒，人畜中毒则死亡，树液尚可以制毒箭猎兽用；茎皮纤维可作绳索。

　　《广东植物志》第一卷，185～186页。别名加布（陵水）、剪刀树（文昌、保亭）、箭毒木、加独。本省西部至西南部。树液有剧毒。

　　《广西植物名录》225页。产南宁、北海、合浦、陆川、博白、北流、龙州。

　　《海南植物志》第二卷，384页。产文昌、陵水、保亭、澄迈、万宁。中海拔山区颇常见。

【 本草学文献概要 】

　　《中华本草》第2册，第五卷，465～465页。以见血封喉（南药《中草药学》）为正名收载，别名毒箭木（南药《中草药学》）、大药树（《云南药用植物名录》）等。乳汁和种子入药，味苦，性温，大毒。鲜树汁：强心，催吐，泻下，麻醉。种子：解热。

【 原植物识别特征 】

　　常绿乔木，高达30m，全株含乳汁。大树偶见板根；树皮灰色。单叶互生，椭圆形至倒卵形，幼时被毛，边缘有锯齿，长7～19cm，宽3～6cm，两侧不对称，表面深绿色，背面浅绿色，密被长粗毛，沿中脉更密，干后变为茶褐色，侧脉10～13对；叶柄短，长5～8mm。雄花序托盘状，宽约1.5cm；雄花花被4，雄蕊与裂片同数而对生，花丝极短。雌花单生，藏于梨形花托内，无花被，子房1室。成熟果实，直径2cm，鲜红至紫红色。花期3—4月，果期5—6月。

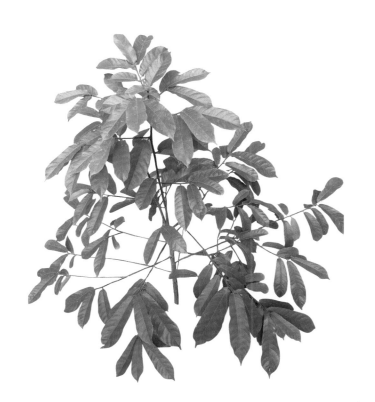

波罗蜜

来源 桑科波罗蜜属 *Artocarpus* 植物波罗蜜 *Artocarpus heterophyllus* Lam. 的果实。

【植物学文献概要】

见《中国植物志》第二十三卷，第一分册，44～45页。以波罗蜜（《本草纲目》）为正名收载，别名木波罗（通称）、树波罗（广州）、牛肚子果（云南）。可能原产印度西高止山。我国广东、海南、广西、云南（南部）常有栽培。本种果形大，味甜，芳香；核果可煮食，富含淀粉；木材黄，可提取桑色素。

《广东植物志》第一卷，182页。别名树波罗（广州）、包蜜（海南岛）、木波罗。广东省南部至西南部有栽培。

《广西植物名录》225页。产南宁、梧州、玉林、龙州。

《海南植物志》第二卷，381页。海南各地均有栽培。

《广州植物志》391～392页。波罗蜜之名出自《桂海虞衡志》。广州附近有栽培。

【本草学文献概要】

《中华本草》第2册，第五卷，465～466页。以波萝蜜（《本草纲目》）为正名收载，别名婆那娑（《酉阳杂俎》）、树菠萝（《广西本草选编》）、婆罗蜜、天罗（《台湾药用植物志》）、包密（海南）。果实入药，味甘、微酸，性平；生津除烦，解酒醒神。其叶与树汁均入药，另列条目。

【原植物识别特征】

常绿乔木，高10～20m，胸径达30～50cm；老树常有板状根；树皮厚，黑褐色；托叶抱茎环痕明显。叶螺旋状排列，椭圆形或倒卵形，长7～15cm，宽3～7cm，成熟叶全缘，幼树和萌发枝上的叶常分裂，表面墨绿色，有光泽，背面浅绿色；叶柄长1～3cm。花单性同株，雄花花被管状，长1～1.5mm，2裂，雄蕊1枚；雌花基部陷于花序轴内，子房1室。聚花果椭圆形至球形，或不规则形状，长30～100cm，直径25～50cm，表面有坚硬六角形瘤状凸体。花期2—3月。

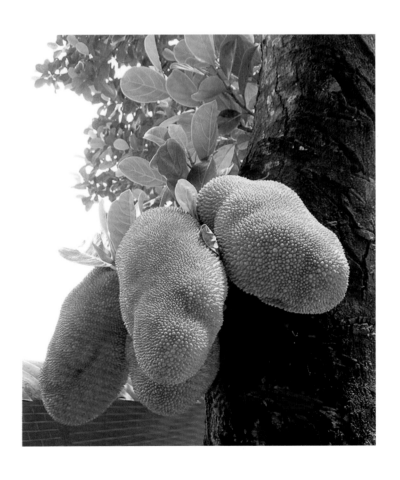

白桂木

来源 桑科菠萝蜜属 *Artocarpus* 植物白桂木 *Artocarpus hypargyreus* Hance 的果实。

【植物学文献概要】

见《中国植物志》第二十三卷，第一分册，49～51页。别名胭脂木（海南）、将军树（广东）。产广东及沿海岛屿、海南、福建、江西、湖南、云南东南部，生于低海拔160～1 630m的常绿阔叶林中。乳汁可提取硬性胶，木材可作家具。

《广东植物志》第一卷，185页。广东全省各地均产。常生于低海拔至中海拔丘陵或山谷疏林中。果味酸甜可食或作调味的配料或糖渍；木材坚硬，纹理通直，可供建筑、家具等用。

《广西植物名录》225页。产灵川、荔浦、苍梧、容县、那坡、乐业、贺州、龙州。

桂木，别名红桂木（广州），拉丁学名 *Artocarpus nitidus* Wall ex Trec. subsp. *lingnanensis* (Merr.) Jarr.，产广东中部至西南部，生于低海拔至高海拔旷野或山谷林中。用途同白桂木，见《广东植物志》第一卷，182～183页。二者在形态上的主要区别在于：桂木叶背无毛，聚花果直径达5cm以上。白桂木叶背密被灰白色短茸毛，聚花果直径3～4cm。

【本草学文献概要】

《岭南采药录》105页。别名狗果乾。出产于清远，味酸，性平，敛气，止咳血。

《中华本草》第2册，第五卷，467～468页。"桂木干"项下原植物包括白桂木 *Artocarpus hypargyraea* 与桂木 *A. nitidus* subsp. *lingnanensis* 二者，别名狗果（《岭南采药录》）、夏暑果（广西）。果实入药，味甘、酸，性平；生津止血，健胃化痰。白桂木根亦入药，另列条目。

【原植物识别特征】

乔木，有乳汁；树皮深紫色，片状剥落。单叶互生，革质，椭圆形至倒卵状形，长7～22cm，宽3～8.5cm，全缘，但幼树之叶常为羽状浅裂，腹面有光泽，背面密被灰白色短茸毛；叶柄长1～2.2cm，有短毛。花单性同株；雄花序倒卵形或棒状，长1.5～2cm；花被片4，雄蕊1枚。聚花果近球形，直径3～4cm，表面有不明显的乳头状凸起，果柄长3～5cm，有短毛。花果期夏季。

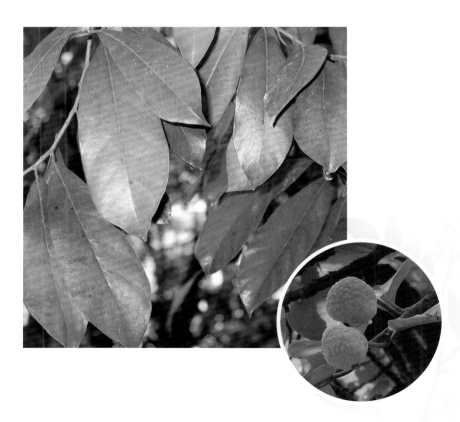

Moraceae 桑科

桂木（红桂木）

来源 桑科波罗蜜属 *Artocarpus* 植物桂木 *Artocarpus nitidus* Trec. subsp. *lingnanensis* (Merr.) Jarr. 的果实。

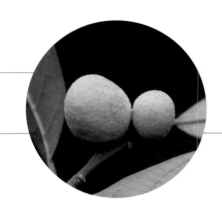

050

【植物学文献概要】

见《中国植物志》第二十三卷，第一分册，53页。作为光叶桂木（《海南植物志》）*Artocarpus nitidus* Trec. subsp. *lingnanensis* 的亚种，以桂木（《海南植物志》）为正名收载。产广东、海南、广西等地。生于中海拔湿润的杂木林中。其原亚种光叶桂木见菲律宾北部和中部，中国不产。桂木的成熟聚合果可食。木材坚硬，纹理细微，可供建筑用材或家具等原料用材。药用活血通络，清热开胃，收敛止血。

《广东植物志》第一卷，182～183页。产广东省中部至西南部。生于低海拔至高海拔旷野或山谷林中。

《广西植物名录》226页。产梧州，容县，博白。

《海南植物志》第二卷，382页。别名大叶胭脂（海南）、胭脂公（尖峰岭）。崖县、陵水、东方、昌江、乐东等地。

《广州植物志》392页。广州近郊极常栽培。拉丁学名使用 *Artocarpus lingnanensis* Merr.

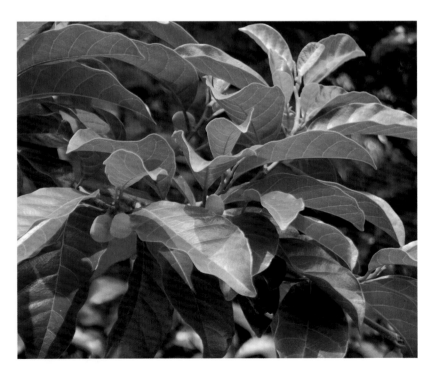

【本草学文献概要】

《中华本草》第2册，第五卷，467～468页。以桂木干（《广东中药》）为正名收载，别名狗果（《岭南采药录》）、夏暑果（广西）。果实入药，味甘、酸，性平；生津止血，健胃化痰。

【原植物识别特征】

乔木，主干通直；树皮黑褐色，纵裂，单叶互生，革质，长圆状椭圆形至倒卵椭圆形，长7～15cm，宽3～7cm，全缘或具不规则浅疏锯齿，表面深绿色，背面淡绿色，两面均无毛，侧脉6～10对，叶柄长5～15mm；托叶早落。雄花序头状，长2.5～12mm，雄花花被片2～4裂，基部联合，长0.5～0.7mm，雄蕊1枚；雌花序近头状，雌花花被管状，花柱伸出苞片外。聚花果近球形，表面粗糙被毛，直径约5cm，熟时红色。花期4—5月。

面包树

来源 桑科波罗蜜属 *Artocarpus* 植物面包树 *Artocarpus incisa* (Thunb.) L. 的树皮、叶及果实。

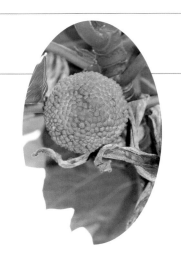

【植物学文献概要】

见《中国植物志》第二十三卷，第一分册，44页。以面包树（《台湾植物志》）为正名收载，别名面包果树（《植物学大辞典》）。原产太平洋群岛及印度、菲律宾，为马来群岛一带热带著名林木之一。我国台湾、海南亦有栽培。木材质轻软而粗，可作建筑用材，果实为热带主要食品之一。

《广东植物志》第一卷，183页。海南岛兴隆有栽培。

编者注：近年来广州时见栽培，供观赏。

【本草学文献概要】

《药用植物识别手册》42页。树皮、叶及果实入药。清热消肿，养胃利胆，止血止泻。

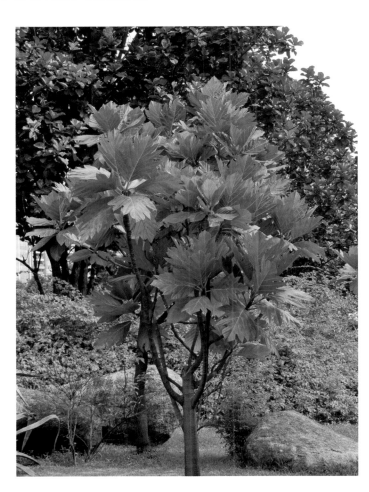

【原植物识别特征】

常绿乔木，高10～15m；树皮灰褐色，粗厚。叶大，互生，厚革质，卵形至卵状椭圆形，长10～50cm，成熟之叶羽状分裂，两侧多为3～8羽状深裂，裂片披针形，先端渐尖，两面无毛，表面深绿色，有光泽，背面浅绿色，全缘，侧脉约10对；叶柄长8～12cm；托叶大，披针形或宽披针形，长10～25cm，黄绿色，被毛。花序单生叶腋，雄花序长圆筒形至长椭圆形或棒状，长7～30cm，黄色；雄花花被管状，被毛，上部2裂，雄蕊1枚；雌花花被管状，子房卵圆形，花柱长，柱头2裂，聚花果倒卵圆形或近球形，长宽比值为1：4，长15～30cm，直径8～15cm，绿色至黄色，表面具圆形瘤状凸起，成熟褐色至黑色，柔软，内面为乳白色肉质花被组成；核果椭圆形至圆锥形，直径约25mm。

构树（谷木叶）

【来源】 桑科构属 *Broussonetia* 植物构树 *Broussonetia papyrifera* (L.) L'Hert. ex Vent. 的叶。

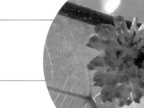

【植物学文献概要】

见《中国植物志》第二十三卷，第一分册，24～26页。以构树（《酉阳杂俎》《中国树木分类学》）为正名收载，别名褚桃（《救荒本草》）、褚（《植物名实图考》）、谷树（《诗经》）等。我国南北各地均产，野生或栽培。韧皮纤维可作造纸材料，果实及根、皮可供药用。

《广东植物志》第一卷，178～179页。广东各地均产。常生于低海拔的山谷、丘陵和旷野，也有栽培。树皮为良好造纸原料，种子油可制肥皂、润滑剂等，根、叶、乳汁及果实入药。

《广西植物名录》226页。产全区各地。

《海南植物志》第二卷，378页。崖县、陵水、白沙、东方、昌江、儋县。

《广州植物志》390～391页。本植物广布于我国温带地区，但喜生于村落旁的旷地上，广州近郊到处可见。

【本草学文献概要】

《岭南采药录》172页。别名酱黄木、谷木。叶似梧桐，味涩，性温，止泻痢疾，叶有胶，能擦癣，发酱豆，用叶盖之，发酵用之甚佳。

《中华本草》第2册，第五卷，474～475页。以楮叶（《名医别录》）为正名收载，别名谷楮叶（《千金翼方》）、构叶（《子母秘录》）、酱黄叶（《生草药性备要》）、构树叶等。叶入药，味甘，性凉；凉血止血，利水解毒。根、树皮、乳汁及果实亦入药，另列条目。

【原植物识别特征】

乔木，高10～20m，树皮暗灰色而平滑。小枝密生柔毛。叶螺旋状排列，广卵形至长椭圆状卵形，长6～18cm，宽5～9cm，基部心形，两侧常不相等，边缘有粗锯齿，不分裂或3～5裂，上面粗糙，背面密被柔毛；叶柄长2.5～8cm。花单性异株，雄花序柔荑状，雌花序头状。花被4裂；雄蕊4，子房上位；聚花果直径1.5～3cm，成熟时橙红色，肉质。花期4—5月，果期6—7月。

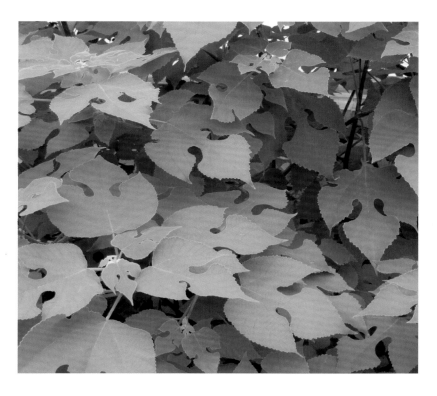

无花果

来源 桑科榕属 *Ficus* 植物无花果 *Ficus carica* L. 的果实。

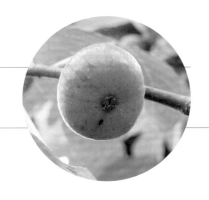

【植物学文献概要】

见《中国植物志》第二十三卷，第一分册，124~125页。原产地中海沿岸，我国唐代由波斯传入，现南北各地栽培，岭南也有。果实可食，幼果及叶入药。

《广东植物志》第一卷，202~203页。以无花果为正名入药，别名优昙钵、蜜果。广东省北部至南部均有栽培。果助消化，清热润肠；叶煎汤熏洗痔肿。

《广西植物名录》226页。产全区各地。

《广州植物志》394页。无花果，别名蜜果（《群芳谱》）、优昙钵（《广州志》）。本植物在我国南部有栽培，唯不甚普遍。果供食用，叶为医痔圣药。

【本草学文献概要】

《岭南采药录》43页。暮春生叶，大而粗糙，三裂或五裂，花单性，淡红，实熟则紫色，软烂，味甘如柿，无核，味淡甘，性平，洗痔疮，并服之，其根，治火病，其实，和猪肉煎汤，解百毒，其白汁下乳汁。

《中华本草》第2册，第五卷，484~487页。分别列为无花果、无花果叶和无花果根3项。"无花果"之名出自《救荒本草》。果味甘，性凉；清热生津，健脾开胃，解毒消肿。叶味甘、微辛，性平，有小毒；清湿热，解疮毒，消肿止痛。根味甘，性平；清热解毒，散瘀消肿。

【原植物识别特征】

落叶灌木，高3~10m，多分枝。叶互生，广卵圆形，长宽近相等，10~20cm，3~5裂，边缘具不规则钝齿，表面粗糙，背面密生细小钟乳体及灰色短柔毛，基部浅心形；叶柄长2~5cm。雌雄异株，雄花和瘿花同生于一榕果内壁，雄花生口部，花被片4~5，雄蕊3；雌花花被似雄花，子房上位，柱头2裂。榕果单生于叶腋，直径3~5cm，熟时紫红色或黄色。花果期5—7月。

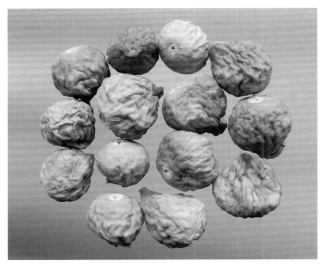

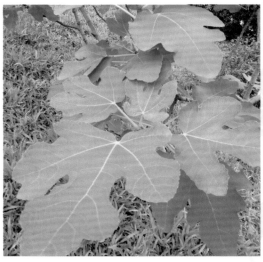

水桐木

来源　桑科榕属 *Ficus* 植物水桐木 *Ficus fistulosa* Reinw. ex Bl. 的根皮和叶。

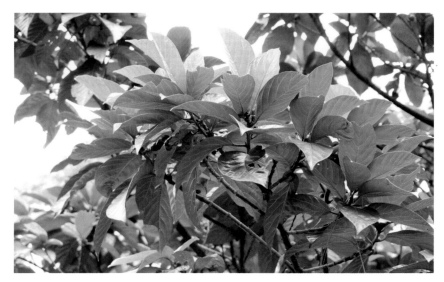
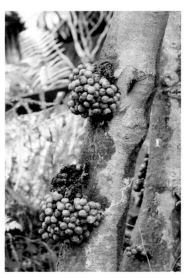

【植物学文献概要】

见《中国植物志》第二十三卷，第一分册，195～196页。以水同木（《海南植物志》）为正名收载。产广东（茂名）、香港、广西、云南（西双版纳、红河、弥勒、河口、金屏、麻栗坡）等地。生于溪边岩石上或森林中。

《广东植物志》第一卷，192页。别名尖刀树（增城）。产广东省东部至西南部。生于中海拔山谷沟边林中。

《广西植物名录》227页。产苍梧、防城、上思、都安、扶绥、宁明。

《海南植物志》第二卷，388页。东方、乐东、崖县、保亭、陵水、临高。生于溪旁、岩石上或散生于森林中。

【本草学文献概要】

《中华本草》第2册，第五卷，489页。以水桐木（《全国中草药汇编》）为正名收载。根皮、叶入药，清热利湿，活血止痛。

【原植物识别特征】

常绿小乔木，树皮黑褐色，枝粗糙。单叶互生，倒卵形至长圆形，长10～20cm，宽4～7cm，全缘或微波状，表面无毛，背面微被柔毛或黄色小突体；侧脉6～9对；叶柄长1.5～4cm；托叶卵状披针形，长约1.7cm。榕果簇生于老干发出的瘤状枝上，近球形，直径1.5～2cm，光滑，熟时橘红色，不开裂，总梗长8～24mm，雄花和瘿花生于同一榕果内壁；雄花，生于其近口部，少数，具短柄，花被片3～4，雄蕊单1，花丝短；瘿花，具柄，花被片极短或不存，子房光滑，倒卵形，花柱纤细，柱头膨大；雌花，生于另一植株榕果内，花被管状，围绕果柄下部。瘦果近斜方形，表面有小瘤体。花期5—7月。

黄毛榕

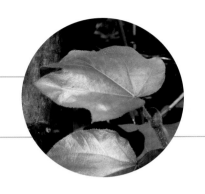

来源 桑科榕属 *Ficus* 植物黄毛榕 *Ficus esquiroliana* Lévl. 的根皮。

【植物学文献概要】

见《中国植物志》第二十三卷，第一分册，159～160页。以黄毛榕（《海南植物志》）为正名收载，别名猫卵子（西双版纳）。产西藏、四川、贵州、云南、广西、广东、海南、台湾。越南、老挝、泰国的北部也有分布。模式标本采自贵州罗甸。

《广东植物志》第一卷，193页。产广东省各地。生于山谷或溪边林中。

《广西植物名录》227页。产南宁、邕宁、上思、博白、北流、凌云、贺州、宁明。

《海南植物志》第二卷，390页。别名大赦婆树（临高）、毛棵（澄迈）。海南各地常见。生于溪边、山谷的密林中。

【本草学文献概要】

《中华本草》第2册，第五卷，490～491页。以黄毛榕（《广西药用植物名录》）为正名收载，别名土桑白皮、土黄芪、麻婆风、大摇风（《广西药用植物名录》）、老鸦风（《广西本草选编》）。根皮入药，味甘，性平；益气健脾，祛风除湿。

【原植物识别特征】

小乔木或灌木，高4～10m，树皮灰褐色，幼枝中空，被褐黄色硬长毛。单叶互生，广卵形，长17～27cm，宽12～20cm，具长约1cm的尖尾，叶背中脉和侧脉密被褐黄色波状长毛，其余部分均密被黄色和灰白色绵毛，侧脉每边5～6条，边缘有细锯齿，叶柄长5～11cm。榕果腋生，圆锥状椭圆形，直径20～25mm，表面疏被或密生浅褐色长毛，雄花生榕果内壁口部，具柄，花被片4，雄蕊2。瘿花花被与雄花同，子房球形，光滑。雌花花被片4。瘦果斜卵圆形，表面有瘤体。花期5—7月，果期7月。

055

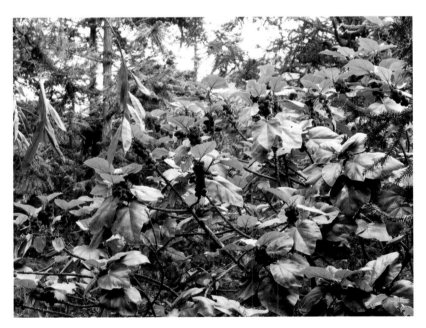

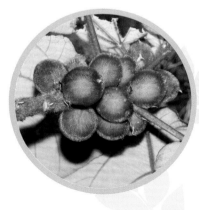

粗叶榕（五指毛桃）

桑科榕属 *Ficus* 植物粗叶榕 *Ficus hirta* Vahl 的根。

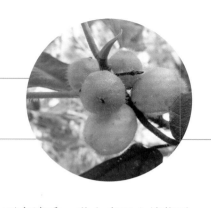

【植物学文献概要】

见《中国植物志》第二十三卷，第一分册，160～165页。以粗叶榕（《中国高等植物图鉴补编》）为正名收载，别名丫枫小树（《植物名实图考》）、佛掌榕（《海南植物志》）、掌叶榕（《中国高等植物图鉴》）等。产广东、广西、江西、福建、湖南、海南、云南、贵州等省区。叶形变异极大。

《广东植物志》第一卷，194页。产广东省各地，生于低海拔至高海拔的旷野、山地灌丛或疏林中。

《广西植物名录》227页。产恭城。

《海南植物志》第二卷，390页。别名三龙爪、亚椏木（海南）。陵水、崖县、乐东、琼中等地。生于村落的旷地上，较常见。

《广州植物志》398～399页。别名三龙爪（《中国树木分类学》）、佛掌榕（海南）。本植物在广州极常见，多生于村落的旷地上。叶变异极大，同一植株上有全缘的，有分裂的，即大小亦极不等，骤视之俨为若干种不同的植物，但仔细观察之，则并无若何不同之处。

【本草学文献概要】

《岭南采药录》101页。别名五龙根、火龙药。其叶五爪，而有清香，世人多以山槟榔乱之，但山槟榔无气味，可以别之。味辛甘，性平；消毒疮，洗疳痔，去皮肤肿痛，治热咳痰火，理跌打刀伤，浸酒，祛风湿，壮筋骨。

《中华本草》第2册，第五卷，493～494页。以五爪龙（《生草药性备要》）为正名收载，别名五指毛桃、牛奶木、土黄芪等。根入药，味甘、微苦，性平；祛风除湿，益气固表。

编者注：五指毛桃为现今岭南常用草药之一，亦为粤菜中常用汤料之一，被称为"南芪"。

【原植物识别特征】

灌木或小乔木，高1～2m。小枝、托叶和花序均被黄褐色短硬毛，全株含乳液。叶互生，叶形变化大，常见为掌状3～5裂，或不裂，两面均有毛，长6～33cm，宽2～30cm，边缘有锯齿，基出脉3～7条，叶柄长1～17cm。榕果成对腋生，球形，直径0.8～2cm，有毛。雄花生于榕果内壁近口部，有柄，花被片4，雄蕊2～3。雌花生于雌株榕果内，花被片4，子房上位。

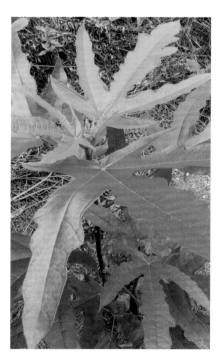

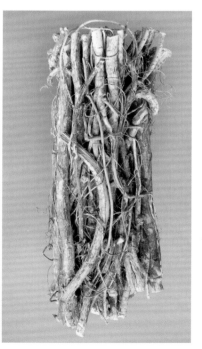

细叶榕（榕树须）

来源 桑科榕属 *Ficus* 植物细叶榕 *Ficus microcarpa* L.f. 的叶或气生根。

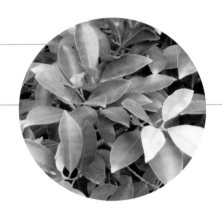

【植物学文献概要】

见《中国植物志》第二十三卷，第一分册，112～113页。以榕树（《南越笔记》《海南植物志》）为正名收载，别名细叶榕（广东）、万年青（云南）。产台湾、浙江南部、福建、广东及沿海岛屿、广西、湖北、贵州、云南。

《广东植物志》第一卷，198页。生于低海拔的林中或旷地，野生或广泛种植。叶解热，利湿；气根祛湿止痛。

《广西植物名录》228页。产南宁、邕宁、上林、临桂、灵川、平乐、梧州、防城、容县、百色、靖西、那坡、隆林、贺州、昭平、天峨、都安、龙州、大新。

《海南植物志》第二卷，393页。乐东、崖县、白沙、儋县、定安等地。

《广州植物志》396页。本植物在我国南部随处可见，尤以村落旁最多，大多为遮阴树、风景树及防风树。果熟时紫红色，有甜味，鸟颇喜食之。木材可供器材和薪炭用，树叶可为柿的催熟物，并附有《岭南采药录》中的药用记述。

【本草学文献概要】

《岭南采药录》79页。榕树须别名吊风根。即榕树之气根也，去瘀，患痔疮，以之煎水熏洗，浸酒，治跌打，能散瘀，煎作茶饮。

《中华本草》第2册，第五卷，495～496页。以榕须（《本草纲目拾遗》）为正名收载，别名半天吊（《生草药性备要》）、榕树须（《岭南采药录》）、老公须等。气生根入药，味苦，性平；散风热，祛风湿，活血止痛。其树皮、叶、果实等亦入药，另列条目。

【原植物识别特征】

大乔木，高达15～25m。冠幅广展，老树常有锈褐色气根。单叶互生，狭椭圆形，长4～8cm，宽3～4cm，全缘，叶柄长5～10mm；托叶小，披针形，长约8mm。榕果成对腋生或生于已落叶枝的叶腋，熟时黄或微红色，扁球形，直径6～8mm。雄花、雌花、瘿花同生于一榕果内，花被片3，广卵形；雄蕊3；子房上位，柱头棒形。瘦果卵圆形。花期5—6月。

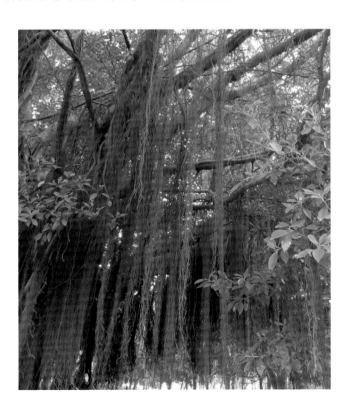

对叶榕

来源 桑科榕属 *Ficus* 植物对叶榕 *Ficus hispida* L. 的根、树皮或茎叶。

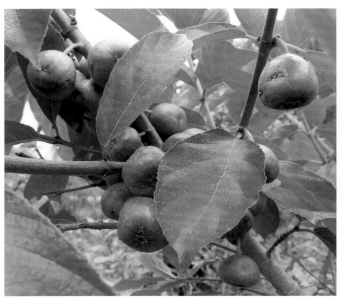
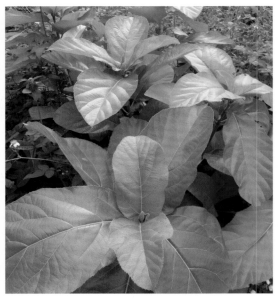

【植物学文献概要】

见《中国植物志》第二十三卷，第一分册，191～193页。以对叶榕（《海南植物志》）为正名收载，别名牛奶子（广东）。产广东、海南、广西、云南（西部和南部，海拔120～1 600m）、贵州。喜生于沟谷潮湿地带。

《广东植物志》第一卷，190～191页。产广东省各地。生于山谷，水旁，旷野及低海拔的疏林中。

《广西植物名录》227页。产全区各地。

《海南植物志》第二卷，387页。别名马奶叶（白沙）、乳汁公树、乳汁麻木（海南）。海南各地。

《广州植物志》399页。我国南部极常见的野生植物，喜生于山谷中或近水旁，可为护堤植物。

【本草学文献概要】

《中华本草》第2册，第五卷，494页。以牛奶树（《岭南采药录》）为正名收载，别名牛乳药、大牛奶（《广西药用植物名录》）、乳汁公树（海南）。根、树皮或茎叶入药，味甘、微苦，性凉；疏风清热，消积化痰，健脾除湿，行气散瘀。

【原植物识别特征】

灌木或小乔木，被糙毛。单叶对生，卵状长椭圆形或倒卵状矩圆形，长10～25cm，宽5～10cm，全缘或有钝齿，表面粗糙，两面被毛，侧脉6～9对；叶柄长1～4cm。榕果腋生或生于落叶枝上，或老茎发出的下垂枝上，陀螺形，成熟黄色，直径1.5～2.5cm，雄花生于其内壁口部，多数，花被片3，薄膜状，雄蕊1；瘿花无花被，花柱近顶生，粗短；雌花无花被，柱头侧生，被毛。花果期6—7月。

黄葛树（大榕叶）

来源 桑科榕属 *Ficus* 植物黄葛树 *Ficus virens* Ait. var. *sublanceolata* (Miq.) Corner 的叶。

【植物学文献概要】

见《中国植物志》第二十三卷，第一分册，93～95页。产云南、广东、广西、海南、福建、台湾等省区。

《广东植物志》第一卷，199～200页。以黄葛树为正名收载，别名大叶榕（广州）、万年阴、雀榕。产广东中部至西南部，生于旷野或山谷林中，常有栽培。可用作风景树或行道树，亦为紫胶虫优良寄主树。

《海南植物志》第二卷，392页。昌江、东方、乐东、崖县、保亭、澄迈等地。分布颇广。

《广西植物名录》230页。产全区各地。

《广州植物志》396页。为岭南常见行道树。

【本草学文献概要】

《岭南采药录》121页。别名万年阴。常绿乔木，高达四五十尺，生长极速，枝多分歧，且生气根，垂下入地，叶革质平滑，椭圆形，缘边呈波状，叶柄细长，夏日开花，花托为囊状，其内含雄花及雌花，呈淡红色，果实球形而小，有谓其木岁久则成伽南香，味涩，性平，除骨内风，又能续骨，以其叶捣敷，远年骨痛，取叶蒸醋佐膳，常食应验。

《中华本草》第2册，第五卷，510页。以黄桷叶为正名收录，别名大榕叶（《生草药性备要》）。叶入药，味涩，性平；祛风通络，止痒敛疮，活血消肿。其根、树皮及乳汁均入药，另列条目。

【原植物识别特征】

大乔木，树高15～20m。板状根延伸，支柱根可形成树干。叶互生；叶柄长2.5～5cm；叶片长椭圆形或近披针形，长8～16cm，宽4～7cm，先端短渐尖，基部钝或圆，全缘；基出脉3条，侧脉7～10对。隐花果生于叶腋，球形，黄色或紫红色。花期5—8月，果期8—11月。

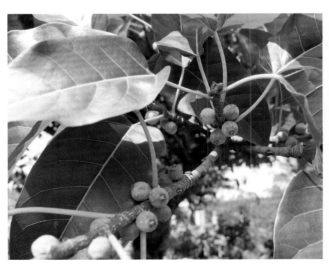

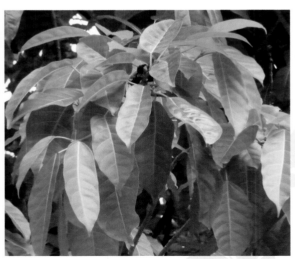

琴叶榕

来源 桑科榕属 *Ficus* 植物琴叶榕 *Ficus pandurata* Hance 的根或叶。

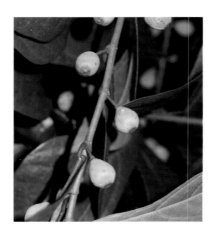

【植物学文献概要】

见《中国植物志》第二十三卷，第一分册，154页。以琴叶榕（《海南植物志》）为正名收载。产广东、海南、广西、福建、湖南、湖北、江西、安徽（南部）、浙江。生于山地，旷野或灌丛林下。越南也有分布。

《广东植物志》第一卷，205页。别名倒吊葫芦。产广东省各地。生于山野间或村庄附近旷地。

《广西植物名录》228页。产临桂、博白、金秀。

《海南植物志》第二卷，400页。产地不详，仅见记录。

【本草学文献概要】

《中华本草》第2册，第五卷，497～498页。以琴叶榕（《广西药用植物名录》）为正名收载，别名山甘草、山沉香、过山香（《广西药用植物名录》）、牛根子（福建）。根、叶入药，味甘、微辛，性平；祛风除湿，解毒消肿，活血通经。

【原植物识别特征】

小灌木，高1～2m。单叶互生，提琴形或倒卵形，长4～8cm，先端急尖有短尖，基部圆形至宽楔形，中部缢缩，表面无毛，背面叶脉有疏毛和小瘤点，基生侧脉2，侧脉3～5对；叶柄长3～5mm；托叶披针形，迟落。榕果单生叶腋，鲜红色，椭圆形或球形，直径6～10mm，顶部脐状突起，基生苞片3。雄花生榕果内壁口部，花被片4，线形，雄蕊3，稀为2，长短不一；瘿花花被片3～4，倒披针形至线形，子房近球形，花柱侧生，很短；雌花花被片3～4。花期6—8月。

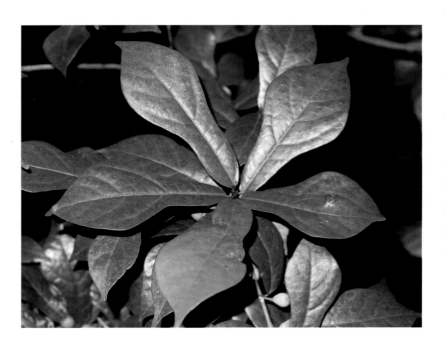

薜荔（凉粉果）

来源 桑科榕属 *Ficus* 植物薜荔 *Ficus pumila* L. 的果实。

【植物学文献概要】

见《中国植物志》第二十三卷，第一分册，205～206页。产自安徽、浙江、江苏、江西、湖南、广东、广西、福建、台湾、四川、贵州、云南等省区。果实水洗可作凉粉，藤叶药用。

《广东植物志》第一卷，212页。别名王不留行、馒头郎、凉粉果、水馒头、木馒头、木莲。产广东全省各地，生于旷野或村边残墙破壁或树上。用成熟的果实榨取汁液，和米浆共煮，冷却后，即成白凉粉，加糖，可做清凉饮料。其藤汁有壮阳固精之效，亦可消肿、消炎；果壳民间药用，散瘀、调经、催乳。

《广西植物名录》228页。产全区各地。

《海南植物志》第二卷，395页。昌江、白沙、儋县、文昌、万宁、保亭。

《广州植物志》398页。别名馒头郎（广州）、水馒头、凉粉果（湘粤）。本植物常见于我国南部的断墙破壁上或树上，幼时叶极小而薄，以气根匍匐于墙上，但至成长时，则叶大而厚，茎枝直立，俨为两种不同的种类。

【本草学文献概要】

《岭南采药录》87页。别名扒墙虎。味甘苦，性平，无毒，治一切风气，壮筋骨，取其根及叶洗痔疮疥癞及黄水疮，又治内伤，化痰止咳，敷跌打，和酒糟同捣敷之，治小肠气，和鸡蛋太和酒热服即消。

《中华本草》第2册，第五卷，500～501页。以木馒头为正名收载。聚花果入药，味甘、苦，性平；补肾固精，清热利湿，活血通经，催乳，解毒消肿。

【原植物识别特征】

攀援或匍匐灌木。叶二型，不结果枝节上生不定根，叶卵状心形，长约2.5cm，基部稍不对称；结果枝上无不定根，叶卵状椭圆形，长5～10cm，宽2～3.5cm，基部圆形至浅心形，全缘。隐头花序单生于叶腋，榕果幼时被黄色短柔毛，成熟时黄绿色或微红。雄花生榕果内壁口部，多数，花被片2～3，线形，雄蕊2，花丝短；瘿花具柄，花被片3～4，线形；雌花生另一植株榕果内壁，花柄长，花被片4～5。花果期5—8月。

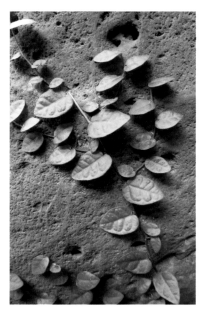

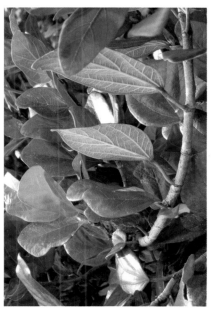

菩提树

桑科榕属 *Ficus* 植物菩提树 *Ficus religiosa* L. 的树皮。

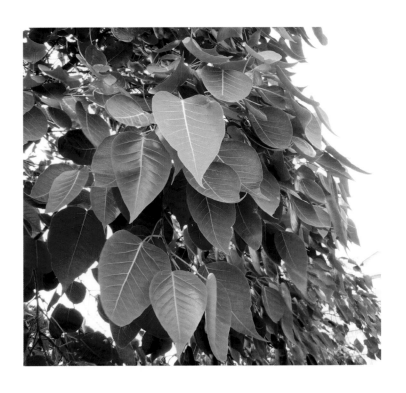

【 植物学文献概要 】

　　见《中国植物志》第二十三卷，第一分册，97～98页。以菩提树（《植物名实图考引通志》）为正名收载，别名思维树（《群芳谱》）。广东（沿海岛屿）、广西、云南（北至景东，海拔400～630米）多为栽培。日本、马来西亚、泰国、越南、不丹、尼泊尔、巴基斯坦及印度也有分布，多属栽培，但喜马拉雅山区，从巴基斯坦拉瓦尔品第至不丹均有野生。

　　《中国树木分类学》237页。

　　《广东植物志》第一卷，197页。产广州、惠阳、高要、清远等地。常种植于公园或者寺庙。

　　《广西植物名录》228页。产桂南。

　　《广州植物志》395页。本植物原产印度，视为一种神圣的树木，专植于寺院和庙宇旁。其输入我国，大约与佛教同时传入。"菩提"二字，依梵名"觉道"二字音译而来。今广州六榕寺内有一老树。

【 本草学文献概要 】

　　《中华本草》第2册，第五卷，502页。以印度菩提树皮（《中国药用植物图鉴》）为正名收载。树皮入药。止痛，固齿。

【 原植物识别特征 】

　　大乔木，幼时附生于其他树上，高达15～25m，胸径30～50cm；树皮平滑或微具纵纹，冠幅广展。叶互生，三角状卵形，长9～17cm，宽8～12cm，先端骤尖，顶部延伸为尾状，尾尖长2～5cm，全缘或为波状，叶柄纤细，与叶片等长或长于叶片；托叶小，卵形，先端急尖。榕果球形至扁球形，直径1～1.5cm，熟时红色；雄花、瘿花和雌花生于同一榕果内壁；雄花少，生于近口部，花被2～3裂，雄蕊1枚；瘿花花被3～4裂，子房光滑，球形，花柱短，柱头膨大，2裂；雌花花被片4，子房球形。花期3—4月，果期5—6月。

竹叶榕

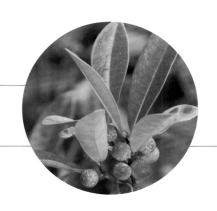

来源 桑科榕属 *Ficus* 植物竹叶榕 *Ficus stenophylla* Hemsl. 的全株。

【植物学文献概要】

见《中国植物志》第二十三卷，第一分册，151～152页。以竹叶榕（《植物分类学报》）为正名收载，别名竹叶牛奶子（广东）。产福建、台湾、浙江（龙泉、丽水）、湖南（保靖、洞口）、湖北、广东（从化、大埔、阳山、连山）、海南、广西（大苗山、天峨）、贵州（松桃、榕江、独山、安龙）。常生于沟旁堤岸边。越南北部和泰国北部也有分布。茎清热利尿，止痛。

《广东植物志》第一卷，207～208页。产广东省北部、中部至西南部。生于旷野。丘陵或山谷沟边。

《广西植物名录》229页。产永福、龙胜、防城、上思。

《海南植物志》第二卷，397页。崖县、定安、临高等地。生于季雨林中。

《广州植物志》397～398页。我国南部极常见的野生植物，多生于原野间，广州近郊亦时见之。

【本草学文献概要】

《中华本草》第2册，第五卷，505～506页。以水稻清（《云南中草药》）为正名收载，别名狭叶榕（《云南中草药》）、竹叶牛奶树（广东）。全株入药，味苦，性温；祛痰止咳，祛风除湿，活血消肿，安胎，通乳。其乳汁亦入药，另列条目。

【原植物识别特征】

小灌木，高1～3m；小枝散生灰白色硬毛，节间短。叶互生，线状披针形，长5～13cm，背面有小瘤体，全缘，侧脉7～17对；托叶披针形，红色，长约8mm；叶柄长3～7mm。榕果椭圆状球形，直径7～8mm，熟时深红色，基生苞片宿存，总梗长20～40mm。雄花和瘿花同生于雄株榕果中，雄花生内壁口部，有短柄，花被片3～4，雄蕊2～3，花丝短；瘿花花被片3～4，子房球形，花柱短；雌花生于另一植株榕果中，近无柄，花被片4，线形。瘦果透镜状。花果期5—7月。

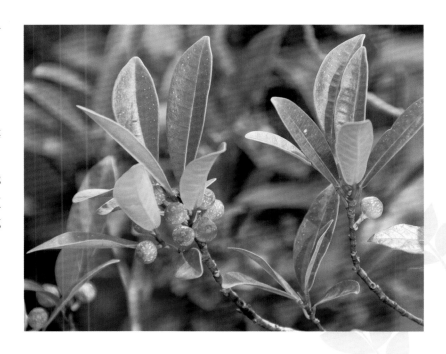

高山榕

来源 桑科榕属 *Ficus* 植物高山榕 *Ficus altissima* Bl. 的气生根。

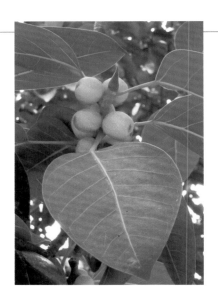

【植物学文献概要】

见《中国高等植物图鉴》第一卷，486页。《中国植物志》第二十三卷，第一分册，107页。以高山榕（广州）为正名收载，别名鸡榕（广西）、大叶榕（《海南植物志》）、大青树（云南）、万年青（屏边）。产海南、广西、云南（南部至中部、西北部）、四川。生于海拔100～1 600m山地或平原。

《广东植物志》第一卷，196页。产本省南部至西南部，生于低海拔至中海拔的山谷林中或林缘。广州有栽培。本种为庭院观赏树，又为优良紫胶虫寄主树。

《广西植物名录》226页。产防城、百色、那坡、龙州、大新。

《海南植物志》第二卷，391页。产东方、乐东、崖县、保亭、昌江、儋县、定安。散生于低海拔至中海拔的山谷林中或林缘，极常见。

《广州植物志》395页。本植物在海南岛极常见，但在广州所见的则属栽培。

【本草学文献概要】

《药用植物识别手册》44页。气生根入药。清热解毒，活血止痛。用于跌打损伤。

【原植物识别特征】

常绿乔木，高25～30m。树皮灰色，有气生根。叶互生，厚革质，广卵形至广卵状椭圆形，长10～19cm，宽8～11cm，全缘，两面光滑，侧脉5～7对；叶柄长2～5cm，粗壮；托叶厚革质，长2～3cm，外面被灰色绢丝状毛。榕果成对腋生，椭圆状卵圆形，直径17～28mm，幼时包藏于早落风帽状苞片内，熟时红色或带黄色，顶部脐状凸起。雄花散生榕果内壁，花被片4，膜质，透明，雄蕊一枚；雌花无柄，花被片与瘿花同数。瘦果表面有瘤状凸体。花期3—4月，果期5—7月。

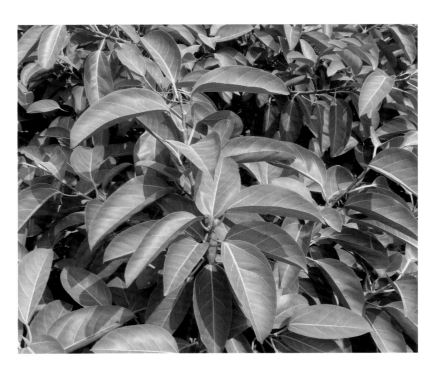

印度榕（橡胶树）

来源　桑科榕属 *Ficus* 植物印度榕 *Ficus elastica* Roxb. ex Hornem. 的树胶。

【植物学文献概要】

　　见《中国植物志》第二十三卷，第一分册，103～104页。以印度榕（《海南植物志》）为正名收载，别名橡皮树（通称）、印度胶树（《中国高等植物图鉴》）。原产不丹、尼泊尔、印度东北部、缅甸、马来西亚、印度尼西亚。我国云南（瑞丽、盈江、莲山、陇川）在800～1 500m 处有野生。世界各地（包括我国北方）常栽于温室或在室内，盆栽作观赏。本种胶乳属于硬橡胶类。在我国云南腾冲一带至缅甸北部各热带河谷中，曾设场采用，自马来西亚引种巴西三叶橡胶树后废弃。

　　《广东植物志》第一卷，196页。本省南部有栽培，供观赏。

　　《广西植物名录》226页。产桂东、桂南。

　　《海南植物志》第二卷，391页。各地偶见栽培。

　　《广州植物志》394页。本植物树干上流处的乳汁可制硬性树胶，唯广州栽培的则多为观赏用。

【本草学文献概要】

　　《药用植物识别手册》45页。树胶入药。止血，利水。用于外伤止血。

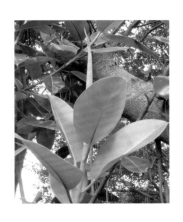

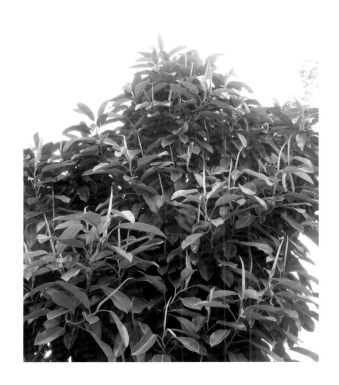

065

【原植物识别特征】

　　常绿大乔木，高达20～30m。树皮灰白色，平滑；幼小时附生，小枝粗壮。叶互生，厚革质，长圆形至椭圆形，长8～30cm，宽7～10cm，全缘，表面深绿色，光亮，背面浅绿色；叶柄粗壮，长2～5cm；托叶膜质，深红色，长达10cm，脱落后有明显环状疤痕。榕果成对生于已落叶枝的叶腋，卵状长椭圆形，直径5～8mm，黄绿色，基生苞片风帽状，脱落后基部有一环状痕迹；雄花、瘿花、雌花同生于榕果内壁；雄花花被片4，卵形，雄蕊1枚，不具花丝；瘿花花被片4，子房光滑，卵圆形，花柱弯曲；雌花无柄。瘦果卵圆形，表面有小瘤体。花期冬季。

构棘（穿破石）

来源 桑科柘属 *Cudrania* 植物构棘 *Cudrania cochinchinensis* (Lour.) Kudo et Masam. 的根。

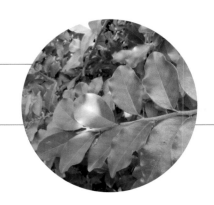

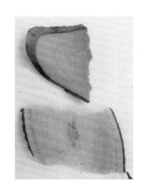

【植物学文献概要】

见《中国植物志》第二十三卷，第一分册，57～60页。产我国东南部至西南部的热带地区。在农村常作绿篱用，木材煮汁可作染料，茎皮与根皮药用。

《广东植物志》第一卷，180页。以葨芝为正名收载，别名穿破石、构棘、假荔枝、饭团簕（广州）、山荔枝（惠阳）、大力黄（化州）。产广东省各地，生于低海拔至中海拔的山谷、丘陵、旷野灌丛或林中。根药用，治跌打损伤。

《广西植物名录》230页。产全区各地。

《海南植物志》第二卷，379～380页。保亭、临高、昌江、崖县、琼中、澄迈。生于旷野间，普遍。果熟时可生食或糖渍，木材煎汁可作黄色染料。

《广州植物志》392～392页。本植物常生于旷野间，广州近郊则少见。

【本草学文献概要】

《岭南采药录》62～63页。别名地棉根、拉牛入石。味甘，性平，消蛊胀，活血，壮筋骨，治酒病，以之浸酒，祛风湿，十蒸九晒，治跌打，酒煎服，肩疮，和蜜捣敷。

《中华本草》第2册，第五卷，517～518页。以穿破石（《岭南采药录》）为正名收载，别名柘根（《千金要方》）、川破石（《生草药性备要》）、地棉根、拉牛入石（《岭南采药录》）、黄蛇（《广东中药》）等。根入药，味淡、微苦，性凉；祛风通络，清热除湿，解毒消肿。其棘刺和果实亦入药，另列条目。

【原植物识别特征】

攀援藤状灌木，含乳汁，有粗壮弯曲的刺。叶互生，椭圆状披针形或长圆形，长3～8cm，宽2～2.5cm，全缘，叶柄长约1cm。花雌雄异株，均为具苞片的球形头状花序，每花具2～4个苞片，苞片锥形，内面具2个黄色腺体；雄花花被片4，不相等，雄蕊4；雌花花被片分离或稍合生，基部有2枚黄色腺体，子房上位。聚合果肉质，直径2～5cm，表面微被毛，成熟时橙红色。花期4—5月，果期6—7月。

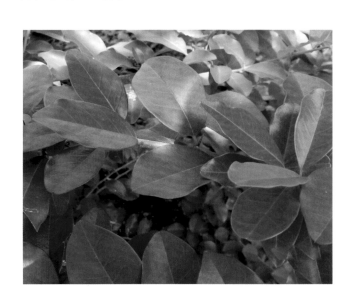

桑

来源 桑科桑属 *Morus* 植物桑 *Morus alba* L. 的根皮、枝、叶及果实。

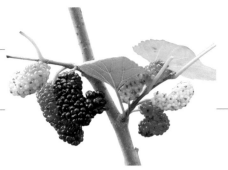

【植物学文献概要】

见《中国植物志》第二十三卷，第一分册，7~9页。原产我国中部和北部，现南北各省均有栽培。根皮、茎枝、叶及果实均入药。

《广东植物志》第一卷，172页。广东各地均有，多为栽培，亦有野生，多生于村边旷地。桑叶供饲蚕；果实名桑葚，熟时味甜可食，亦可制果酱或酿酒；种子可榨油；茎皮纤维可造纸；木材可做器具、家具及乐器等。根皮、叶、枝和果实供药用。

《广西植物名录》230页。产全区各地。

《海南植物志》第二卷，374页。琼中、崖县。栽培间有野生。本种在长江以南常见栽培，惟海南栽种不多。

《广州植物志》389~390页。本植物在我国各地栽培极广，其主要目的为摘取其叶以饲蚕，间有逸为野生的。本植物因栽培历史悠久，变种甚多。

【本草学文献概要】

《岭南采药录》49~50页。味甘，性平，无毒，其叶凉血解热，蒸水洗赤眼，其蓬煮猪肉汤食之，治赤眼，其子名桑葚，益颜，滋肾，明目，乌须，其根皮即桑白皮，理肺火，清肝热，其树身皮消疮，收疮口。

《中华本草》第2册，第五卷，525~528页。以桑白皮（《药性论》）为正名收载。味甘、辛，性寒；泻肺平喘，利水消肿。根、枝、叶、果实等均入药，分别另列条目。

【原植物识别特征】

落叶乔木，单叶互生，卵形或宽卵形，长6~15cm，宽4~12cm，边缘有粗齿。花单性异株；雌雄花均排成穗状荑荑花序；雄花花被片4，雄蕊4；雌花花被片4，子房上位，一室，一胚珠。瘦果外被肉质花被，密集成聚花果，成熟时黑紫色。花期4—5月，果期5—6月。

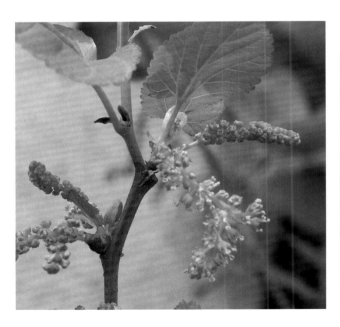

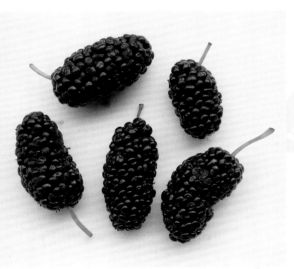

苎麻

来源　荨麻科苎麻属 *Boehmeria* 植物苎麻 *Boehmeria nivea* (L.) Gaudich. 的根。

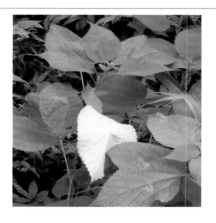

【植物学文献概要】

见《中国植物志》第二十三卷，第二分册，327～330页。以苎麻（《名医别录》）为正名收载，别名野麻、野苎麻、家麻、苎仔、青麻、白麻。产云南、贵州、广西、广东、福建、江西、台湾、浙江、湖北、四川，以及甘肃、陕西、河南的南部广泛栽培。生于山谷林边或草坡，海拔200～1 700m。

据现有史料查考，我国苎麻的栽培历史至少在三千年以上。苎麻于18世纪初先后输入到欧洲和北美。现在我国秦岭以南各省区栽培甚广。其长纤维强韧，洁白，有光泽，拉力强，耐水湿，富弹力和绝缘性，可织布；短纤维可为高级纸张、火药、人造丝等的原料，又可织地毯、麻袋等。根、叶药用；嫩叶可养蚕，作饲料。种子可榨油，供制肥皂和食用。

《广东植物志》第六卷，101～102页。产广东及海南省各地，野生或栽培。野生于村边、沟旁、路旁和平地草丛等肥湿处。

《广西植物志》第二卷，867页。

《海南植物志》第二卷，414页。海南各地均有栽培，亦有野生。

【本草学文献概要】

《中华本草》第2册，第五卷，537～540页。以苎麻根（《药性论》）为正名收载，别名苎根（《名医别录》）、苎麻茹（《陆川本草》）。根入药，味甘，性寒；凉血止血，清热安胎，利尿，解毒。

【原植物识别特征】

亚灌木或灌木，高0.5～1.5m；茎上部与叶柄均密被毛。单叶互生；圆卵形或宽卵形，少数卵形，长6～15cm，宽4～11cm，边缘在基部之上有牙齿，叶背密被雪白色毡毛，侧脉约3对；叶柄长2.5～9.5cm；托叶钻状披针形，长7～11mm，背面被毛。圆锥花序腋生，单性同株或异株。雄花花被片4，长约1.5mm，雄蕊4。雌花花被片长0.6～1mm，子房上位。瘦果近球形，直径约0.6mm。花期8—10月。

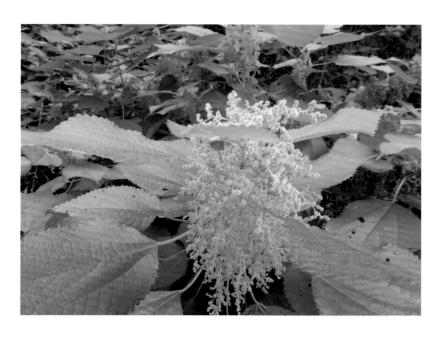

糯米团

来源 荨麻科糯米团属 Gonostegia 植物糯米团 Gonostegia hirta (Bl.) Miq. 带根全草。

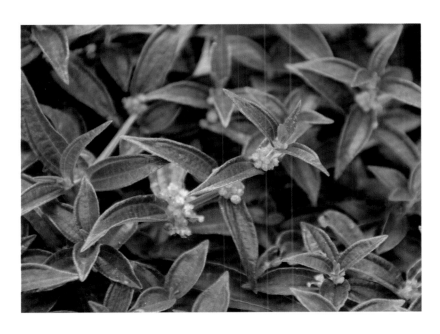

【原植物识别特征】

　　多年生草本，茎蔓生、铺地或斜升。单叶对生；宽披针形至狭披针形、狭卵形，长3～10cm，宽1.2～2.8cm，全缘，基出脉3～5条；叶柄长1～4mm；托叶钻形，长约2.5mm。团伞花序腋生，两性，稀单性；雄花花被片5，长2～2.5mm，雄蕊5；雌花花被管状，长约1mm，子房上位。瘦果卵球形，长约1.5mm，白色或黑色，有光泽。花期5—9月。

【植物学文献概要】

　　见《中国植物志》第二十三卷，第二分册，367～368页。以糯米团（《种子植物名称》）为正名收载，别名糯米草、小粘药、红头带、猪粥菜（广西）、蚌巢草、大拳头（海南）、糯米莲、糯米藤、大红袍、糯米条、糯米菜等。自西藏东南部、云南、华南至陕西南部及河南南部广布。生于丘陵或低山林中、灌丛中、沟边草地，海拔100～1000m，在云贵高原一带可达1500～2700m。茎皮纤维可制人造棉，供混纺或单纺。全草药用，治消化不良、食积胃痛等症，外用治疗疮疖肿等。全草可饲猪。

　　《广东植物志》第六卷，99～100页。产始兴、翁源、和平、乐昌、乳源、英德、曲江、清远、阳山、连州、连南、郁南、茂名、封开、罗定、新兴、阳江、高要、广州、珠海、深圳、博罗、惠东及海南。生于丘陵地或山地水旁、路旁湿地或疏林下。

　　《广西植物志》第二卷，876页。广西各地广布。

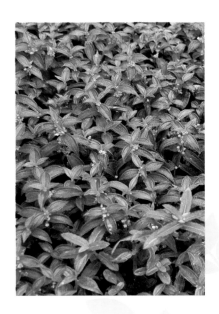

【本草学文献概要】

　　《中华本草》第2册，第五卷，557～558页。以糯米藤（《贵州民间方药集》）为正名收载，别名雾水葛、自消散、铁节草（《广西民间常用中草药手册》）等。带根全草入药，味甘、微苦，性凉；清热解毒，健脾消积，利湿消肿，散瘀止血。

花叶冷水花

来源 荨麻科冷水花属 *Pilea* 植物花叶冷水花 *Pilea cadierei* Gagnep. 的全草。

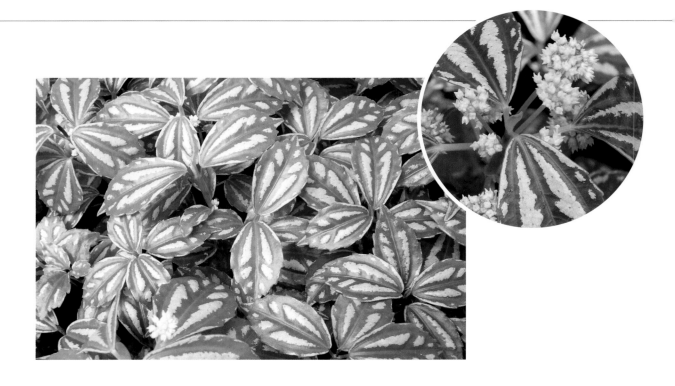

【植物学文献概要】

见《中国植物志》第二十三卷，第二分册，82～83页。以花叶冷水花（福建）为正名收载，别名金边山羊血（福州）。原产越南中部山区，因叶有美丽的白色花斑，我国各地温室与中美洲常有栽培供观赏用。

《广东植物志》第六卷，95页。各地城镇园林部门有栽培。

【本草学文献概要】

《中华本草》第2册，第五卷，569页。以花叶冷水花（《新华本草纲要》）为正名收载，别名金边山羊血（福州）。全草入药，味淡，性凉。清热解毒，利尿。

《药用植物鉴别手册》49页。用于疗疮肿毒，小便不利。

【原植物识别特征】

多年生草本。茎肉质，下部多少木质化，高15～40cm。叶对生，倒卵形，长2.5～6cm，宽1.5～3cm，边缘有不整齐的浅牙齿，上面深绿色，中央有2条间断的白斑，下面淡绿色，钟乳体梭形，基出脉3，细脉在近边缘处环结；叶柄长0.7～1.5cm。花雌雄异株；雄花序头状，常成对生于叶腋，雄花长约2.5mm，花被片4，合生至中部，雄蕊4；雌花长约1mm；花被片4，略短于子房。花期9—11月。

小叶冷水花（透明草）

来源　荨麻科冷水花属 *Pilea* 植物小叶冷水花 *Pilea microphylla* (L.) Liebm. 的全草。

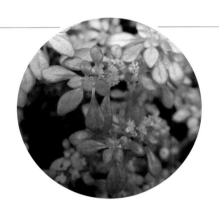

【植物学文献概要】

　　见《中国植物志》第二十三卷，第二分册，148～149页。以小叶冷水花（《海南植物志》）为正名收载，别名透明草（《岭南大学校园植物名录》）、小叶冷水麻（《台湾植物志》）。原产南美洲热带，后引入亚洲、非洲热带地区，在我国广东、广西、福建、江西、浙江和台湾低海拔地区已成为广泛的归化植物。常生长于路边石缝和墙上阴湿处。本种植物体小嫩绿秀丽，花开时节轻震动植物，弹散出的花粉犹如一团烟火，景观十分美丽，故在美洲享有"礼花草"的美名，可作栽培观赏用。

　　《广东植物志》第六卷，90～91页。产广东各地。多生于墙角、石缝和沟边等阴湿处。

　　《广西植物志》第二卷，842页。已成为广泛分布的归化植物。

　　《海南植物志》第二卷，403页。海口、儋县。

　　《广州植物志》402页。本植物多生于湿墙上，广州到处可见。

【本草学文献概要】

　　《中华本草》第2册，第五卷，572～573页。以透明草（《广西药用植物名录》）为正名收载，别名玻璃草（广西）。全草入药，味淡、涩，性凉；清热解毒。主治痈疮肿痛，无名肿毒，烧伤烫伤，毒蛇咬伤等。

【原植物识别特征】

　　纤细小草本，铺散或直立。茎肉质，多分枝，高3～17cm，粗1～1.5mm，干时常变蓝绿色。茎叶密布条形钟乳体。叶对生，倒卵形至匙形，长3～7mm，宽1.5～3mm，全缘，叶脉羽状，叶柄长1～4mm。花单性同株，聚伞花序密集成近头状；雄花花被片4，雄蕊4。雌花更小；花被片3，子房上位。瘦果卵形，长约0.4mm，熟时褐色，光滑。花期夏秋季，果期秋季。

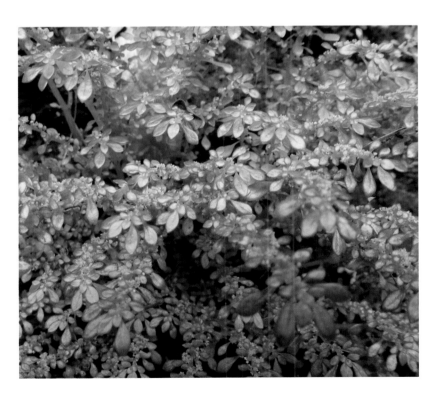

雾水葛

来源　荨麻科雾水葛属 *Pouzolzia* 植物雾水葛 *Pouzolzia zeylanica* (L.)Benn. 带根全草。

【植物学文献概要】

　　见《中国植物志》第二十三卷，第二分册，364～365页。产广东、广西、福建、江西、湖南、湖北、四川、云南及甘肃南部。

　　《广东植物志》第六卷，83～84页。产广州、博罗、惠州、丰顺、始兴、乳源，生于路边、田边、旷野草丛中或林下灌丛中。全草入药，清热利湿，拔毒生肌，祛腐除脓。

　　《广西植物志》第二卷，874页。产龙州、东兰、来宾、临桂、桂林。

　　《海南植物志》第二卷，417页。澄迈、儋县、昌江、东方、乐东、保亭、崖县、万宁。生于低海拔至中海拔的旷野、林中或路旁。

　　《广州植物志》403～404页。雾水葛之名出自《岭南采药录》，别名啜脓膏（《岭南采药录》）。广州近郊旷地上常见的野草。

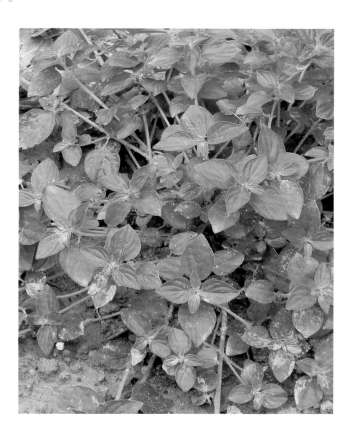

【本草学文献概要】

　　《岭南采药录》137～138页。别名啜脓膏。味甘，性寒，散痈疽大疮，消肿，治乳痈乳岩，用根和片糖捣敷之又能凉血。《岭南采药录》138页。脓见消别名啜脓草。味涩，性和，散恶疮，捣敷之，止牙痛，煎水含之（脓见消原植物同雾水葛）。

　　《中华本草》第2册，第五卷，579～580页。以雾水葛（《生草药性备要》）为正名收载，别名脓见消（《生草药性备要》）、啜脓膏（《岭南采药录》）、拔脓膏（《广西药用植物名录》）等。带根全草入药，味甘、淡，性寒；清热解毒，消肿排脓，利水通淋。

【原植物识别特征】

　　多年生草本，高12～40cm。单叶对生，卵形或阔卵形，长1.2～3.8cm，宽0.8～2.6cm，全缘，两面有毛；基出脉3条，钟乳体点状分布。团伞花序，花单性；雄花花被片4，长约1.5mm，基部合生；雄蕊4，与花被片对生；雌花花被片果期多少增大，子房上位。瘦果卵球形，长约1.2mm，有光泽。花期秋季。

寄生藤

来源 檀香科寄生藤属 *Dendrotrophe* 植物寄生藤 *Dendrotrophe frutescens* (Champ. ex Benth.) Danser 的全株。

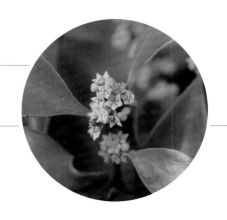

【植物学文献概要】

见《中国植物志》第二十四卷，73页。以寄生藤（《广州植物志》）为正名收载，别名青藤公、左扭香、鸡骨香藤（广东）、观音藤（广西）。产福建、广东、广西、云南。生长于海拔100～300m的山地灌丛中，常攀援于树上。模式标本采自广东香港。全株供药用，外敷治跌打刀伤。

《广东植物志》第三卷，259页。广东及海南各地均有分布。

《广西植物名录》254页。产邕宁、武鸣、苍梧、合浦、上思、钦州、贵港、陆川、博白、北流、德保、那坡。

《海南植物志》第二卷，467页。别名青藤公（澄迈）、鸡骨香藤（儋县）、列子（广东海康）、藤酸公（广东东莞）。海南各地常见。

《广州植物志》313～314页。广州近郊较常见的野生植物，多生于山野间路旁的灌木林中。

【本草学文献概要】

《中华本草》第2册，第五卷，590～591页。以寄生藤（《广西药用植物名录》）为正名收载，别名入地寄生、熊胆藤、藤香（《广西药用植物名录》）。全株入药，味微甘、苦、涩，性平；疏风清热，活血止痛。

【原植物识别特征】

木质藤本，常呈灌木状；枝长2～8m，嫩时黄绿色，三棱形，扭曲。叶互生，略厚，倒卵形至阔椭圆形，长3～7cm，宽2～4.5cm，基部收狭而下延成叶柄，基出脉3条，叶柄长0.5～1cm，扁平。花杂性异株；雄花长约2mm，5~6朵集成聚伞状花序；花被5裂，雄蕊5。雌花或两性花通常单生；雌花短圆柱状，子房下位。两性花卵形。核果卵状或卵圆形，带红色，长1～1.2cm，顶端有宿存花被，熟时棕黄至红褐色。花期1—3月，果期6—8月。

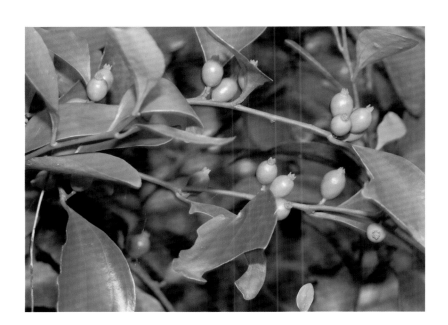

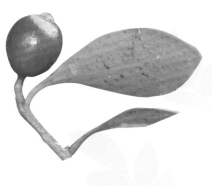

檀香

来源　檀香科檀香属 *Santalum* 植物檀香 *Santalum album* L. 树干的心材。

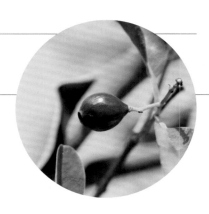

【植物学文献概要】

　　见《中国植物志》第二十四卷，57～58页。以檀香（《名医别录》）为正名收载，别名真檀（《本草纲目》），白檀（《楞严经》）。广东、台湾有栽培。原产太平洋岛屿，现以印度栽培最多。檀香树干的边材白色，无气味，心材黄褐色，有强烈香气，是贵重的药材和名贵的香料，并为雕刻工艺的良材。我国进口檀香的历史已有一千多年。

　　《广东植物志》第三卷，262页。广州、韶关、佛山、肇庆、汕头、湛江及海南有栽培。

　　《广西植物名录》254页。产南宁。

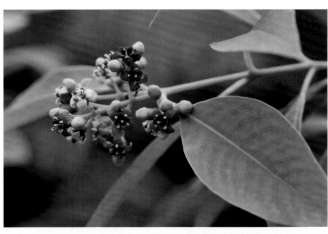

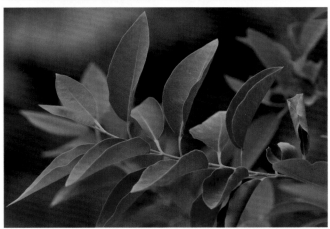

【本草学文献概要】

　　《中华本草》第2册，第五卷，592～594页。以檀香（《名医别录》）为正名收载，别名白檀（《本草经集注》）、真檀（《本草纲目》）、檀香木（《檀香木》）。心材入药，味辛，性温；行气，散寒，止痛。

【原植物识别特征】

　　半寄生小乔木，高达10m；有多数皮孔和半圆形的叶痕；小枝淡绿色，节间稍肿大。叶对生，椭圆状卵形，长4～8cm，宽2～4cm，基部楔形或阔楔形，多少下延，边缘波状，背面有白粉，侧脉约10对，网脉不明显；叶柄长1～1.5cm。三歧聚伞式圆锥花序腋生或顶生，花两性，花被管钟状，长约2mm，淡绿色，4裂；雄蕊4，长约2.5mm，外伸；子房半下位。核果直径约1cm，外果皮肉质多汁，熟时深紫红色至紫黑色，内果皮具纵棱3～4条。花期5—6月，果期7—9月。

桑寄生

来源 桑寄生科钝果寄生属 *Taxillus* 植物桑寄生 *Taxillus sutchuenensis* (Lecomte) Danser 的带叶茎枝。

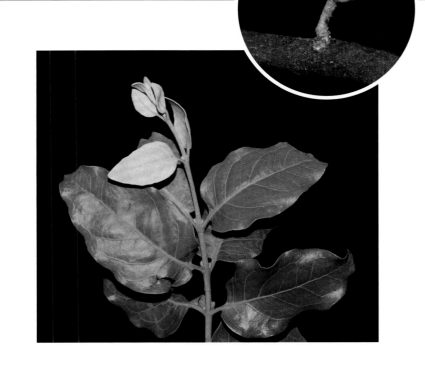

【植物学文献概要】

见《中国植物志》第二十四卷，129~130页。以桑寄生（《植物分类学报》）为正名收载，别名桑上寄生（本草纲目）、寄生（四川）、四川桑寄生（湖北植物志）。产云南、四川、甘肃、陕西、山西、河南、贵州、湖北、湖南、广西、广东、江西、浙江、福建、台湾。海拔500~1 900m的山地阔叶林中，寄生于桑树、梨树、李树、梅树、油茶、厚皮香、漆树、核桃或栎属、柯属、水青冈属、桦属、榛属等植物上。模式标本采自四川城口。

本种在长江流域山地较常见，是《本草纲目》记载的桑上寄生原植物，即中药材桑寄生的正品；全株入药，有治风湿痹痛、腰痛、胎动、胎漏等功效。

《广东植物志》第一卷，224页。别名桑上寄生（《本草纲目》）。产广东北部，常寄生于壳斗科植物上。

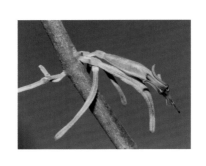

《广西植物名录》253页。产桂北、桂中。

【本草学文献概要】

《岭南采药录》50页。桑寄生味淡甘，性温，安胎，养血，散热，追风，作茶饮，滋补，浸酒舒筋络。

《中华本草》第2册，第五卷，520~524页。以桑寄生为正名收载，别名茑（《诗经》）、寓木、宛童（《尔雅》）、桑上寄生、寄屑（《神农本草经》）、寄生树（《尔雅》），寄生草（《滇南本草》）等。枝叶入药。味苦、甘，性平；补肝肾，强筋骨，祛风湿，安胎。

【原植物识别特征】

灌木，高0.5~1m；嫩枝、叶密被褐或红褐色星状毛。叶近对生或互生，革质，卵形、长卵形或椭圆形，长5~8cm，宽3~4.5cm，下面被绒毛；侧脉4~5对，叶柄长6~12mm。总状花序，花序和花均密被褐色星状毛，花红色，花托椭圆状，长2~3mm；副萼环状；花冠长2.2~2.8mm，稍弯，下半部膨胀，裂片4，反折；雄蕊4；子房下位，柱头圆锥状。浆果椭圆状，长6~7mm，直径3~4mm，黄绿色。花期6—8月。

金线草（人字草）

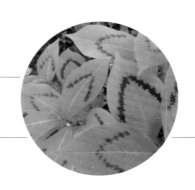

来源 蓼科金线草属 *Antenoron* 植物金线草 *Antenoron filiforme* (Thunb.) Rob. et Vaut 的根或全草。

076

【植物学文献概要】

见《中国植物志》第二十五卷，第一分册，106～108页。以金线草（《植物名实图考》）为正名收载。产陕西南部、甘肃南部、华东、华中、华南及西南地区。生山坡林缘、山谷路旁，海拔100～2 500m。

《广东植物志》第四卷，84～85页。叶两面被糙伏毛，上面有"人"字形紫黑色斑纹。产广东新丰、乐昌、阳春等地，生于山地疏林内或山谷湿润处。全株入药，有消炎、散瘀、止血之效。

《广西植物名录》97页。产全区各地。

【本草学文献概要】

《岭南采药录》45～46页。叶淡绿色，缺刻甚深，有毛茸，夏月抽花茎，开白色小花，如人字成穗状，产番禺南石头，味甘辛，性平，治跌打肿痛，解毒，消鸦片积。

《中华本草》第2册，第六卷，627页。以金线草为正名收载，别名毛蓼、白马鞭（《植物名实图考》）、人字草、九盘龙（《广西中药志》）等。全草入药，味辛、苦，性凉，小毒；凉血止血，清热利湿，散瘀止痛。《广西本草选编》等有药用记载。

【原植物识别特征】

多年生草本。根状茎粗壮，茎直立，高50～80cm，被糙伏毛，节部膨大。单叶互生，椭圆形或长椭圆形，长6～15cm，宽4～8cm，全缘，两面均具糙伏毛；叶柄长1～1.5 cm，有膜质托叶鞘。总状花序呈穗状；花被4深裂，红色，果时稍增大；雄蕊5；子房上位，花柱2。瘦果卵形，双凸镜状，褐色，有光泽，长约3mm，包于宿存花被内。花期7—8月，果期9—10月。

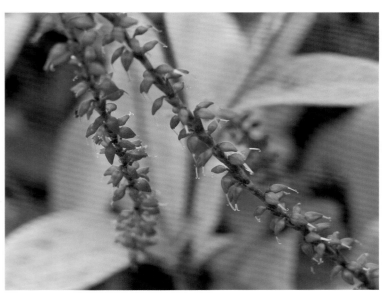

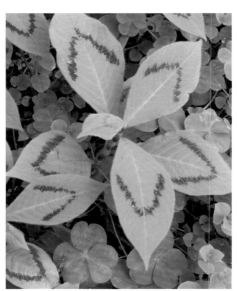

金荞麦

来源 蓼科荞麦属 *Fagopyrum* 植物金荞麦 *Fagopyrum dibotrys* (D. Don) Hara 的根茎。

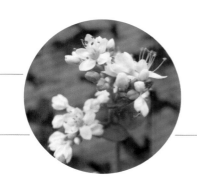

【植物学文献概要】

见《中国植物志》第二十五卷，第一分册，111～112页。以金荞麦（《植物名实图考》）为正名收载，别名天荞麦、赤地利（《唐本草》）、透骨消、苦荞头。产陕西、华东、华中、华南及西南。生山谷湿地、山坡灌丛，海拔250～3 200m。块根供药用，清热解毒，排脓去瘀。

《广东植物志》第四卷，96页。以野荞麦为正名收载，别名赤地利、荞麦三七、金荞麦。产仁化、连州、乳源、始兴等地。

《广西植物名录》97页。产南宁、临桂、兴安、龙胜、资源、平南、容县、凌云、金秀。

【本草学文献概要】

《中华本草》第2册，第六卷，629～632页。以金荞麦（《植物名实图考》）为正名收载，别名赤地利（《新修本草》）、赤薜荔（《本草纲目》）、贼骨头、透骨消（《植物名实图考》）、苦荞头、铁石子（《开宝本草》）。根茎入药，味酸、苦，性寒；清热解毒，活血消痈，祛风除湿。

【原植物识别特征】

多年生草本。根状茎木质化，黑褐色。茎直立，高50～100cm。单叶互生，三角形，长4～12cm，宽3～11cm，全缘，两面具乳头状突起或被柔毛；叶柄长达10cm；膜质托叶鞘筒状，褐色，长5～10mm，偏斜。花序伞房状，顶生或腋生；花两性，白色，花被片5，长约2.5mm；雄蕊8，短于花被，子房上位，花柱3，柱头头状。瘦果宽卵形，具3锐棱，长6～8mm，黑褐色。花期7—9月，果期8—10月。

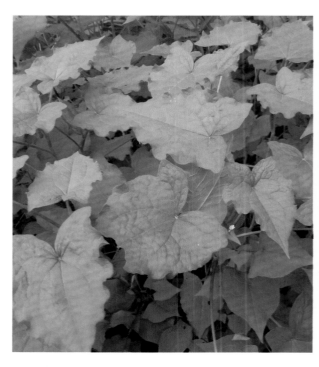

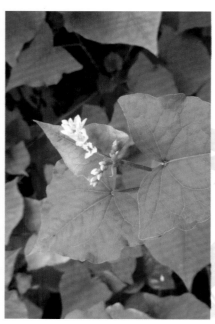

荞麦

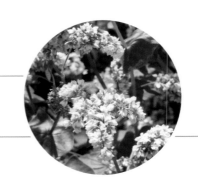

【植物学文献概要】

见《中国植物志》第二十五卷，第一分册，116页。以荞麦（《本草纲目》）为正名收载，别名甜荞。我国各地有栽培，有时逸为野生。生荒地、路边。种子含丰富淀粉，供食用；为蜜源植物；全草入药。

《广东植物志》第四卷，95页。广东各地有少量栽培或逸为野生。

《广西植物名录》97页。产全区各地。

《海南植物志》第一卷，393～394页。崖县、乐东。生于干旱的荒地或斜坡上，栽培或逸为野生。全国各地均有栽培。种子含丰富淀粉，为山区人民主要杂粮之一，亦可入药，又是一种上好的蜜源植物。

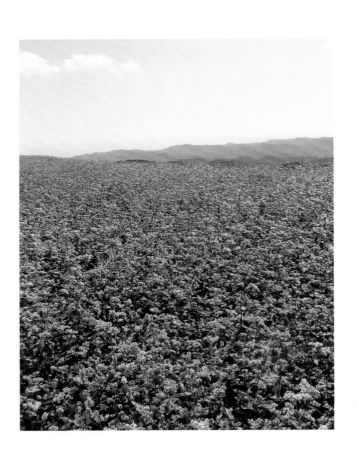

【本草学文献概要】

《中华本草》第2册，第六卷，632～634页。以荞麦（《千金·食治》）为正名收载，别名乌麦（《日用本草》）、花荞、甜荞（《本草纲目》）、荞子（《草木便方》）、三角麦（《全国中草药汇编》）。种子入药，味甘，微酸，性寒；健脾消积，下气宽肠，解毒敛疮。其茎叶亦入药，另列条目。

【原植物识别特征】

一年生草本。茎直立，高30～90cm，上部分枝，绿色或红色，具纵棱。单叶互生，三角形或卵状三角形，长2.5～7cm，宽2～5cm，基部心形，两面沿叶脉具乳头状突起；下部叶具长叶柄，上部较小近无梗；托叶鞘膜质，短筒状，长约5mm。花序总状或伞房状，顶生或腋生；花两性，白色或淡红色，花被片5，长3～4mm；雄蕊8，花药淡红色；子房上位。瘦果卵形，具3锐棱，长5～6mm，暗褐色。花期5—9月，果期6—10月。

竹节蓼

来源　蓼科竹节蓼属 *Homalocladium* 植物竹节蓼 *Homalocladium platycladum* (F. Muell) Bailey 的全草。

【植物学文献概要】

《中国植物志》第二十五卷，第一分册（蓼科）未记载。

《广东植物志》第四卷，81页。以竹节蓼为正名收载，别名百足草。产广东部分城镇。

《广州植物志》133页。原产所罗门群岛。为一奇异的植物，枝绿色，扁平，常缺叶。广州庭院中常有栽培以为观赏用。

《广西植物名录》98页。产区内各大城市栽培。

【本草学文献概要】

《中华本草》第2册，第六卷，636页。以竹节蓼（《广西中药志》）为正名收载，别名蜈蚣草、扁竹（台湾、广西）、鸡爪蜈蚣（《全国中草药汇编》）、观音竹、上石百竹、飞天蜈蚣、蜈蚣竹（《广西中药志》）。全草入药，味甘、淡，性平；清热解毒，祛瘀消肿。

【原植物识别特征】

多年生直立草本，高0.6～2m。茎基部圆柱形，木质化，上部枝扁平，呈带状，宽7～12mm，深绿色，具光泽，有显著的细线条，节处略收缩，托叶鞘退化成线状。叶多生于新枝上，互生，菱状卵形，长4～20mm，宽2～10mm，全缘或在近基部有一对锯齿，羽状网脉，无柄。花小，两性；花被4～5深裂，裂片长约1mm，淡绿色，后变红色；雄蕊6～7；子房上位。瘦果三角形，包于红色肉质的宿存花被内。花期9—10月。果期10—11月。

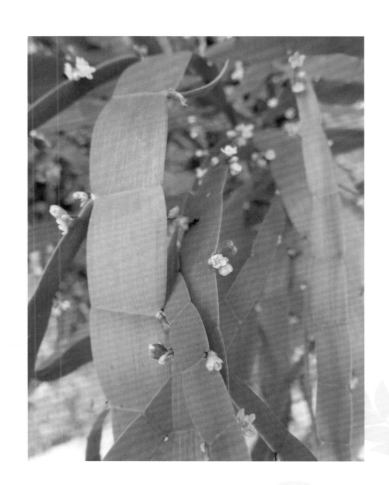

虎杖（大叶蛇总管）

来源 蓼科虎杖属 *Reynoutria* 植物虎杖 *Reynoutria japonica* Houtt. 的根茎及根。

080

【植物学文献概要】

见《中国植物志》第二十五卷，第一分册，105～106页。以虎杖（《名医别录》）为正名收载，别名酸筒杆、酸桶芦、大接骨、斑庄根。产陕西南部、甘肃南部、华东、华中、华南、四川、云南及贵州。生山坡灌丛、山谷、路旁、田边湿地，海拔140～2 000m。根状茎供药用，有活血、散瘀、通经、镇咳等功效。

《广东植物志》第四卷，90页。别名山茄子、散血草。产阳春、博罗、乐昌、连平、饶平、始兴、新丰等地，生于山区草地上。全草入药，清热解毒，祛湿通便，活血散瘀。

《广西植物名录》100页。产全区各地。

《中华本草》第2册，第六卷，653～659页。以虎杖（《雷公炮炙论》）为正名收录，别名黄药子（《植物名实图考》）、蛇总管、大叶蛇总管（《广东中草药》）等。根茎及根入药，味苦、酸，性微寒；活血祛瘀，祛风通络，清热利湿，解毒。

【本草学文献概要】

《岭南采药录》123页。别名入藏草、威蛇、斑杖。一茎五叶，或七叶，此苗发生时，则蛇出藏，苗收，蛇亦入藏，根治蛇伤，又治脓疱疮及瘰疬诸疮，种之辟蛇。

【原植物识别特征】

多年生草本，高1～2m。根茎粗大，木质化，黄色。茎直立中空，散生紫红色斑点，节明显，上有膜质托叶鞘。单叶互生，卵状椭圆形至宽卵形，长6～12cm，宽5～9cm。花单性异株，圆锥花序；花小，花被5，白色或淡绿色，外轮3片，果期增大，背部生翅；雄蕊8；子房上位。瘦果卵状三棱形，长3～4mm，黑褐色。花期6—8月，果期9—10月。

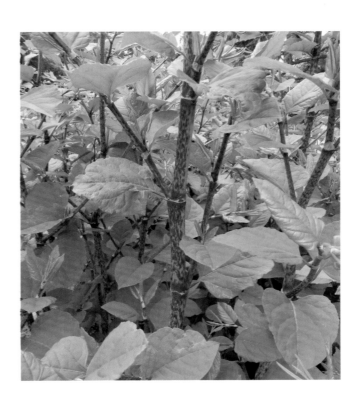

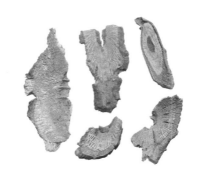

火炭母

来源 蓼科蓼属 *Polygonum* 植物火炭母 *Polygonum chinense* L. 的全草。

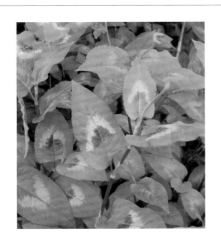

【植物学文献概要】

　　见《中国植物志》第二十五卷，第一分册，55～57页。以火炭母（《图经本草》）为正名收载。产陕西南部、甘肃南部、华东、华中、华南和西南。生山谷湿地、山坡草地，海拔30～2 400m。模式标本采自广东。根状茎供药用，清热解毒，散瘀消肿。

　　《广东植物志》第四卷，91页。产广东及海南各地，生于水沟旁或湿地上，极为常见。全草药用，有清热解毒、凉血止痒的作用；根捣碎外敷，对蛇、鼠咬伤有一定的疗效。

　　《广西植物名录》98页。产全区各地。

　　《海南植物志》第一卷，392页。海南各地区。极常见。

　　《广州植物志》139页。别名赤地利（《唐本草》）、五毒草（《本草拾遗》）。本植物在广州近郊的水沟中或湿地上时见之。

【本草学文献概要】

　　《岭南采药录》110～111页。 茎质柔似细蓼，色赤，叶端尖，近梗形方，夏日开白花，秋结实如椒，色青黑，味甘可食，味甘酸，性平，有毒，用叶去皮肤风热，骨节痛肿疼痛。

　　《中华本草》第2册，第六卷，647～649页。以火炭母草

（《本草图经》）为正名收载，别名火炭毛（《生草药性备要》）、乌炭子（《植物名实图考》）、山荞麦草等。全草入药，味辛、苦，性凉；清热利湿，凉血解毒，平肝明目，活血舒筋。

【原植物识别特征】

　　多年生草本，茎节膨大。单叶互生，长5～10cm，宽2.5～6cm，椭圆形，近全缘，具膜质托叶鞘，叶脉紫红色，叶面常有"人"字形黑色斑纹，叶柄长1～1.5cm。花小，两性；花被片5，白色或淡红色；雄蕊8；子房上位。坚果，幼时三棱形，成熟后近球形，包藏在宿存花被内。花期7—8月。

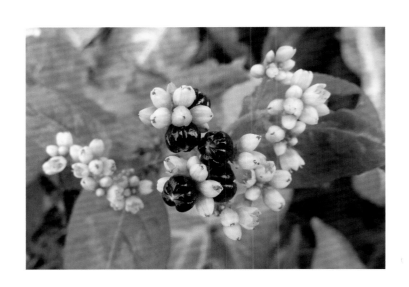

酸模叶蓼

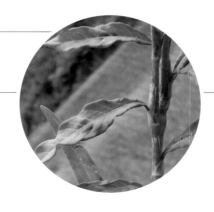

来源 蓼科蓼属 *Polygonum* 植物酸模叶蓼 *Polygonum lapathifolium* L. 的全草。

【植物学文献概要】

见《中国植物志》第二十五卷，第一分册，23～24页。广布我国南北各省区。

《广东植物志》第四卷。93页。以大马蓼为正名收载。产信宜、清远、广州及海南乐东，生于山地草坡、山谷小溪旁或耕地上。民间作农药使用，防治浮尘子、稻苞虫、稻飞虱以及杀蛆等。

《广西植物名录》98页。产桂林、阳朔、临桂、百色、那坡、凌云、隆林、钟山、天峨、东兰。

《广州植物志》136～137页。以大马蓼（《植物学大辞典》）为正名收载，别名白辣蓼（《岭南大学校园植物名录》）。

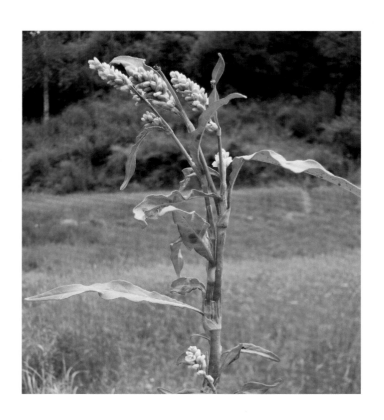

【本草学文献概要】

《岭南采药录》114页。别名辣蓼草。梗红，花有红白二种，味苦涩，性平，洗湿热蟛癫，擦癣，其汁能毒蚯蚓。

《中华本草》第2册，第六卷。668～669页。以鱼蓼（《广西药用植物名录》）为正名收载，别名蓼草、大马蓼、辣蓼、旱辣蓼等。全草入药，味辛、苦，性微温；解毒，祛湿，活血。

【原植物识别特征】

一年生草本，高40～90cm。茎直立，节部膨大。叶互生，有膜质托叶鞘；叶片披针形或宽披针形，长5～15cm，宽1～3cm，上面绿色，常有一个大的黑褐色新月形斑点，全缘，边缘具粗缘毛，叶柄短。总状花序呈穗状，花紧密，花被淡红色或白色，4深裂，外弯；雄蕊6；子房上位。瘦果宽卵形，长2～3mm，黑褐色，有光泽，包于宿存花被内。花期6—8月，果期7—9月。

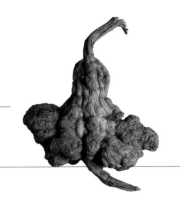

何首乌

来源 蓼科蓼属 *Polygonum* 植物何首乌 *Polygonum multiflorum* Thunb. 的块根。

【植物学文献概要】

见《中国植物志》第二十五卷，第一分册，102~103页。置于何首乌属 *Fallopia* 拉丁学名 *Fallopia multiflora* (Thunb.) Harald.，别名多花蓼、紫乌藤、夜交藤。产陕西南部、甘肃南部、华东、华中、华南及四川、云南、贵州，生于山谷灌丛、山坡林下、沟边石隙，海拔200~3 000m。块根入药，养血，安神，活络。

《广东植物志》第四卷，86~87页。仍将何首乌仍置于蓼属，拉丁学名 *Polygonum multiflorum* Thunb.。产广东乳源、怀集、德庆等地，生于灌木丛中或多砾石山坡阴处。块根即中药何首乌，藤茎称夜交藤，养血安神。

《广西植物名录》98页。产全区各地。

《广州植物志》139页。仍置于蓼属，拉丁学名 *Polygonum multiflorum* Thunb.。何首乌之名出自《开宝本草》，别名马肝石（《本草纲目》）、芮草、蛇草（《汉英韵府》）。本种为我国著名的药用植物。

【本草学文献概要】

《岭南采药录》168页。补肾，壮颜，益气，壮筋骨，润面色。

《中华本草》第2册，第六卷，671~677页。以何首乌（《日华子本草》，1999年出版）为正名收载，拉丁学名 *Polygonum multiflorum* Thunb.，别名首乌（《首乌传》）、赤首乌、山首乌、何相公（《中药材品种论述》）等。块根入药，味苦、甘、涩，性微温；养血滋阴，润肠通便，祛风解毒。藤茎及叶亦入药，另列条目。

【原植物识别特征】

多年生草本，块根肥厚，黑褐色。茎缠绕，分枝多，长2~4m。叶互生，卵形或卵状三角形，长4~7cm，宽3~5cm，基部心形，全缘；膜质托叶鞘褐色，长约5mm。圆锥花序顶生或腋生；花两性，花梗下部有关节；花被浅黄色或白色，5深裂，外面3片背部具翅，花后增大；雄蕊8；子房上位。瘦果卵状三棱形，褐色，包藏于宿存的花被片内。花果期7—11月。

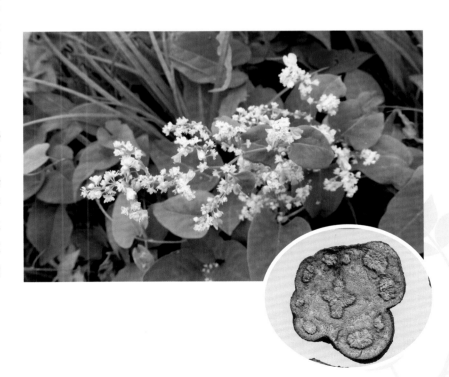

红蓼

来源　蓼科蓼属 *Polygonum* 红蓼 *Polygonum orientale* L. 的茎叶。

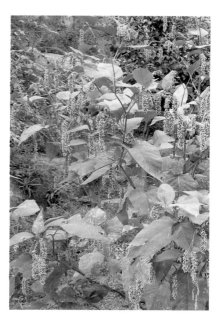
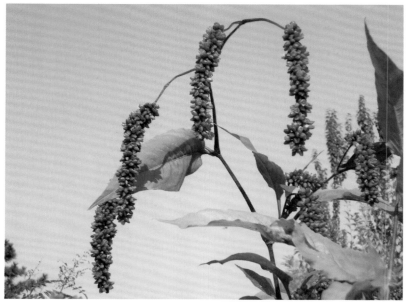

【植物学文献概要】

　　见《中国植物志》第二十五卷，第一分册，24～26页。以红蓼（《中国高等植物图鉴》）为正名收载，别名荭草、东方蓼等。除西藏外，广布于全国各地，野生或栽培。生于沟边湿地、村边路旁，海拔30～2 700m。果实入药，名"水红花子"，有活血、止痛、消积、利尿功效。

　　《广东植物志》第四卷。92～93页。海南琼山、海口等地。药用。

　　《广西植物名录》98页。产南宁、马山、梧州、灵山、宁明、龙州、桂东北。

　　《海南植物志》第一卷，389～390页。琼山、海口等地。常生于荒地沟边、溪边等湿地上，往往成片生长。我国南北各地均有分布。

【本草学文献概要】

　　《中华本草》第2册，第六卷，681～684页。以荭草（《名医别录》）为正名收载，别名大蓼（《本草拾遗》）、水红花（《外科集验方》）、红蓼（《普济方》）、东方蓼（《中国药用植物志》）等。茎叶入药，味辛，性平，小毒；祛风除湿，清热解毒，活血。其根、花、果实亦入药，另列条目。

【原植物识别特征】

　　一年生草本。茎直立，粗壮，高1～2m，上部多分枝，植物体密被柔毛。叶互生，宽卵形、宽椭圆形或卵状披针形，长10～20cm，宽5～12cm，基部圆形或近心形，全缘，叶柄长2～10cm；膜质托叶鞘筒状，长1～2cm。总状花序呈穗状，顶生或腋生，长3～7cm，花紧密，微下垂；花两性，花被5深裂，淡红色或白色，长3～4mm；雄蕊7，比花被片长；花盘明显；子房上位，花柱2。瘦果近圆形，双凹，直径长3～3.5mm，黑褐色，有光泽，包于宿存花被内。花期6—9月，果期8—10月。

杠板归

来源 蓼科蓼属 *Polygonum* 植物杠板归 *Polygonum perfoliatum* L. 的全草。

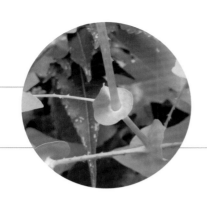

【植物学文献概要】

见《中国植物志》第二十五卷，第一分册，68～70页。以杠板归（《万病回春》）为正名收载，别名刺犁头（《植物名实图考》）、贯叶蓼。产黑龙江、吉林、辽宁、河北、山东、河南、陕西、甘肃、江苏、浙江、安徽、江西、湖南、湖北、四川、贵州、福建、台湾、广东、海南、广西、云南。生田边、路旁、山谷湿地，海拔80～2 300m。

《广东植物志》第四卷，86页。别名老虎脷、刺犁头。产高要、茂名、英德、增城、兴宁、清远、怀集和海南保亭、澄迈等地，生于荒地或灌丛中。茎叶供药用，清热止咳，散瘀解毒，止痒。

《海南植物志》第一卷，393页。保亭、乐东、定安、澄迈等地。极常见。

《广州植物志》140页。别名老虎脷（《岭南采药录》）、刺犁头、急改索（《植物名实图考》）。为我国南部极常见及极易认识的野生植物，茎、叶柄和花序柄均有倒生钩刺，叶三角形，盾状着生于一长柄上，背亦

有钩刺，状如虎舌，故珠江流域常称为老虎脷，脷者即舌之俗字俗称。供药用，取叶梗煎服，止泻痢；煎水洗痔疮，散毒，治瘰疬。

【本草学文献概要】

《岭南采药录》96～97页。别名有笋犁牛草。梗叶俱有笋，其子蓝色，味苦，性平和，止泄泻，浸疳疔疮，洗痔漏，散毒，治瘰疬。

《中华本草》第2册，第六卷，685～688页。以杠板归为正名收载，别名老虎利（《生草药性备要》）、刺犁头、虎舌草等。全草入药，味酸、苦，性平；清热解毒，利湿消肿，散瘀止血。

【原植物识别特征】

一年生攀援草本。多分枝，长1～2 m，茎上具倒生皮刺。叶互生，三角形，长3～7 cm，宽2～5 cm，下面沿叶脉疏生皮刺；叶柄与叶片近等长，具倒生皮刺，盾状着生于叶片的近基部；托叶鞘叶状。总状花序短穗状，每苞片内具花2～4朵；花被5深裂，白色或淡红色，花被片长约3 mm，果时增大，呈深蓝色；雄蕊8；子房上位。瘦果球形，直径3～4 mm，黑色，有光泽，包于宿存花被内。花期6—8月，果期7—10月。

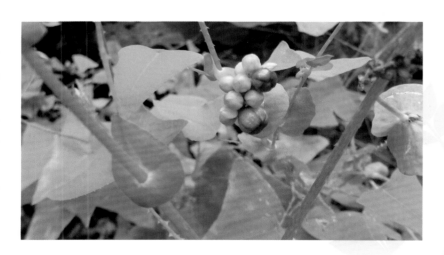

商陆

【来源】 商陆科商陆属 *Phytolacca* 植物商陆 *Phytolacca acinosa* Roxb. 的根。

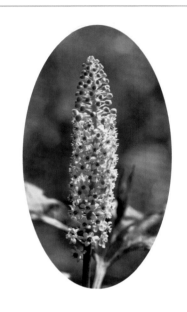

086

【本草学文献概要】

《中华本草》第2册，第六卷，737～743页。以商陆（《神农本草经》）为正名收载，别名章陆（《雷公炮制论》）、白昌（《开宝本草》）、章柳根（《本草图经》）、水萝卜（《中国药用植物志》）。根入药，味苦，性寒；逐水消肿，通利二便，解毒散结。

【原植物识别特征】

多年生草本。主根肥大，肉质。茎直立，高0.8～1.5m，绿色或带紫红色。叶互生，卵状椭圆形或椭圆形，长15～25cm，宽5～8cm，全缘。总状花序直立，长达20cm，花初为白色，渐变为淡红色，花被片5，雄蕊8～10，心皮5～8分离。浆果扁球形，直径7～8mm，熟时紫黑色。花期5—8月，果期6—10月。

【植物学文献概要】

见《中国植物志》第二十六卷，15～17页。以商陆（《神农本草经》）为正名收载，别名章柳（古代通称）、山萝卜、见肿消、王母牛、倒水莲、金七娘、猪母耳、白母鸡。我国除东北、内蒙古、青海、新疆外，普遍野生于海拔500～3 400m的沟谷、山坡林下、林缘路旁。也栽植于房前屋后及园地中。根入药，外敷治痈肿疮毒。也可作兽药及农药。

《广东植物志》第二卷，94～95页。产粤北及粤东地区，其他地区较少见。生于山谷水边、林下、路旁、宅边。

《广西植物名录》100页。产全区各地。

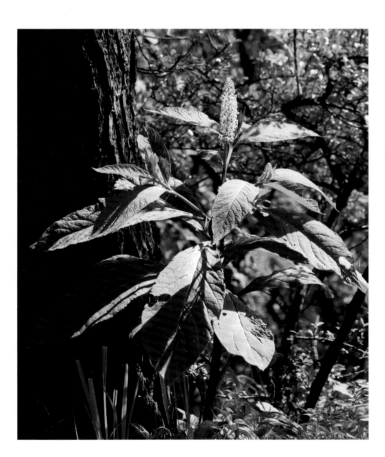

垂序商陆

来源 商陆科商陆属 *Phytolacca* 植物垂序商陆 *Phytolacca americana* L. 的叶。

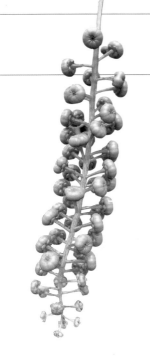

【植物学文献概要】

见《中国植物志》第二十六卷，19页。以垂序商陆（《全国中草药汇编》）为正名收载，别名洋商陆（《中国植物图鉴》）、美国商陆（《华北经济植物志要》）、美洲商陆（《经济植物手册》）、美商陆（《杭州药用植物志》）。原产北美，引入栽培，1960年以后遍及我国河北、陕西、山东、江苏、浙江、江西、福建、河南、湖北、广东、四川、云南，或逸生（云南逸生甚多）。根供药用，治水肿、白带、风湿，并有催吐作用；种子利尿；叶有解热作用，并治脚气。外用可治无名肿毒及皮肤寄生虫病。全草可作农药。

《广东植物志》第二卷，95页。产封开、肇庆、广州等地。栽培或逸为野生。供观赏。

《广西植物名录》100页。产南宁、马山、鹿寨、资源、桂平、百色、德保、那坡、贺州、富川、金秀、天等。

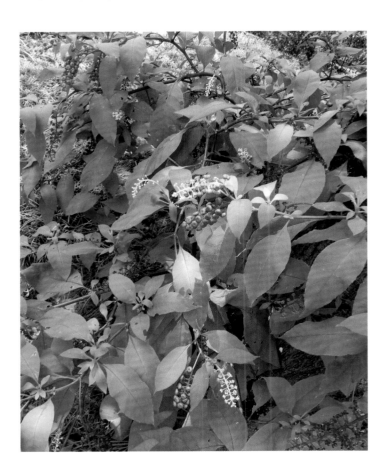

【本草学文献概要】

《中华本草》第2册，第六卷，744页。以美商陆叶（《新华本草纲要》）为正名收载，别名洋商陆叶（江西《草药手册》）。叶入药，清热。

【原植物识别特征】

多年生草本，高1～2m。根粗壮，肥大，倒圆锥形。茎直立，有棱，有时带紫红色。叶互生，椭圆状卵形或卵状披针形，长9～18cm，宽5～10cm，叶柄长1～4cm。总状花序顶生或侧生，下垂，长5～20cm；花白色，微带红晕，直径约6mm；花被片5，雄蕊、心皮及花柱通常均为10，心皮合生。果序下垂；浆果扁球形，熟时紫黑色；种子肾圆形，直径约3mm。花期

叶子花

来源　紫茉莉科叶子花属 *Bougainvillea* 植物光叶子花 *Bougainvillea glabra* Choisy 的花。

【植物学文献概要】

见《中国植物志》第二十六卷，6页。以光叶子花（《中国高等植物图鉴》）为正名收载，别名宝巾、簕杜鹃（广州）、小叶九重葛（《台湾植物志》）、三角花（《华北习见观赏植物》）、紫三角、紫亚兰（《云南种子植物名录》）、三角梅（厦门）。原产巴西。我国南方栽植于庭院、公园，北方栽培于温室，是美丽的观赏植物。花入药，调和气血，治白带、调经。

《广东植物志》第二卷，106页。以宝巾为正名收载，别名勒杜鹃（广州）。广东各地常见栽培。植于庭院内或盆栽。

《广西植物名录》109页。产全区各地。

《海南植物志》第一卷，439页。仅见于海口和儋县等地。栽培供观赏。

《广州植物志》170页。为一美丽的观赏植物，多植于住宅旁。

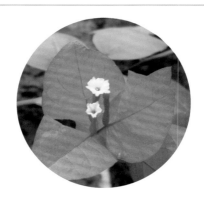

【本草学文献概要】

《中华本草》第2册，第六卷，746～747页。以叶子花（《昆明民间常用草药》）为正名收载，别名紫三角、紫亚兰（《昆明民间常用草药》）。花入药，味苦、涩，性温；活血调经，化湿止带。

【原植物识别特征】

藤状灌木。茎粗壮，枝下垂；刺腋生，长5～15mm。单叶互生，卵形或卵状披针形，长5～13cm，宽3～6cm，上面无毛，下面被微柔毛；叶柄长约1cm。花顶生枝端的3个苞片内，花梗与苞片中脉贴生，每个苞片上生一朵花；苞片叶状，紫色或洋红色，长圆形或椭圆形，长2.5～3.5cm，宽约2cm；花被管长约2cm，5浅裂；雄蕊6～8，子房上位，1室；花盘基部合生呈环状，上部撕裂状。花期冬春间（广州、海南、昆明），北方温室栽培3—7月开花。

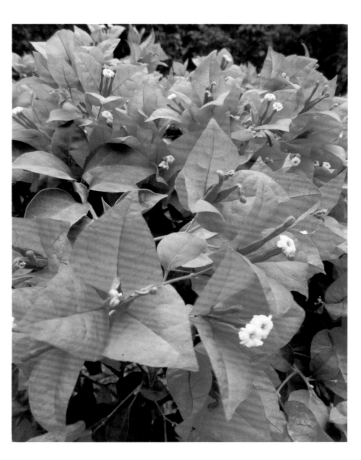

紫茉莉

来源 紫茉莉科紫茉莉属 *Mirabilis* 植物紫茉莉 *Mirabilis jalapa* L. 的根。

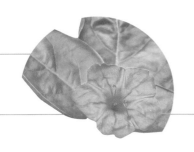

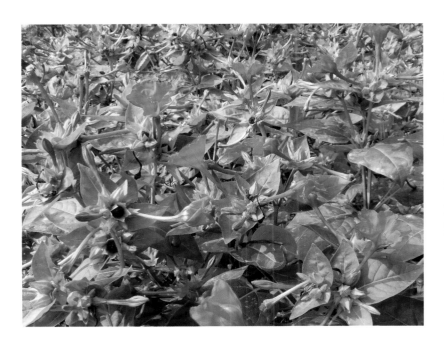

【 本草学文献概要 】

《中华本草》第2册，第六卷，748～750页。以紫茉莉根（《本草纲目拾遗》）为正名收载，别名水粉头（《天宝本草》）、入地老鼠、花粉头（《岭南本草》）。根入药，味甘、淡，性寒；清利湿热，解毒活血。其叶、花、果亦入药，另列条目。

【 原植物识别特征 】

一年生草本，高可达1m。茎直立，多分枝，节稍膨大。单叶对生，卵形或卵状三角形，长3～15cm，宽2～9cm，全缘，两面均无毛，叶柄长1～4cm，上部叶几无柄。花常数朵簇生枝端；花梗长1～2mm；总苞钟形，长约1cm，5裂，果时宿存；花被紫红色、黄色、白色或杂色，高脚碟状，筒部长2～6cm，檐部直径2.5～3cm，5浅裂；花午后开放，有香气，次日午前凋萎；雄蕊5，花丝细长，常伸出花外，花药球形；花柱单生，线形，伸出花外；子房上位，柱头头状。瘦果球形，直径5～8mm，黑色；种子胚乳白粉质。花期6—10月，果期8—11月。

【 植物学文献概要 】

见《中国植物志》第二十六卷，7～8页。以紫茉莉（《草花谱》）为正名收载，别名胭脂花（《草花谱》）、粉豆花（《植物名实图考》）、夜饭花（上海）、状元花（陕西）、丁香叶、苦丁香、野丁香（《滇南本草》）。原产热带美洲。我国南北各地常栽培，为观赏花卉，有时逸为野生。根、叶可供药用，有清热解毒、活血调经和滋补的功效。种子白粉可去面部癍痣粉刺。

《广东植物志》第二卷，107页。各地常见栽培。盆栽或落地栽培。

《广西植物名录》109页。产全区各地。

《海南植物志》第一卷，440页。陵水、崖县、保亭、乐东、儋县、临高等地。常植于屋旁或庭院中，有时亦见有逸为野生者。

《广州植物志》171～172页。为一常见庭院花卉，极粗生，常于午后开花。

大花马齿苋

来源 马齿苋科马齿苋属 *Portulaca* 植物大花马齿苋 *Portulaca grandiflora* Hook. 的全草。

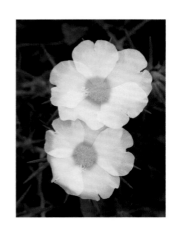

【植物学文献概要】

见《中国植物志》第二十六卷，38～40页。以大花马齿苋（《中国高等植物图鉴》）为正名收载，别名半支莲（《植物学大辞典》）、松叶牡丹、龙须牡丹、金丝杜鹃、洋马齿苋、太阳花、午时花。原产巴西。我国公园、花圃常有栽培，是一种美丽的花卉，繁殖容易，扦插或播种均可。全草可供药用，有散瘀止痛、清热、解毒消肿功效，用于咽喉肿痛、烫伤、跌打损伤、疮疖肿毒。

《广东植物志》第二卷，92页。以松叶牡丹为正名收载，别名大花马齿苋、太阳花。广东省大中城市常见栽培，有时亦为野生。

《广西植物名录》97页。全区各地有栽培。

《广州植物志》132页。为一美丽的花卉，广州间有栽培。

【本草学文献概要】

《中华本草》第2册，第六卷，753～754页。以午时花（《全国中草药汇编》）为正名收载，别名太阳花（通称）、草杜鹃（《全国中草药汇编》）。全草入药，味淡、微苦，性寒；清热解毒，散瘀止血。

【原植物识别特征】

一年生草本，高10～30cm。茎平卧或斜升，紫红色，多分枝，节上丛生毛。叶密集枝端，不规则互生，叶片细圆柱形，长1～2.5cm，直径2～3mm；叶柄极短或近无柄，叶腋常生一撮白色长柔毛。花单生或数朵簇生枝端，直径2.5～4cm，日开夜闭；总苞8～9片，叶状，轮生，具白色长柔毛；萼片2，淡黄绿色，长5～7mm；花瓣5或重瓣，倒卵形，长12～30mm，红色、紫色或黄白色；雄蕊多数，花丝紫色，基部合生；子房半下位。蒴果近椭圆形，盖裂；种子细小，多数。花期6—9月，果期8—11月。

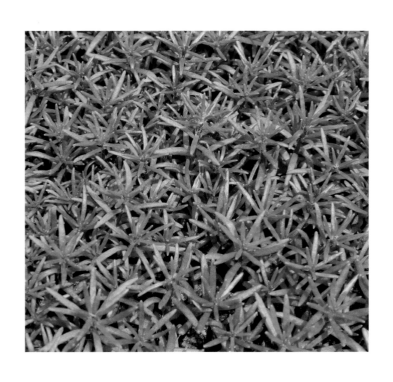

马齿苋

来源 马齿苋科马齿苋属 *Portulaca* 植物马齿苋 *Portulaca oleracea* L. 的全草。

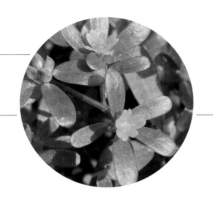

【植物学文献概要】

见《中国植物志》第二十六卷，37～38页。我国南北各地均产。全草入药，清热利湿。为常见食用野菜之一。

《广东植物志》第二卷，91页。别名瓜子菜（《岭南采药录》）、马苋（《名医别录》）、五行草（《图经本草》）、长命菜（《本草纲目》）、肥猪菜（澄迈）、老鼠耳、酸甜菜。分布几遍全国，常生于旷地、路旁和园地。茎叶可作蔬菜及饲料，亦为常用草药。

《广西植物名录》97页。产全区各地。

《广州植物志》131页。别名瓜子菜（《岭南采药录》）、马苋（《名医别录》）、五行草（《图经本草》）、长命菜（《本草纲目》）。为一野生植物，常生于路旁或旷地上。可为家畜饲料，亦供药用，消炎利尿。

【本草学文献概要】

《岭南采药录》108～109页。一年生，草本，茎带赤色，平卧于地上，分枝甚多，叶小倒卵形，厚而柔软，夏日枝梢开小花，花五瓣，黄色，结小尖实，中有细子如葶苈子，令市上所售，以之作蔬食者，叶甚薄，亦名马齿苋，此叶厚而软者，反呼为瓜子菜，入药以此为佳，味酸，性寒，无毒，一说味甘，性平，清热解毒，散血消肿，治红痢，洗痔疮，消水肿，疔疖食之，可解去白虫，捣汁服，下诸恶物，小儿丹毒，捣汁饮，并以渣敷之。

《中华本草》第2册，第六卷，754～758页。以马齿苋（《本草经集注》）为正名收载，别名马齿草（《雷公炮炙论》）、马齿菜、瓜子菜、长命菜等。全草入药，味酸，性寒；清热解毒，凉血止痢，除湿通淋。

【原植物识别特征】

一年生草本。茎平卧或铺散，多分枝，圆柱形，淡绿色或带暗红色。叶互生或近对生，叶片扁平肥厚，倒卵形，长1～3cm，宽0.5～1.5cm，全缘，叶柄粗短。花无梗，直径4～5mm；萼片2，绿色；花瓣5，黄色；雄蕊8～12；子房半下位。蒴果卵球形，长约5mm。种子多数，黑褐色，有光泽。花期5—8月，果期6—9月。

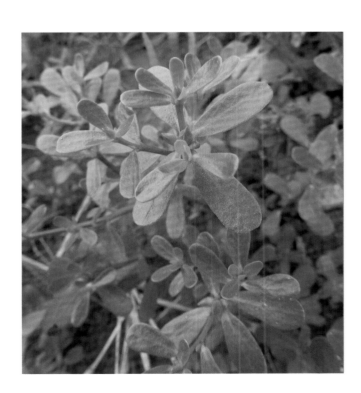

土人参

来源 马齿苋科土人参属 *Talinum* 植物土人参 *Talinum paniculatum* (Jacq.) Gaertn.的根。

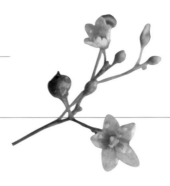

【植物学文献概要】

见《中国植物志》第二十六卷，042页。以土人参（《滇南本草》）为正名收载，别名栌兰（《植物学大辞典》、《中国植物图鉴》）、假人参、参草、土高丽参（《中国药用植物志》）、红参（湖北）、紫人参、煮饭花（福建）、力参、波世兰。原产热带美洲。我国中部和南部均有栽植，有的逸为野生，生于阴湿地。根为滋补强壮药，补中益气，润肺生津。叶消肿解毒，治疗疮疖肿。

《广东植物志》第二卷，92～93页。别名玉参、飞来参。产广东省各地。常生于林边、园地或空地上，或栽培。

《广西植物名录》97页。产全区各地。

《广州植物志》132～133页。本种广州无野生，只栽培作草药用，生草药店有出售。

【本草学文献概要】

《中华本草》第2册，第六卷，759～760页。以土人参（《滇南本草》）为正名收载，别名参草、土高丽参、假人参（《中国药用植物志》）、瓦坑头（《广西中药志》）、土红参（《闽东本草》）、桃参、申时花（《全国中草药汇编》）。根入药，味甘、淡，性平；补气润肺，止咳，调经。

【原植物识别特征】

一年或多年生草本，高30～100cm。主根粗壮，圆锥形，有少数分枝，皮黑褐色，断面乳白色。茎直立，肉质。叶互生或近对生，具短柄或近无柄，叶片稍肉质，倒卵形或倒卵状长椭圆形，长5～10cm，宽2.5～5cm，全缘。圆锥花序顶生或腋生；花小，直径约6mm；萼片卵形，紫红色，早落；花瓣粉红色或淡紫红色，长6～12mm；雄蕊10～20，短于花瓣；子房上位。蒴果近球形，直径约4mm，3瓣裂，种子多数，黑褐色或黑色，有光泽。花期6—8月，果期9—11月。

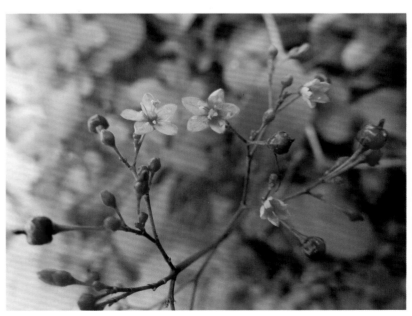

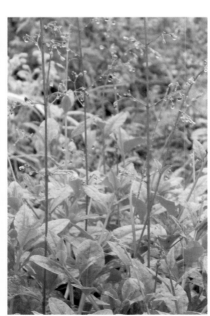

落葵

来源　落葵科落葵属 *Basella* 植物落葵 *Basella alba* L. 的全草。

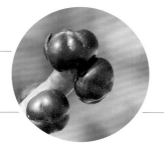

【植物学文献概要】

见《中国植物志》第二十六卷，43～44页。该属我国仅落葵1种，原产亚洲热带地区，现我国南北各地多有栽培，南方有逸为野生者。叶含多种维生素，作蔬菜，也可观赏，全草入药。"藤菜"一名见《本草纲目》，广州称"潺菜"。

《广东植物志》第四卷，115～116页。别名藤菜、潺菜。广东及海南各地普遍栽培，有时逸为野生。叶作蔬菜；全草入药，清热凉血。

《广西植物名录》103页。产桂林、梧州、灵山、贵港、百色、那坡、宁明。

《海南植物志》第一卷，411～412页。海南普遍有栽培。叶肥厚而柔嫩，供蔬食；入药，为缓泻剂。

《广州植物志》149页。本种为栽培蔬菜之一，亦间有逸为野生的。其果如五味子，果汁如胭脂，可渍粉敷面。

【本草学文献概要】

《岭南采药录》73页。蔓生，有一种藤叶皆红色，结子色赭，柔滑可食，性寒滑，治湿热痢。

《中华本草》第2册，第六卷，761～763页。以落葵（《名医别录》）为正名收载，别名藤葵（《开宝本草》）、红藤菜（《陆川本草》）、藤罗菜（广西）等。全草入药，味甘、酸，性寒；滑肠通便，清热利湿，凉血解毒，活血。花和果实亦入药，另列条目。

【原植物识别特征】

一年生缠绕草本。茎肉质，绿色或略带紫红色。叶互生，卵形或近圆形，长3～9cm，宽2～8cm，基部微心形或圆形，下延成柄，全缘；叶柄长1～3cm。穗状花序腋生，花被片5，淡红或淡紫色，卵状长圆形，下部白色，连合成筒；雄蕊5，着生于花被筒口；子房上位。胞果球形，直径5～6mm，红色至深红色或黑色，多汁液，外包宿存小苞片及花被。花期5—9月，果期7—10月。

093

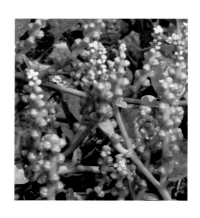

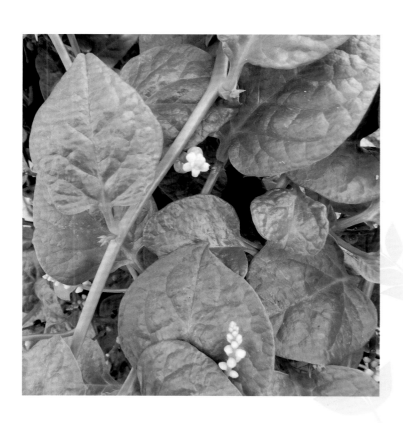

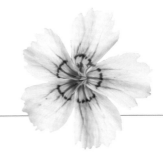

石竹

来源 石竹科石竹属 *Dianthus* 植物石竹 *Dianthus chinensis* L. 的地上部分。

【植物学文献概要】

见《中国植物志》第二十六卷，414～418页。以石竹（《群芳谱》）为正名收载。原产我国北方，现在南北普遍生长。生于草原和山坡草地。现已广泛栽培。育出许多品种，是很好的观赏花卉。根和全草入药，清热利尿，破血通经，散瘀消肿。

《广东植物志》第二卷，74页。广州、高要、海口等地有栽培。观赏。全草入药，能利尿，治水肿及淋病。

《广西植物名录》96页。产桂林、临桂、全州、梧州。

《广州植物志》129页。本种有数个变种。

【本草学文献概要】

《中华本草》第2册，第六卷，770～773页。作为传统中药瞿麦的原植物之一，以瞿麦（《本经》）为正名收载，别名巨句麦（《本经》）、大兰（《别录》）、山瞿麦（《千金要方》）、麦句姜（《本草纲目》）、瞿麦穗（《局方》）。地上部分入药，味苦，性寒；利小便，清湿热，活血通经。

【原植物识别特征】

多年生草本。茎丛生，高30～50cm，节膨大。叶对生，线状披针形，长3～5cm，宽约5mm，基部连合抱茎，全缘或有细齿。花鲜红色、白色或粉红色，直径约3cm，单生或数朵生于茎顶；萼筒长2～2.5cm，先端5裂；花瓣5，先端浅裂成锯齿状，基部具长爪；雄蕊10；子房上位。蒴果长椭圆形。花期5—9月，果期8—9月。

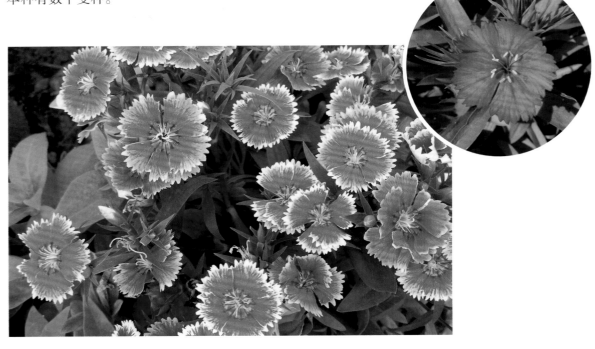

荷莲豆草

来源 石竹科荷莲豆草属 *Drymaria* 植物荷莲豆草 *Drymaria diandra* Bl. 的全草。

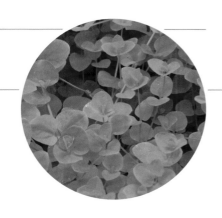

【植物学文献概要】

见《中国植物志》第二十六卷，61页。以荷莲豆草（《中国种子植物科属词典》）为正名收载，别名穿线蛇（《中国高等植物图鉴》）、水青草、青蛇子（广东）、有米菜（海南）。产浙江、福建、台湾、广东、海南、广西、贵州、四川、湖南、云南、西藏（樟木）。生于海拔200～2 400m的山谷、杂木林缘。全草入药，有消炎、清热、解毒之效。

《广东植物志》第二卷，80页。全省各地。生于低海拔至中海拔的山谷水沟边或草地。全草药用。拉丁学名采用*Drymaria cordata* Bl(L.)Wild. ex Roem et Schult.

《广西植物名录》96页。产全区各地。

《海南植物志》第一卷，377页。以荷莲豆为正名收载。陵水、定安、保亭、白沙和东方等地。本种为低海拔湿地上的一种野草。拉丁学名采用*Drymaria cordata* Bl (L.) Wild. ex Roem et Schult.

【本草学文献概要】

《中华本草》第2册，第六卷，773～774页。以荷莲豆草菜（《贵州民间药物》）为正名收载，别名水蓝青、水冰片（《中国高等植物图鉴》）、串莲草、水荷兰（《广西本草选编》）、对叶莲、青芳草（《台湾药用植物志》）等。全草入药，味苦，性凉；清热利湿，活血解毒。

【原植物识别特征】

一年生草本，长60～90cm。茎匍匐，丛生，纤细，节常生不定根。叶对生，卵状心形，长1～1.5cm，宽1～1.5cm，具3～5基出脉；叶柄短；托叶白色，刚毛状。聚伞花序顶生；萼片5，长2～3.5mm，具3条脉；花瓣5，白色，倒卵状楔形，长约2.5mm，顶端2深裂；雄蕊5，稍短于萼片，花药黄色；子房上位。蒴果卵形，长约2.5mm，3瓣裂。花期4—10月，果期6—12月。

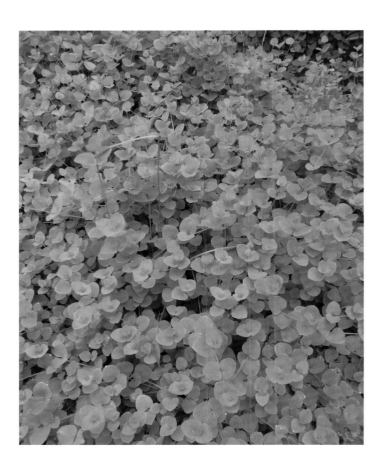

繁缕

来源 石竹科繁缕属 *Stellaria* 植物繁缕 *Stellaria media* (L.) Cyr. 的全草。

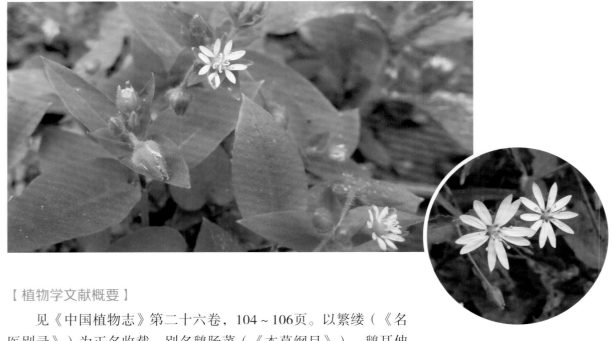

【植物学文献概要】

　　见《中国植物志》第二十六卷，104～106页。以繁缕（《名医别录》）为正名收载，别名鹅肠菜（《本草纲目》）、鹅耳伸筋（湖北巴东）、鸡儿肠（江苏）。全国广布（仅新疆、黑龙江未见记录）。为常见田间杂草，亦为世界广布种。茎、叶及种子供药用，嫩苗可食。但据《东北草本植物志》记载为有毒植物，家畜食用会引起中毒及死亡。

　　《广东植物志》第二卷，79页。本省北部至东部。常生于田间、路旁或沟边草地。全草药用，也作饲料。

　　《广西植物名录》96页。产全区各地。

　　《海南植物志》第一卷，376～377页。澄迈和白沙。生于湿润沙土上。本植物在广东大陆极为常见，但在海南则少见。

　　《广州植物志》128页。喜生于耕地上，冬末春初抽苗，二三月开花，嫩苗供食蔬或药用。

【本草学文献概要】

　　《中华本草》第2册，第六卷，797～798页。以繁缕（《本草图经》）为正名收载，别名鹅儿肠菜（《本草纲目》），繁蒌（《名医别录》），滋草（《千金·食治》）、狗蚤菜（《广西药用植物名录》）、野墨菜、圆酸菜（广东）、和尚菜、乌云草（广西）。全草入药，味微苦、甘、酸，性凉；清热解毒，凉血消痈，活血止痛，下乳。

【原植物识别特征】

　　一年或二年生草本，高10～30cm。茎常带淡紫红色。单叶对生，宽卵形或卵形，长1.5～2.5cm，宽1～1.5cm，全缘；基生叶具长柄，上部叶常无柄或具短柄。聚伞花序顶生；花梗细弱，萼片5，长约4mm；花瓣白色，比萼片短，深2裂达基部；雄蕊3～5，短于花瓣；子房上位，花柱3，线形。蒴果卵形，顶端6裂，具多数种子。花期6—7月，果期7—8月。

土荆芥

097

来源 藜科藜属 *Chenopodium* 植物土荆芥 *Chenopodium ambrosioides* L. 的全草。

【 植物学文献概要 】

见《中国植物志》第二十五卷，第二分册，82页。广布热带及温带地区，全草入药。

《广东植物志》第三卷，65页。以土荆芥（《生草药性备要》）为正名收载，别名鹅脚草、臭草、杀虫芥、臭藜藿、山柴胡。产广东全省各地，生于低海拔的村旁、路边、河岸、旷野等处。茎叶供药用，健胃、通经、祛风、止痛。外用治皮肤湿疹、瘙痒，并能杀蛆虫。

《广西植物名录》101页。产全区各地。

《海南植物志》第一卷，396页。仅见于海口。

《广州植物志》141～142页别名鹅脚草。为野生植物，喜生于村落附近的旷地，广州近郊常见。

【 本草学文献概要 】

《岭南采药录》85～86页。茎柔，高可一二尺，色淡绿，而有线棱，叶互生，披针状，夏日，每叶腋攒簇细碎之花，绿色，茎叶皆有香，味辛，性温，祛风止痛，宜煎水洗，小儿麻痘脱后，洗此胜于蚬水。

《中华本草》第2册，第六卷，813～815页。以土荆芥（《生草药性备要》）为正名收载，别名藜荆芥、臭藜藿（《广东中药》）等。全草入药，味辛、苦，性微温，有小毒；祛风除湿，杀虫止痒，活血消肿。《广西中药志》等有药用记载。

【 原植物识别特征 】

一年或多年生草本，高50～80cm，有强烈特殊气味。叶互生，矩圆状披针形至披针形，边缘有大锯齿，下面有散生油点，下部叶长达15cm，宽达5cm，上部叶逐渐狭小而近全缘。花簇生于上部叶腋；花被裂片5，绿色；雄蕊5，与花被裂片对生；子房上位。胞果扁球形，完全包于花被内。种子黑色或暗红色，有光泽，直径约0.7mm。花果期长。

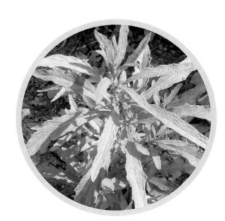

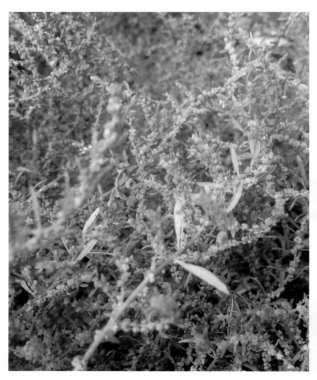

厚皮菜（莙荙菜）

来源 藜科甜菜属 *Beta* 植物厚皮菜 *Beta vulgaris* L.var.*cicla* L. 的茎叶。

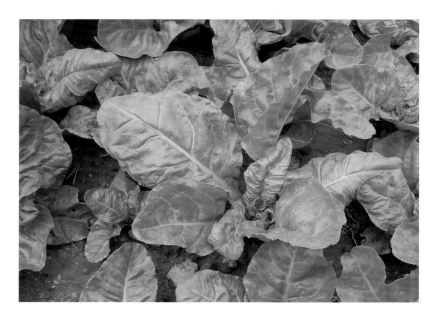

【原植物识别特征】

一年或二年生草本，根不肥大，有分枝。茎直立，具条棱及色条。基生叶矩圆形，长20~30cm，宽10~15cm，具长叶柄，上面皱缩不平，略有光泽，下面有粗壮凸出的叶脉，全缘或略呈波状；叶柄粗壮，下面凸，上面平或具槽；茎生叶互生，较小，卵形或披针状矩圆形，先端渐尖，基部渐狭入短柄。花小，绿色，2~3朵团集，果时花被基底部彼此合生；花被裂片5，果时变为革质并向内拱曲。胞果下部陷在硬化的花被内，上部稍肉质。种子双凸镜形，直径2~3mm，红褐色，有光泽。花期5—6月，果期7月。

【植物学文献概要】

见《中国植物志》第二十五卷，第二分册，10~11页。以厚皮菜为正名收载，别名莙荙菜（《本草纲目》）、猪牳菜（广州）等。根不肥大，有分枝。我国南方栽培较多。叶供蔬菜用。

《广东植物志》第三卷，67~68页。以莙荙菜（《嘉祐本草》）为正名收载，别名猪牳菜（广州）、杓菜（梅县）。广东及海南各地有栽培。栽培作蔬菜。在广州郊区，根据其叶柄色泽，分为5个品种。供药用，可祛风，解热毒。

《广西植物名录》101页。产全区各地。

《海南植物志》第一卷，398页。海南北部有栽培。

《广州植物志》142页。广州附近虽有栽培但数量不多。

【本草学文献概要】

《中华本草》第2册，第六卷，808~809页。以莙荙菜（《嘉祐本草》）为正名收载，别名忝菜（《名医别录》）、甜菜（《日华子本草》）。茎叶入药，味甘、苦，性寒；清热解毒，行瘀止血。其根和果实亦入药，另列条目。

菠菜

来源 藜科菠菜属 *Spinacia* 植物菠菜 *Spinacia oleracea* L. 的全草。

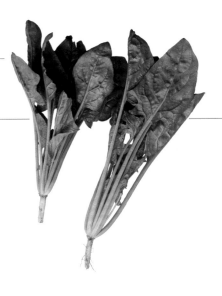

【植物学文献概要】

见《中国植物志》第二十五卷，第二分册，46页。以菠菜（通称）为正名收载，别名菠薐（《嘉祐本草》）、菠薐菜（《植物名实图考》）。原产伊朗，我国普遍栽培，为极常见的蔬菜之一。富含维生素及磷、铁。

《广东植物志》第三卷，68～69页。别名菠薐（《嘉祐本草》）、角菜（梅县）。广东及海南各地均有栽培。

《广西植物名录》101页。产全区各地。

《海南植物志》第一卷，399页。以菠薐为正名收载，别名菠菜、菠薐菜、角菜（梅县）。海南栽培。

《广州植物志》143页。为广州冬春二季主要蔬菜之一。

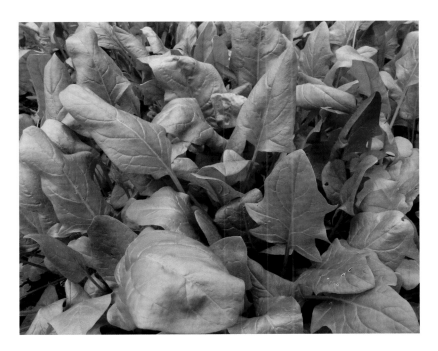

【本草学文献概要】

《中华本草》第2册，第六卷，825～826页。以菠菜为正名收载，别名菠薐（《嘉话录》）、赤根菜（《品汇精要》）、波斯草（《本草纲目》）。全草入药，味甘，性平；养血，止血，平肝，润燥。其种子亦入药，另列条目。

【原植物识别特征】

一年生秃净草本。根圆锥状，带红色。茎单生或分枝，高15～30 cm。中空，脆弱多汁。单叶互生，戟形至卵形，鲜绿色，柔嫩多汁，全缘或有少数牙齿状裂片。花单性，雄花集成球形团伞花序，在枝的上部排列成有间断的穗状圆锥花序；花被片4，雄蕊与花被片同数。雌花团集于叶腋；花被状小苞片2枚，子房上位。胞果卵形或近圆形，直径约2.5mm，两侧扁；果皮褐色。

土牛膝（倒扣草）

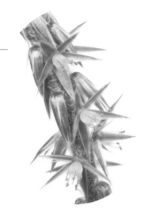

来源 苋科植物牛膝属 *Achyranthes* 植物土牛膝 *Achyranthes aspera* L. 的全草。

【植物学文献概要】

见《中国植物志》第二十五卷，第二分册，227页。产湖南、江西、福建、台湾、广东、广西、四川、云南、贵州。全草入药，清热解毒，利水消肿。

《广东植物志》第四卷，108页。别名倒钩草、倒梗草。产广东、海南各地，生于低山区或平原区村、镇附近或路旁空旷地。根供药用，清热解毒，利水。

《广西植物名录》101页。产全区各地。

《海南植物志》第一卷，407～408页。海南各地。

《广州植物志》148页。别名倒钩草、倒梗草（广州）、多须公、六月霜、班骨相思（《生草药性备要》）。广州极常见的野生草本，多生于旷地上。生草药铺有出售。

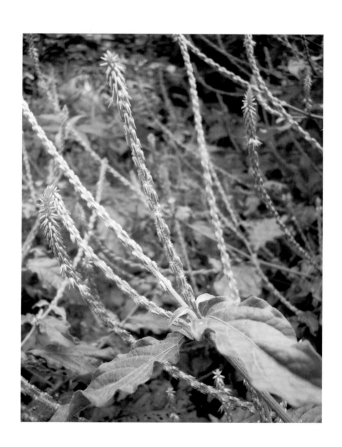

【本草学文献概要】

《岭南采药录》104页。患闭口痢，用倒扩草头炒透，煎水饮之，立即止痢。

《中华本草》第2册，第六卷，827～829页。以倒扣草（《本草求原》）为正名收载，别名倒钩草、倒梗草（《广州植物志》）、土常山（《本草求原》）、牛舌大黄、牛舌头、鱼鳞菜（《岭南采药录》）。全草入药。味苦、酸，性微寒；活血化瘀，利水通淋，清热解表。

【原植物识别特征】

多年生草本，高20～120cm。茎四棱形，分枝对生。叶对生，宽卵状倒卵形或椭圆状矩圆形，长1.5～7cm，宽0.4～4cm，全缘或波状，叶柄长5～15mm。穗状花序顶生；花长3～4mm，疏生；苞片披针形，长3～4mm，小苞片刺状；花被片披针形，花后变硬且锐尖，具1脉；雄蕊长2.5～3.5mm；子房上位。胞果卵形，长2.5～3mm。花期6—8月，果期10月。

喜旱莲子草（空心苋）

来源　苋科莲子草属 *Alternanthera* 植物喜旱莲子草 *Alternanthera philoxeroides* (Mart.) Griseb. 的全草。

【植物学文献概要】

见《中国植物志》第二十五卷，第二分册，236～237页。以喜旱莲子草为正名收载，别名空心苋（福建）、水蕹菜、革命草（江苏）、水花生（北京）。原产巴西，我国引种于北京、江苏、浙江、江西、湖南、福建，后逸为野生。生在池沼、水沟内。全草入药，有清热利水、凉血解毒作用；可作饲料。

《广东植物志》第四卷，112～113页。别名空心莲子草。产广东平原地区。生于水沟边或路旁湿地上。

《广西植物名录》102页。产南宁、桂林。

【本草学文献概要】

《中华本草》第2册，第六卷，840～842页。以空心苋（《福建中草药》）为正名收载，别名空心蕹藤菜、水蕹菜（《福建中草药》）、水生花、过塘蛇、蟛蜞菊、假蕹菜（《全国中草药汇编》）。全草入药，味苦、甘，性寒；清热凉血，解毒，利尿。

【原植物识别特征】

多年生草本；茎基部匍匐，上部上升，管状，不明显4棱，长55～120cm，幼茎及叶腋有白色或锈色柔毛。单叶对生，矩圆形、矩圆状倒卵形或倒卵状披针形，长2.5～5cm，宽7～20mm，全缘，叶柄长3～10mm。头状花序，单生于叶腋，球形，直径8～15mm；苞片及小苞片白色，花两性，花被片5，长5～6mm，白色，光亮；雄5，花丝基部合生成杯状；子房上位，倒卵形。果实未见。花期5—10月。

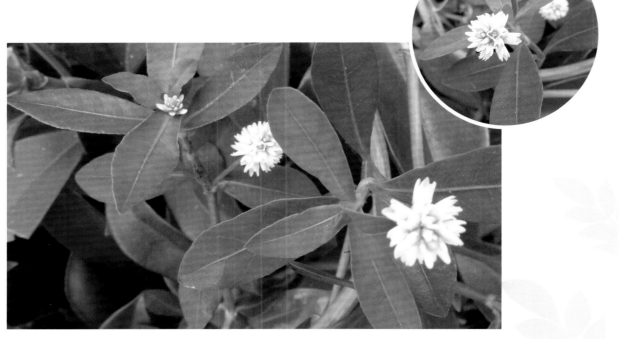

莲子草

来源　苋科莲子草属 *Alternanthera* 植物莲子草 *Alternanthera sessilis* (L.) DC. 的全草。

【植物学文献概要】

　　见《中国植物志》第二十五卷，第二分册，234页。产安徽、江苏、浙江、江西、湖南、湖北、四川、云南、贵州、福建、台湾、广东、广西。全草入药，清火退热；嫩叶作野菜食用，又可作饲料。

　　《广东植物志》第四卷，111页。以虾钳菜为正名收载，别名满天星、节节花。广东和海南各地均产，生于稻田附近水沟旁或沼泽地、海滨湿润沙地或屋旁空地上。嫩茎、叶可作蔬菜，药用散瘀，清毒。本种适应性强，生于水沟旁或沼泽地的为多年生，生于干旱沙地或荒地者为一年生。生境不同，其叶大小变异较大。

　　《广西植物名录》102页。产全区各地。

　　《广州植物志》147页。以虾钳菜（《广州常见经济植物》）为正名收载，别名白花仔、节节花（广州）、莲子草、耐惊菜（《救荒本草》）等。为一野生植物，生于荒芜之地。广州近郊田野间极常见。

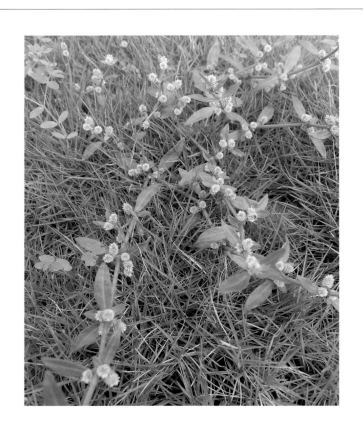

【本草学文献概要】

　　《岭南采药录》166页。别名蝦镰菜。散瘀消毒，敷疮甚效。

　　《中华本草》第2册，第六卷，842～843页。以节节花（《生草药性备要》）为正名收载，别名蓬子草（《救荒本草》）、蝦镰菜（《生草药性备要》）、满天星（《植物名实图考》）、虾钳菜、白花仔（《广州常见经济植物》）等。全草入药，味甘，性寒；凉血散瘀，清热解毒，除湿通淋。《广西本草选编》等有药用记载。

【原植物识别特征】

　　匍匐或平卧草本。茎长15～50cm，绿色或淡紫色；节上环生白色柔毛。叶对生，长圆形、长圆状披针形或披针形，长1～8cm，宽0.2～2cm，全缘。头状花序1～4个，腋生；花两性，花被片5，卵形，长2～3mm；雄蕊3，子房上位，花柱极短。胞果倒心形，种子卵球形，褐色。花果期几全年。

苋

来源 苋科苋属 *Amaranthus* 植物苋 *Amaranthus tricolor* L. 的茎叶。

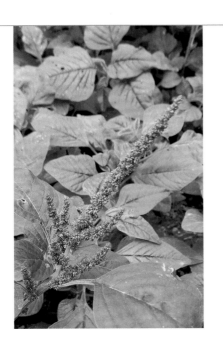

【 植物学文献概要 】

见《中国植物志》第二十五卷，第二分册，212～213页。别名雁来红（《救荒本草》）、老少年（《盛京通志》）、老来少、三色苋（《华北经济植物志要》）。全国各地均有栽培，有时逸为半野生。原产印度，分布于亚洲南部、中亚、日本等地。茎叶作为蔬菜食用；叶杂有各种颜色者供观赏；根、果实及全草入药。

《广东植物志》第四卷，100页。广东各地均有栽培或逸为半野生状态。

《广西植物名录》102页。产全区各地。

《海南植物志》第一卷，404页。

《广州植物志》145页。本植物在欧美多地栽培以观赏，尤其是具有颜色叶的品种。但在东亚各地，则多植为蔬菜用；入药有明目，利二便，去寒热之效。其茎叶有全绿、紫红之分，亦有杂色的。

【 本草学文献概要 】

《中华本草》第2册，第六卷，848～849页。以苋（《神农本草经》）为正名收载，别名苋菜（李当之《药录》）、茎人苋（《本草图经》）、红人苋（《本草衍义》）、十样锦（《本草纲目》）等。茎叶入药，味甘，性微寒；清热解毒，通利二便。种子、根亦入药，另列条目。

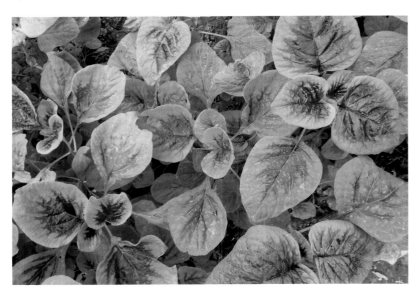

【 原植物识别特征 】

一年生草本，高80～150cm；茎粗壮，绿色或红色，常分枝。叶互生，卵形、菱状卵形或披针形，长4～10cm，宽2～7cm，绿色或常成红色，紫色或黄色，或部分绿色加杂其他颜色，全缘或波状缘；叶柄长2～6cm。花簇腋生，直到下部叶，或同时具顶生花簇，成下垂的穗状花序；花簇球形，直径5～15mm，雄花与雌花混生；花被片3，长3～4mm，顶端有1长芒尖；雄蕊3，子房上位。胞果卵状矩圆形，长2～2.5mm，环状横裂，包裹在宿存花被片内。种子黑色或黑棕色。花期5—8月，果期7—9月。

皱果苋

来源 苋科苋属 *Amaranthus* 植物皱果苋 *Amaranthus viridis* L. 的全草。

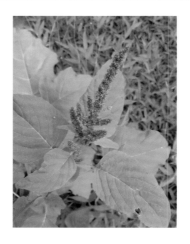

【植物学文献概要】

　　见《中国植物志》第二十五卷，第二分册，216～217页。以皱果苋为正名收载，别名绿苋（《中国北部植物图志》）。产东北、华北、陕西、华东、江西、华南、云南。生在人家附近的杂草地上或田野间。原产热带非洲，广泛分布在两半球的温带、亚热带和热带地区。嫩茎叶可作野菜食用，也可作饲料；全草入药，有清热解毒、利尿止痛的功效。

　　《广东植物志》第四卷，100～101页。广东各地均产。生于村庄附近空地或路旁稍湿润地上，有时为瓜地、菜地的杂草。嫩茎叶作蔬菜或汤料；全草入药，清热解毒，止痢。

　　《广西植物名录》102页。产全区各地。

　　《广州植物志》145页。以野苋（《图经本草》）为正名收载，别名细苋、白苋、假苋菜（广州）。为一野生植物，多生于空旷荒地上，广州到处可见，其嫩叶可为蔬菜，亦可为家畜的饲料。

【本草学文献概要】

　　《岭南采药录》95页。别名迷魂草。不入服剂，迷魂塞窍，专擦血癣。

　　《中华本草》第2册，第六卷，850～851页。以白苋为正名收载，"假苋菜"之名出自《广州植物志》。全草入药，味甘，性寒；清热利湿，解毒。《广西本草选编》等有药用记载。

【原植物识别特征】

　　一年生草本，高40～80cm。叶互生，卵形、卵状矩圆形或卵状椭圆形，长3～9cm，宽2.5～6cm，全缘或波状；叶柄长3～6cm，绿色或带紫红色。圆锥花序顶生，苞片及小苞片披针形；花被片长1.2～1.5mm，内曲；雄蕊比花被片短；子房上位。胞果扁球形，直径约2mm，绿色，不裂，极皱缩。花果期6—10月。

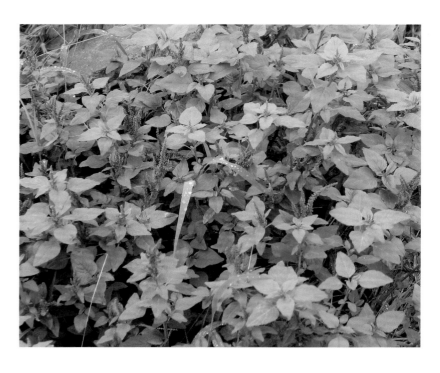

青葙子

来源 苋科青葙属 Celosia 植物青葙子 Celosia argentea L. 的种子及全草。

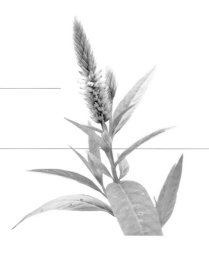

【植物学文献概要】

见《中国植物志》第二十五卷，第二分册，200～201页。以青葙为正名收载，别名野鸡冠花（山东、江苏、浙江、四川）、鸡冠花（福建）、百日红、狗尾草（广东）。分布几遍全国。野生或栽培，生于平原、田边、丘陵、山坡，高达海拔1 100m。种子供药用，有清热明目作用；花序宿存经久不凋，可供观赏；种子炒熟后，可加工各种搪食；嫩茎叶浸去苦味后，可作野菜食用；全植物可作饲料。

《广东植物志》第四卷，102～103页。产广东及海南各地，生于平原或低山地区的田边、旷野、村旁或休闲地上，较常见。种子供药用，称青葙子，有清热明目之效；嫩枝、叶可作蔬菜食用；全株可作饲料。

《广西植物名录》102页。产全区各地。

《广州植物志》145～146页。别名姜蒿、草蒿（《本草经》）、野鸡冠（《本草纲目》）。为广州附近极常见的野草。种子名青葙子，又名草决明，散风热、明耳目、杀虫。

【本草学文献概要】

《岭南采药录》109页。别名狗屎豆、青葙子。青葙又名野鸡冠，以花叶俱似鸡冠，草决明即青葙之子，小而黑，有光泽，味甘，性寒，能明目，消小儿五疳，擦癣癞。

《中华本草》第2册，第六卷，851～854页。以青葙子为正名收载，别名草决明、野鸡冠花子等。始载于《神农本草经》，列为下品。种子及全草入药，味苦，性微寒；清热燥湿，凉血止血，清肝明目。

【原植物识别特征】

一年生草本，高0.3～1m。叶互生，矩圆状披针形、披针形或披针状条形，长5～8cm，宽1～3cm。花多数，密生，在枝端呈单一的穗状花序；苞片1，小苞2，长3～4mm，白色，光亮；花被片5，矩圆状披针形，长6～10mm，初为白色带红色，或全部粉红色，后成白色，顶端渐尖；雄蕊5，花药紫色；子房上位。胞果卵形。种子黑色，光亮。花期5—8月，果期6—10月。

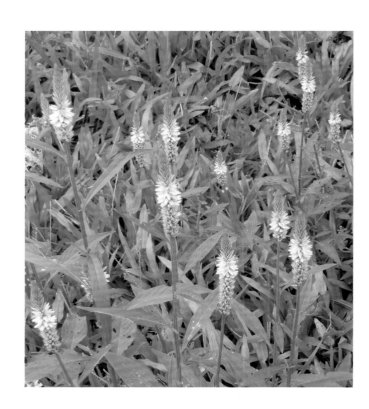

鸡冠花

来源 苋科青葙属 Celosia 植物鸡冠花 Celosia cristata L. 的花序。

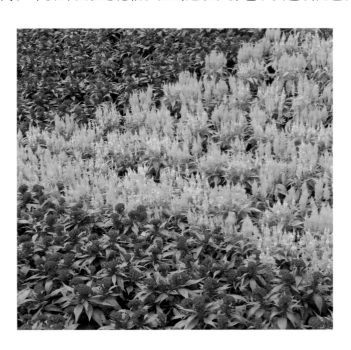

【植物学文献概要】

见《中国植物志》第二十五卷，第二分册，201页。本种和青葙极相近，但叶片卵形、卵状披针形或披针形，宽2～6cm；花多数，极密生，成扁平肉质鸡冠状、卷冠状或羽毛状的穗状花序，一个大花序下面有数个较小的分枝，圆锥状矩圆形，表面羽毛状；花被片红色、紫色、黄色、橙色或红色黄色相间。花果期7—9月。我国南北各地均有栽培，广布于温暖地区。栽培供观赏；花和种子供药用，为收敛剂，有止血、凉血、止泻功效。

《广东植物志》第四卷，103页。以鸡冠花为正名收载。广东及海南各地均有栽培。为我国特有花卉，栽培历史悠久，品种繁多。

《广西植物名录》102页。全区各地有栽培。

《海南植物志》第一卷，403页。海南各地常见栽培。花序和种子作收敛剂。

《广州植物志》146页。品种甚多，颜色形状不一，较常见的有扫帚鸡冠、璎珞鸡冠、扇面鸡冠、寿星鸡冠等。种子和花均供药用。

【本草学文献概要】

《岭南采药录》35页。草本，叶广披针形，叶端尖锐，互生，夏秋间，叶顶出双形之花轴，如鸡冠状、赤色、黄色或白色，常于其基脚部密生小花，花后结实，种子小，黑色有光泽，花黄色者，同冬瓜煎水洗痔疮，最效，又治痢证，妇人洗阴疮，治火疮，可煎水服。

《中华本草》第2册，第六卷，854～856页。以鸡冠花为正名收载，别名鸡公花（《闽东本草》）、鸡冠头（《全国中草药汇编》）、鸡骨子花。花序入药，味甘、涩，性凉；凉血止血，止带，止泻。

【原植物识别特征】

一年生直立草本，高30～80cm。单叶互生，具柄；叶片卵形、卵状披针形或披针形，长5～13cm，宽2～6cm，全缘。花多数，密生成扁平肉质鸡冠状、卷冠状或羽毛状的穗状花序；花被片红色、紫色、黄色、橙色或红色黄色相间；每花具苞片1、小苞片2、花被5，均为干膜质；雄蕊5，子房上位。胞果卵形，长约3mm，包于宿存花被内。种子肾形，黑色，有光泽。花果期7—9月。

杯苋

来源　苋科杯苋属 Cyathula 植物杯苋 Cyathula prostrata (L.) Bl. 的地上部分。

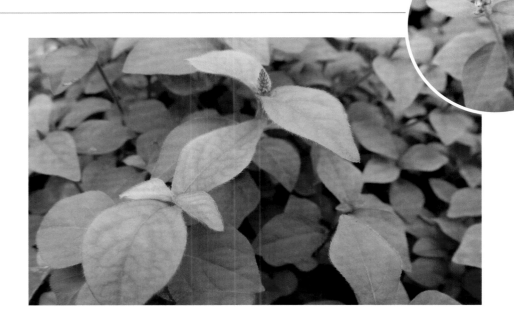

【植物学文献概要】

见《中国植物志》第二十五卷，第二分册，218~220页。产台湾、广东、广西、云南。生于山坡灌丛或小河边。越南、印度、泰国、缅甸、马来西亚、菲律宾、非洲、大洋洲均有分布。全草治跌打、驳骨。模式标本采自海南岛崖县南山岭。

《广东植物志》第四卷，104页。别名风毒草（普宁）、银丝倒扣草。产广东大埔、博罗、广州、肇庆、云浮至封开以南地区和海南各地。生于山谷或山坡密林下稍遮阴处。全草治跌打，有小毒，慎内服。

《广西植物名录》102页。产梧州、那坡、金秀、宁明。

《海南植物志》第一卷，405页。

《广州植物志》148页。为旷野间一野草，广州近郊不很见。茎叶为轻微缓下剂，锡兰岛人有用为治痢的草药。

【本草学文献概要】

《中华本草》第2册，第六卷，860~861页。以杯苋（《海南岛常用中草药手册》）为正名收载，别名蛇见怕（《海南植物志》）、拔子弹草（《海南岛常用中草药手册》）、小马鞭草（《广西本草选编》）等。地上部分入药，味苦，性凉；清热解毒，活血散瘀。根亦入药，另列条目。

【原植物识别特征】

多年生草本，高30~50cm，植物体被灰色长柔毛。茎钝四棱形，具分枝，节部带红色，加粗，基部数节生不定根。叶对生，菱状倒卵形或菱状矩圆形，长1.5~6cm，宽6~30mm，上面绿色，幼时带红色，下面苍白色，两面有长柔毛，具缘毛。总状花序，下部花丛由2~3朵两性花及数朵不育花组成，愈向花序上部，不育花数目愈减少，最上部仅有1朵两性花。花被片5，干膜质，长2~3mm，淡绿色；雄蕊5，子房上位。胞果球形，种子极小，褐色，光亮。花果期6—11月。

千日红

来源 苋科千日红属 *Gomphrena* 植物千日红 *Gomphrena globosa* L. 的花序或全草。

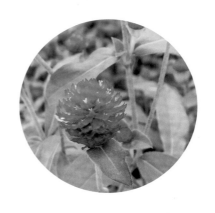

【植物学文献概要】

见《中国植物志》第二十五卷，第二分册，238～239页。别名百日红（广州）、火球花（北京）。原产美洲热带，我国南北各省均有栽培。供观赏，头状花序经久不变，除用作花坛及盆景外，还可作花圈、花篮等装饰品。花序入药，有止咳定喘、平肝明目之功效。

《广东植物志》第四卷，113页。广东和海南各地城乡公园和公共场所常见栽培，有时偶见逸生于路旁。

《广西植物名录》102页。全区各地有栽培。

《海南植物志》第一卷，410页。海南各地。

《广州植物志》146页。为一盆栽花卉，常见于公园或公共场所中。

【本草学文献概要】

《中华本草》第2册，第六卷，862～863页。以千日红（《花镜》）为正名收载，别名滚水花（《南宁市药物志》）、沸水菊（《广西中药志》）、球形鸡冠花（《福建中草药》）、千日娇（《广东中药志》）等。花序或全草入药，味甘，微咸，性平；止咳平喘，清肝明目，解毒。

【原植物识别特征】

一年生直立草本，高20～60cm；茎略成四棱形，节部稍膨大。叶对生，长椭圆形或矩圆状倒卵形，长3.5～13cm，宽1.5～5cm，边缘波状，两面有小斑点、被白色长柔毛及缘毛，叶柄长1～1.5cm。花多数，密生成球形或矩圆形头状花序，直径2～2.5cm，常紫红色，有时淡紫色或白色；总苞为2绿色对生叶状苞片；花被片5，长5～6mm，外面密生白色绵毛，雄蕊花丝连合成管状，顶端5浅裂；子房上位，柱头2，叉状分枝。胞果近球形，直径2～2.5mm。种子肾形，棕色，光亮。花果期6—9月。

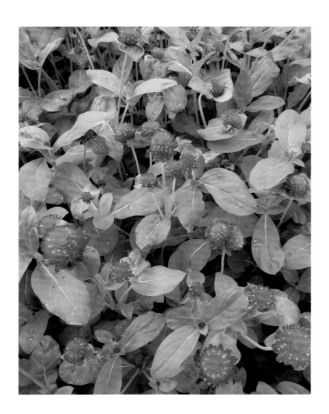

血苋

来源　苋科血苋属 *Iresine* 植物血苋 *Iresine herbstii* Hook. f. 的全草。

【植物学文献概要】

　　见《中国植物志》第二十五卷，第二分册，239～240页。原产巴西，我国江苏（上海）、广东（广州）、广西、云南等地有栽培。为一盆栽赏叶植物，或为花坛植物。我国栽培者为雌株，不结果实。茎、叶入药，治吐血；广西农民有用其叶染红糯米饭。

　　《广东植物志》第四卷，110页。产广东城镇公园，海南民间。观赏植物。叶中红色汁液可染糯米饭或糕点。

　　《广西植物名录》102页。产桂西。

　　《海南植物志》第一卷，411页。部分地区有栽培。

　　《广州植物志》148～149页。为一盆栽观叶植物或花坛植物，广州间有栽培。

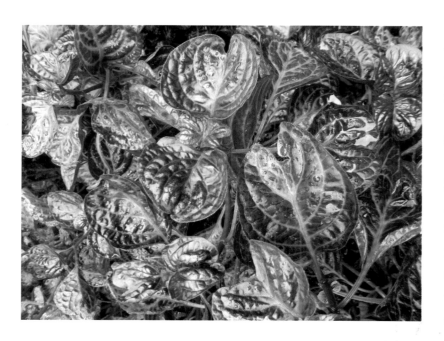

【本草学文献概要】

　　《中华本草》第2册，第六卷，863～864页。以红木耳（《泉州本草》）为正名收载，别名红藙、一口红（《文山中草药》）、汉宫秋、红叶苋（《全国中草药汇编》）。全草入药，味甘，微苦，性凉；凉血止血，清热利湿，解毒。

【原植物识别特征】

　　多年生草本，高1～2m；茎粗壮，常带红色，有分枝。叶对生，宽卵形至近圆形，直径2～6cm，顶端凹缺或2浅裂，全缘，两面有贴生毛，紫红色，具淡色中脉及5～6对弧状侧脉，如为绿色或淡绿色，则有黄色叶脉；叶柄长2～3cm。花雌雄异株，成顶生及腋生圆锥花序，由多数穗状花序形成。花微小，长约1mm；雌花花被片矩圆形，长约1mm，绿白色或黄白色，子房上位，花柱极短。雄花及果实未见。花果期9月至翌年3月。

昙花

来源　仙人掌科昙花属 *Epiphyllum* 植物昙花 *Epiphyllum oxypetalum* (DC.) Haw. 的花。

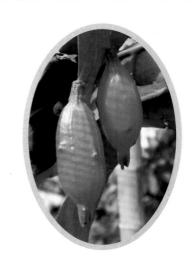

【植物学文献概要】

见《中国植物志》第五十二卷，第一分册，284～285页。原产墨西哥、危地马拉、洪都拉斯、尼加拉瓜、苏里南和哥斯达黎加，世界各地区广泛栽培；我国各省区常见栽培，根据1936年的标本采集记录（王启无77842），该种在云南南部（景洪，大猛龙）逸生，生长地海拔1 000～1 200m。模式标本采自墨西哥。本种为著名的观赏花卉，浆果可食。

《广东植物志》第四卷，138～139页。观赏植物。广东海南各地常见栽培。

《广西植物名录》123页。全区各地有栽培。

《海南植物志》第一卷，494页。海口市人民公园栽培。

《广州植物志》194页。广州花圃中时见栽培，因其花于晚间开放，翌晨即凋，故俗称昙花。

【本草学文献概要】

《中华本草》第2册，第六卷，864～865页。以昙花（《陆川本草》）为正名收载，别名月琼花、凤花（《新中医药》）、来美人（《台湾药用植物志》）、昙华（《花卉栽培与药用》）。花入药，味甘，性平；清肺止咳，凉血止血，养心安神。茎亦入药，另列条目。

【原植物识别特征】

附生肉质灌木，高2.5～3m，老茎圆柱状，木化；分枝多数，叶状侧扁，披针形至长圆状披针形，长15～100cm，宽5～12cm，边缘波状或具深圆齿，深绿色，老株分枝产生气根；小窠排列于齿间凹陷处，小形，无刺，初具少数绵毛，后裸露。花单生，漏斗状，于夜间开放，芳香，长25～30cm，直径10～12cm；花托被三角形短鳞片；萼状花被片绿白色、淡琥珀色或带红晕；瓣状花被片白色；雄蕊多数，排成两列；子房下位。浆果长球形，紫红色；种子多数，亮黑色。

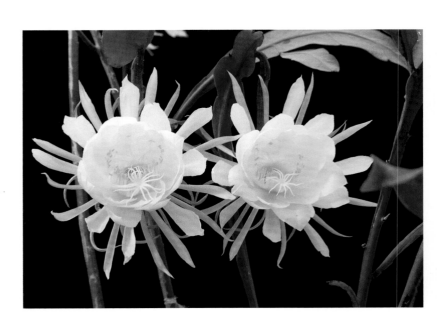

量天尺（霸王花）

来源 仙人掌科量天尺属 *Hylocereus* 植物量天尺 *Hylocereus undatus* (Haw.) Britt. et Rose 的花。

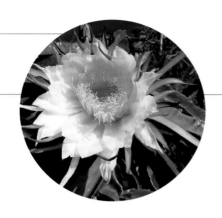

【植物学文献概要】

见《中国植物志》第五十二卷，第一分册，283～284页。以量天尺（《岭南采药录》）为正名收载，别名龙骨花（海南保亭）、霸王鞭（海南三亚，广东肇庆）等。分布中美洲至南美洲北部，世界各地广泛栽培，在夏威夷、澳大利亚东部逸为野生；我国于1645年引种，各地常见栽培，在福建（南部）、广东（南部）、海南、台湾以及广西（西南部）逸为野生，藉气根攀援于树干、岩石或墙上，本种分枝扦插容易成活，常作嫁接蟹爪兰属 *Schlumbergera*、仙人棒属 *Rhipsalis* 和多种仙人球的砧木。花可作蔬菜，浆果可食，商品名"火龙果"。

《广东植物志》第四卷，136～137页。广东、广西、海南各地常见栽培。花称"霸王花"，可食，有清热、润肺之效。

《广西植物名录》123页。全区各地有栽培。

《海南植物志》第一卷，493页。海南常见栽培，保亭、崖县一带尤为习见。

【本草学文献概要】

《中华本草》第2册，第六卷，865页。以量天尺花（《岭南采药录》）为正名收载，别名霸王花（《岭南采药录》）、龙骨花（《广东中药》）、七星剑花（《广西本草选编》）等。花入药，味甘，性微寒；清热润肺，止咳化痰，解毒消肿。茎亦入药，另列条目。

111

【原植物识别特征】

攀援肉质灌木，长3～15m，具气根。分枝多数，具棱，棱常翅状；老枝边缘常胼胝状；小窠沿棱排列，相距3～5cm；每小窠具1～3根开展的硬刺。花大，两性，漏斗状，长25～30cm，直径15～25cm，于夜间开放；花托及花托筒密被淡绿色或黄绿色鳞片，萼状花被片黄绿色，线形至线状披针形；瓣状花被片白色，长12～15cm，宽4～5.5cm；雄蕊多数，子房下位。浆果红色，长球形，长7～12cm，直径5～10cm，果肉白色或紫红色。种子黑色，种脐小。花期7—12月。

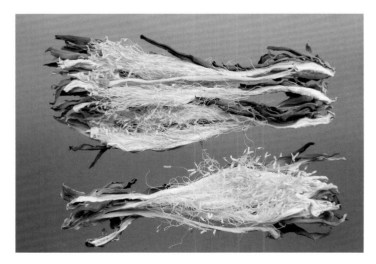

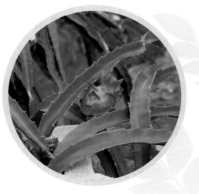

仙人掌

来源　仙人掌科仙人掌属 *Opuntia* 植物仙人掌 *Opuntia stricta* (Haw.) Haw. var. *dillenii* (Ker-Gawl.) Benson 的根及茎。

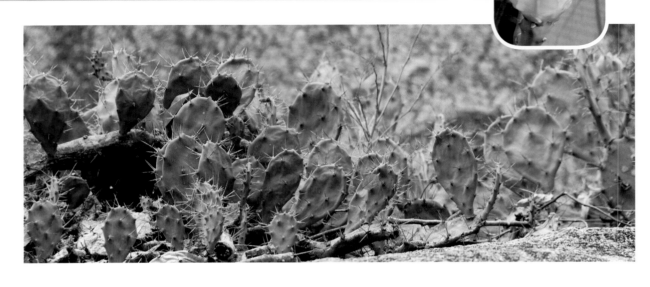

112

【植物学文献概要】

见《中国植物志》第五十二卷，第一分册，277～288页。原产墨西哥东海岸、美国南部及东南部沿海地区、西印度群岛、百慕大群岛和南美洲北部；在加那利群岛、印度和澳大利亚东部逸生；我国于明末引种，南方沿海地区常见栽培，在广东、广西南部和海南沿海地区逸为野生。通常栽作围篱，茎供药用，浆果酸甜可食。

《广东植物志》第四卷，138页。广东、海南各地常见栽培，或逸生于海滨沙滩。

《广西植物名录》123页。全区各地广泛栽培并逸为野生。

《海南植物志》第一卷，493页。习见于崖县沿海边沙滩的开阔处，为当地的保土植物之一。

《广州植物志》194～195页。原为一外来植物，广州近郊烂泥墙上时可见。

【本草学文献概要】

《岭南采药录》36～37页。非草非木，无枝叶，土中突发茎一片，与手掌无异，扁阔多液，外面有刺，长尺许，幅二三寸，互相层叠，至高丈余，夏月开黄赤色复瓣之花，实之形色似蜜果，外面多毛刺，熟则可食，味苦，性涩寒，治肠痔泻血，与甘草浸酒服，小儿白秃疮，焙干为末，香油调涂。

《中华本草》第2册，第六卷，866～868页。以仙人掌（《岭南杂记》）为正名收载，别名凤尾筋（《广东新语》）、神仙掌、霸王（《本草求原》）。根及茎入药，味苦，性寒；行气活血，凉血止血，解毒消肿。《广西本草选编》等有药用记载。

【原植物识别特征】

肉质灌木，高1～3m。上部分枝宽倒卵形至近圆形，长10～35cm，宽7.5～20cm，厚达1.2～2cm，先端圆形，边缘通常不规则波状，绿色至蓝绿色；小窠疏生，每小窠有刺3～10根。花单生，两性，直径5～6.5cm；花托与子房合生；花被片黄色至橙黄色；雄蕊多数，子房下位。浆果倒卵球形，长4～6cm，直径2.5～4cm，紫红色。花期6—10月。

蟹爪兰

来源 仙人掌科蟹爪兰属 *Schlumbergera* 植物蟹爪兰 *Schlumbergera truncate* (Haw.) Moran [*Zygocactus truncatus* (Haw.) K.Schum.] 的地上部分。

【植物学文献概要】

《中国种子植物科属词典》526页。蟹爪兰属 *Zygocactus* 仙人掌科，3种，产墨西哥，我国引种栽培蟹爪兰 *Zygocactus truncatus* (Haw.) K.Schum.1种，供观赏用。

《广东植物志》第四卷，139～140页。广东、海南的花圃和公园均有栽培。

《海南植物志》第一卷，494～495页。海南各公园常见栽培。

《广州植物志》193～194页。别名锦上添花、蟹足霸王鞭（广州）。为一美丽的观赏植物，广州常见栽培。常扦插于量天尺或其他植物上以为繁殖。

【本草学文献概要】

《中华本草》第2册，第六卷，870页。以蟹爪兰（《新华本草纲要》）为正名收载，别名蟹爪（《广西药用植物名录》）、蟹爪花（广西医药研究所《药用植物名录》）、蟹足霸王鞭（《植物学词典》）等。地上部分入药，味苦，性寒；解毒消肿。

【原植物识别特征】

附生肉质植物，灌木状，茎悬垂，多分枝无刺，老茎木质化，幼茎扁平，每一节间矩圆形至倒卵形，长3～6cm，宽1.5～2.5cm，鲜绿色或稍带紫色，两侧各有2～4粗锯齿。花单生于枝顶，玫瑰红色，长6～9cm，两侧对称；花萼一轮，顶端分离；花冠数轮，下部长筒状，上部分离；雄蕊多数，子房下位，柱头7裂。浆果梨形，红色，直径约1cm。花期10月至翌年2月。

113

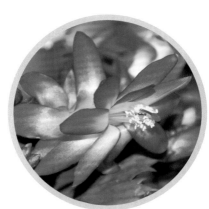

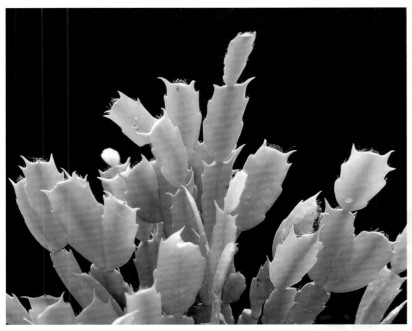

玉兰（辛夷）

来源 木兰科木兰属 *Magnolia* 植物玉兰 *Magnolia denudata* Desr. 的花蕾。

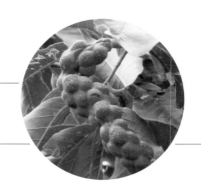

【 植物学文献概要 】

见《中国植物志》第三十卷，第一分册，第131～132页。以玉兰（《群芳谱》）为正名收载，别名玉堂春（广州）、迎春花（浙江）、白玉兰（河南）、应春花（湖北）等。产江西（庐山）、浙江（天目山）、湖南（衡山）、贵州。生于海拔 500～1000m 的林中。现全国各大城市园林广泛栽培。材质优良，供家具、图板、细木工等用；花蕾入药与"辛夷"功效同；花含芳香油，可提取配制香精或制浸膏；花被片食用或用以熏茶；种子榨油供工业用。早春白花满树，艳丽芳香，为驰名中外的庭园观赏树种。

《广东植物志》第一卷，第9～10页。产广东南雄、乳源、乐昌。

《广西植物名录》55页。产桂林、全州。

《广州植物志》80～81页。广州园圃间有栽培以供观赏。

【 本草学文献概要 】

《中华本草》第2册，第六卷，872～877页。以辛夷（《神农本草经》）为正名收载，别名玉堂春（广州）、白玉兰（河南）等。作为传统中药辛夷的来源之一。花蕾入药，味辛，性温；散风寒，通鼻窍。

【 原植物识别特征 】

落叶乔木，高达25m，冬芽及花梗密被淡灰黄色长绢毛。叶互生，倒卵形、宽倒卵形或倒卵状椭圆形，长10～15cm，宽6～10cm，侧脉每边8～10条，叶柄长1～2.5cm，托叶痕为叶柄长的1/4～1/3。花蕾卵圆形，花先叶开放，芳香，直径10～16cm；花梗密被淡黄色长绢毛；花被片9片，白色，近相似，长6～8cm，宽2.5～4.5cm；雄蕊多数；心皮多数，子房上位。聚合果圆柱形，长12～15cm，直径3.5～5cm；蓇葖厚木质，褐色。花期2—3月，果期8—9月。

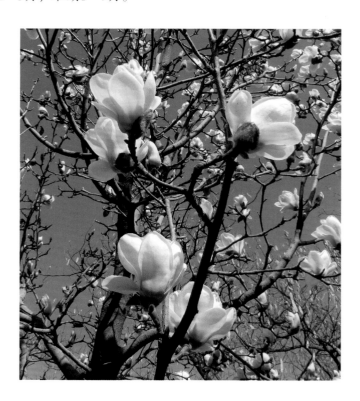

夜香木兰

来源 木兰科木兰属 *Magnolia* 植物夜香木兰 *Magnolia coco* (Lour.) DC. 的根皮和花。

【植物学文献概要】

见《中国植物志》第三十卷，第一分册，第113～115页。以夜香木兰（《中国树木志略》）为正名收载，别名夜合花（《植物名实图考》）。产浙江、福建、台湾、广东、广西、云南，生于海拔600～900m的湿润肥沃土壤林下。现广栽植于亚洲东南部。本种枝叶深绿婆娑，花朵纯白，入夜香气更浓郁。为华南久经栽培的著名庭园观赏树种。花可提取香精，亦有掺入茶叶内作熏香剂。根皮入药，能散瘀除湿，治风湿跌打，花治淋浊带下。

《广东植物志》第一卷，第6页。广东广州、珠海、高要、台山及香港等地有栽培。花油浓郁香气，可提取精油。

《广西植物名录》52页。产南宁、柳州、桂林、恭城、梧州、合浦、东兴、桂平、容县、龙州。

《海南植物志》第一卷，224页。本岛栽培。适宜生长于气候温暖、潮湿地区。

《广州植物志》79页。广州庭院中极常栽培。观赏，熏茶或作装饰品。

【本草学文献概要】

《中华本草》第2册，第六卷，877～878页。以夜合花（《植物名实图考》）为正名收载，别名合欢花（《广东中药》）、夜香木兰（《广西药用植物名录》）。花入药，味辛，性温；行气祛瘀，止咳止带。

【原植物识别特征】

常绿灌木或小乔木，高2～4m。叶互生，革质，椭圆形，狭椭圆形或倒卵状椭圆形，长7～14cm，宽2～4.5cm，上面深绿色有光泽，叶柄长5～10mm；托叶痕达叶柄顶端。花梗向下弯垂，花圆球形，直径3～4cm，花被片9，肉质，倒卵形，外面的3片带绿色，长约2cm，内两轮纯白色，长3～4cm，宽约4cm；雄蕊多数；雌蕊群绿色，心皮约10枚，长5～6mm；聚合果长约3cm；蓇葖近木质。花期夏季，在广州几全年持续开花，果期秋季。

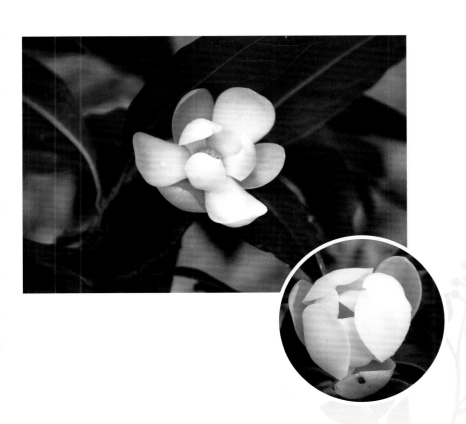

荷花玉兰

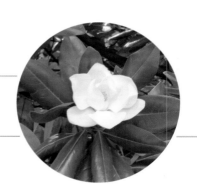

来源 木兰科木兰属 *Magnolia* 植物荷花玉兰 *Magnolia grandiflora* L. 的花和树皮。

【植物学文献概要】

见《中国植物志》第三十卷，第一分册，第125~126页。以荷花玉兰（《广州植物志》）为正名收载，别名洋玉兰（《中国树木分类学》）、广玉兰（上海）。原产北美洲东南部。我国长江流域以南各城市有栽培。兰州及北京公园也有栽培。花大，白色，状如荷花，芳香，为美丽的庭园绿化观赏树种，对二氧化硫、氯气、氟化氢等有毒气体抗性较强；也耐烟尘。木材可供装饰材用；叶、幼枝和花可提取芳香油；花制浸膏用；叶入药，种子榨油。

《广东植物志》第一卷，第8页。广州、香港、高要等地栽培。木材黄白色，质坚实，可作装饰用材。叶入药；花和嫩枝可提取挥发油。极美丽的观赏植物。

《广西植物名录》53页。产南宁、柳州、桂林、梧州、靖西。

《海南植物志》第一卷，224~225页。栽培。

《广州植物志》79~80页。别名洋玉兰（广州）。广州园圃间常有栽培。花极大而香，形如荷花，故有荷花玉兰之称。

【本草学文献概要】

《中华本草》第2册，第六卷，879~880页。以广玉兰（《中国药用植物志》）为正名收载，别名洋玉兰、荷花玉兰等。花和树皮入药，味辛，性温；祛风散寒，行气止痛。

【原植物识别特征】

常绿乔木，高可达30m；小枝粗壮，具横隔的髓心；小枝、芽、叶背、叶柄均密被褐色或灰褐色短绒毛。叶互生，厚革质，椭圆形，长圆状椭圆形或倒卵状椭圆形，长10~20cm，宽4~7cm，叶面深绿色，有光泽；叶柄长1.5~4cm，无托叶痕。花白色，芳香，直径15~20cm；花被片9~12，倒卵形，长6~10cm，宽5~7cm；雄蕊多数，花丝扁平，紫色；雌蕊群密被长绒毛；心皮多数。聚合蓇葖果圆柱状或卵圆形，长7~10cm，直径4~5cm，密被绒毛。花期5—6月，果期9—10月。

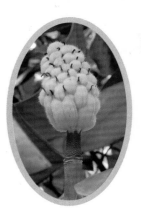

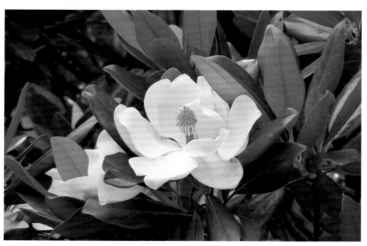

木莲

来源 木兰科木兰属 *Magnolia* 植物木莲 *Manglietia fordiana* Oliv. 的果实。

【植物学文献概要】

　　见《中国植物志》第三十卷，第一分册，第105页。以木莲（《酉阳杂俎》）为正名收载。产福建、广东、广西、贵州、云南。生于海拔1 200m的花岗岩、沙质岩山地丘陵。模式标本采自香港。木材供板料、细工用材；果及树皮入药，治便秘和干咳。

　　《广东植物志》第一卷，第4页。广东树林间常见的树种，但海南岛未见。生于海拔1 300m以下肥沃的酸性土壤，常混生于常绿阔叶林中，为比较速生的树种。边材淡黄色，可供家具、板料、细工用；果及树皮入药。

　　《广西植物名录》53页。产武鸣、融水、临桂、全州、灌阳、龙胜、苍梧、蒙山、上思、平南、玉林、德保、凌云、田林、西林、贺州、昭平、钟山、环江、金秀、龙州。

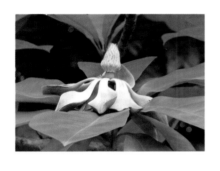

【本草学文献概要】

　　《中华本草》第2册，第六卷，889～890页。以木莲果（《天目山药用植物志》）为正名收载，别名山厚朴（《广西药用植物名录》）。果实入药，味辛，性凉；通便，止咳。

【原植物识别特征】

　　乔木，高达20m。嫩枝及芽有红褐色短毛。叶互生；叶柄长1～3cm；托叶痕半椭圆形，长3～4cm；叶片革质，狭椭圆状倒卵形或倒披针形，长8～17cm，宽2.5～5.5cm，侧脉8～12对。花梗长6～18mm，被红褐色短柔毛；花被片9，白色，外轮3片，长圆状椭圆形，长6～7cm，内两轮倒卵形，长5～6cm；雄蕊多数，药隔伸出成短钝三角形；心皮多数，子房上位。聚合果倒卵形，深红色，熟时紫红色。花期4—5月，果期8—10月。

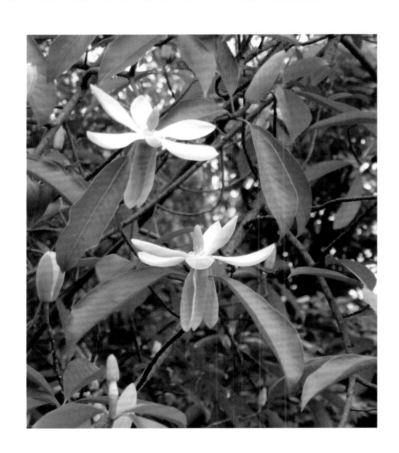

白兰

来源 木兰科含笑属 *Michelia* 植物白兰 *Michelia alba* DC. 的花。

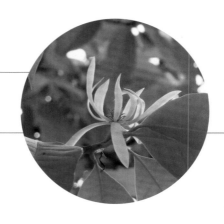

【植物学文献概要】

见《中国植物志》第三十卷，第一分册，第157～159页。以白兰（《中国树木志》）为正名收载，别名白兰花、白玉兰。原产印度尼西亚爪哇，现广植于东南亚。我国福建、广东、广西、云南等省区栽培极盛，长江流域各省区多盆栽，在温室越冬。少见结实，多用嫁接繁殖。花洁白清香，夏秋间开放，花期长，叶色浓绿，为著名的庭园观赏树种，多栽为行道树。花可提取香精或薰茶，也可提制浸膏供药用，有行气化浊，治咳嗽等效。鲜叶可提取香油，称"白兰叶油"，可供调配香精；根皮入药，治便秘。

《广东植物志》第一卷，12页。以白兰为正名收载。原产于爪哇，我国福建、广东、广西、云南等省栽培最盛，长江流域各省盆栽，在温室越冬。

《广西植物名录》54页。产南宁、柳州、桂林、玉林、百色、龙州、大新、天等。

《海南植物志》第一卷，226页。海南有栽培。

《广州植物志》81～82页。广州常栽培，花夏秋间开放，浓香扑鼻。妇女喜用作配饰品，作茶叶熏香剂，销路很广。主要作行道树和庭院观赏用。

【本草学文献概要】

《中华本草》第2册，第六卷，892～893页。以白兰花（《四川中药志》）为正名收载。别名白缅花（《全国中草药汇编》）、白木兰（《福建药物志》）、缅桂花（云南）等。花入药，味苦、辛，性微温；化湿，行气，止咳。叶亦入药，另列条目。

【原植物识别特征】

常绿乔木，高达17m，树皮灰色；揉枝叶有芳香；嫩枝及芽密被淡黄白色微柔毛。叶互生，长椭圆形或披针状椭圆形，长10～27cm，宽4～9.5cm，叶柄长1.5～2cm，托叶痕为叶柄全长的1/3。花白色，极香；花被片10，披针形，长3～4cm，宽3～5mm；雄蕊多数，药隔伸出长尖头；雌蕊群柄长约4mm；心皮多数，通常部分不发育，成熟时随着花托的延伸，形成蓇葖聚合果；蓇葖熟时鲜红色。花期4—9月，夏季盛开，通常不结实。

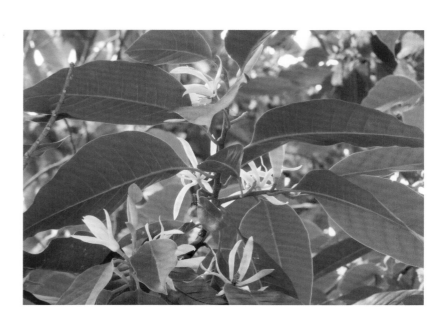

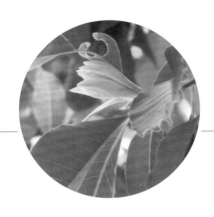

黄兰

来源 木兰科含笑属 *Michelia* 植物黄兰 *Michelia champaca* L. 的根。

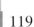

【植物学文献概要】

见《中国植物志》第三十卷，第一分册，第157页。以黄兰（《植物名实图考》）为正名收载，别名黄玉兰（广东），黄缅桂（云南）。产于西藏东南部、云南南部及西南部。福建、台湾、广东、海南、广西有栽培；长江流域各地盆栽，在温室越冬。花芳香浓郁，树形美丽，为著名的观赏树种，对有毒气体抗性较强。现广植于亚洲热带地区。花可提取芳香油或薰茶，也可浸膏入药；叶可蒸油，供调制香料用。木材轻软，材质优良，为造船、家具的珍贵用材。可为华南地区的重要造林树种。

《广东植物志》第一卷，12页。以黄兰为正名收载。产云南南部及西南部，长江以南有栽培，现广植于亚洲热带地区。

《广西植物名录》54页。产南宁、柳州、临桂、百色、龙州、大新、天等。

《海南植物志》第一卷，227页。栽培。

《广州植物志》81页。广州虽有栽培，但不如白兰普遍。花黄色，香气比白兰更浓。妇女喜簪于发上，作饰品。

【本草学文献概要】

《中华本草》第2册，第六卷，893~894页。以黄缅桂（《云南思茅中草药选》）为正名收载。别名黄兰（《植物名实图考》）、大黄桂、黄角兰（《全国中草药汇编》）。根入药，味苦，性凉；祛风湿，利咽喉。果亦入药，另列条目。

【原植物识别特征】

常绿乔木，高达10余米；芽、嫩枝、嫩叶和叶柄均被淡黄色的平伏柔毛。叶互生，披针状卵形或披针状长椭圆形，长10~20cm，宽4.5~9cm，叶柄长2~4cm，托叶痕超过叶柄长度之半。花黄色，极香，花被片15~20片，倒披针形，长3~4cm，宽4~5mm；雄蕊多数，药隔伸出成长尖头；雌蕊群柄长约3mm，心皮多数。聚合果长7~15cm；蓇葖倒卵状长圆形，长1~1.5cm。花期6—7月，果期9—10月。

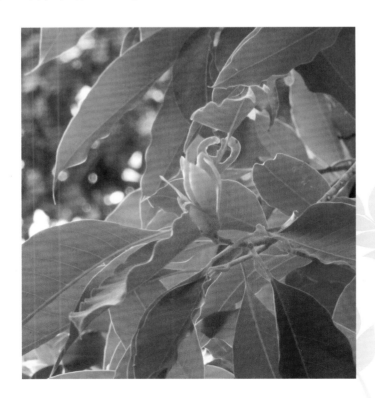

119

含笑花

来源　木兰科含笑属 *Michelia* 植物含笑花 *Michelia figo* (Lour.) Spreng. 的花。

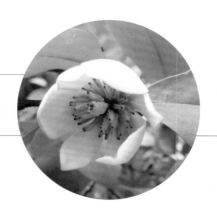

【植物学文献概要】

见《中国植物志》第三十卷，第一分册，第165～167页。以含笑花（《艺花谱》）为正名收载，别名含笑（《中国树木志》）。原产华南南部各省区，广东鼎湖山有野生，生于阴坡杂木林中，溪谷沿岸尤为茂盛。现广植于全国各地。在长江流域各地需在温室越冬。模式标本采自广州。本种除供观赏外，花有水果甜香，花瓣可拌入茶叶制成花茶，亦可提取芳香油和供药用，本种花开放，含蕾不尽开，故称"含笑花"。

《广东植物志》第一卷，第12～13页。产广东中部。生于阴坡杂木林中，溪谷沿岸尤为茂盛。原产华南各省区，现广植于全国各地。

《广西植物名录》54页。产南宁、柳州、桂林、梧州、金秀。

《海南植物志》第一卷，227页。栽培。

《广州植物志》82页。华南原产，至今粤北一带尚有野生者，现广植于全国各地。

【本草学文献概要】

《南方药用植物图鉴》71页。花入药，味苦，微涩，性平；祛瘀生新。

《药用植物识别图鉴》64页。花入药，祛瘀生新，调经。用于月经不调。

【原植物识别特征】

常绿灌木，高2～3m，分枝多而密。芽鳞、幼枝，叶柄及花梗均密被黄褐色绒毛。叶互生，革质，椭圆形或卵状椭圆形，长4～10cm，宽1.5～4cm，上面有光泽，下面沿脉被黄色柔毛，叶柄长2～4mm，托叶痕长达叶柄顶端。花蕾卵状椭圆形，长约2cm；花单生，具甜浓的芳香，花被片6，乳黄色，边缘带紫红色，长12～20cm，宽6～11mm；雄蕊多数，长7～8mm，药隔伸出成急尖头；离生心皮多数，子房上位。聚合蓇葖果长2～3.5cm。花期3—5月，果期7—8月。

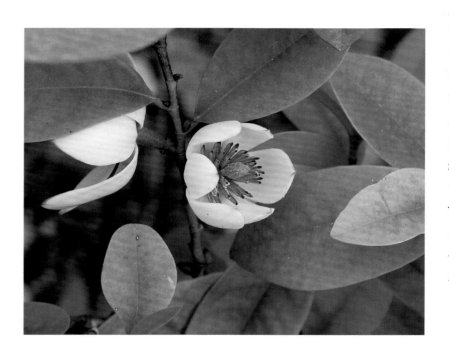

黑老虎

来源 木兰科南五味子属 *Kadsura* 植物黑老虎 *Kadsura coccinea* (Lem.) A.C. Smith 的根及藤茎。

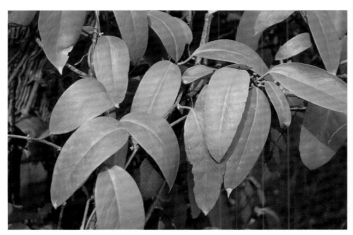
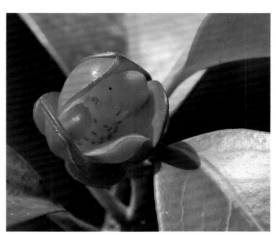

【植物学文献概要】

　　见《中国植物志》第三十卷，第一分册，234～236页。分布于四川、云南、贵州、江西、湖南、广东、广西、海南等省区。根入药，行气活血，止痛。果成熟后味甜，可食。

　　《广东植物志》第一卷，22～23页。以黑老虎为正名收载，别名臭饭（《海南植物志》）、过山龙藤（海南岛）、钻地风。产广东全省各地。生于林中。根药用，行气活血，消肿止痛。

　　《广西植物名录》56页。产全区各地。

　　《海南植物志》第一卷，232～233页。置于五味子科 Schisandraceae以臭饭团（广东）为正名收载。别名过山龙藤（海南）、黑老虎（乐东）。琼中、白沙、定安、东方、崖县、保亭、临高。多生于森林中。

【本草学文献概要】

　　《岭南采药录》125页。别名钻地风、七星根。味辛，性平，祛风湿，壮筋骨，以之浸酒甚妙。

　　《中华本草》第2册，第六卷，895～896页。以黑老虎（《岭南采药录》）为正名收载。别名过山风、沙风藤（《岭南采药录》）、钻地风（广州部队后勤部卫生部《常用中草药手

册》）、过山香等。根及藤茎入药，味辛，微苦，性温；行气止痛，散瘀通络。

【原植物识别特征】

　　藤本。全株无毛。单叶互生，长圆形至卵状披针形，长7～18cm，宽3～8cm，全缘，侧脉每边6～7条；叶柄长1～2.5cm。花单生于叶腋，雌雄异株。雄花花被片红色，10～16片，中轮有1片最大，最内轮3片明显增厚，肉质，雄蕊14～48；雌花花被片似雄花，离生心皮50～80，子房上位。聚合果浆果近球形，红色或暗紫色，直径6～10cm或更大。花果期4—11月。

八角

来源　木兰科八角属 *Illicium* 植物八角 *Illicium verum* Hook.f. 的成熟果实。

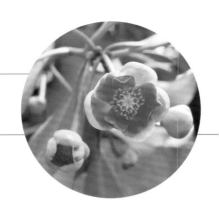

【植物学文献概要】

见《中国植物志》第三十卷，第一分册，第228～231页。以八角（《本草求原》）为正名收载，别名八角茴香（《本草纲目》）、大茴香、唛角（广西壮语）。主产广西西部和南部（百色、南宁、钦州、梧州、玉林等地区多有栽培），海拔200～700m，而天然分布海拔可到1600m。桂林雁山（约北纬25°11′）和江西上饶陡水镇（北纬25°50′）都已引种，并正常开花结果。福建南部、广东西部、云南东南部和南部也有种植。模式标本采自英国邱园，而邱园的八角采自我国广西北海。

八角为经济树种。果为著名的调味香料，味香甜。也供药用，有祛风理气、和胃调中的功能，果皮、种子、叶都含芳香油，称八角茴香油（简称茴油）是制造化妆品、甜香酒、啤酒和食品工业的重要原料。八角木材可供细木工、家具、箱板等用材。同属其他种野生八角的果，多具有剧毒，中毒后严重者引致死亡。

《广东植物志》第二卷，第5页。广东信宜有栽培。

编者注：广州有栽培。

《广西植物名录》56页。产全区各地。

【本草学文献概要】

《中华本草》第2册，第六卷，925～928页。以八角茴香（《本草品汇精要》）为正名收载，别名大茴香（《卫生杂兴》）、八角大茴（《本草求真》）、五香、大料（《全国中草药汇编》）。果实入药。味辛、甘，性温；散寒，理气，止痛。

【原植物识别特征】

乔木，高10～15m。叶不整齐互生，革质，倒卵状椭圆形、倒披针形或椭圆形，长5～15cm，宽2～5cm，在阳光下可见密布透明油点；叶柄长8～20mm。花粉红至深红色，单生叶腋或近顶生；花被片7～12，常具不明显的半透明腺点；雄蕊11～14；心皮通常8，在花期长2.5～4.5mm，子房上位。果梗长20～56mm，聚合果，直径3.5～4cm，蓇葖多为8，呈八角形，长14～20mm，宽7～12mm，先端钝或钝尖。3—5月开花，9—10月果熟。

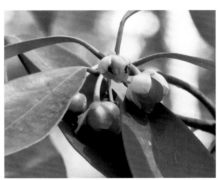
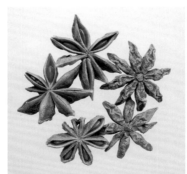
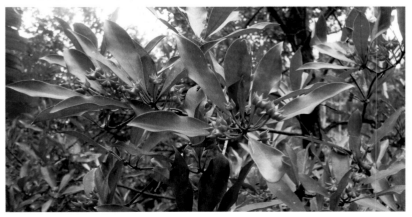

番荔枝

来源 番荔枝科番荔枝属 *Annona* 植物番荔枝 *Annona squamosa* L. 的果实。

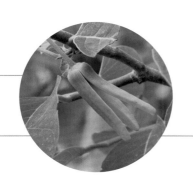

【植物学文献概要】

见《中国植物志》第三十卷，第二分册，第171～173页。以番荔枝（《岭南杂志》、《台湾府志》、《植物名实图考长编》）为正名收载，别名林檎（广东潮州）、唛螺陀（广西）、洋波罗（广西龙州）。浙江、台湾、福建、广东、广西和云南等省区均有栽培。原产热带美洲；现全球热带地区有栽培。果食用，外形酷似荔枝，故名"番荔枝"，为热带地区著名水果，含蛋白质2.34%，脂肪0.3%，糖类20.42%；种子含油量达20%。树皮纤维可造纸。根及果实可药用。亦为紫胶虫寄主树。

《广东植物志》第二卷，第39页。海南岛、湛江、中山、高要、广州、香港、从化、花县、潮安等地有栽培。

《广西植物名录》57页。产桂南、桂西。

《海南植物志》第一卷，258～259页。崖县、乐东、东方、昌江、琼山等地有栽培，间有野生的。

《广州植物志》84页。常栽植于广州附近果园中或村落附近。果可食，夏秋间市上常有出售。果由多数近圆形心皮合生而成，外观酷似荔枝的果皮，故名"番荔枝"。

【本草学文献概要】

《中华本草》第3册，第七卷，3～5页。以番荔枝（《植物名实图考》）为正名收载，别名佛头果、释迦果（《台湾药用植物志》）、蚂蚁果（《广西植物名录》）等。果实入药，味甘，性寒；补脾肾，清热解毒。根、叶亦入药，另列条目。

【原植物识别特征】

落叶小乔木，高3～5m。叶互生，排成两列，椭圆状披针形，或长圆形，长6～17.5cm，宽2～7.5cm，叶背苍白绿色，侧脉每边8～15条。花单生或2～4朵聚生于枝顶或与叶对生，长约2cm，青黄色，下垂；萼片三角形；外轮花瓣狭而厚，肉质，长圆形，内轮花瓣退化成鳞片状；雄蕊多数；心皮长圆形，每心皮有胚珠1颗。聚合浆果圆球状或心状圆锥形，直径5～10cm，由多数近圆形心皮合生而成，黄绿色，外面被白色粉霜。花期5—6月，果期6—11月。

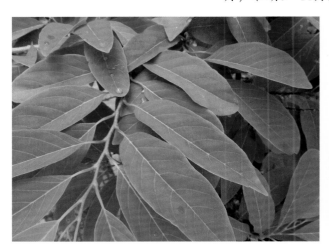

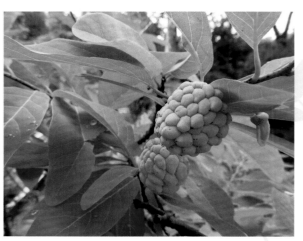

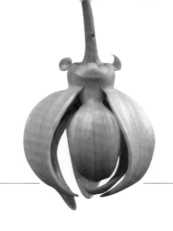

鹰爪

来源 番荔枝科鹰爪花属 *Artabotrys* 植物鹰爪 *Artabotrys hexapetalus* (L.f.) Bhandari 的根。

【植物学文献概要】

见《中国植物志》第三十卷，第二分册，第122~125页。以鹰爪花（《广群芳谱》）为正名收载，莺爪（《草木典》）、鹰爪（《中国植物学杂志》）等。产浙江、台湾、福建、江西、广东、广西和云南等省区，多见于栽培，少数为野生。绿化植物，花极香，常栽培于公园或屋旁。鲜花含芳香油0.75%~1.0%，可提制鹰爪花浸膏，用于高级香水化妆品和皂用的香精原料，亦供熏茶用。根可药用，治疟疾。

《广东植物志》第二卷，第31~32页。海南岛、香港、珠海、中山、高要、广州、从化等地有栽培，稀野生。生于肥沃、疏松湿润的壤土中。

《广西植物名录》57页。产南宁、梧州、藤县、灵山、靖西、龙州、大新。

《海南植物志》第一卷，238页。保亭、崖县、东方、临高、白沙、万宁、儋县等地栽培。稀野生。

《广州植物志》86页。本种为一观赏植物，花极香，常栽培于庭院中。花可为制香水的原料，亦可熏茶用。

【本草学文献概要】

《中华本草》第3册，第七卷，5页。以鹰爪花根（《广西药用植物名录》）为正名收载，别名鹰爪（《中国植物学杂志》）、鹰爪兰（《新华本草纲要》）等。根入药，味苦，性寒；治疟疾。果亦入药，另列条目。

【原植物识别特征】

攀援灌木，高达4m。叶互生，长圆形或阔披针形，长6~16cm，宽2.5~6cm。花1~2朵，生于木质钩状总花托上，淡绿色或淡黄色，芳香；萼片3，绿色，卵形，长约8mm；花瓣6，排成2轮，长3~4.5cm，近基部收缩；雄蕊多数；心皮多数，各具胚珠2颗。果实卵圆状，长2.5~4cm，直径约2.5cm，顶端尖，数个群集于果托上。花期5—8月，果期5—12月。

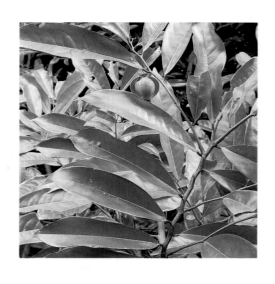

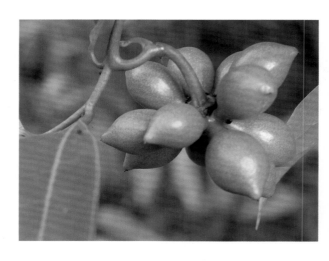

假鹰爪（酒饼叶）

来源 番荔枝科假鹰爪属 *Desmos* 植物假鹰爪 *Desmos chinensis* Lour. 的叶。

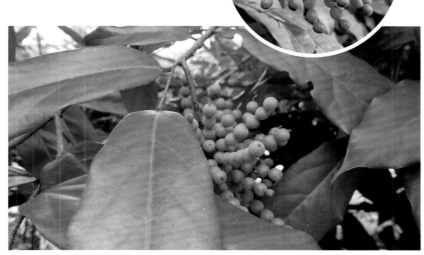

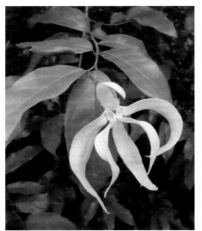

125

【植物学文献概要】

见《中国植物志》第三十卷，第二分册，50～51页。以假鹰爪（《海南植物志》）为正名收载，别名酒饼叶、酒饼藤（广东海南）、鸡爪木（广西桂平、平南）、半夜兰（《全国中草药汇编》）等。产广东、广西、云南和贵州。生于丘陵山坡、林缘灌木丛中或低海拔旷地、荒野及山谷等地。模式标本采自广州。根、叶可药用，主治风湿骨痛等；兽医用作治牛鼓胀、肠胃积气、牛伤食宿草不转等。茎皮纤维可作人造棉和造纸原料，亦可代麻制绳索。海南民间有用其叶制酒饼，故有"酒饼叶"之称。

《广东植物志》第二卷，17页。全省各地均产。生于山地、山谷、林缘灌丛中或旷地上，常见。

《广西植物名录》58页。产南宁、武鸣、柳州、桂林、梧州、藤县、钦州、贵港、平南、桂平、玉林、陆川、博白、北流、百色、西林、河池、扶绥、龙走、大新、天等。

《海南植物志》第一卷，256～257页。本岛各县。生于低海拔的旷地、荒野及山谷等处。

《广州植物志》85页。常生于广州近郊山上，花美丽，可为观赏用。

【本草学文献概要】

《中华本草》第3册，第七卷，5～7页。以酒饼叶（《岭南采药录》）为正名收载，别名串珠酒饼叶（《广东中药》）等。叶入药，味辛，性温，有小毒；祛风利湿，化瘀止痛，健脾和胃，截疟杀虫。其枝皮和根亦入药，另列条目。

【原植物识别特征】

直立或攀援灌木。叶互生，长圆形、椭圆形或阔卵形，长4～13cm，宽2～5cm，上面有光泽，下面粉绿色。花芳香，黄白色，单朵与叶对生或互生；花梗长2～5.5cm；萼片3，卵圆形，长3～5mm；花瓣6，排成2轮，外轮比内轮大，长达9cm，宽达2cm；花托凸起，雄蕊多数；心皮多数，柱头2裂。果有柄，念珠状，长2～5cm，内有种子1～7粒；种子球状，直径约5mm。花期夏至冬季，果期6月至翌年春季。

瓜馥木

来源 番荔枝科瓜馥木属 Fissistigma 植物瓜馥木 Fissistigma oldhamii (Hemsl.) Merr. 的根。

【植物学文献概要】

见《中国植物志》第三十卷，第二分册，162～164页。以瓜馥木（《中国植物学杂志》）为正名收载，别名山龙眼藤（广东梅县）、狗夏茶（广东乐昌）、飞杨藤（广东从化）、钻山风、铁钻、小香藤、香藤风、古风子（广西）、降香藤、火索藤、笼藤（广西融水）等。产浙江、江西、福建、台湾、湖南、广东、广西、云南。生于低海拔山谷水旁灌木丛中。

《广东植物志》第二卷，第36页。全省各地均产。生于低海拔至中海拔疏林及灌木丛中。

《广西植物名录》58页。产全区各地。

《海南植物志》第一卷，250页。

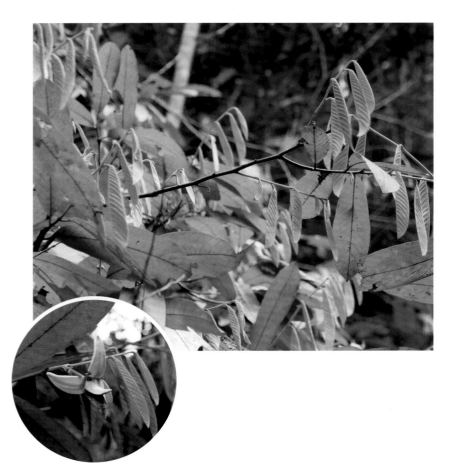

【本草学文献概要】

《中华本草》第3册，第七卷，8～9页。以广香藤（《植物名实图考》）为正名收载，别名降香藤（《中国经济植物志》）、香藤（《全国中草药汇编》）、小香藤（《广西植物名录》）、笼藤（《广西药用植物名录》）等。根入药，味微辛，性平；祛风除湿，活血止痛。

【原植物识别特征】

攀援灌木，长约8m；小枝被黄褐色柔毛。叶互生，革质，倒卵状椭圆形或长圆形，长6～12.5cm，宽2～5cm，侧脉每边16～20条，叶柄长约1cm。花两性，萼片3，阔三角形，长约3mm；花瓣6，2轮，外轮卵状长圆形，长2.1cm，宽1.2cm，内轮较外轮小；雄蕊多数；心皮多数，被长绢质柔毛，每心皮有胚珠约10枚。果圆球状，直径约1.8cm，密被黄棕色绒毛；种子圆形，直径约8mm；果柄长不及2.5cm。花期4—9月，果期7月至翌年2月。

紫玉盘

来源 番荔枝科紫玉盘属 *Uvaria* 植物紫玉盘 *Uvaria macrophylla* Roxb. 的叶或根。

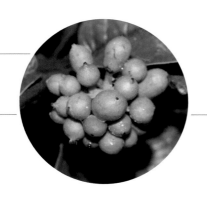

【植物学文献概要】

见《中国植物志》第三十卷，第二分册，第22～23页。以紫玉盘（《中国植物学杂志》）为正名收载，别名油椎（广州）、蕉藤（广东茂名）、牛老头（广东文昌、澄迈、琼海）、山芭豆（广东万宁）、广肚叶（广东宝安）、行蕉果（广东新会）、草乌（广东澄迈）、缸瓮树（广东肇庆）、牛苳子（广东湛江）、牛刀树（广东潮安、惠来、普宁）、山梗子（广东乐昌）、酒饼木（广西岭溪）、石龙叶（广西梧州）、小十八风藤（广西桂平）。产广西、广东和台湾。生于低海拔灌木丛中或丘陵山地疏林中。模式标本采自广东南部岛屿。茎皮纤维坚韧，可编织绳索或麻袋。根可药用，治风湿、跌打损伤、腰腿痛等；叶可止痛消肿。兽医用作治牛膨胀，可健胃，促进反刍和跌打肿痛。

《广东植物志》第二卷，第10～11页。全省各地均产。

《广西植物名录》60页。产南宁、邕宁、武鸣、马山、横县、鹿寨、梧州、苍梧、藤县、岑溪、上思、东兴、灵山、桂平、博白、北流、贺州、昭平、巴马。

《海南植物志》第一卷，236～237页。本岛各县。为海南低海拔灌木丛中常见的植物。

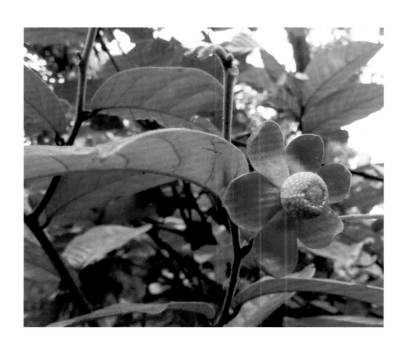

【本草学文献概要】

《中华本草》第3册，第七卷，11～12页。以酒饼婆（《陆川本草》）为正名收载，别名酒饼叶（《广西本草选编》）、酒饼木、石龙叶、土枇杷（《广西药用植物名录》）等。根、叶入药，味辛、苦，性微温；祛风除湿，行气健胃，止痛，化痰止咳。

【原植物识别特征】

直立灌木，高约2m，枝条蔓延性；幼枝、幼叶、叶柄、花梗、苞片、萼片、花瓣、心皮和果均被黄色星状柔毛。叶互生，革质，长倒卵形或长椭圆形，长10～23cm，宽5～11cm，侧脉每边约13条。花1～2朵，与叶对生，暗紫红色或淡红褐色，直径2.5～3.5cm；萼片3，阔卵形，长约5mm；花瓣内外轮相似，卵圆形，长约2cm，宽约1.3cm；雄蕊多数；心皮多数，每心皮胚珠多数。果卵圆形，长1～2cm，直径1cm，暗紫褐色。花期3—8月，果期7月至翌年3月。

肉豆蔻

来源 肉豆蔻科肉豆蔻属 *Myristica* 植物肉豆蔻 *Myristica fragrans* Houtt. 的种仁。

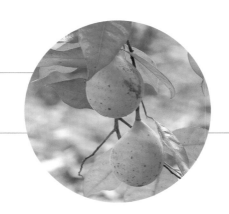

128

【植物学文献概要】

　　见《中国植物志》第三十卷，第二分册，第194页。以肉豆蔻（《开宝本草》）为正名收载，别名肉果、玉果（广西）。原产马鲁古群岛，热带地区广泛栽培。我国台湾、广东、云南等地已引种试种。本种为热带著名的香料和药用植物，产地用假种皮捣碎加入凉菜或其他腌渍品中作为调味食用；种子含固体油，可供工业用油，其余部分供药用，治虚泻冷痢、脘腹冷痛、呕吐等；外用可作寄生虫驱除剂，治疗风湿痛等。

　　《广东植物志》第二卷，第43页。海南岛兴隆有引种。

【本草学文献概要】

　　《中华本草》第3册，第七卷，12～16页。以肉豆蔻（《药性论》）为正名收载，别名玉果（《全国中草药汇编》）、豆蔻（《续传信方》）、伽拘勒（《开宝本草》）等。种仁入药。味辛，微苦，性温；温中涩肠，行气消食。

【原植物识别特征】

　　常绿乔木，高达15m。叶互生，革质，椭圆状披针形或椭圆形，长5～15cm，全缘，侧脉8～10对；叶柄长7～10mm。总状花序腋生，花单性异株，花被壶形，3裂，黄白色；雄蕊8～12，花丝联合成圆柱状，花药合生；子房椭圆形，外面密被锈色绒毛，花柱极短，柱头先端2裂。浆果卵形，长5～7cm，黄棕色，成熟时纵裂成2瓣，露出绯红色肉质假种皮。内含种子1粒，种皮红褐色，木质坚硬。

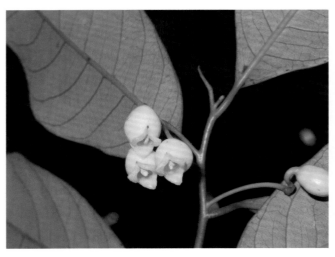

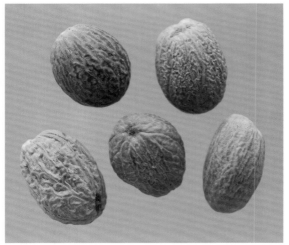

蜡梅

来源　蜡梅科蜡梅属 *Chimonanthus* 植物蜡梅 *Chimonanthus praecox* (L.) Link 的花蕾。

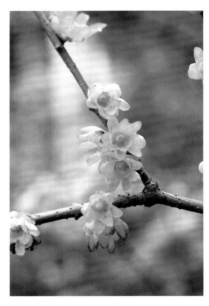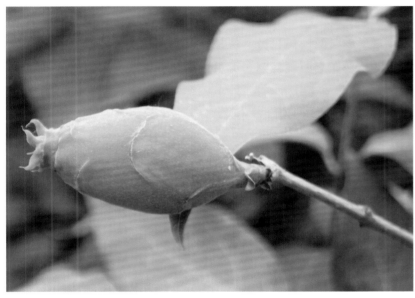

【植物学文献概要】

见《中国植物志》第三十卷，第二分册，7～9页。以蜡梅（《本草纲目》）为正名收载，别名素心蜡梅（浙江）、荷花蜡梅（江西）、黄梅花（《广群芳谱》）、磬口蜡梅（《广群芳谱》）、腊梅（《植物学名词审查本》）、大叶蜡梅（广西桂林）等。野生于山东、江苏、安徽、浙江、福建、江西、湖南、湖北、河南、陕西、四川、贵州、云南等省；广西、广东等省区均有栽培。生于山地林中。日本、朝鲜和欧洲、美洲均有引种栽培。模式标本采自我国。花芳香美丽，是园林绿化植物。根、叶可药用，理气止痛、散寒解毒；花可提取蜡梅浸膏。

《广东植物志》第四卷，第243～244页。广东城镇园林有栽培。观赏植物；花药用，解暑生津；花蕾油治烫伤。

《广西植物名录》185页。产柳州、桂林、田阳。

【本草学文献概要】

《中华本草》第3册，第七卷，19～21页。以蜡梅花（《本草纲目》）为正名收载，别名腊梅花（《救荒本草》）、蜡花（《浙江药用植物》）等。花蕾入药。味辛、甘、微苦，性凉，有小毒；解暑清热，理气开郁。

【原植物识别特征】

落叶灌木，高达4m；幼枝四方形，老枝近圆柱形。叶对生，卵圆形、椭圆形、宽椭圆形至卵状椭圆形，长5～25cm，宽2～8cm，全缘。花先叶开放，芳香，直径2～4cm；花被片多层，黄色，螺旋状排列，长5～20mm，宽5～15mm，基部有爪；雄蕊5，花丝与花药近等长；心皮多数，生于壶形花托内。瘦果包藏于花托内，花托成熟后形成假果，坛状或倒卵状椭圆形，长2～5cm，直径1～2.5cm。花期11月至翌年3月，果期4—11月。

无根藤

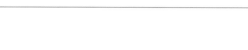

来源 樟科无根藤属 *Cassytha* 植物无根藤 *Cassytha filiformis* L. 的全草。

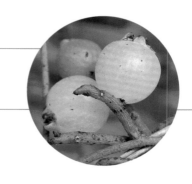

【植物学文献概要】

见《中国植物志》第三十一卷，463页。以无根藤（《广州植物志》）为正名收载，别名无头草、无爷藤（广东海南），罗网藤。产云南、贵州、广西、广东、湖南、江西、浙江、福建及台湾等省区。生于山坡灌木丛或疏林中，海拔980～1 600m。该属我国仅无根藤1种，寄生性缠绕草本，借盘状吸根攀附于寄主植物体上。本植物对寄主有害，但全草可供药用，化湿消肿，通淋利尿。

《广东植物志》第六卷，60页。产广东及海南各地，为有害的寄生植物。全草入药，利尿通淋，化湿消肿。

《广西植物名录》61页。产南宁、邕宁、武鸣、上林、梧州、藤县、岑溪、防城、上思、贵港、平南、玉林、容县、北流、贺州、崇左、龙州。

《海南植物志》第一卷，301页。在海南的原野灌丛中时可见到。

《广州植物志》94页。为一种有害植物，常寄生于其他植物上，状如菟丝子，广州近郊的灌木丛中时可看到。

【本草学文献概要】

《岭南采药录》125页。别名无根草。治一切疮疖疥癞，煎水洗之，或为末，香油调涂之。

《中华本草》第3册，第七卷，23页。以无爷藤为正名收录，别名过天藤（《生草药性备要》）、无根草（《本草求原》，以盘状吸根寄生于其他植物上，故称"无根草"）、飞天藤（《广西中草药》）、蟠缠藤（《台湾药用植物志》）等。全草入药，味苦、甘，性凉，有小毒；清热利湿，凉血解毒。

【原植物识别特征】

寄生缠绕草本。借盘状吸根攀附于寄主植物上。茎线形，绿色或绿褐色。叶退化为微小的鳞片。穗状花序长2～5cm；花小，两性，白色，长不及2mm，无梗；花被裂片6，排成2轮，外轮3枚小，有缘毛，内轮3枚较大；能育雄蕊9，退化雄蕊3，位于最内轮；子房上位。果小，卵球形，包藏于花后增大的肉质果托内。花果期5—12月。

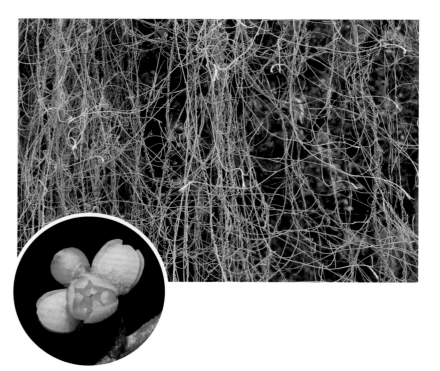

阴香

来源 樟科樟属 *Cinnamomum* 植物阴香 *Cinnamomum burmanni* (Nees et T. Nees) Bl. 的叶。

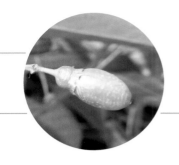

【植物学文献概要】

钦香叶即阴香叶，见《中国植物志》第三十一卷，202～204页。以阴香（《海南植物志》）为正名收载，别名桂树、山肉桂、香胶叶、山玉桂、野玉桂树、香桂、大叶樟（广东茂名）、小桂皮（广西）等。产广东、广西及福建。根、树皮及叶均可提取精油，叶亦作食用香料。

《广东植物志》第六卷，6页。以阴香（《岭南采药录》）之名收载，别名山肉桂、野樟树、大叶樟（茂名）。广东及海南各地常见。生于海拔100～1 400m处的疏林、密林或灌丛中或溪边及路旁；亦常种植于村庄宅旁。

《广西植物名录》62页。产南宁、柳州、桂林、梧州、玉林。

《海南植物志》第一卷，264页。在海南分布颇广，为常见的树木。与樟树及相似，但叶的主脉叶腋内无腺体，揉之有玉桂香气，且树皮光滑，不似樟树之树皮有纵沟。

《广州植物志》88～89页。别名山肉桂、香胶叶（《岭南采药录》）。本种在广州多作行道树或栽培于庭园间为观赏用。

【本草学文献概要】

《岭南采药录》59页。别名香胶叶、阴香。能消皮肤风热，妇人煎水洗头，去秽风。

《中华本草》第3册，第七卷，28页。以阴香为正名收载。叶入药，味辛、微甘，性温，气香；祛风化湿，止血，止泻。《广西中药志》等有药用记载。根及树皮亦入药，另列条目。

【原植物识别特征】

常绿乔木，高8～15m，树皮有肉桂香味。叶革质，近对生，卵形或长圆形，长5～12cm，亮绿色，离基三出脉。圆锥花序腋生，长3～6cm；花芳香，绿白色，长约5mm，花被裂片两面被毛。春季至夏初开花。浆果卵形，长约8mm，成熟时橙黄色，果托长约4mm。果实秋季成熟。

131

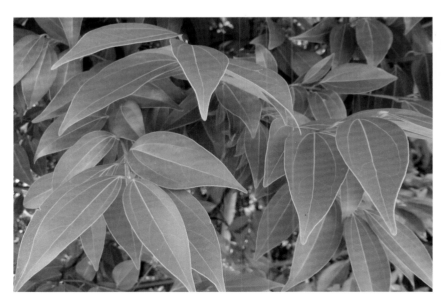

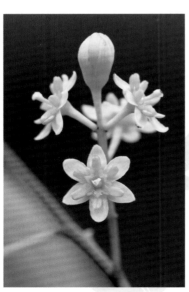

樟

【来源】樟科樟属 *Cinnamomum* 植物樟 *Cinnamomum camphora* (L.) Presl 的木材。

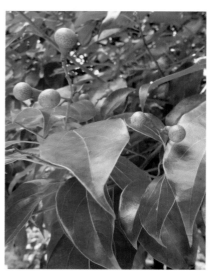
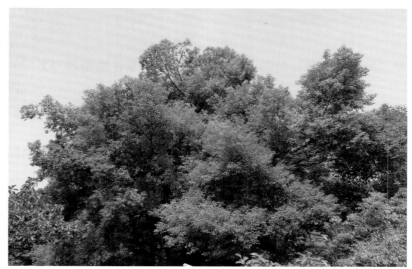

【植物学文献概要】

见《中国植物志》第三十一卷，182～184页。以樟（《本草拾遗》）为正名收载，别名香樟、芳樟、油樟、樟木（南方各省区）、乌樟（四川）、瑶人柴（广西融水）、栳樟、臭樟、乌樟、（台湾）。产南方及西南各省区。常生于山坡或沟谷中，但常有栽培的。木材及根、枝、叶可提取樟脑和樟油，樟脑和樟油供医药及香料工业用。果核含油量约40%，油供工业用。根、果、枝和叶入药。木材又为造船、橱箱和建筑等用材。

《广东植物志》第六卷，4页。产广东各地及海南海口、琼中。生于低海拔地区的林内、山坡、沟谷、路旁。常植于庙前、屋后、村边，有百年古树。

《广西植物名录》62页。除桂西外，全区各地广布。

《海南植物志》第一卷，262页。海口及府城有栽培。

《广州植物志》88页。为极有经济价值的树种。

【本草学文献概要】

《中华本草》第3册，第七卷，29～30页。以樟木（《本草拾遗》）为正名收载，别名樟材（《本草拾遗》）、香樟木（《药材资料汇编》）、吹风散（《广西中药志》）。木材入药。味辛，性温；祛风散寒，温中理气，活血通络。根亦入药，另列条目。

【原植物识别特征】

常绿大乔木，高可达30m，树冠广卵形；枝、叶及木材均有樟脑气味。叶互生，卵状椭圆形，长6～12cm，宽2.5～5.5cm，全缘，离基三出脉，侧脉脉腋下有明显腺窝；叶柄纤细，长2～3cm。圆锥花序腋生，花绿白或带黄色，长约3mm；花被筒倒锥形，长约1mm，花被裂片6，椭圆形，长约2mm。能育雄蕊9，退化雄蕊3，位于最内轮；子房上位。果卵球形或近球形，直径6～8mm，紫黑色；果托杯状，长约5mm。花期4—5月，果期8—11月。

肉桂（桂子）

来源 樟科樟属 *Cinnamomum* 植物肉桂 *Cinnamomum cassia* Presl 的果实。

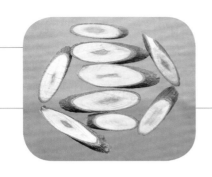

【植物学文献概要】

见《中国植物志》第三十一卷，223~226页。为一栽培种，原产我国。现广东、广西、福建、台湾、云南等省区广为栽培，其中尤以广西为多。肉桂的树皮、叶及"桂花"（初结的果）均有强烈的肉桂味，其中以花最浓，依次为花梗、树皮及叶。枝、叶、果实可提制桂油，桂油为合成桂酸等重要香料的原料，用作化妆品原料，亦供巧克力及香烟配料，药用作矫臭剂、驱风剂、刺激性芳香剂等，并有防腐作用。桂子可治虚寒胃痛。肉桂的药用品质因产地和品种而异。

《广东植物志》第六卷，8~9页。别名桂、玉桂、桂皮、桂枝等。肉桂的树皮、叶及果实均有强烈的肉桂味，可提取精油，并作防腐剂使用。

《广西植物名录》62页。产南宁、上林、横县、融水、桂林、阳朔、临桂、灌阳、龙胜、平乐、梧州、苍梧、藤县、岑溪、防城、上思、东兴、灵山、平南、桂平、玉林、容县、博白、北流、德保、靖西、昭平、金秀、龙州、大新、天等。

《海南植物志》第一卷，263页。海南有栽培。

【本草学文献概要】

《岭南采药录》135页。即肉桂子，出广西，治心痛，辟寒邪胃痛。

《中华本草》第3册，第七卷，46页。以桂丁（《本草纲目拾遗》）为正名收载，别名肉桂子（《百草镜》）、桂子、桂丁香等。幼嫩果实入药，味甘、辛，性温；温里散寒，止痛，止呃。

编者注：树皮为传统中药肉桂，温中散寒，止痛；枝条系传统中药桂枝，发汗解肌，温通经脉；幼果民间称桂花或桂芽（不同于木犀科的桂花）；未成熟果实称桂子或桂丁，温胃，止痛。

【原植物识别特征】

常绿乔木，高12~17m。树皮灰褐色，幼枝略呈四棱形，被褐色短茸毛。叶互生或近对生，长椭圆形至近披针形，长8~16cm，宽3~6cm，革质，全缘，上面绿色有光泽，下面粉绿色，被毛，离基三出脉。圆锥花序，花小，两性，黄绿色；能育雄蕊9；子房上位。浆果，熟时黑紫色。花期6—7月，果期翌年2—3月。

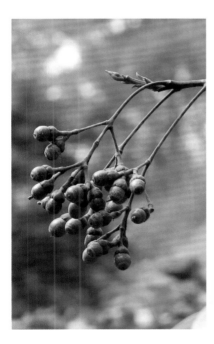

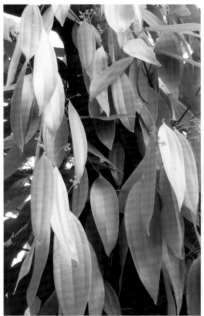

乌药

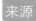 来源　樟科山胡椒属 *Lindera* 植物乌药 *Lindera aggregata* (Sims) Kosterm. 的块根。

【 植物学文献概要 】

　　见《中国植物志》第三十一卷，434～435页。以乌药（《开宝本草》）为正名收载，别名铜钱树（浙江、江西）、天台乌药、细叶樟、土木香（江西）、白叶子树（广东）等。产浙江、江西、福建、安徽、湖南、广东、广西、台湾等省区。生于海拔200～1 000m向阳坡地、山谷或疏林与灌丛中。根药用，一般在11月至翌年3月采挖，为散寒理气健胃药。果实、根、叶均可提芳香油制香皂；根、种子磨粉可杀虫。

　　《广东植物志》第六卷，第55～56页。广东分布几遍全省，海南万宁有栽培。生于海拔200～1 000m向阳坡地、山谷或疏林与灌丛中。

　　《广西植物名录》64页。产南宁、桂林、梧州、玉林。

　　《海南植物志》第一卷，299页。万宁海南植物园有栽培。

　　《广州植物志》90～91页。广州近郊不常见的野生植物，根供药用。

【 本草学文献概要 】

　　《中华本草》第3册，第七卷，56～59页。以乌药（《开宝本草》）为正名收载，别名旁其（《开宝本草》）、天台乌药（《济生方》）、矮樟根（《经验方》）、白叶柴（广西）。根入药，味辛，性温；行气止痛，温肾散寒。叶、果实亦入药，另列条目。

【 原植物识别特征 】

　　常绿灌木或小乔木。根膨大呈纺锤形或结节状。外面棕黄色至棕黑色，有香味，微苦，有刺激性清凉感。幼枝青绿色，密被金黄色绢毛。叶互生，革质，椭圆形至卵形，长3～7.5cm，宽1.5～4cm，全缘，有光泽，离基三出脉。花单性异株，黄绿色，伞形花序腋生，总花梗极短；花被6片，雄蕊9，排成三轮，内向瓣裂；子房上位。核果卵形或椭圆形，紫黑色，直径4～7mm。花期3—4月，果期5—11月。

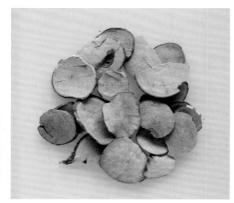

潺槁木姜子

来源 樟科木姜子属 *Cinnamomum* 植物潺槁木姜子 Litsea glutinosa (Lour.) C. B. Rob. 的树皮、叶。

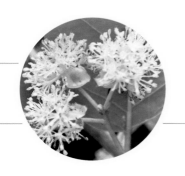

【植物学文献概要】

《中国植物志》第三十一卷，285～286页。以潺槁木姜子（《海南植物志》）为正名收载。别名潺槁树，油槁树，胶樟，青野槁。产广东、广西、福建及云南南部。生于山地林缘、溪旁、疏林或灌丛中，海拔500～1900m。木材可供家具用材；树皮和木材含胶质，可作粘合剂；种仁含油，供制皂及作硬化油；根皮和叶，民间入药，清湿热、消肿毒，治腹泻，外敷治疮痈。

《广东植物志》第六卷，37页。产广东及海南各地。

《广西植物名录》65页。产邕宁、武鸣、上林、柳城、防城、上思、东兴、灵山、桂平、玉林、博白、田阳、平果、德保、凌云、金秀、宁明、龙州、大新、天等、凭祥。

《海南植物志》第一卷，291～292页。产文昌、临高、定安、儋县、昌江、东方、乐东、琼海、保亭、陵水、崖县等地。为海南山野常见植物。

【本草学文献概要】

《中华本草》第3册，第七卷，76～77页。以潺槁藤（《岭南采药录》）为正名收载。别名大疳根（《广西药用植物名录》）、潺槁木姜、香胶木、三苦花（《中药大辞典》）等。树皮及叶入药。味甘、苦，性凉；拔毒止血，消肿止痛。

【原植物识别特征】

常绿灌木或小乔木，高3～15m，全株有香气。叶互生，倒卵形、倒卵状长圆形或椭圆状披针形，长6～26cm，宽5～10cm，革质，幼时两面均有毛，羽状脉，侧脉每边8～12条；叶柄长1～2.6cm，有灰黄色绒毛。伞形花序生于小枝上部叶腋，每一花序有花数朵；花单性，雌雄异株；花被不完全或缺；能育雄蕊通常15；子房上位。果球形，直径约7mm。花期5—6月，果期9—10月。

135

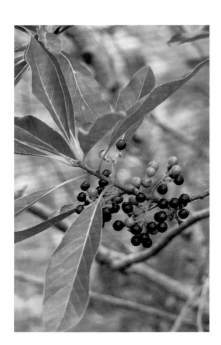

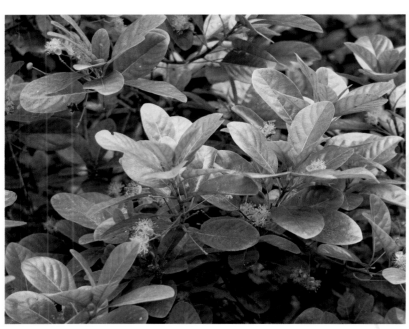

山鸡椒（山苍子叶）

来源 樟科木姜子属 *Litsea* 植物山鸡椒 *Litsea cubeba* (Lour.) Pers. 的叶。

【植物学文献概要】

　　见《中国植物志》第三十一卷，271～272页。以山鸡椒（《中国高等植物图鉴》）为正名收载，别名山苍树（广东、广西、湖南、江西等）、木姜子（广西等）、毕澄茄、澄茄子（江苏、浙江、四川、云南）、豆豉姜、山姜子（广东）、山胡椒（《台湾植物志》）等。产广东、广西、福建、台湾、浙江、江苏、安徽、湖南、湖北、江西、贵州、四川、云南、西藏。生于向阳的山地、灌丛、疏林或林中路旁、水边，海拔500～3 200m。

　　木材可供普通家具和建筑等用。花、叶和果皮主要提制柠檬醛的原料，供医药制品和配制香精等用。核仁含油率61.8%，油供工业上用。根、茎、叶和果实均可入药，有祛风散寒、消肿止痛之效。果实入药，上海、四川、昆明等地中药业称之为"毕澄茄"。

　　编者注：一般生药学上所记载的"毕澄茄"是属胡椒科的植物，学名为 *Piper cubeba* L.。

　　《广东植物志》第六卷，36页。广东及海南山区常见。生于向阳的山地、灌丛、疏林或林缘及路旁，在采伐迹地上尤多。

　　《广西植物名录》65页。产全区各地。

　　《海南植物志》第一卷，289页。以木姜子为正名收载，别名山苍树（儋县）、山番椒（澄迈）。海南各地常见。

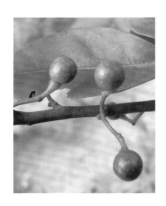

【本草学文献概要】

　　《中华本草》第3册，第七卷，73～74页。以山苍子叶（《江西草药》）为正名收载。叶入药。味辛，微苦，性温；理气散结，解毒消肿，止血。根亦入药，名为豆豉姜，祛风散寒，除湿，温中理气，止痛。

【原植物识别特征】

　　落叶灌木或小乔木，高8～10m；枝、叶具芳香味。叶互生，披针形或长圆形，长4～11cm，宽1.1～2.4cm，上面深绿色，下面粉绿色，羽状脉，侧脉每边6～10条，叶柄长6～20mm。伞形花序，花单性，先叶开放或与叶同时开放；花被裂片6；能育雄蕊9，第3轮雄蕊基部的腺体具短柄；子房上位，柱头头状。果近球形，直径约5mm，无毛，熟时黑色。花期2—3月，果期7—8月。

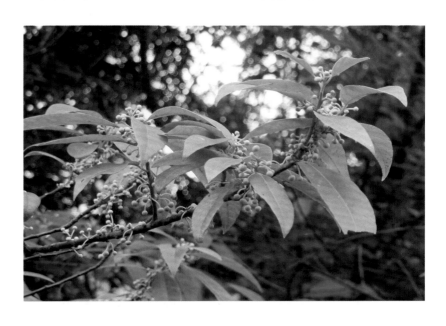

豹皮樟

来源 樟科木姜子属 *Litsea* 植物豹皮樟 *Litsea rotundifolia* Hemsl. var. *oblongifolia* (Nees) Allen 的根及树皮。

【植物学文献概要】

见《中国植物志》第三十一卷，292～293页。以豹皮樟为正名收载，别名白叶仔、硬钉树、假面果、嗜喳木（广东）、圆叶木姜子（《台湾植物志》）。产广东、广西、湖南、江西、福建、台湾、浙江（平阳）。生于丘陵地下部的灌木林中或疏林中或山地路旁，海拔800m以下。种子含脂肪油，可供工业用。叶、果可提芳香油，根含生物碱、酚类、氨基酸，叶含黄酮甙、酚类、氨基酸、糖类等，可入药。

《广东植物志》第六卷，39页。产广东各地及海南文昌、乐东、保亭。生于海拔800m以下的丘陵灌木林或疏林中或林缘及路旁。

《广西植物名录》66页。以豹皮樟为正名收载，产博白、龙州、大新。

《海南植物志》第一卷，293页。

《广州植物志》93页。广州近郊山野间极常见的野生植物。

【本草学文献概要】

《中华本草》第3册，第七卷，78页。以豹皮樟（《福建药物志》）为正名收载，别名过山香、山桂、山肉桂、脆脆香（《福建药物志》）、豹皮黄肉楠（《中国高等植物图鉴》）、白叶仔、香叶子等。根及树皮入药。味辛，性温；行气活血，止痛，祛风湿。

【原植物识别特征】

常绿灌木或小乔木，高可达3m，小枝灰褐色，纤细。叶互生，卵状长圆形，长2.5～5.5cm，宽1～2.2cm，上面绿色，光亮，下面粉绿色，侧脉每边通常3～4条，叶柄粗短，长3～5mm。伞形花序，花小，单性；花被筒杯状，花被裂片6，大小不等，能育雄蕊9；子房上位。果球形，直径约6mm，几无梗，成熟时灰蓝黑色。花期8—9月，果期9—11月。

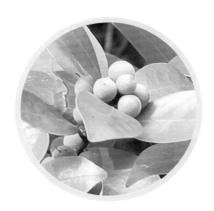

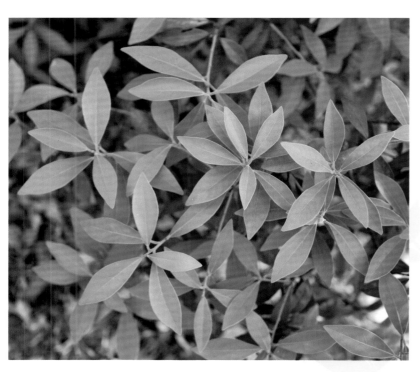

鳄梨

来源　樟科鳄梨属 *Persea* 植物鳄梨 *Persea americana* Mill. 的果实。

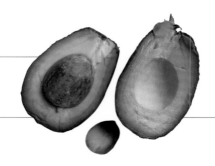

【 植物学文献概要 】

　　见《中国植物志》第三十一卷，5～7页。以鳄梨（《海南植物志》）为正名收载，别名油梨、樟梨（通称）。原产热带美洲；我国广东（广州、汕头、海口）、福建（福州、漳州）、台湾、云南（西双版纳）及四川（西昌）等地都有少量栽培。果实为一种营养价值很高的水果，含多种维生素、丰富的脂肪和蛋白质，钠、钾、镁、钙等含量也高，除作生果食用外也可作菜肴和罐头；果仁含脂肪油，为非干性油，有温和的香气，供食用、医药和化妆工业用。

　　《广东植物志》第六卷，12页。广东广州以南及海南海口至中部城镇有栽培。为营养价值较高的热带水果。

　　《广西植物名录》70页。全区各地零星栽培。

　　《海南植物志》第一卷，266～267页。海口有栽培。

　　《广州植物志》87～88页。广州最早输入栽培者大概为前岭南大学农学院。

【 本草学文献概要 】

　　《中华本草》第3册，第七卷，89～90页。以樟梨（《新华本草纲要》）为正名收载，别名油梨（《中国植物志》）。生津止渴。作食品。

【 原植物识别特征 】

　　常绿乔木，高约10m；树皮灰绿色，纵裂。叶互生，长椭圆形、椭圆形、卵形或倒卵形，长8～20cm，宽5～12cm，革质，羽状脉，侧脉每边5～7条，叶柄长2～5cm。聚伞状圆锥花序多生于小枝下部，花两性，花被裂片6，长4～5mm，外轮3枚略小；能育雄蕊9，长约4mm，花丝扁平，花药4室，第三轮雄蕊花丝基部有一对扁平橙色卵形腺体，退化雄蕊3，位于最内轮；子房上位，柱头盘状。果大，通常梨形，长8～18cm，黄绿色或红棕色，外果皮木栓质，中果皮肉质，可食。花期2—3月，果期8—9月。

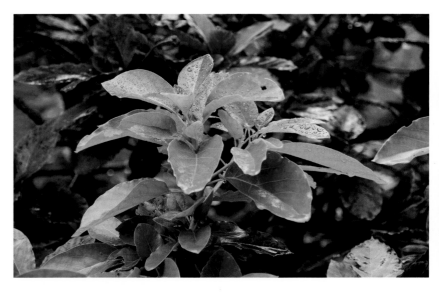

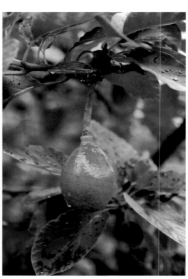

红花青藤

来源 莲叶桐科青藤属 *Illigera* 植物红花青藤 *Illigera rhodantha* Hance 的根或茎藤。

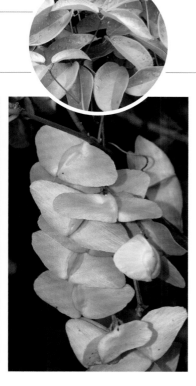

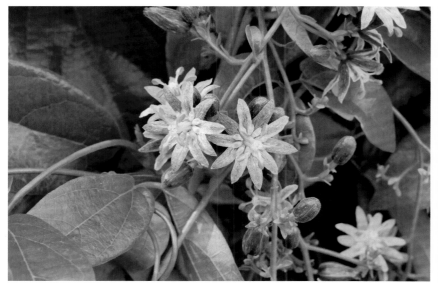

【植物学文献概要】

见《中国植物志》第三十一卷，472~474页。以红花青藤为正名收载，别名毛青藤（广西）。产广东、广西、云南。生于海拔300~600m的山谷密林或疏林灌丛中。

《广东植物志》第三卷，1~2页。广东英德以南及海南各县都有。

《广西植物名录》71页。产南宁、隆安、上林、宾阳、柳州、柳城、鹿寨、阳朔、藤县、岑溪、防城、上思、东兴、桂平、容县、博白、田阳、平果、德保、靖西、那坡、凌云、田林、西林、贺州、昭平、南丹、凤山、东兰、环江、巴马、都安、宜州、金秀、崇左、扶绥、宁明、龙州。

《海南植物志》第一卷，302~303页。乐东、东方、保亭、崖县、白沙、琼海和陵水等地。生于河岸杂木林中或山谷疏林中，攀援于其他树上。

【本草学文献概要】

《中华本草》第3册，第七卷，94~95页。以红花青藤（《广西本草选编》）为正名收载，别名毛青藤、三姐妹藤（《广西本草选编》）。根或茎藤入药。味甘、辛，性温；祛风止痛，散瘀消肿。

【原植物识别特征】

藤本。茎具沟棱，幼枝、叶柄、花序及均被金黄褐色绒毛，指状复叶互生，3小叶；叶柄长4~10cm，小叶卵形至倒卵状椭圆形或卵状椭圆形，长6~11cm，宽3~7cm，基部圆形或近心形，全缘，侧脉约4对，小叶柄长0.3~1.5cm。聚伞花序组成圆锥花序，萼片紫红色，长圆形，长约8mm；花瓣与萼片同形，稍短，玫瑰红色；能育雄蕊5，退化雄蕊花瓣状，具柄；子房下位，柱头波状扩大成鸡冠状；花盘上有5个腺体。果具4翅，翅较大的舌形或近圆形，长2.5~3.5cm，小的长0.5~1cm。花期9—11月，果期12月至翌年4—5月。

威灵仙

来源 毛莨科铁线莲属 Clematis 植物威灵仙 Clematis chinensis Osback 的根茎及根。

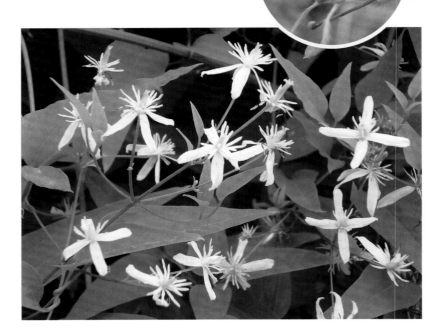

【植物学文献概要】

见《中国植物志》第二十八卷，161~162页。以威灵仙（《植物名实图考》）为正名收载，别名铁脚威灵仙（《本草纲目》）等。产云南南部、贵州、四川、陕西南部、广西（海拔160~1000m）、广东、湖南（海拔80~700m）、湖北、河南、福建、台湾、江西、浙江、江苏南部、安徽淮河以南。生山坡、山谷灌丛中或沟边、路旁草丛中。模式标本采自广东黄埔。

《广东植物志》第五卷，15页。以威灵仙（《植物名实图考》）为正名收载，别名铁脚威灵仙、黑须公、老虎须（南海）。产广东云浮、乐昌、深圳、封开、翁源、英德、博罗、高要。生于山坡、草地或丘陵灌丛中。根和茎入药，有小毒，能祛风湿、利尿、通经和镇痛。

《广西植物名录》71页。产全区各地。

《海南植物志》第一卷，305~306页。仅见于昌江。

《广州植物志》94~95页。以铁脚威灵仙（《本草纲目》）为正名收载。为一野生植物，广州近郊时见之，根可入药。并注明本种是有毒植物，用时宜慎。

【本草学文献概要】

《岭南采药录》61页。蔓生，藤如牛七，色深翠，折之脆而不韧，味苦辛，性温，去诸风毒，除痰，通五藏，利膀胱，消水肿，治腰膝冷痛，治折伤，酒煎或醋煎饮之，即愈。

《中华本草》第3册，第七卷，187~193页。以威灵仙（侯宁极《药谱》）为正名收载。别名能消（《开宝本草》）、铁脚威灵仙（《宝庆本草折衷》）、灵仙（《药品化义》）、黑脚威灵仙（《生草药性备要》）等。根茎及根入药，味辛、咸、微苦，性温，有小毒；祛风除湿，通络止痛。叶亦入药，另列条目。

【原植物识别特征】

藤本，干时变黑。根状茎丛生，有多数细根。羽状复叶，对生，小叶通常5，狭卵形或三角状卵形，长3~6cm，宽1.3~3.2cm，全缘，主脉3条。圆锥花序顶生及腋生；花直径约1.5cm；萼片4或5，花瓣状，白色；雄蕊多数，不等长；心皮多数，离生。瘦果扁平，花柱宿存，延长成白色羽毛状。花期8—9月，果期9—11月。

禺毛茛（自扣草）

来源 毛茛科毛茛属 *Ranunculus* 植物禺毛茛 *Ranunculus cantoniensis* DC. 的全草。

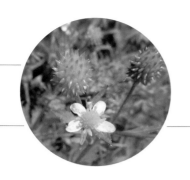

【植物学文献概要】

见《中国植物志》第二十八卷，321页。以禺毛茛（《广州植物志》）为正名收载，别名自扣草。产云南、四川、贵州、广西、广东、福建、台湾、浙江、江西、湖南、湖北、江苏、浙江等省区。生于海拔500～2 500m的平原或丘陵田边、沟旁水湿地。全草含原白头翁素，捣敷发泡，治黄疸、目疾。

《广东植物志》第五卷，22页。别名禺毛茛（《中国植物志》）、假芹菜、自扣草。产始兴、饶平、龙川、封开、英德、乳源、南雄、乐昌、阳春、大埔、曲江、云浮、从化、惠东、蕉岭、平远、丰顺、连平、肇庆、博罗及海南万宁，生于平地、路旁、山地、疏林下向阳处、溪旁、河边和塘边。

《广西植物名录》75页。产南宁、武鸣、隆安、宾阳、融安、融水、桂林、临桂、全州、兴安、灌阳、龙胜、平南、桂平、玉林、容县、北流、百色、平果、靖西、那坡、凌云、田林、隆林、天峨、凤山、东兰、罗城、环江、金秀、扶绥、大新。

《广州植物志》96页。以小回回蒜（《救荒本草》）为正名收载，别名自扣草（《生草药性备要》）。为湿地或浅水中的野草，春夏月始见，广州近郊田野间时见之。

【本草学文献概要】

《中华本草》第3册，第七卷，245页。以自扣草为正名收载，别名鹿蹄草（《生草药性备要》）、小回回蒜、假芹菜（《岭南采药录》）等。全草入药，味微苦、辛，性温，有毒；祛风除湿，通常外用。《广西本草选编》《广东中药志》等有药用记载。

【原植物识别特征】

多年生草本。高25～60cm，上部分枝与叶柄密被淡黄色糙毛。三出复叶，基生叶和下部叶具长柄；叶片宽卵形至肾圆形，长3～6cm，宽3～9cm，中央小叶具长柄，椭圆形或菱形；侧生小叶具较短柄，2或3深裂。花两性；萼片5，船形，长约3mm；花瓣5，黄色，长约5mm，基部具蜜槽；雄蕊多数；离生心皮多数，子房上位。聚合瘦果近球形，直径约1cm。花果期4—7月。

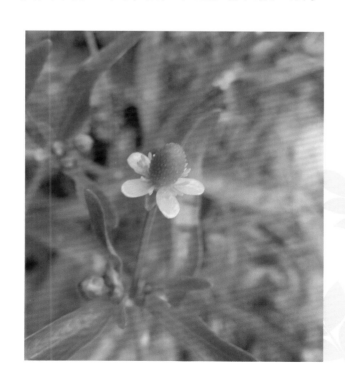

石龙芮

来源 毛茛科毛茛属 Ranunculus 植物石龙芮 Ranunculus sceleratus L. 的全草。

【植物学文献概要】

见《中国植物志》第二十八卷，310页。以石龙芮（《神农本草经》）为正名收载。全国各地均有分布。生于河沟边及平原湿地。全草含原白头翁素，有毒，药用能消结核、截疟及治痈肿、疮毒、蛇毒和风寒湿痹。本种为一年生草本，聚伞花序有多数小花，花直径4~8mm，花托伸长被毛，瘦果小而极多，喙短，近点状，与本属各种显然有别。

《广东植物志》第五卷，21~22页。广东各地均产。生于石灰岩小山上、灌丛中、路旁、潮湿处。全草药用。

《广西植物志》第一卷，294~297页。产藤县、百色、南宁、天峨，生平原或丘陵溪边。我国各省区及北温带广布。全草有毒，可供药用。

【本草学文献概要】

《中华本草》第3册，第七卷，249~251页。以石龙芮（《神农本草经》）为正名收载，别名水姜苔（《吴普本草》）、假芹菜（《广西本草选编》）、胡椒菜（《救荒本草》）、黄爪草（广西）等。全草入药，味苦、辛，性寒，有毒；清热解毒，消肿散结。其果实亦入药，另列条目。

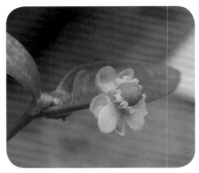

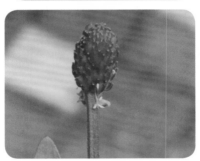

【原植物识别特征】

一年生草本。须根簇生。茎直立，高10~50cm，上部多分枝。基生叶多数；叶片肾状圆形，长1~4cm，宽1.5~5cm，基部心形，3深裂不达基部，边缘有粗圆齿，叶柄长3~15cm。茎生叶多数，下部叶与基生叶相似；上部叶较小，3全裂，全缘，基部扩大成膜质宽鞘抱茎。聚伞花序，花小，两性；萼片5，长2~3.5mm；花瓣5，黄色，稍长于花萼，蜜槽呈棱状袋穴；雄蕊多数，子房上位。花托果期伸长被毛，瘦果小而极多，喙短，近点状。花果期5—8月。

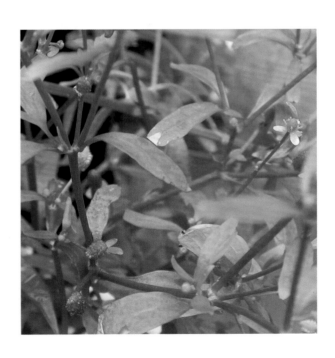

天葵

来源　毛茛科天葵属 *Semiaquilegia* 植物天葵 *Semiaquilegia adoxoides* (DC.) Makino 的全草。

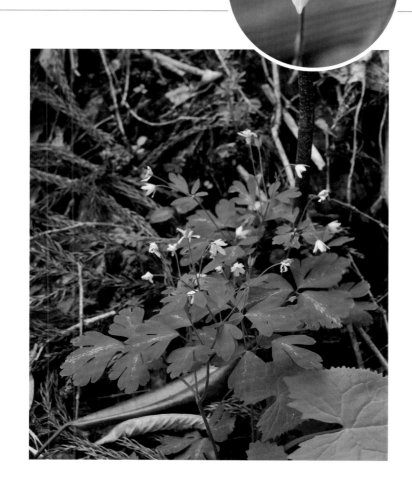

【植物学文献概要】

见《中国植物志》第二十七卷，486～488页。以天葵（《植物名实图考》）为正名收载，别名夏无踪（湖南）、千年老鼠屎（湖北、江苏）、紫背天葵（安徽）、耗子屎（四川）。产四川、贵州、湖南、湖北、广西北部、江西、福建、浙江、江苏、安徽及陕西南部。根为天葵子，有小毒，可治疗疮痈肿、跌打损伤。块根作农药，治虫害。

《广西植物名录》76页。产柳州、临桂、全州、兴安、龙胜、资源。

【本草学文献概要】

《岭南采药录》98页。别名去痰草。类紫背天葵，唯叶无爪，味淡，性寒，祛痰妙药，理跌打，治蛇伤。

《中华本草》第3册，第七卷，253～256页。以天葵草（《上海常用中草药》）为正名收载，别名紫背天葵（《雷公炮炙论》）、夏无踪（《植物名实图考》）、旱铜钱草（《湖南药物志》）等。全草入药，味甘，性微寒；解毒消肿，利水通淋。其块根、种子亦入药，另列条目。

【原植物识别特征】

多年生小草本。具块根。叶基生和茎生，为掌状三出复叶；小叶扇状菱形或倒卵状菱形，长0.6～2.5cm，宽1～2.8cm，3深裂；叶柄长3～12cm，基部扩大呈鞘状。茎生叶与基生叶相似，唯较小。花小，两性，直径4～6mm；萼片5，白色；花瓣5，基部囊状；雄蕊8～14；离生心皮3～4，子房上位。蓇葖果卵状长椭圆形，长6～7mm。花期3—4月，果期4—5月。

八角莲

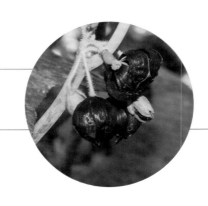

来源　小檗科鬼臼属 *Dysosma* 植物八角莲 *Dysosma versipellis* (Hance) M. Cheng ex Ying 的根及根茎。

【植物学文献概要】

见《中国植物志》第二十九卷，254～256页。以八角莲（《中国高等植物图鉴》）为正名收载。产湖南、湖北、浙江、江西、安徽、广东、广西、云南、贵州、四川、河南、陕西。生于山坡林下、灌丛中、溪旁阴湿处、竹林下或石灰山常绿林下。海拔300～2 400m。模式标本采自广东罗浮山。根状茎供药用，治跌打损伤，毒蛇咬伤等。

《广东植物志》第三卷，17页。产广东信宜、封开、高要、乳源、博罗等地。根状茎供药用，主治毒蛇咬伤、疔疮和跌打损伤。

《广西植物名录》77页。产桂林、梧州、凌云、乐业、金秀。

【本草学文献概要】

《岭南采药录》156～157页。草如黄连，根大如拳，春月发苗，经霜雪则死，苗高尺许，叶大如杯，宛似荷叶，色绿而柔厚，茎有白毛，开花微垂，似山兰而小，色微红，取根磨涂疗肿痛疽，以其叶为薄贴，能消痈肿，治蛇咬。

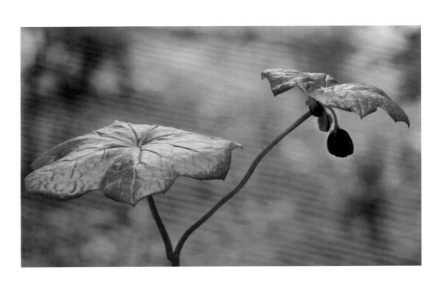

《中华本草》第3册，第八卷，304～308页。以八角莲（《植物名实图考》）为正名收载，别名八角连（《本草纲目拾遗》）、金魁莲（《分类草药性》）、独脚莲、独荷草（《土宿本草》）、独叶一枝花（《广西中药志》）、八角盘、六角莲（广州部队后勤部卫生部《常用中草药手册》）等。根及根茎入药，味苦、辛，性凉，有毒；化痰散结，祛瘀止痛。

【原植物识别特征】

多年生草本，高40～150cm。根状茎粗壮，横生；茎直立，不分枝。叶2枚，互生，盾状，近圆形，直径达30cm，掌状4～9浅裂；叶脉明显隆起，边缘具细齿。花深红色，5～8朵簇生于离叶基部，下垂；萼片6，长圆状椭圆形，长0.6～1.8cm；花瓣6，长约2.5cm；雄蕊6，子房上位。浆果椭圆形，长约4cm。花果期3—9月。

十大功劳

来源 小檗科十大功劳属 *Mahonia* 植物十大功劳 *Mahonia fortunei* (Lindl.) Fedde 的茎或茎皮。

【植物学文献概要】

见《中国植物志》第二十九卷，228～230页。以十大功劳为正名收载。产广西、四川、贵州、湖北、江西、浙江。生于山坡沟谷林中、灌丛中、路边或河边。海拔350～2 000m。各地有栽培，为庭园观赏植物。全株可供药用。有清热解毒、滋阴强壮之功效。

《广东植物志》第三卷，15页。别名细叶十大功劳。原产湖北、四川，广州、海口等地公园有栽培。

《广西植物志》第一卷，307～309页。产兴安、临桂、马山、隆林。野生于丘陵、坡地林下或灌丛，或栽培。根、茎含小檗碱等，具有清热解毒作用。

《广州植物志》99页。以细叶十大功劳为正名收载，拉丁学名同《中国植物志》。为一美丽观赏植物，广州园圃间时有栽培。

【本草学文献概要】

《中华本草》第3册，第八卷，317～319页。作为功劳木（《饮片新参》）的来源之一收载。茎或茎皮入药，味苦，性寒；清热燥湿，解毒。根亦入药，名为十大功劳根，味苦，性寒；清热燥湿，消肿解毒。

【原植物识别特征】

灌木，高0.5～2m。茎直立，多分枝。奇数羽状复叶互生，长10～28cm，宽8～18cm，小叶5～13，革质，狭披针形至狭椭圆形，长4.5～14cm，宽0.9～2.5cm，边缘每边具5～10刺齿；上面深绿色，有光泽，下面黄绿色。总状花序，长3～6cm，花黄色；萼片9，花瓣状；花瓣6，长圆形，长3.5～4mm，基部腺体明显；雄蕊6，花药瓣裂；子房上位。浆果球形，直径4～6mm，紫黑色，被白粉。花期7—9月，果期9—11月。

145

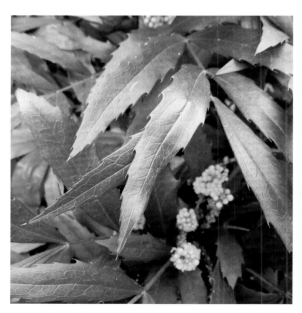

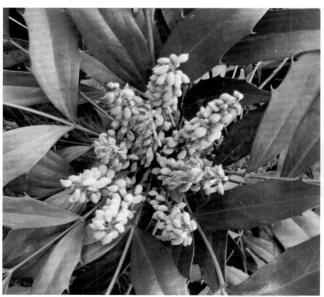

阔叶十大功劳

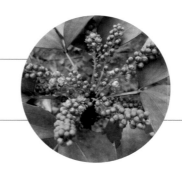

来源 小檗科十大功劳属 *Mahonia* 植物阔叶十大功劳 *Mahonia bealei* (Fort.) Carr. 的叶。

【植物学文献概要】

见《中国植物志》第二十九卷，第235～236页。以阔叶十大功劳为正名收载。产于浙江、安徽、江西、福建、湖南、湖北、陕西、河南、广东、广西、四川。该种在日本、墨西哥、美国温暖地区以及欧洲等地已广为栽培。在美国东部似已成为归化植物。生于阔叶林、竹林、杉木林及混交林下、林缘，草坡、溪边、路旁或灌丛中。海拔500～2 000m。

《广东植物志》第三卷，13～14页。别名土黄连、鸟不宿。产阳山、连县、乐昌、仁化、乳源、英德、翁源。生于山谷林下和溪边灌丛中。海拔500m。根、茎、叶供药用。

《广西植名录》77页。产靖西、昭平、凤山、桂北。

【本草学文献概要】

《中华本草》第3册，第八卷，320～322页。以十大功劳叶（《本草再新》）为正名收载，别名功劳叶（《饮片新参》）。叶入药，味苦，性寒；清虚热，燥湿，解毒。其果实亦入药，名为功劳子，味苦，性凉；清虚热，补肾，燥湿。

【原植物识别特征】

灌木或小乔木，高0.5～4m。茎表面土黄色或褐色。奇数羽状复叶互生，狭倒卵形至长圆形，长27～51cm，宽10～20cm，具4～10对小叶，上面暗灰绿色，背面被白霜；小叶厚革质，硬直，自叶下部往上小叶渐次变长而狭，叶缘有粗锯齿。总状花序直立，通常3～9个簇生；花黄色；萼片9，排成3轮；花瓣6，基部有2个蜜腺；雄蕊6；子房上位。浆果卵形，长约1.5cm，直径1～1.2cm，深蓝色，被白粉。花期9月至翌年1月，果期3—5月。

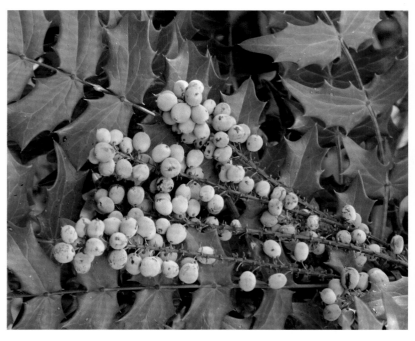

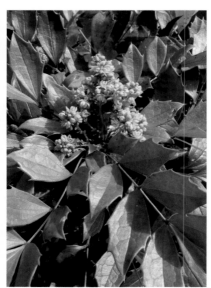

南天竹

来源 小檗科南天竹属 *Nandina* 植物南天竹 *Nandina domestica* Thunb. 的根、叶或果实。

【植物学文献概要】

见《中国植物志》第二十九卷，第52～54页。以南天竹（《通雅》）为正名收载，别名蓝田竹（李衎《竹谱》）。分布于福建、浙江、山东、江苏、江西、安徽、湖南、湖北、广西、广东、四川、云南、贵州、陕西、河南。生于山地林下沟旁、路边或灌丛中。海拔1 200m以下。根、叶具有强筋活络，消炎解毒之效，果为镇咳药。但过量有中毒的危险。各地庭园常有栽培，为优良观赏植物。

《广东植物志》第三卷，第15～16页。以南天竹为正名收载。产广东封开、乳源、平远。

《广西植物名录》78页。产南宁、马山、柳州、桂林、隆林。

《广州植物志》98～99页。广州常见栽培。

【本草学文献概要】

《中华本草》第3册，第八卷，325～328页。味苦，性寒，有小毒。根清热解毒，除湿；茎枝清湿热，降逆气；叶清热利湿，泻火。果实味甘、酸，性平，有毒；敛肺止咳，平喘。

【原植物识别特征】

常绿小灌木。茎常丛生，高1～3m，幼枝常为红色。叶互生，集生于茎的上部，三回羽状复叶，长30～50cm；二至三回羽片对生；小叶椭圆形或椭圆状披针形，长2～10cm，宽0.5～2cm，全缘，上面深绿色，冬季变红色，近无柄。圆锥花序，花小，白色，芳香，直径6～7mm；萼片多轮，外轮长1～2mm，向内各轮渐大；花瓣长圆形，长约4.2mm；雄蕊6，花丝短，药隔延伸；子房上位，1室，胚珠1～3。浆果球形，直径5～8mm，熟时鲜红色。花期3—6月，果期5—11月。

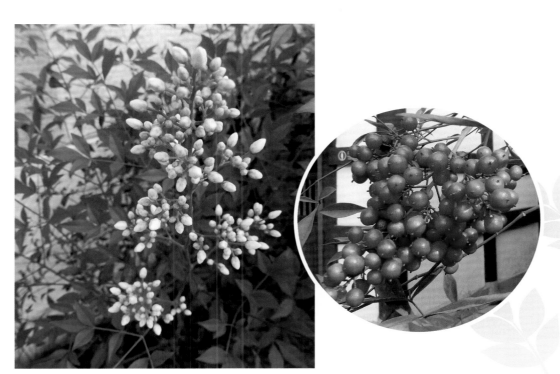

木防己

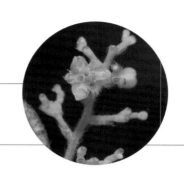

来源 防己科木防己属 *Cocculus* 植物木防己 *Cocculus orbiculatus* (L.) DC. 的根。

【植物学文献概要】

　　见《中国植物志》第三十卷，第一分册，32~34页。以木防己（通称）为正名收载。我国大部分地区有分布，长江流域中下游及其以南各省常见。生于灌丛、村边、林缘等处。模式标本采自福州市附近的犬岛。

　　《广东植物志》第一卷，37页。产广东全省各地，南部较少见。生于疏林或灌丛中。

　　《广西植物名录》80页。产全区各地。

　　《海南植物志》第一卷，321页。

【本草学文献概要】

　　《岭南采药录》98~99页。味辛，性平，专治跌打肿痛。

　　《中华本草》第3册，第八卷，347~350页。以木防己（《药性论》）为正名收载，别名金锁匙、紫背金锁匙、百解薯（广州部队后勤部卫生部《常用中草药手册》）、银锁匙（南药《中草药学》）等。根入药，味辛、苦，性凉；祛风除湿，活血通经，解毒消肿。茎、花亦入药，另列条目。

【原植物识别特征】

　　木质藤本。叶互生，形状变异极大，线状披针形至卵状近圆形、狭椭圆形、近圆形、卵状心形，全缘，有时掌状3~5裂，长3~8cm，宽不等，两面被毛；掌状脉3~5条；叶柄长1~3cm。聚伞花序腋生，花小，单性同株。雄花：萼片6，排成2轮，外轮较小；花瓣6，基部内折呈耳状，顶端2裂；雄蕊6，短于花瓣。雌花：萼片和花瓣似雄花；退化雄蕊6，心皮6。核果近球形，红色至紫红色，直径7~8mm；果核骨质。花期夏季，果期秋季。

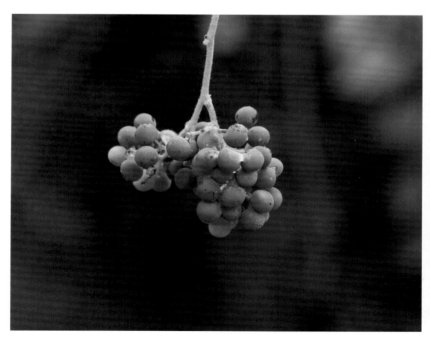

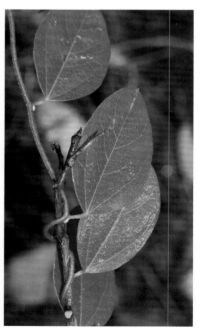

毛叶轮环藤

来源　防己科轮环藤属 *Cyclea* 植物毛叶轮环藤 *Cyclea barbata* Miers 的根。

【植物学文献概要】

　　见《中国植物志》第三十卷，第一分册，74～75页。以毛叶轮环藤为正名收载。产于海南和广东的雷州半岛。绕缠于林中、林缘和村边的灌木上。根入药，称"银不换"（海南），味苦，性寒，功能解毒、止痛、散瘀。

　　《广东植物志》第一卷，44～45页。产广东湛江和海南地区。缠绕于林中、林缘或村边的灌木上。

　　《广西植物名录》80页。产邕宁、苍梧、贵港、玉林、博白、龙州。

　　《海南植物志》第一卷，325页。崖县、陵水、保亭、乐东和儋县等地。

【本草学文献概要】

　　《中华本草》第3册，第八卷，350～351页。以银不换（广州部队后勤部卫生部《常用中草药手册》）为正名收载，别名九条牛、猪肠换（《海南岛常用中草药手册》）、毛粪箕笃（《广西民间常用中草药手册》）、银锁匙、金线风（《广西中草药》）等。根入药，味苦，性寒；清热解毒，散瘀止痛，利水通淋。

【原植物识别特征】

　　草质藤本。根圆柱形，稍扭曲，直径约1cm。茎纤细缠绕，嫩枝、叶柄、叶片及花序均被毛。叶互生，三角状卵形或三角状阔卵形，长5～10cm，宽2.5～8cm，顶端短渐尖或钝而具小凸尖，缘毛甚密，长而伸展；掌状脉9～10条，叶柄长1～5cm，明显盾状着生。花序腋生，花单性异株。雄花：萼杯状，被硬毛，高1.5～2mm，4～5裂达中部；花冠合瓣，杯状，高0.7mm；聚药雄蕊稍伸出。雌花序下垂，雌花：萼片2，长约0.4mm；花瓣2，与萼片对生，长约0.5mm；子房上位，心皮单一。核果近圆球形，红色，被柔毛。花果期8—11月。

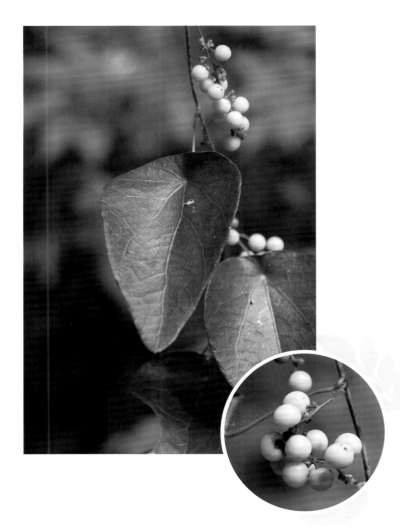

天仙藤（黄藤）

来源　防己科天仙藤属 *Fibraurea* 植物天仙藤 *Fibraurea recisa* Pierre 的根、茎或叶。

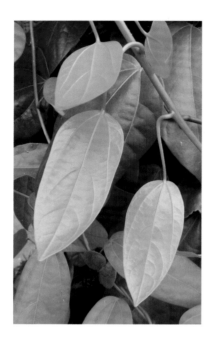

【植物学文献概要】

　　见《中国植物志》第三十卷，第一分册，16页。以天仙藤（广西）为正名收载，别名黄连藤、大黄藤。产云南东南部、广西南部和广东西南部。生于林中。根供药用，称大黄藤或藤黄连，为很好的消炎解毒药。据分析含巴马丁等多种生物碱。

　　《广东植物志》第一卷，31～32页。以天仙藤为正名收载，别名黄藤、藤黄连。产广东肇庆和湛江地区，生于密林中。根供药用。

　　《广西植物名录》81页。产桂南。

【本草学文献概要】

　　《岭南采药录》27页。状若防己，味甘苦，性平，利小便，能解饮食中毒。

　　《中华本草》第3册，第八卷，357～359页。以黄藤为正名收录，别名土黄连（《南宁市药物志》）、山大王、金锁匙（广西）。原植物为藤黄莲 *Fibraurea recisa* Pierre.与《中国植物志》和《广东植物志》所述天仙藤 *Fibraurea recisa* Pierre.为同一物种。根、茎或叶入药，味苦，性寒；清热解毒，利湿。《广西中药志》和《广西中草药》有药用记载。

【原植物识别特征】

　　木质大藤本，长可达10m。根和茎的木质部均为鲜黄色。茎具深沟状裂纹，小枝和叶柄具直纹。叶互生，革质，长圆状卵形至阔卵状近圆形，长10～25cm，宽2.5～9cm，两面无毛；掌状脉3～5条，中脉每边有3条侧脉，连同网脉均在下面凸起；叶柄长5～14cm，不明显盾状着生。花单性同株；花单被，自外至内渐大，雄蕊3，子房上位。核果黄色。花期春夏季，果期秋季。

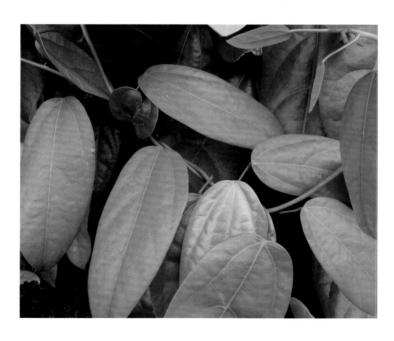

金线吊乌龟

来源 防己科千金藤属 *Stephania* 植物金线吊乌龟 *Stephania cepharantha* Hayata 的块根。

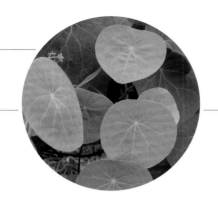

【植物学文献概要】

　　见《中国植物志》第三十卷，第一分册，57页。该种的分布区域由西北至广东、广西，模式标本采自台湾。块根入药，味苦性寒，清热解毒，消肿止痛。别名金线吊蛤蟆（浙江）、独角乌桕（广东）。

　　《广东植物志》第一卷，40页。别名独角乌桕、白药。广东省除雷州半岛和海南岛外各地都有，但以北部和东部较多。生于村边、田野和山地的灌丛中或草丛中。块根切片，晒干即白药子，味苦，性寒，有小毒；清热解毒，止痛。

　　《广西植物名录》81页。产桂北。

【本草学文献概要】

　　《岭南采药录》20页。别名独脚蟾蜍。味苦，性凉，追风散毒，托痈疽，治瘰疬，为外科圣药，内治，吐痰涎，可代瓜蒂，用法，去外黑皮，石杵臼捣碎，勿犯铁器，晒干为末。

　　《中华本草》第3册，第八卷，369～371页。以白药子（《新修本草》）为正名收录，别名白药（《药性论》）、白药根（《本草图经》）、山乌龟（《湖南药物志》）。块根入药，味苦、辛，性凉，有小毒；清热解毒，祛风止痛，凉血止血。

【原植物识别特征】

　　草质藤本，长1～2m。块根团块状或不规则，褐色，有许多突起的皮孔。单叶互生，三角状椭圆形至近圆形，长2～6cm，宽2.5～6.5cm，全缘或浅波状；掌状脉7～9条；叶柄长1.5～7cm，纤细。花单性同株，均为头状花序。雄花：萼片6，稀8，长1～1.5mm；花瓣3或4，长约0.5mm；雄蕊合生成盾状，花药通常4。雌花：萼片1，花瓣2，子房上位。核果宽倒卵圆形，长约6.5mm，熟时红色。花果期4—7月。

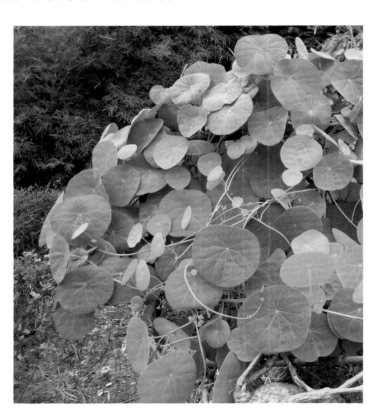

血散薯（独脚乌桕）

来源　防己科千金藤属 *Stephania* 植物血散薯 *Stephania dielsiana* Y. C. Wu 的块根。

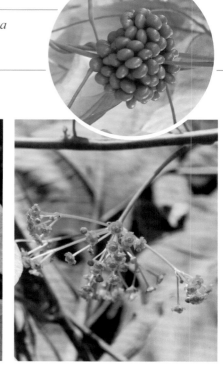

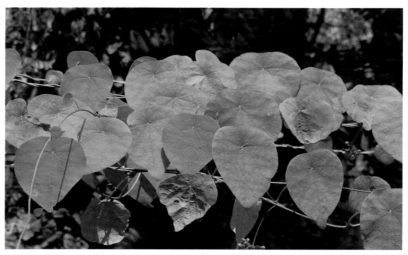

【植物学文献概要】

　　见《中国植物志》第三十卷，第一分册，65页。以血散薯（广西）为正名收载。产广东、广西、贵州南部和湖南南部。常生于林中、林缘或溪边多石砾的地方。模式标本采自广西金秀大瑶山。

　　块根含青藤碱等多种生物碱。民间入药，味苦，性寒，消肿解毒、健胃止痛。

　　《广东植物志》第一卷，40～41页。别名金不换。产广东北部、西部和南部各地，生于林中、林缘或溪边多砾石地。块根入药，味苦，性寒；健胃止痛，消肿解毒。

　　《广西植物名录》81页。产桂北、桂中。

【本草学文献概要】

　　《岭南采药录》156页。蔓生，叶似乌桕，藤色青，味甘腥，性平，治小肠气痛，酒煎服，敷大疮，散毒消肿，理蛇咬。

　　《中华本草》第3册，第八卷，372～373页。以血散薯（《中药志》）为正名收载，别名金不换、一滴血（广东）、山乌龟、

独脚乌桕（广东、广西）等。块根入药，味苦，性寒；清热解毒，散瘀止痛。

【原植物识别特征】

　　草质藤本，长2～3m。枝、叶含红色液汁。块根硕大，露于地面，表面褐色，有凸起的皮孔。叶互生，盾状着生，叶柄与叶片等长或稍长；叶片阔三角状卵形，长、宽均为5～15cm，掌状脉8～10条。花单性异株；雄花：萼片6，花瓣3，均紫色，花丝合生成柱状；雌花：序头状，萼片1，花瓣2；子房上位。核果红色，倒卵圆形，长约7mm。花期5—7月，果期7—9月。

粪箕笃

来源　防己科千金藤属 Stephania 植物粪箕笃 Stephania longa Lour. 的根、根茎或全株。

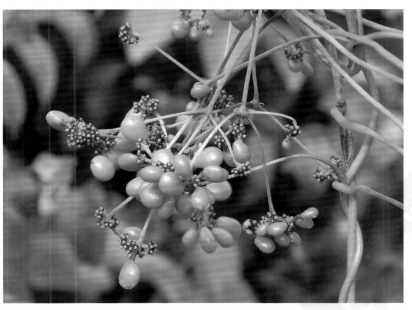

【植物学文献概要】

见《中国植物志》第三十卷，第一分册，51～52页。以粪箕笃（广州）正名收载。产云南东南部、广西、广东、海南、福建和台湾。生于灌丛或林缘。

《广东植物志》第一卷，42页。别名藜壁叶、粪箕藤。广东各地常见，生村边、旷野、山地等处的灌丛中。全株入药，味苦，性寒；清热利水。

《广西植物名录》81页。产全区各地。

《海南植物志》第一卷，322～323页。别名三角藤（白沙）、藜壁叶（琼山）、假犁藤（澄迈）。海南各地极常见。

《广州植物志》100页。广州近郊常见的野生植物，常缠绕于灌木上。

【本草学文献概要】

《中华本草》第3册，第八卷，382～383页。以粪箕笃（《岭南采药录》）为正名收录，别名蛤蟆草、田鸡草（《岭南采药录》）、簸箕草、飞天雷公（《南宁市药物志》）、青蛙藤（广东）等。根、根茎或全株入药。味苦，性寒；清热解毒，利湿消肿，祛风活络。

【原植物识别特征】

草质藤本，长1～4m，除花序外，全株无毛；枝纤细，有条纹。叶互生，三角状卵形，长3～9cm，宽2～6cm，上面深绿色，下面粉绿色；掌状脉10～11条，叶柄长1～4.5cm，基部常扭曲。复伞形聚伞花序腋生，花小，单性异株；雄花：萼片8，排成2轮，长约1mm；花瓣4，绿黄色，近圆形，长约0.4mm；聚药雄蕊长约0.6mm；雌花：萼片和花瓣均4片，子房上位。核果红色，长5～6mm；果核背部有2行小横肋，每行9～10条。花期春末夏初，果期秋季。

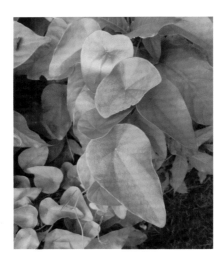

粉防己

来源 防己科千金藤属 *Stephania* 植物粉防己 *Stephania tetrandra* S. Moore 的块根。

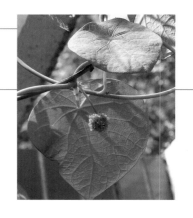

【植物学文献概要】

见《中国植物志》第三十卷，第一分册，52页。以粉防己（通称）为正名收载。产浙江、安徽、福建、台湾、湖南、江西、广西、广东和海南。生于村边、旷野、路边等处的灌丛中。模式标本采自江西九江。肉质主根入药，称粉防己，味苦辛，性寒，祛风除湿、利尿通淋。含多种生物碱。

《广东植物志》第一卷，42页。广东各地都有，以东部和北部较常见，生于村边、旷野、林缘等处的灌丛中。肉质主根药用，称粉防己，味苦，性寒；祛风除湿，利水通淋。

《广西植物名录》82页。产合浦。

《广州植物志》100～101页。别名山乌龟（广西）、乌龟梢（《亨利氏植物药名录》）。本植物多分布于我国东南部及中部，广东境内亦会采得。

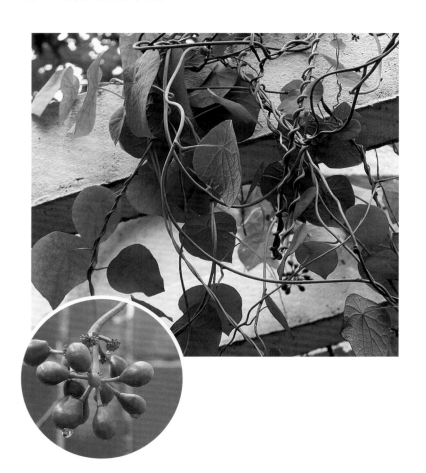

【本草学文献概要】

《岭南采药录》152～153页。别名石蛤蚆。外皮皱如蟾蜍样，内似白茯苓，治痘毒，用猪胆汁开搽，小儿脑烂成孔不愈，加入猪脑骨一钱，煅存性，为末，香油调搽，治烂脚，及远年顽疮腐骨。

《中华本草》第3册，第八卷，385～390页。以防己（《本草经集注》）为正名收载，别名汉防己（《儒门事亲》）、瓜防己（《本草原始》）、石蟾蜍（《中药大辞典》）等。块根入药，味苦，性寒；祛风止痛，利水消肿。

【原植物识别特征】

草质藤本，长1～3m，主根肉质，柱状。叶盾状着生，阔三角形至三角状近圆形，长4～7cm，宽5～8cm，掌状脉9～10条，网脉甚密；叶柄长3～7cm。花序头状；雄花萼片4或5，长约0.8cm，花瓣3～4，稍肉质，边缘内折，聚药雄蕊；雌花萼片和花瓣似雄花，子房上位。核果近球形，熟时红色。

中华青牛胆（宽筋藤）

来源 防己科青牛胆属 *Tinospora* 植物中华青牛胆 *Tinospora sinensis* (Lour.) Merr. 的藤茎。

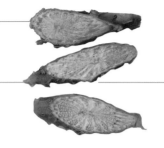

【植物学文献概要】

见《中国植物志》第三十卷，第一分册，20页。以中华青牛胆（《海南植物志》）为正名收载。产广东、广西、云南三省区之南部。生于林中，也常见栽培。模式标本采自广东。藤茎为常用中草药，舒经活络的功效，通称宽筋藤。

《广东植物志》第一卷，33页。别名宽筋藤。产广东省各地，中部和南部常见。生于林中或灌丛中，亦常见栽培。茎入药，舒筋活络，祛风止痛。

《广西植物名录》82页。产桂南。

《海南植物志》第一卷，318页。陵水、澄迈、崖县。生于林中。本种茎部供中兽医药用，治牛脚软和喉风等症。

【本草学文献概要】

《岭南采药录》62页。味甘，性和，消肿，除风湿，敷疮散热，浸酒舒筋络，其根治气结疼痛，损伤金疮，治内伤，祛痰止咳，治痈疽，手足拘挛，和热饭同捣敷，甚效。

《中华本草》第3册，第八卷，393～394页。以宽筋藤（《广西中兽医药用植物》）为正名收载，别名青宽筋藤（《陆川生草》）、伸筋藤、无地根、打不死（《广西植物名录》）等。茎入药，味微苦，性凉；祛风止痛，舒筋活络。

【原植物识别特征】

藤本，长可达20m以上，老枝皮孔凸起，通常4裂。叶互生，阔卵状近圆形，长7～14cm，宽5～13cm，基部深心形至浅心形，全缘，两面被短柔毛；掌状脉5条。花单性同株，雄花：萼片6，排成2轮，不等大；花瓣6，爪长约1mm，瓣片长约2mm；雄蕊6；雌花：萼片与花瓣似雄花；子房上位，心皮3。核果红色，近球形。花期4月，果期5—6月。

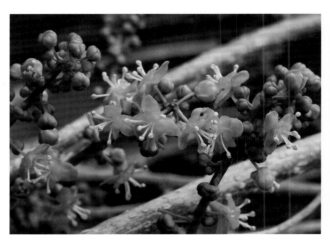

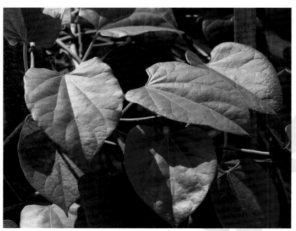

芡实

来源 睡莲科芡属 *Euryale* 植物芡实 *Euryale ferox* Salisb.ex könig et Sims 的成熟种仁。

【植物学文献概要】

见《中国植物志》第二十七卷，6~7页。以芡实（《本草纲目》）为正名收载，别名鸡头米（东北、河北、山东、江苏）、鸡头莲（山东、江苏、河南、江西、四川、广西）、鸡头荷（江西）、刺莲藕（广西）、假莲藕、湖南根（广西）。产我国南北各省，从黑龙江至云南、广东。生在池塘、湖沼中。种子含淀粉，供食用、酿酒及制副食品用；供药用，功能补脾益肾、涩精。全草为猪饲料，又可作绿肥。

《广东植物志》第三卷，9~10页。以芡实为正名收载。广东及海南各地均产。生在池塘、湖沼中。分布遍及全国。

《广西植物名录》76页。产桂东南。

《海南植物志》第一卷，310页。海南仅见记录。

【本草学文献概要】

《中华本草》第3册，第八卷，396~399页。以芡实（《本草纲目》）为正名收载，别名鸡头实、雁喙实（《神农本草经》）、水流黄（《东坡杂记》）、水鸡头（《经验方》）等。种仁入药。味甘、涩，性平；固肾涩精，补脾止泻。其根、叶、茎、叶均入药，另列条目。

【原植物识别特征】

一年生大型水生草本，全株具尖刺。根茎粗壮而短，茎不明显。沉水叶箭形或椭圆肾形，长4~10cm，两面无刺；浮水叶革质，椭圆肾形至圆形，直径10~130cm，盾状，全缘，下面带紫色，两面在叶脉分枝处有锐刺；叶柄及花梗粗壮，长可达25cm。花单生，昼开夜合，长约5cm；萼片4，披针形，内面紫色；花瓣多数，长1.5~2cm，紫红色，成数轮排列，向内渐变成雄蕊；雄蕊多数，子房下位，心皮8。浆果球形，直径3~5cm，污紫红色，外面密生硬刺；种子球形，直径约10mm，黑色。花期7—8月，果期8—9月。

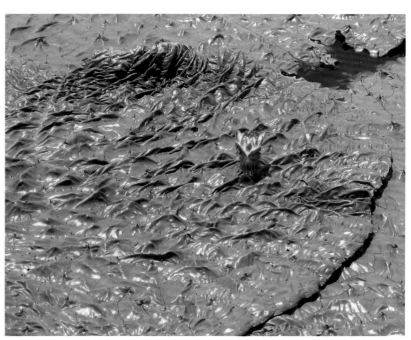

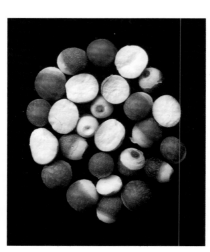

睡莲

来源　睡莲科睡莲属 *Nymphaea* 植物睡莲 *Nymphaea tetragona* Georgi 的花或全草。

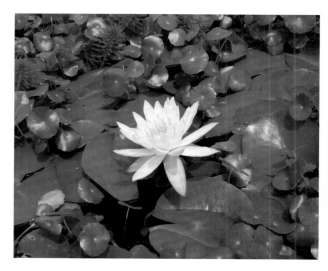 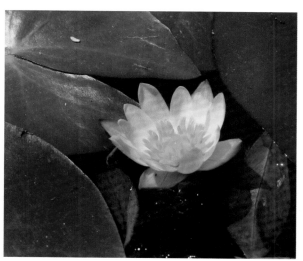

【植物学文献概要】

　　见《中国植物志》第二十七卷，9～10页。以睡莲为正名收载。在我国广泛分布。生在池沼中。根状茎含淀粉，供食用或酿酒。全草可作绿肥。

　　《广东植物志》第三卷，8～9页。广东及海南各地有栽培，生于池沼中。根状茎含淀粉，供食用或酿酒；全草入药，亦可作绿肥。

　　《广西植物名录》77页。产全区各地。

【本草学文献概要】

　　《岭南采药录》141页。别名暝菜、绰菜。水中多年生草，干如钗股，中心似鸡头实，以水浅深为短长，日沈夜浮，根如藕条，叶布数重，为卵形而阔，如荇而大，绝类慈菇叶，脚有深缺刻，秋初开花重瓣，外紫内白，或作五色，其花至未刻以后，即闭缩入水底，至书复出，必以鸡鸣时采之始得，食之，清香爽脆，能令人思睡，消暑解酲，佩之令人好眠。

　　《中华本草》第3册，第八卷，412～413页。以睡莲（《本草纲目拾遗》）为正名收载，别名瑞莲（《岭南杂记》）、子午莲（《本草纲目拾遗》）、茈碧花（《植物名实图考》）。花或全草入药，味甘、苦，性平；消暑，解酒，定惊。

【原植物识别特征】

　　多年生水生草本，根状茎短粗。叶心状卵形或卵状椭圆形，长5～12cm，宽3～9cm，基部心形或箭形；全缘；上面光亮，下面带红色或紫色，叶柄长达60cm。花大，美丽，直径3～5cm，昼开夜闭；萼片4，长2～3.5cm，宿存；花瓣白色或紫色，长2～2.5cm；雄蕊多数，短于花瓣；心皮多数，半沉没于肉质花托，下部与其部分愈合，上部延伸成花柱。浆果海绵质，近球形，在水下成熟；种子黑色。花果期6—10月。

莲

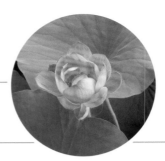

来源 睡莲科莲属 *Nelumbo* 植物莲 *Nelumbo nucifera* Gaertn. 的叶。

【植物学文献概要】

见《中国植物志》第二十七卷，3～5页。以莲（《本草纲目》）为正名收载，别名莲花（《本草纲目》）、荷花（通称）等。产我国南北各省。自生或栽培在池塘或水田内。根状茎（藕）作蔬菜或提制淀粉（藕粉）；种子供食用。叶、叶柄、花托、花、雄蕊、果实、种子及根状茎均作药用；藕及莲子为营养品，叶（荷叶）及叶柄（荷梗）煎水喝可清暑热，藕节、荷叶、荷梗、莲房、雄蕊及莲子都富有鞣质，作收敛止血药。叶为茶的代用品，又作包装材料。

《广东植物志》第三卷，6～7页。别名莲花（《本草纲目》）、芙蕖（《尔雅》）、芙蓉（《古今注》）。广东及海南各地湖沼、池塘或水田中常有栽培。叶煎水服，清暑热，可作茶的代用品。

《广西植物名录》76页。产全区各地。

《海南植物志》第一卷，311页。各地有栽培。

《广州植物志》97～98页。本植物栽培极广，用途亦大。

【本草学文献概要】

《岭南采药录》70页。味涩，性寒，捣汁治白浊，其花阴干，贴疮立消，其莲房煅存性，治莲蓬疮，又治妇人产后，调酒服，以之炒黑淬酒服之亦可。

《中华本草》第3册，第八卷，407～408页。以荷叶（《食疗本草》）为正名收载。叶入药，味苦、涩，性平；清热解暑，升发清阳，散瘀止血。另有其根状茎（藕）、根状茎的节部（藕节）、叶基部（荷叶蒂）、叶柄或花柄（荷梗）、花蕾（荷花）、雄蕊（莲须）、种子中的胚（莲子心）、种子（莲子心）及种皮（莲衣）等各个不同药用部位，均另列条目。

【原植物识别特征】

多年生水生草本。根茎肥厚横走，节部缢缩。叶伸出水面，近圆形，直径25～90cm，全缘，稍呈波状；叶柄粗大，盾状着生于叶背中央。花大，单生，直径14～24cm，白色或粉红色；萼片4～5，绿色，早落；花瓣与雄蕊均多数，心皮20～30，离生，嵌于平头倒圆锥形的肉质花托内，花托于果期膨大呈莲蓬，直径5～10cm，海绵质。坚果卵形或椭圆形，种子1粒。花期6—7月，果期8—10月。

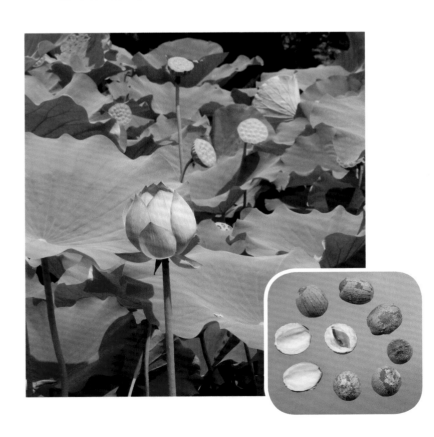

158

裸蒴

来源 三白草科裸蒴属 *Gymnotheca* 植物裸蒴 *Gymnotheca chinensis* Decne. 的带根全草。

【植物学文献概要】

见《中国植物志》第二十卷，第一分册，第9页。以裸蒴（《中国种子植物科属辞典》）为正名收载。产湖北、湖南、广东、广西、云南、贵州及四川等省区。生于水旁或林谷中。全草药用，有消食积、解毒排浓等功效。

《广东植物志》第一卷，80页。产广东北部。生于水旁或林谷中。全株入药，有消食积、解毒功能。

《广西植物名录》85页。产凌云、乐业、隆林、东兰、环江。

【本草学文献概要】

《中华本草》第3册，第八卷，414页。以百部还魂（《广西中药志》）为正名收载，别名还魂草（《广西中药志》）、狗笠耳（《广西药用植物名录》）、裸蕊（《湖南中药志》）等。全草或叶入药。味苦，性温；消食，利水，活血，解毒。

159

【原植物识别特征】

草本；茎纤细，匍匐，长30~65cm，节上生根。叶互生，肾状心形，长3~6.5cm，宽4~7.5cm，基部具2耳，全缘或有不明显的细圆齿；叶脉5~7条，均自基部发出；叶柄与叶片近等长；托叶膜质，与叶柄边缘合生，基部扩大抱茎，叶鞘长为叶柄的1/3。花小，聚集成与叶对生的穗序花序；苞片倒披针形，长约3mm，最下的1片略大而近舌状；雄蕊6，着生于子房近顶部；雌蕊由4个合生心皮组成，子房下位，花柱4，外弯。果未见。花期4—11月。

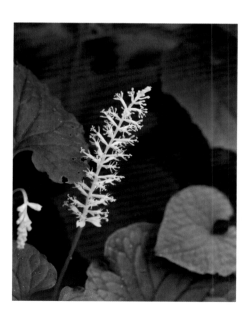

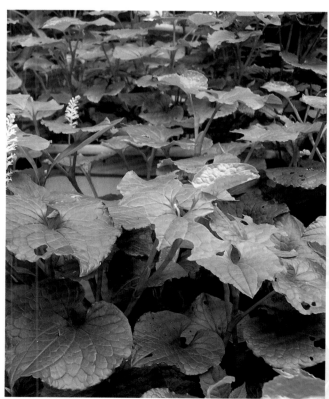

蕺菜（鱼腥草）

来源　三白草科蕺菜属 *Houttuynia* 植物蕺菜 *Houttuynia cordata* Thunb 的带根全草。

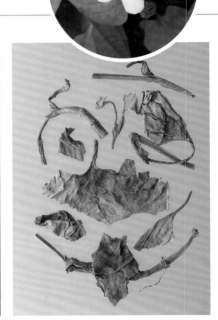

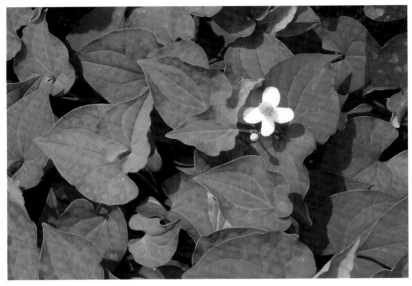

【植物学文献概要】

见《中国植物志》第二十卷，第一分册，第8页。以蕺菜（《名医别录》）为正名收载，别名鱼腥草（《本草纲目》）、狗贴耳（广东梅县）、侧耳根（四川、云南、贵州）。产我国中部、东南至西南部各省区，东起台湾，西南至云南、西藏，北达陕西、甘肃。生于沟边、溪边或林下湿地上。全株入药，有清热、解毒、利水之效。嫩根茎可食，西南地区常作蔬菜或调味品。

《广东植物志》第一卷，79页。广东各地广布。生于低湿沟边、塘边或溪旁。全株入药，清热解毒，利水。

《广西植物名录》85页。产全区各地。

《海南植物志》第一卷，338页。乐东和保亭。喜生于阴湿地方。

《广州植物志》104页。广州近郊较少见，市内花圃间有栽培以供药用。

【本草学文献概要】

《中华本草》第3册，第八卷，415～418页。以鱼腥草（《履巉岩本草》）为正名收载，别名猪鼻孔（《天宝本草》）、九节莲（《岭南采药录》）、折耳根、肺心草等。全草入药。味苦，性微寒；清热解毒，利水。

【原植物识别特征】

多年生草本，高30～60cm。全株有鱼腥味。茎下部伏地，节上轮生小根。单生互生，叶片心形或宽卵形，长3～8cm，宽4～6cm，基部心形，全缘，下面常为紫红色，托叶与叶柄合生成鞘。穗状花序与叶对生，总苞4，白色花瓣状；花小而密，无被；雄蕊3，花丝下部与子房合生；雌蕊由3个下部合生的心皮组成，子房上位。蒴果顶端开裂，种子多数。花期5—7月，果期7—9月。

三白草（塘边藕）

来源　三白草科三白草属 *Saururus* 植物三白草 *Saururus chinensis* (Lour.) Baill. 的地上部分。

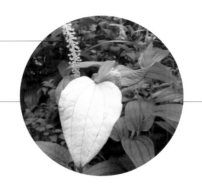

【植物学文献概要】

　　见《中国植物志》第二十卷，第一分册，6～8页。以三白草（《唐本草》）为正名收载，别名塘边藕（《岭南采药录》）。产河北、山东、河南和长江流域及其以南各省区。生于低湿沟边，塘边或溪旁。模式标本采自广州附近。全株药用，内服治尿路感染、尿路结石、脚气水肿及营养性水肿；外敷治痈疮疖肿、皮肤湿疹等。

　　《广东植物志》第一卷，78～79页。全省各地均产，生于低湿沟边、塘边或溪旁。全株供药用，但有小毒。

　　《广西植物名录》85页。产全区各地。

　　《海南植物志》第一卷，339页。保亭、万宁（兴隆）和儋县等地。

　　《广州植物志》105页。三白草，别名塘边藕（《岭南采药录》）。本植物在我国分布甚广，凡低湿之地，随处可见，广州近郊亦有之。地下茎及花可入药，主治水肿、脚气、大小便不利等；将叶捣烂与陈梅和匀，有拔腐生新的效用。

【本草学文献概要】

　　《岭南采药录》48页。味甘苦，性寒凉，治淋浊，利小便，清热毒，能拔腐骨腐肉，与陈旧梅子同捣敷立效。

　　《中华本草》第3册，第八卷，419～421页。以三白草（《本草经集注》）为正名收载，别名水木通（《本草纲目拾遗》）、白面姑（广西）、三点白、白叶莲（江西）等。地上部分入药，味甘、辛，性寒；清热利水，解毒消肿。其根茎亦入药，另列条目。

【原植物识别特征】

　　多年生草本，具根状茎。茎粗壮，下部伏地。单叶互生，密生腺点，阔卵形至卵状披针形，长10～20cm，宽5～10cm，基部心形或斜心形，全缘；上部叶较小，茎顶端的2～3片于花期常为白色，呈花瓣状。花小，两性，无被；聚生成与叶对生的总状花序，长12～20cm；雄蕊6；离生心皮3～4，子房上位。果近球形，直径约3mm，表面多疣状凸起。花期4—6月。

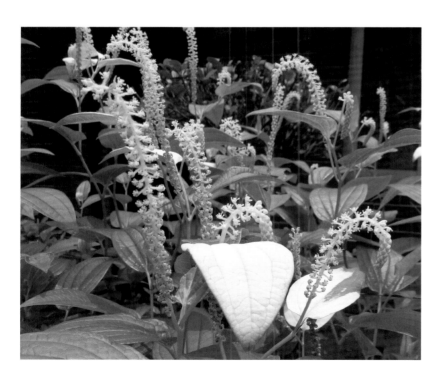

草胡椒

来源 胡椒科草胡椒属 *Peperomia* 植物草胡椒 *Peperomia pellucida* (L.) Kunth 的全草。

【本草学文献概要】

《中华本草》第3册，第八卷，422～423页。以草胡椒（《广西本草选编》）为正名收载。全草入药。味辛，性凉；清热解毒，散瘀止痛，止血。

【原植物识别特征】

一年生肉质草本，高20～40cm；茎直立或基部有时平卧，下部节上常生不定根。叶互生，半透明，阔卵形或卵状三角形，长和宽近相等，1～3.5cm，基部心形，叶脉5～7条，基出，网状脉不明显；叶柄长1～2cm。穗状花序顶生和与叶对生，细弱，长2～6cm；花小，两性，无花被；苞片近圆形，直径约0.5mm；雄蕊2，花丝短；子房上位，1室。浆果球形，顶端尖，直径约0.5mm。花期4—7月。

【植物学文献概要】

见《中国植物志》第二十卷，第一分册，77页。以草胡椒（《中国植物学杂志》）为正名收载。产福建、广东、广西、云南各省区南部。生于林下湿地、石缝中或宅舍墙脚下。

《广东植物志》第一卷，76～77页。产本省及其南部沿海岛屿。生于阴湿的墙脚下或石缝中。分布于我国东南至西南各省区。原产美洲热带，现分布于各热带地区。

《广西植物名录》84页。产全区各地。

《海南植物志》第一卷，336～337页。仅见文昌近郊，喜生于阴湿之墙角下或石缝中。

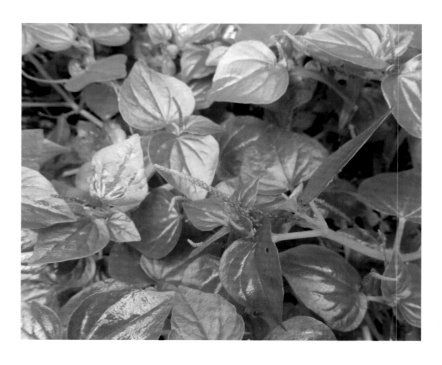

山蒟

来源 胡椒科胡椒属 *Piper* 植物山蒟 *Piper hancei* Maxim. 的茎叶或根。

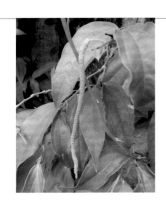

【 植物学文献概要 】

见《中国植物志》第二十卷，第一分册，60～61页。以山蒟（海南）为正名收载。产浙江、福建、江西南部、湖南南部、广东、广西、贵州南部及云南东南部。生于山地溪涧边、密林或疏林中，攀援于树上或石上。模式标本采自广东南海（西樵山）。茎、叶药用，治风湿、咳嗽、感冒等。

《广东植物志》第一卷，69～70页。以山蒟为正名收载。广东各地常见，生于密林或疏林中，常攀援于树上或石上。全株药用，行气止痛，祛风消肿。

《广西植物名录》84页。产临桂，容县，博白，昭平。

《海南植物志》第一卷，334～335页。白沙、陵水、万宁（兴隆）、东方、琼中、保亭及崖县等地。

《广州植物志》102～103页。为广东常见的野生植物，常攀援于森林中的树上或石上，广州比较少见。

【 本草学文献概要 】

《岭南采药录》152页。产龙门、从化，蔓生，藤长约丈余，叶如榕叶而稍硬，市上有以假蒌叶为充者，唯假蒌之味辛辣，味涩，性平，止腰骨痛，浸酒用，祛风，甚效。其叶味辛、苦，性平，有毒，散风，坚骨，利筋骨皮毛，逐诸风，疗风痹脚弱，以之浸酒饮，治头痛，为末吹鼻。

《中华本草》第3册，第八卷，431～432页。以山蒟（《浙江民间常用草药》）为正名收载，别名酒饼藤（广州部队后勤部卫生部《常用中草药手册》）、山萎（《广西本草选编》）、石蒟（《广西中草药》）等。茎叶或根入药，味辛，性温；祛风除湿，活血消肿，行气止痛。

【 原植物识别特征 】

常绿攀缘藤本，揉之有香气。茎有关节，关节处常生有不定根。单叶互生，卵状披针形或椭圆形，长6～12cm，宽2.5～4.5cm，全缘。穗状花序与叶对生，长2～8cm，下垂。花小，单性，无被，雌雄异株；雄花序长1～6cm，雄蕊2，花丝短；雌花序约3cm，子房上位。浆果近球形，熟时黄色，直径3～4mm。花期5—6月，果期8—9月。

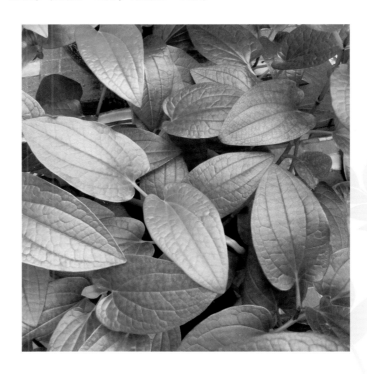

荜茇

来源 胡椒科胡椒属 *Piper* 植物荜茇 *Piper longum* L. 的果穗。

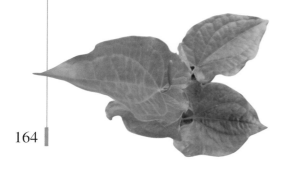

【植物学文献概要】

见《中国植物志》第二十卷，第一分册，40～42页。以荜拔（《开宝本草》）为正名收载。产云南东南至西南部，广西、广东和福建有栽培。生于疏荫杂木林中，海拔约580m。果穗为镇痛健胃要药，味辛性热，用于胃寒引起的腹痛、呕吐、腹泻、冠心病心绞痛、神经性头痛及牙痛等。

《广东植物志》第一卷，67页。广州、湛江有栽培。分布于云南东南至西南部。

《广西植物名录》84页。产全区各地。

【本草学文献概要】

《中华本草》第3册，第八卷，434～437页。以荜茇（《雷公炮制论》）为正名收载，别名荜勃（《本草拾遗》）等。果穗入药。味辛，性热；温中散寒，下气止痛。

【原植物识别特征】

攀援藤本，长达数米；枝有粗纵棱和沟槽。叶互生，有密细腺点，下部的卵圆形，具长柄，向上渐次为卵形至卵状长圆形，长6～12cm，宽3～12cm，柄长1～2cm；顶端的叶近无柄而抱茎；叶脉7条，全部基出；叶鞘长为叶柄的1/3。花单性异株，聚集成与叶对生的穗状花序。雄花苞片近圆形，直径约1.5mm，具短柄，盾状；雄蕊2，花丝极短。雌花惟苞片略小，子房上位。浆果下部嵌生于花序轴中并与其合生，直径约2mm。花期7—10月。

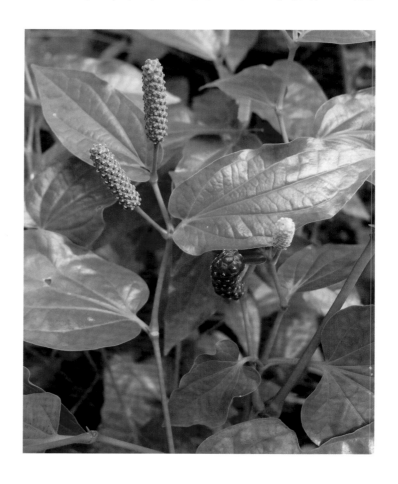

胡椒

来源 胡椒科胡椒属 *Piper* 植物胡椒 *Piper nigrum* L. 的近成熟或成熟果实。

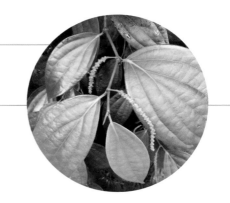

【植物学文献概要】

见《中国植物志》第二十卷，第一分册，24～25页。以胡椒（《唐本草》）为正名收载。我国台湾、福建、广东、广西及云南等省区均有栽培。原产东南亚，现广植于热带地区。果实主要含胡椒碱和少量的胡椒挥发油，用于调味，亦作胃寒药，能温胃散寒、健胃止吐，服少量能增进食欲，过量则刺激胃黏膜引起充血性炎症。

《广东植物志》第一卷，71～72页。以胡椒为正名收载。本省南部及其沿海岛屿有栽培。原产东南亚，现广植于热带和亚热带地区。

《广西植物名录》84页。产桂南、桂西南。

《海南植物志》第一卷，331页。海口、琼海和万宁（兴隆）等地有栽培。

【本草学文献概要】

《中华本草》第3册，第八卷，439～443页。以胡椒（《新修本草》）为正名收载，别名浮椒（《世医得效方》）、玉椒（《通雅》）等。果实入药。味辛，性热；温中散寒，下气止痛。

【原植物识别特征】

攀援状木质藤本。茎长数十米，节膨大。叶互生、近革质；叶柄长1～2cm，叶鞘延长，常为叶柄之半；叶片阔卵形、卵状长圆形或椭圆形，长10～15cm，宽5～9cm，基部圆，常稍偏斜；基出脉5～7条，全缘。花无被，杂性同株，排成与叶对生的穗状花序；苞片匙状长圆形，长3～3.5cm，中部宽约0.8mm，雄蕊2，子房上位，1室，1胚珠。浆果球形，直径3～4mm，熟时红色。花期4—10月，果期10月至翌年4月。

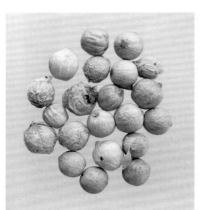

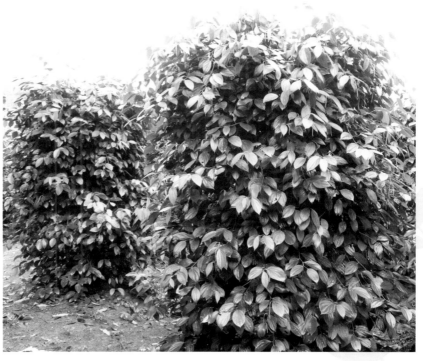

假蒟

来源　胡椒科胡椒属 *Piper* 植物假蒟 *Piper sarmentosum* Roxb. 的全草。

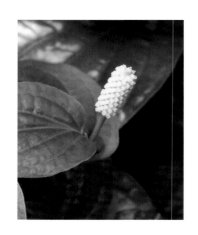

【植物学文献概要】

见《中国植物志》第二十卷，第一分册，42页。以假蒟（《生草药性备要》）为正名收载，别名蛤蒟（通称）。产福建、广东、广西、云南、贵州及西藏（墨脱）各省区。生于林下或村旁湿地上。药用。根治风湿骨痛、跌打损伤、风寒咳嗽、妊娠和产后水肿；果序治牙痛、胃痛、腹胀、食欲不振等。

《广东植物志》第一卷，68页。广东各地常见，生于疏林中或村旁湿地上，常匍匐于地面。全株入药，祛湿消肿，舒筋活血，行气止痛。果实治胃痛、腹胀、食欲不振等。

《广西植物名录》85页。产全区各地。

《海南植物志》第一卷，332页。海南各地常见。

《广州植物志》102页。广州不常见的野生植物，有时或可见于芜地上。

【本草学文献概要】

《岭南采药录》90～91页。别名蛤蒌。味苦，性温，无毒，祛风，产后气虚脚肿，以之煮扁鱼食之，或煎水洗极妙，其根，治牙痛，洗烂脚，又和鸡卵煮食之，疗疟疾，味辛，性平，通关窍，舒筋络，取其须根用之。

《中华本草》第 3 册，第八卷，445～446页。以假蒟为正名收载，分为假蒟、假蒟根、假蒟子3项。全草入药，祛风散寒，行气止痛。《广西本草选编》等有药用记载。

【原植物识别特征】

多年生匍匐草本。小枝近直立，有香气。叶互生，有细腺点，下部叶阔卵形或近圆形，长7～14cm，宽6～13cm，基部心形；上部叶小，卵形或卵状披针形。花单性异株，聚集成与叶对生的穗状花序，无花被。雄花序长1.5～2cm；苞片扁圆形，盾状，雄蕊2，花药近球形。雌花序长6～8mm；苞片近圆形，盾状，子房上位，柱头4。浆果近球形，具4角棱，直径2.5～3mm，基部嵌生于花序轴中，并与其合生。花期4—11月。

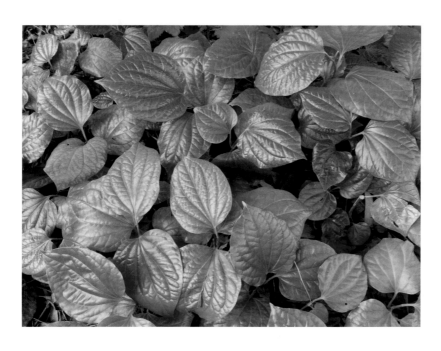

金粟兰

来源　金粟兰科金粟兰属 *Chloranthus* 植物金粟兰 *Chloranthus spicatus* (Thunb.) Makino 的全株。

【植物学文献概要】

见《中国植物志》第二十卷，第一分册，83～84页。以金粟兰（周之屿树艺书）为正名收载，别名珠兰（通称）、珍珠兰（《岭南杂记》）。产云南、四川、贵州、福建、广东。生于山坡、沟谷密林下，海拔150～990m，但野生者较少见，现各地多为栽培。作观赏用。花和根状茎可提取芳香油，鲜花极香，常用于熏茶叶。全株入药，治风湿疼痛、跌打损伤，根状茎捣烂可治疗疮。有毒，用时宜慎。

《广东植物志》第三卷，20页。产广东博罗、高要及海南万宁，生于山坡及山谷密林中，海拔150～900m。全株入药，治疗跌打损伤。

《广西植物名录》86页。产桂林、龙州。

《海南植物志》第一卷，341页。仅见于万宁，生于密林中。

《广州植物志》104～105页。金粟兰为一常见的植物，在我国南部山林中时可见之，唯广州所见的多为盆栽花卉，取其花香以供观赏。其花可混入花叶内以增加后者的香味；根捣烂后可敷疗疮，闻又可治疟，因其有出汗及兴奋之功，但有毒，用时宜慎。

【本草学文献概要】

《岭南采药录》35页。枝叶似茉莉，花发长条细蕊，有香气，其根有毒，治痈疖，磨敷，狐沾之即毙，故驱狐最效，敷疮去毒，擦飞癣最妙。

《中华本草》第3册，第八卷，456页。以珠兰为正名收录，别名珍珠兰（《药性考》）、米兰、大骨兰（《广西本草选编》）。全株或根、叶入药，味辛、甘，性温；祛风湿，活血止痛，杀虫。《广西本草选编》等有药用记载。

【原植物识别特征】

半灌木，高30～60cm。单叶对生，椭圆形或倒卵状椭圆形，长5～11cm，宽2.5～5.5cm，边缘具圆齿状锯齿，齿端有一腺体，腹面深绿色，光亮，背面淡黄绿色，侧脉6～8对。穗状花序排成圆锥状；花小，两性，黄绿色，极芳香；雄蕊3，药隔合生成一卵状体，不整齐3裂，中央裂片较大。花药2室，两侧裂片较小，各有一个1室的花药；子房上位。核果倒卵形。花果期4—9月。

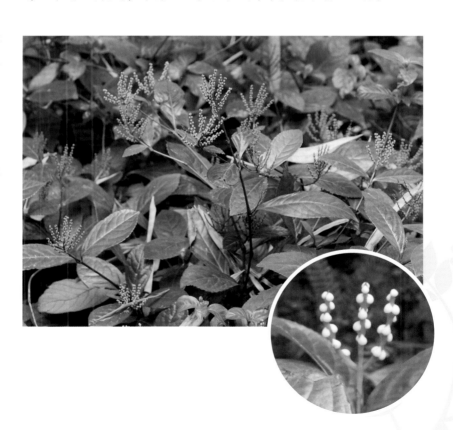

草珊瑚

来源 金粟兰科草珊瑚属 *Sarcandra* 植物草珊瑚 *Sarcandra glabra* (Thunb.) Nakai 的全株。

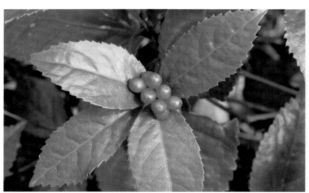
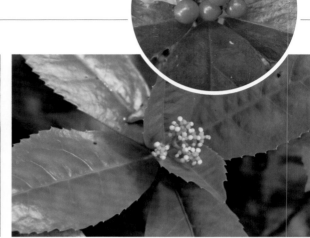

【植物学文献概要】

见《中国植物志》第二十卷，第一分册，79~80页。以草珊瑚（《汝南圃史》）为正名收载，别名接骨金粟兰（通称）、肿节风、九节风（江西）、九节茶（浙江）、满山香、九节兰（湖南）、节骨茶（广西）等。产安徽、浙江、江西、福建、台湾、广东、广西、湖南、四川、贵州和云南。生于山坡、沟谷林下阴湿处，海拔420~1 500m。全株供药用，清热解毒、祛风活血、消肿止痛。

《广东植物志》第三卷，18页。广东各地常见。生于山谷、山坡和溪涧边。全株药用，清热解毒，消肿止痛，抗菌消炎。

《广西植物名录》86页。产全区各地。

《广州植物志》106页。别名为鸡爪兰（《岭南采药录》）、接骨金粟兰（《中国药用植物志》）。多生于阴湿地。除观赏外，茎叶捣烂，治跌打损伤。

【本草学文献概要】

《岭南采药录》69页。别名九节茶。味涩，性平，煎水饮之退热。

《中华本草》第3册，第八卷，456~459页。以肿节风为正名收载，别名观音茶（《生草药性备要》）、九节风（《分类草药性》）、九节茶等。根及全株入药，味辛、苦，性平；祛风除湿，活血散瘀。《常用中草药手册》（广州部队后勤部卫生部）等有药用记载。

编者注：广东、福建一带民间多称之为"观音茶"。

【原植物识别特征】

常绿半灌木，高50~120cm，节膨大。单叶对生，椭圆形、卵形至卵状披针形，长6~17cm，宽2~6cm，边缘有粗锯齿，齿尖有一腺体；叶柄长0.5~1.5cm，基部合生成鞘状。穗状花序顶生，多少成圆锥花序状，花两性，无被；雄蕊1，肉质，棒状至圆柱状；子房上位。核果球形，直径3~4mm，熟时亮红色。花期6月，果期8—10月。

马兜铃

来源　马兜铃科马兜铃属 *Aristolochia* 植物马兜铃 *Aristolochia debilis* Sieb. et Zucc. 的果实。

【植物学文献概要】

　　见《中国植物志》第二十四卷，233～235页。以马兜铃（《开宝本草》）为正名收载，别名兜铃根、独行根（《唐本草》）、青木香、一点气、天仙藤（江苏）、蛇参果（四川、贵州）、三百银药（福建）、野木香根（江西）、定海根（湖南）。分布于长江流域以南各省区以及山东（蒙山）、河南（伏牛山）等；广东、广西常有栽培。生于海拔200～1 500m的山谷、沟边、路旁阴湿处及山坡灌丛中。用途与北马兜铃同。

　　《广东植物志》第一卷，50页。别名青木香、一点气。产本省北部，海南岛有栽培。生于山沟、山谷、路旁阴湿处及山坡灌丛中。果称马兜铃，为清肺、镇咳化痰药；茎称天仙藤，疏风活血；根称青木香，有解毒、理气止痛之效。

　　《广西植物名录》82页。产桂林、临桂、灵川、全州、兴安。

【本草学文献概要】

　　《中华本草》第3册，第八卷，463～466页。以马兜铃（《雷公炮炙论》）为正名收载，别名兜铃（《新修本草》）、马兜零（《蜀本草》）、蛇参果（《四川中药志》）。果实入药，味苦，微辛，性寒；清肺降气，止咳平喘，清泄大肠。

【原植物识别特征】

　　草质藤本。茎柔弱，暗紫色或绿色，有腐肉味。叶互生，叶柄长1～2cm，叶片卵状三角形、长圆状卵形或戟形，长3～6cm，基部宽1.5～3.5cm，基部心形，两侧裂片圆形，下垂，基出脉5～7条。花单生或2朵聚生于叶腋，花被管长3～5.5cm，基部膨大呈球形，向上收狭成一长管，管长2～2.5cm，直径2～3mm，管口漏斗状，黄绿色，有紫斑；花药卵形，贴生于合蕊柱近基部；子房下位。蒴果近球形，长约6cm，具6棱，熟时黄绿色，6瓣裂；果梗长2.5～5cm，常撕裂成6条；种子扁平，钝三角形，边缘具白色膜质宽翅。花期7—8月，果期9—10月。

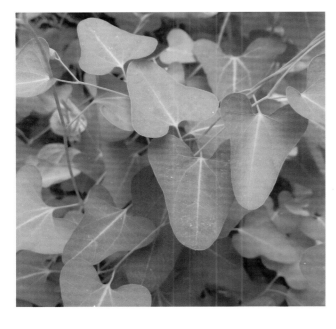

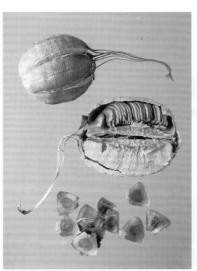

五桠果

来源 五桠果科五桠果属 *Dillenia* 植物五桠果 *Dillenia indica* L. 的根或树皮。

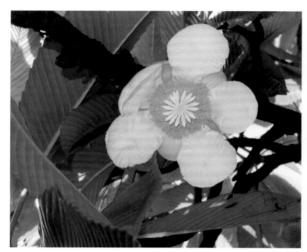
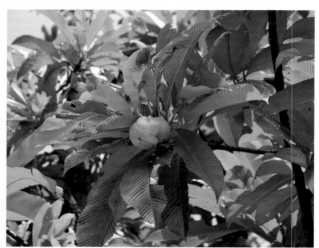

【植物学文献概要】

见《中国植物志》第四十九卷，第二分册，194~195页。以五桠果为正名收载。分布于云南省南部。喜生山谷溪旁水湿地带。果实可食。

《广东植物志》第三卷，93~94页。产广东中部以南及海南等地。分布于广西。

《广西植物名录》110页。产那坡。

《广州植物志》未收载。

编者注：广州等城市的公园、花圃、苗圃有栽培。

【本草学文献概要】

《中华本草》第3册，第八卷，509~510页。以五桠果（《全国中草药汇编》）为正名收载，别名第伦桃（《中国种子植物科属辞典》）。根及树皮入药。味酸、涩，性平；收敛，解毒。

《药用植物识别图谱》80页。根及树皮入药。收敛止泻，解毒消肿。

【原植物识别特征】

常绿乔木，高达25m，树皮红褐色，大块薄片状脱落；老枝有明显的叶痕。单叶互生，矩圆形或倒卵状矩圆形，长15~40cm，宽7~14cm，叶缘有锯齿，齿尖锐利；叶柄长5~7cm，有狭窄的翅。花单生于枝顶叶腋内，直径12~20cm，花梗粗壮，被毛；萼片5，肥厚肉质，近圆形，直径3~6cm；花瓣白色，倒卵形，长7~9cm；雄蕊多数，排成2轮；离生心皮16~20，花柱线形，胚珠每心皮胚珠多数。果实圆球形，直径10~15cm，宿存萼片肥厚。花期4—5月。

锡叶藤

来源　五桠果科锡叶藤属 *Tetracera* 植物锡叶藤 *Tetracera asiatica* (Lour.) Vahl 的根或茎叶。

【植物学文献概要】

　　见《中国植物志》第四十九卷，第二分册，191～192页。以锡叶藤为正名收载。分布于广东及广西。

　　《广东植物志》第三卷，93～94页。以锡叶藤为正名收载。产广东中部以南及海南等地。

　　《广西植物名录》110页。产桂南。

　　《海南植物志》第一卷。446～447页。别名涩叶藤（海南）、水车藤、涩沙藤（广西）。海南各地常见。多生于低海拔山地的疏林或灌丛中。

【本草学文献概要】

　　《中华本草》第3册，第八卷，510～511页。以锡叶藤（广州部队后勤部卫生部《常用中草药手册》）为正名收载，别名锡叶（《岭南采药录》）、涩藤、涩沙藤（《陆川本草》）、水车藤（广州部队后勤部卫生部《常用中草药手册》）、雪藤、糙米藤（《香港中草药》）、擦锡藤（《广西药用植物名录》）、涩叶藤（《海南植物志》）、狗舌藤（《中国树木志》）。根或茎叶入药。味酸、涩，性平；收敛固脱，消肿止痛。

【原植物识别特征】

　　常绿木质藤本，长达20m，多分枝，枝条粗糙。叶革质，极粗糙，矩圆形，长4～12cm，宽2～5cm，侧脉10～15对，在下面显著地突起，全缘或上半部有小钝齿；叶柄长1～1.5cm。圆锥花序，长6～25cm，花序轴常为“之”字形屈曲；花小，两性，直径6～8mm；萼片5，大小不相等，边缘有睫毛；花瓣3，白色，约与萼片等长；雄蕊多数，花药“八”字形排在膨大药隔上；心皮单一，子房上位。果实长约1cm，熟时黄红色，干后果皮薄革质。花期4—5月。

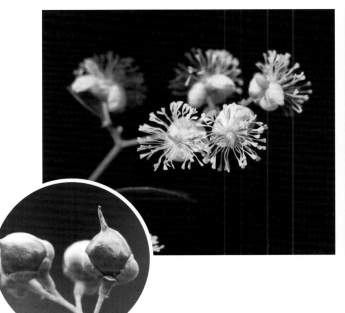

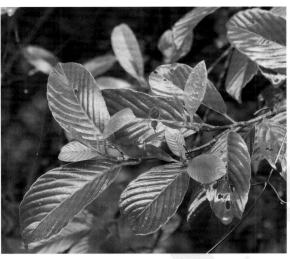

狝猴桃

来源　狝猴桃科狝猴桃属 *Actinidia* 植物中华狝猴桃 *Actinidia chinensis* Planch. 的果实。

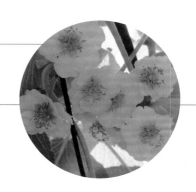

172

【植物学文献概要】

见《中国植物志》第四十九卷，第二分册，260～263页。以中华狝猴桃（《植物学杂志》）为正名收载，别名阳桃、羊桃、羊桃藤、藤梨、狝猴桃。

产陕西（南端）、湖北、湖南、河南、安徽、江苏、浙江、江西、福建、广东（北部）和广西（北部）等省区。生于海拔200～600m低山区的山林中，一般多出现于高草灌丛、灌木林或次生疏林中，喜欢腐殖质丰富、排水良好的土壤；分布于较北的地区者喜生于温暖湿润，背风向阳环境。本种果实是本属中最大的一种，从生产利用情况说又是本属中经济意义最大的一种。

《广东植物志》第四卷，150～151页。产广东乳源、阳山、乐昌。生于海拔500～800m的山地疏林中或灌丛中。

《广西植物名录》134页。产全州、兴安、资源。

【本草学文献概要】

《中华本草》第3册，第八卷，538～543页。以狝猴桃（《开宝本草》）为正名收载，别名藤梨、木子、狝猴梨（《开宝本草》）、羊桃（《医心方》）、阳桃（《日用本草》）、甜梨（《广西药用植物名录》）等。果实入药。味酸、甘，性寒；健胃止渴，解毒通淋。其根、藤茎、枝叶均入药，另列条目。

【原植物识别特征】

藤本；幼枝同叶柄密生灰棕色柔毛；老枝无毛，髓大，白色，片层状。单叶互生，倒阔卵形至倒卵形或阔卵形至近圆形，长6～17cm，宽7～15cm，边缘具睫状小齿，下面苍绿色，密被灰棕色星状绒毛，侧脉5～8对，叶柄长3～6cm。花单性异株或杂性异株，初开时白色，后变淡黄色，有香气，直径1.8～3.5cm；萼片通常5，两面密被黄褐色绒毛；花瓣5；雄蕊多数；子房上位。浆果黄褐色，卵圆或长圆形，长4～6cm，密被棕色长硬毛。花果期6—9月。

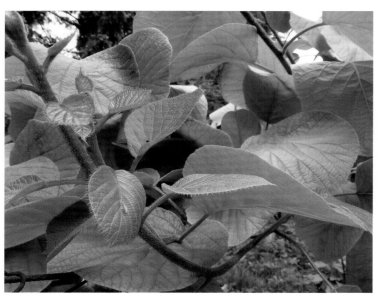

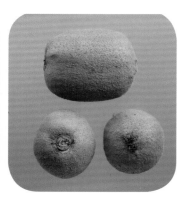

水东哥

来源 狝猴桃科水东哥属 *Saurauia* 植物水东哥 *Saurauia tristyla* DC. 的根或叶。

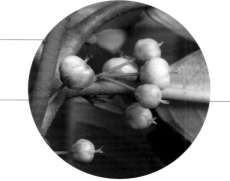

【植物学文献概要】

见《中国植物志》第四十九卷，第二分册，296~298页。以水东哥为正名收载，别名白饭果、白饭木（广西）。产广东、广西、云南、贵州。生于丘陵、低山山地林下和灌丛中。广西玉林地区民间用根、叶入药，有清热解毒、凉血作用，治无名肿毒、眼翳；根皮煲猪瘦肉内服治遗精。叶可作猪饲料。

《广东植物志》第三卷，152页。产广东及海南各地。生于山谷溪旁林下或山坡灌丛中。海拔100~960m。

《广西植物名录》136页。产桂南、桂西南。

《海南植物志》第一卷，512页。置于水东哥科Saurauiaceae，海南各地常见。生于低海拔至中海拔的森林中。

【本草学文献概要】

《中华本草》第3册，第八卷，550页。以水枇杷（《广西中草药》）为正名收载，别名水牛奶、红毛树（《广西中草药》）、米花树、鼻涕果（《广西本草选编》）。根、叶入药。味微苦，性凉；疏风清热，止咳止痛。

【原植物识别特征】

灌木或小乔木，高3~6m，小枝淡红色，被爪甲状鳞片。单叶互生，倒卵状椭圆形稀阔椭圆形，长10~29cm，宽4~11cm，叶缘有锯齿，侧脉10~26对，叶柄长1.5~4cm。聚伞花序，花小，粉红色或白色，直径7~16mm；萼片5，阔卵形或椭圆形，长3~4mm；花瓣卵形，长8mm，顶部反卷；雄蕊多数；子房上位，卵形或球形，花柱3~4，中部以下合生。浆果球形，白色，绿色或淡黄色，直径6~10mm。花期6—10月，果期12月至翌年2月。

173

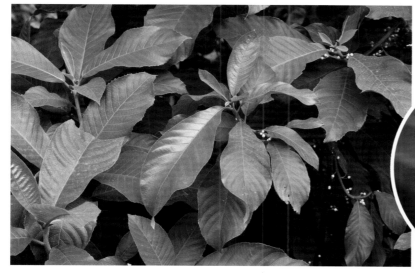

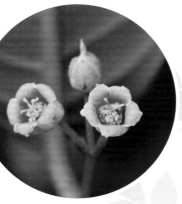

杨桐（黄瑞木）

来源 山茶科杨桐属 *Adinandra* 植物杨桐 *Adinandra millettii* (Hook. et Arn.) Benth. et Hook. f. ex Hance 的根及嫩叶。

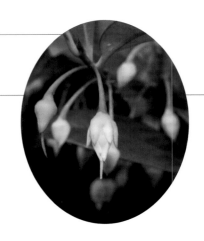

【植物学文献概要】

见《中国植物志》第五十卷，第一分册，48～49页。以杨桐（《广东植物志》）为正名收载，别名黄瑞木（《中国树木分类学》）、毛药红淡（《中国高等植物图鉴》）。产于安徽南部、浙江南部和西部、江西、福建、湖南、广东、广西、贵州等地区；多生于海拔100～1 300m，最高可达1 800m，常见于山坡路旁灌丛中或山地阳坡的疏林中或密林中，也往往见于林缘沟谷地或溪河路边。

《广东植物志》第二卷，158页。广东全省各地常见，除湛江西部外。

《广西植物名录》124页。产防城、上思、桂北。

《广州植物志》199页。广州近郊白云山极常见的野生灌木。

【本草学文献概要】

《中华本草》第3册，第八卷，556页。以黄瑞木（《全国中草药汇编》）为正名收载，别名杨桐、鸡仔茶、黄板叉木（《全国中草药汇编》）。根、叶入药。味苦，性凉；凉血止血，解毒消肿。

【原植物识别特征】

灌木或小乔木，高2～10m，小枝褐色。单叶互生，长圆状椭圆形，厚革质，长4.5～9cm，宽2～3cm，近全缘，上面亮绿色，下面淡绿色或黄绿色，侧脉10～12对，叶柄长3～5mm。花两性，单生于叶腋，花梗纤细，长约2cm；萼片5，长7～8mm，边缘具纤毛和腺点；花瓣5，白色，卵状长圆形至长圆形，长约9mm；雄蕊多数，着生于花冠基部；子房上位，3室，胚珠每室多数，花柱单一。浆果近球形，直径约1cm，熟时黑色。花期5—7月，果期8—10月。

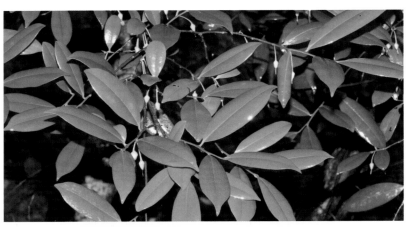

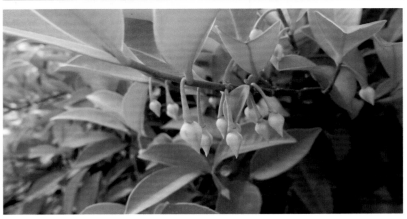

山茶

来源 山茶科山茶属 *Camellia* 植物山茶 *Camellia japonica* L. 的花。

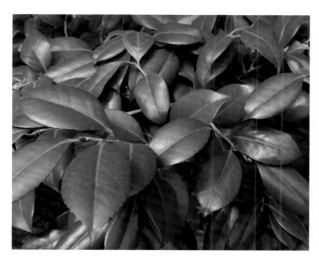 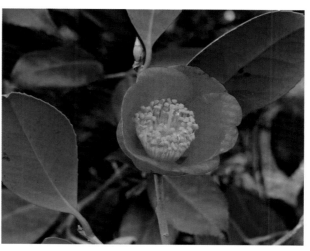

【植物学文献概要】

见《中国植物志》第四十九卷，第三分册，87页。以山茶（《本草纲目》）为正名收载，别名茶花（《广群芳谱》）。四川、台湾、山东、江西等地有野生种，国内各地广泛栽培，品种繁多，花大多数为红色或淡红色，亦有白色，多为重瓣。供观赏，花有止血功效，种子榨油，供工业用。

《广东植物志》第二卷，134页。以红山茶为正名收载。广东只有栽培种，多为重瓣。中国的野生种多为小乔木。

《广西植物名录》126页。全区各地广泛栽培。

《海南植物志》第一卷，499页。仅见记录，栽培。

《广州植物志》196页。为一美丽的庭院观赏植物，变种甚多，广州亦常栽培。种子可榨油，木材供雕刻和农具用；花供药用。

【本草学文献概要】

《中华本草》第3册，第八卷，559~561页。以山茶花（《本草纲目》）为正名收载，别名红茶花（《分类草药性》）等。花入药。味甘、苦、辛，性凉；凉血止血，散瘀消肿。根、叶、种子亦入药，另列条目。

【原植物识别特征】

灌木或小乔木，高可达9m，幼枝棕色。单叶互生，革质，椭圆形，长5~10cm，宽2.5~5cm，侧脉7~8对，边缘有细锯齿。叶柄长8~15mm。花大，两性，单生或对生于叶腋，红色，直径5~8cm；苞片及萼片约10片，组成长2.5~3cm的杯状苞被；花瓣6~7，外侧2片几离生，长约2cm，内侧5片基部连生约8mm，倒卵圆形，长3~4.5cm；雄蕊多数，排成3轮，外轮花丝基部连生，花丝管长1.5cm，内轮雄蕊离生；子房上位。蒴果近球形，直径2.5~3cm，每室种子1~2，3爿裂开，果爿厚木质。花期4—5月，果期9—10月。

茶

来源　山茶科山茶属 *Camellia* 植物茶 *Camellia sinensis* (L.) O. Ktze 的嫩叶及嫩芽。

【 植物学文献概要 】

　　见《中国植物志》第四十九卷，第三分册，130～131页。野生种遍见于长江以南各省区的山区。长期以来经广泛栽培，毛被及叶形变化很大。

　　《广东植物志》第二卷，137页。广东各地栽培，粤北及海南岛山区有野生种，叶较大，先端尖，小乔木。嫩叶制成的茶，为世界著名饮料；根清热解毒；种子可榨油。

　　《广西植物名录》128页。全区各地广泛栽培。

　　《海南植物志》第一卷，496～497页。保亭、琼中。本种通常栽培，海南也有野生。

　　《广州植物志》195～196页。因栽培历史悠久，变态极多。

【 本草学文献概要 】

　　《岭南采药录》28页。木类，造成砖用，除瘴解毒，治赤白痢。

　　《中华本草》第3册，第九卷，565～574页。以茶叶（《宝庆本草折衷》）为正名收载，别名茶芽（《本草别说》）、芽茶（《简便单方》）、细茶（《万氏家抄方》）等。嫩叶及嫩芽入药，味苦、甘，性凉；清头目，除烦渴，消食，化痰，利水，解毒。茶树根亦入药，另列条目。

【 原植物识别特征 】

　　灌木或小乔木。单叶互生，革质，长圆形或椭圆形，长4～12cm，宽2～5cm，上面发亮，侧脉5～7对，边缘有锯齿，叶柄长3～8mm。花1～3朵腋生，萼片5，阔卵形至圆形，长3～4mm，宿存；花瓣白色，5～6，阔卵形，长1～1.6cm，基部略连合；雄蕊多数，子房上位，密生白毛；花柱先端3裂。蒴果3球形或1～2球形，高1.1～1.5cm，每球有种子1～2粒。花期10月至翌年2月。

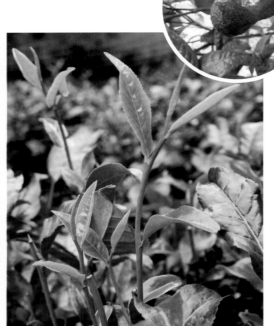

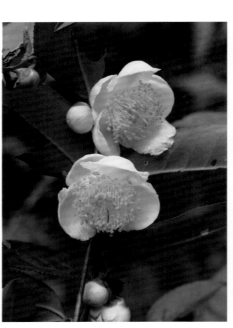

米碎花

来源 山茶科柃木属 *Eurya* 植物米碎花 *Eurya chinensis* R. Br. 的茎叶。

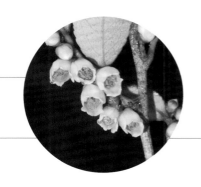

【植物学文献概要】

见《中国植物志》第五十卷，第一分册，132～133页。以米碎花为正名收载。广泛分布于江西南部、福建与南沿海及西南部、台湾、湖南南部、广东、广西南部（南宁、邕宁、横县、上思、平南、桂林、柳州、武鸣、梧州、钦州）等地；多生于海拔800m以下的低山丘陵山坡灌丛路边或溪河沟谷灌丛中。模式标本采自广东省。

《广东植物志》第二卷，175页。全省各地常见。生于向阳的丘陵、灌丛中。

《广西植物名录》129页。产南宁、邕宁、武鸣、横县、桂林、全州、梧州、平南、博白、那坡。

《广州植物志》199页。别名岗茶。

【本草学文献概要】

《中华本草》第3册，第八卷，578页。以米碎花（《贵州草药》）为正名收载，别名虾辣眼（《全国中草药汇编》）、米碎仔（《福州药物志》）、矮茶（《广西药用植物名录》）。茎叶入药。味甘、淡、微涩，性凉；清热除湿，解毒敛疮。其根亦入药，另列条目。

【原植物识别特征】

灌木，高1～3m，嫩枝具2棱，黄绿色或黄褐色；顶芽密被黄褐色短柔毛。单叶互生，倒卵形或倒卵状椭圆形，长2～5.5cm，宽1～2cm，边缘密生细锯齿，上面鲜绿色，有光泽，叶柄长2～3mm。花单性异株，1～4朵簇生于叶腋。雄花：萼片5，长1.5～2mm；花瓣5，白色，倒卵形，长3～3.5mm；雄蕊15，子房退化。雌花的萼片比雄花的小；花瓣5，卵形，长2～2.5mm，子房上位，花柱顶端3裂。浆果近球形，熟时紫黑色，直径3～4mm。花期11—12月，果期翌年6—7月。

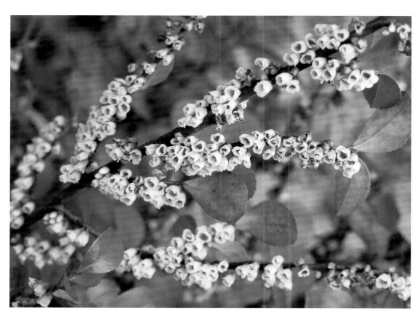

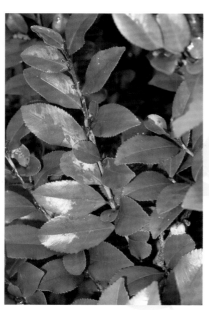

木荷（荷树）

来源 山茶科木荷属 *Schima* 植物木荷 *Schima superba* Gardn. et Champ. 的根皮。

【植物学文献概要】

　　见《中国植物志》第四十九卷，第三分册，224页。以木荷（《广东植物志》）为正名收载，别名何树（《植物名实图考》）。产浙江、福建、台湾、江西、湖南、广东、海南、广西、贵州。本种是华南及东南沿海各省常见的种类。在亚热带常绿林里是建群种，在荒山灌丛是耐火的先锋树种；在海南海拔1 000m上下的山地雨林里，它是上层大乔木，胸径1m以上，有突出的板根。

　　《广东植物志》第二卷，150页。广东各地低海拔次生林中常见。

　　《广西植物名录》132页。产桂东、桂中。

　　《广州植物志》197～198页。本种在我国南部山野间随处可见，为广东主要的薪炭材之一。广州近郊石牌、白云山一带常见。

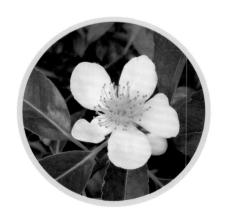

【本草学文献概要】

　　《中华本草》第3册，第九卷，583～584页。以木荷（《浙江药用植物志》）为正名收载，别名何树（《植物名实图考》）、柯树、木何（《中国树木分类学》）等。根皮入药。味辛，性温，有毒；攻毒，消肿。叶亦入药，解毒疗疮。

【原植物识别特征】

　　大乔木，高达25m，小枝皮孔显著。单叶互生，椭圆形，长7～12cm，宽4～6.5cm，上面干后发亮，侧脉7～9对，边缘有钝齿；叶柄长1～2cm。花生于枝顶叶腋，常多朵排成总状花序，直径约3cm，白色，花柄长1～2.5cm；苞片2，贴近萼片，长4～6mm，早落；萼片5，半圆形，长2～3mm，内面有白色绢毛；花瓣5，长1～1.5cm，最外1片风帽状，边缘多少有毛；雄蕊多数；子房上位。蒴果木质，褐色，直径1.5～2cm，5裂，种子有翅。花期4—5月，果期9—10月。

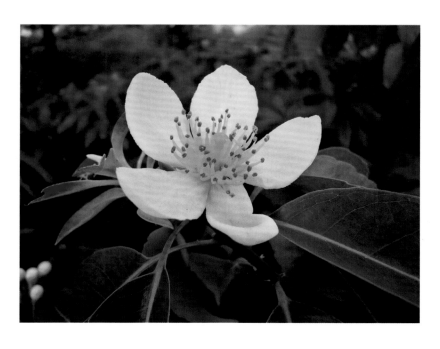

薄叶红厚壳（横经席）

来源 藤黄科红厚壳属 *Calophyllum* 植物薄叶红厚壳 *Calophyllum membranaceum* Gardn. et Champ. 的根、叶。

【植物学文献概要】

见《中国植物志》第五十卷，第二分册，83～84页。别名薄叶胡桐（《广州植物志》）、横经席（广西）、跌打将军（《广东常用中草药图谱》）等。产广东南部、海南、广西南部及沿海部分地区，多生于海拔200～1 000m的山地密林或疏林中。模式标本采自广东。根、叶民间药用，治疗跌打损伤。

《广东植物志》第三卷，211～212页。以薄叶红厚壳为正名收载，别名薄叶胡桐、横经席。产广东及海南各地，生于低海拔至中海拔的山地林中或灌丛。根、叶药用。

《广西植物志》第二卷，62页。产陆川、博白、玉林、梧州、昭平、防城、浦北、上思、十万大山、金秀、横县、邕宁、德保等地。

《海南植物志》第二卷，56～57页。海南除西北部外，各地常见。

《广州植物志》229～230页。以薄叶胡桐为正名收载。我国南部常见野生植物，广州近郊仅见于龙眼洞。

【本草学文献概要】

《岭南采药录》171页。木本，叶对生，如掌状，枝与叶皆作方形，东莞横沥有此树，凡损伤，以其叶为末掺之，愈后并无瘢痕。

《中华本草》第3册，第九卷，587～588页。以横经席（广州部队后勤部卫生部《常用中草药手册》）为正名收载，别名跌打将军、碎骨莲、皮子黄、篦子王、梳篦木、铁将军等。根入药，味苦，性平；祛风湿，强筋骨，活血止痛。叶入药，另列条目。

179

【原植物识别特征】

灌木或小乔木，高1～5m；幼枝四棱形，有狭翅。叶对生，叶薄革质，长圆形或长圆状披针形，长6～12cm，宽1.5～3.5cm，边缘反卷，两面有光泽；侧脉密集，有规则横行排列。聚伞花序腋生，花两性，白色略带浅红，萼片4，花瓣4，长约8mm；雄蕊多数，花丝基部合生为4束；子房上位。核果卵状长球形，熟时黄色。花期3—5月，果期8—12月。

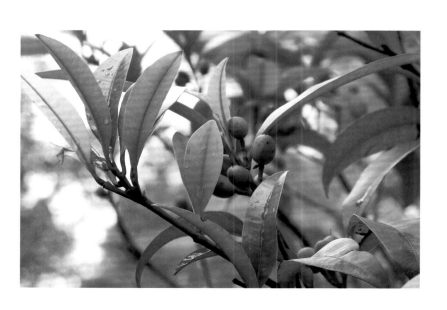

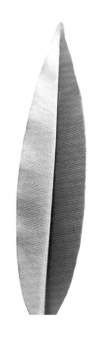

黄牛木

来源 藤黄科黄牛木属 *Cratoxylum* 植物黄牛木 *Cratoxylum cochinchinense* (Lour.) Bl. 的根、树皮或茎叶。

【植物学文献概要】

见《中国植物志》第五十卷，第二分册，76～78页。以黄牛木（《海南植物志》）为正名收载，别名黄牛茶（广东）、雀笼木（海南）、黄芽木、鹧鸪木、满天红（广西）等。产广东、广西及云南南部。生于丘陵或山地的干燥阳坡上的次生林或灌丛中，海拔1 240m以下，能耐干旱，萌发力强。本种材质坚硬，纹理精致，供雕刻用；幼果供作烹调香料；根、树皮及嫩叶入药，治感冒、腹泻；嫩叶尚可作茶叶代用品。

《广东植物志》第三卷，204～205页。产广东英德以南及海南各地。

《广西植物志》第二卷，49～51页。别名黄芽木（北流、桂平）。

《海南植物志》第二卷，53页。海南各地。丘陵地极常见。生长慢而萌发力极强。广东精美的鸟笼由本种的木材制成，故有"雀笼木"之称。叶可作茶叶。

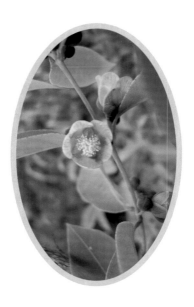

【本草学文献概要】

《中华本草》第3册，第九卷，588～589页。以黄牛茶（广州部队后勤部卫生部《常用中草药手册》）为正名收载，别名雀笼木（广州部队后勤部卫生部《常用中草药手册》）、黄芽木（《广西药用植物名录》）。根、树皮或茎叶入药。味甘、微苦，性凉；清热解毒，化湿消滞，祛瘀消肿。

【原植物识别特征】

灌木或小乔木，高1～10m，树皮淡黄色，光滑；枝条对生。单叶对生，椭圆形至长椭圆形，长3～11cm，宽1.5～4cm，上面绿色，下面粉绿色，有透明腺点及黑点，侧脉每边8～12条，叶柄长2～3mm。聚伞花序腋生或腋外生，花粉红、深红至红黄色，直径约1cm；萼片5，长5～7mm，革质，有黑色纵腺条，果时增大；花瓣5，倒卵形，长约为萼片的2倍；雄蕊多数，合生成3～4束，与腺体互生；子房上位。蒴果，椭圆形。花期3—9月，果期5—12月。

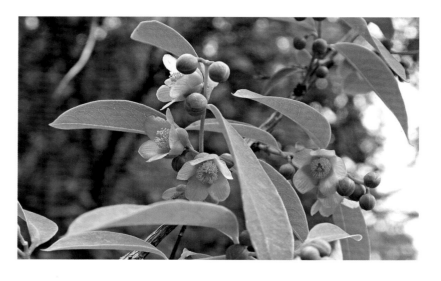

山竹子

来源 藤黄科藤黄属 *Garcinia* 植物山竹子 *Garcinia multiflora* Champ. ex Benth. 的果实。

【植物学文献概要】

见《中国植物志》第五十卷，第二分册，92～94页。产福建、台湾、江西、湖南、广东、广西、海南、云南、贵州等省区。模式标本采自香港。种子含油量高，可制肥皂、润滑油等；树皮入药，有消炎作用。

《广东植物志》第三卷，209～210页。以多花山竹子为正名收载，别名山桔子、竹桔子、竹节果、白树仔。产广东及海南各地，生于低海拔至中海拔林中。种子油可作润滑剂、制肥皂等；果皮及树皮含鞣质，可提取栲胶；木材为家具、车船等用材。果熟后可生食，内含黄色胶质，略带涩味，多食会引起腹痛。根、果及树皮入药，消肿、收敛、止痛。

《广西植物志》第二卷，64页。别名山枇杷（广西各地）。产广西各地。

《海南植物志》第二卷，53页。海南东部、南部及中部地区。

《广州植物志》228～229页。别名山桔子（广东）、白树仔（台湾）。为一野生植物，盛产于我国东南部，广州仅见栽培。

【本草学文献概要】

《岭南采药录》158～159页。果类，出产于广西，味甘，性平，清热，凉大肠，去积血，利百脉，通调水道，止渴生津，解暑消酒。

《中华本草》第3册，第九卷，591～593页。以木竹子（《食物本草》）为正名收载，别名竹橘（《陆川本草》）、山橘子（《广西中草药》）、山枇杷（《广西药用植物名录》）、不碌果（广东）、酸果（云南）等。果实入药，味甘，性凉；清热，生津。《广西本草选编》《广西中草药》等有药用记载。

【原植物识别特征】

灌木或乔木。单叶对生，革质，倒卵形、长圆状倒卵形至倒披针形，长5～20cm，宽2～10cm，中脉在腹面凹下，侧脉在背面明显。花杂性同株。雄花：萼片4，花瓣4，橙黄色；花丝合生成4束，高出于退化雄蕊，每束花药50枚，聚合成头状。雌花：花萼与花瓣似雄花；子房上位，2室，柱头盾状。浆果球形、卵形至倒卵形，成熟时绿黄色。花期6—8月，果期10—11月。

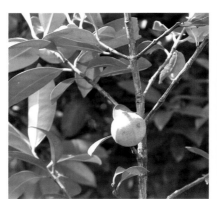

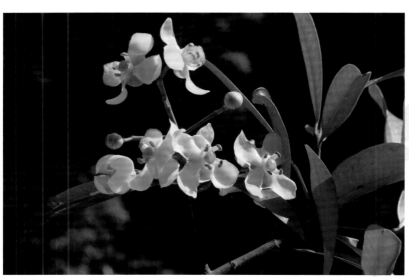

地耳草（田基黄）

来源　藤黄科金丝桃属 *Hypericum* 植物地耳草 *Hypericum japonicum* Thunb. ex Murray 的全草。

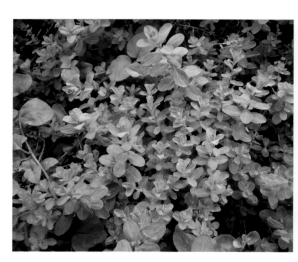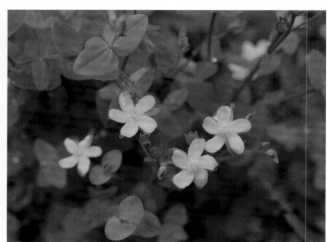

【植物学文献概要】

见《中国植物志》第五十卷，第二分册，47～48页。产辽宁、山东至长江以南各省区。生田边、沟边、草地及撩荒地上，海拔0～2 800m。全草入药，能清热解毒，止血消肿，治肝炎、跌打损伤以及疮毒。

《广东植物志》第三卷，207页。以地耳草（《植物名实图考》）为正名收载，别名田基黄（《岭南采药录》）、雀舌草（《野菜谱》）。产广东省及海南各地，生于低海拔至中海拔的旷地上，常见于田边、沟边或草地上。

《广西植物志》第二卷，51页。广西各地常见。

《海南植物志》第二卷，52页。澄迈、儋县、白沙、乐东、崖县、陵水、万宁、文昌等地。

《广州植物志》227页。田基黄为稻田间一种野草，夏秋间极常见，广州生草药铺有出售。

【本草学文献概要】

《岭南采药录》44页。其花黄色，叶细，生于田基湿润处，味甘苦，性平，治酒病，消肿胀，解虫毒，傅大恶疮，消疳肿。

《中华本草》第3册，第九卷，598～601页。以田基黄（《生草药性备要》）为正名收载，别名雀舌草（《植物名实图考》）、寸金草、禾霞气（《广东中草药》）。全草入药，味甘、微苦，性凉；清热利湿，解毒，散瘀消肿，止痛。

编者注：为现今岭南常用草药之一。

【原植物识别特征】

一年生矮小草本，高2～45cm，茎直立或平卧，具4纵棱，散布淡色腺点。叶对生，无柄，卵形或卵状三角形至长圆形，长2～18mm，宽1～10mm，基部抱茎，全缘；基出脉1～3条，有微小黑色腺点。花两性，黄色，直径4～8mm，萼片5，长2～5.5mm，散生有透明腺点或腺条纹；花瓣5，白色、淡黄至橙黄色，长2～5mm，雄蕊多数，子房上位。蒴果短圆柱形至近球形，长2.5～6mm，3瓣裂。花期5—6月，果期6—10月。

金丝桃

来源 藤黄科金丝桃属 *Hypericum* 植物金丝桃 *Hypericum monogynum* L. 的全株。

【 植物学文献概要 】

见《中国植物志》第五十卷，第二分册，12～15页。以金丝桃为正名收载。产河北、陕西、山东、江苏、安徽、浙江、江西、福建、台湾、河南、湖北、湖南、广东、广西、四川及贵州等省区。生于山坡、路旁或灌丛中，沿海地区海拔0～150m，但在山地上升至1 500m。花美丽，供观赏；果实及根供药用，果作连翘代用品，根能祛风、止咳、下乳、调经补血，并可治跌打损伤。

《广东植物志》第三卷，206页。产广东英德、阳山、连县、乳源、乐昌等地，生于低海拔至中海拔的山坡或旷地。

《广西植物志》第二卷，51页。产凌云、天峨、南丹、罗城、都安、柳州、柳江、桂林。生于海拔300～1 200m的山坡草地、路旁或溪沟边。现已广泛栽培于庭院，供观赏。全草有清热解毒、祛风消肿的功效。

【 本草学文献概要 】

《中华本草》第3册，第九卷，602～603页。以金丝桃（《植物名实图考》）为正名收载，别名上连翘、五心花（《湖南药物志》）、金丝海棠、小狗木（《广西药用植物名录》）等。全株入药。味苦，性凉；清热解毒，散瘀止痛，祛风湿。

【 原植物识别特征 】

半常绿小灌木，高0.5～1.3m，丛状，小枝红褐色。单叶对生，无柄或具短柄，叶片倒披针形或椭圆形至长圆形，长2～11.2cm，宽1～4.1cm，先端锐尖至圆形，通常具细小尖突，全缘，下面淡绿色，密生点状小腺体。花两性，径3～6.5cm；萼片5，长约8mm，多少有腺体，在基部的线形至条纹状，向顶端的点状。花瓣5，鲜黄色，三角状倒卵形，长2～3.4cm；雄蕊多数，花丝合生成5束，与花瓣近等长。子房上位。蒴果宽卵珠形，长约8mm。花期5—8月，果期8—9月。

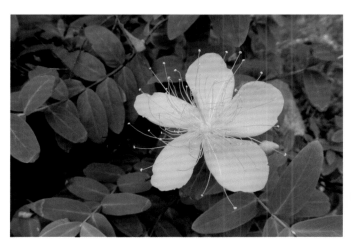
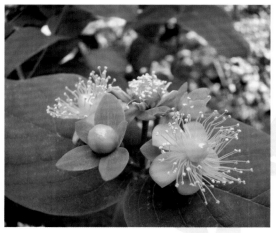

铁力木

来源 藤黄科铁力木属 *Mesua* 植物铁力木 *Mesua ferrea* L. 的树皮、花、种子。

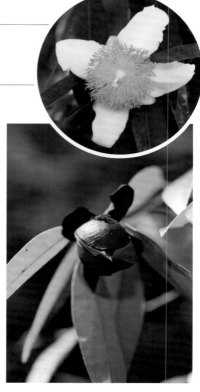

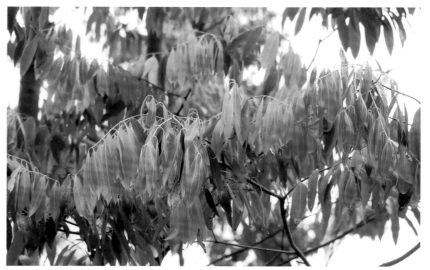

【植物学文献概要】

见《中国植物志》第五十卷，第二分册，80～82页。以铁力木（《广西植物通志》）为正名收载，别名铁栗木、铁棱（《广西植物通志》）等。产云南南部、西部和西南部、广东（信宜）、广西（藤县、容县）等地，通常零星栽培；我国只有在云南耿马县孟定，海拔540～600m的低丘坡地，尚保存小面积的逸生林。

本种结实丰富，种子含油量高达78.99%，是很好的工业油料；木材结构较细，纹理稍斜，心材和边材明显，材质极重，坚硬强韧，难于加工，唯耐磨、抗腐性强，抗白蚁及其他虫害，不易变形；是一种有价值的特种工业用材；树形美观，花有香气，也适宜于庭园绿化观赏。

《广东植物志》未收载。

《广西植物名录》147页。产藤县、容县。

【本草学文献概要】

《中华本草》第3册，第九卷，608～609页。以铁力木（《植物名实图考长编》）为正名收载，别名石盐、铁棱（《植物名实图考长编》）、埋摸郎（《西双版纳傣药志》）。树皮、花及种子入药。味苦，性凉；止咳祛痰，解毒消肿。

【原植物识别特征】

常绿乔木，具板状根，高20～30m，树皮暗灰褐色，创伤处渗出带香气的白色树脂。单叶对生，嫩时黄色带红，老时深绿色，革质，通常下垂，披针形或至线状披针形，长6～10cm，宽2～4cm，下面被白粉，侧脉极多数，成斜向平行脉。花大，两性，直径4～5cm；萼片4，外方2枚略大；花瓣4，白色，倒卵状楔形，长3～3.5cm；雄蕊极多数，分离；子房上位，柱头盾形。果卵球形或扁球形，熟时长2.5～3.5cm，干后栗褐色，2瓣裂。花期3—5月，果期8—10月。

猪笼草

来源 猪笼草科猪笼草属 *Nepenthes* 植物猪笼草 *Nepenthes mirabilis* (Lour.) Merr. 的茎叶。

【植物学文献概要】

见《中国植物志》第三十四卷，第一分册，12～14页。以猪笼草为正名收载，别名猴子埕（广东、海南）。产于广东西部、南部。能适应多种环境，故分布较广，从亚洲中南半岛至大洋洲北部均有产。生于海拔50～400m的沼地、路边、山腰和山顶等灌丛中、草地上或林下。本种药用有清热止咳、利尿和降压之效。

本植物能捕食昆虫，其瓶状体口缘附近和瓶盖腹面能分泌蜜汁，借蜜汁或颜色引诱昆虫进入瓶内而落入瓶底所分泌的水液中淹死，最后昆虫被消化。可溶性氮被瓶壁吸收作养料。

《广东植物志》第二卷46～47页。生于沼泽地区。本种为著名食虫植物，常作为科普展品陈列。

《广西植物名录》84页。产玉林。

《海南植物志》第一卷，329页。海南东部和东南部，常见。

【本草学文献概要】

《中华本草》第3册，第九卷，609～610页。以猪笼草铁（《陆川本草》）为正名收载，别名捕虫草（《陆川本草》）、猴子埕（《海南植物志》）、猪仔笼（广州部队后勤部卫生部《常用中草药手册》）、担水桶、猴子笼、公仔瓶（《新华本草纲要》）。茎叶入药，味甘、淡，性凉；润肺止咳，清热利湿，解毒消肿。

【原植物识别特征】

直立或攀援草本，高0.5～2m。基生叶密集，近无柄，基部半抱茎；叶片披针形，长约10cm，边缘具睫毛状齿；卷须短于叶片；茎生叶互生，具柄，叶片长圆形或披针形，长10～25cm，两面具紫红色斑点；卷须约与叶片等长。二者均具瓶状体，大小不一，瓶状体长8～16cm，被毛，近圆筒形，口缘宽约0.2～0.4cm，内壁上半部平滑，下半部密生腺体，瓶盖卵形或长圆形，内面密生腺体。花单性异株；花被片4，长0.5～0.7cm，红至紫红色，腹面密被腺体；雄蕊多数；子房上位，密被淡黄色柔毛或星状毛。蒴果栗色，长0.5～3cm，果爿4，狭披针形；种子丝状，长约1.2cm。花期4—11月，果期8—12月。

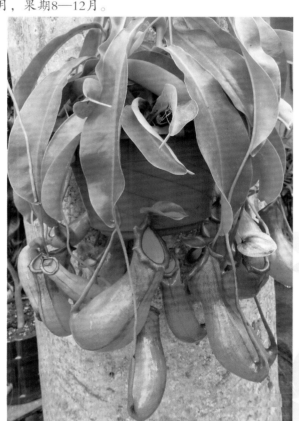

锦地罗

来源 茅膏菜科茅膏菜属 *Drosera* 植物锦地罗 *Drosera burmanni* Vahl 的全草。

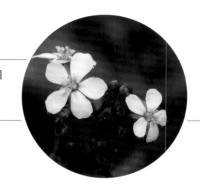

【植物学文献概要】

见《中国植物志》第三十四卷，第一分册，18页。产广东、广西、云南、福建、台湾等省区。全株入药。

《广东植物志》第二卷，64页。产广东东南部至西南部及海南沿海岛屿，生于土壤疏松、贫瘠的山坡当阳处及疏林下，雨季较常见。

《广西植物名录》95页。产南宁、邕宁、苍梧、防城、东兴、钦州。

《海南植物志》第一卷，371～372页。海南各地均有，多生于低湿草地上。

《广州植物志》125页。"锦地罗"之名出自《岭南采药录》，别名一朵芙蓉花（《岭南采药录》）、落地金钱（广州）、夜落金钱（广语）。广州近郊低湿草地上间或见之，其叶铺地如铜钱，故俗有落地金钱之名。广州中药铺有售。

【本草学文献概要】

《岭南采药录》114页。别名一朵芙蓉花。产雷州、廉州等处，有红白二种，贴地而生，根似草藓，或如括蒌，味微苦，性平，无毒，治小儿疳积，治山岚瘴毒，解诸毒，研酒服。

《中华本草》第3册，第九卷，610页。以落地金钱为正名收载，别名怎地罗、锦地罗、一朵芙蓉、夜落金钱等。全草入药，味苦，性凉；清热祛湿，凉血解毒。

【原植物识别特征】

草本，茎短。叶莲座状密集，楔形或倒卵状匙形，长0.6～1.5cm，基部渐狭，近无柄，绿色或变红色至紫红色，叶缘头状，黏腺毛长而粗，常紫红色，叶面腺毛较细短。花序花葶状，1～3条，具花2～19朵，红色或紫红色；苞片被短腺毛，3或5裂；花萼钟形，5裂，浅绿色、红色或紫红色；花瓣5，倒卵形，长约4mm，白色或变浅红色至紫红色；雄蕊5；子房上位，近球形，花柱5，内卷。蒴果，果爿5。种子多数，棕黑色。花果期全年。

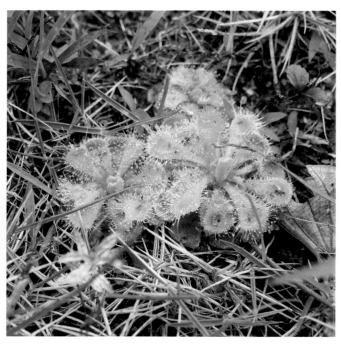

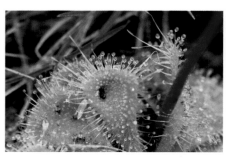

茅膏菜

来源　茅膏菜科茅膏菜属 *Drosera* 植物光萼茅膏菜 *Drosera peltata* Smith var. *glabrata* Y. Z. Ruan. 的全草。

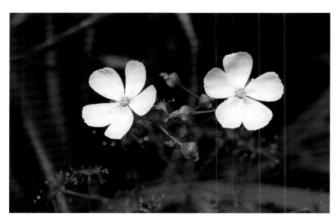
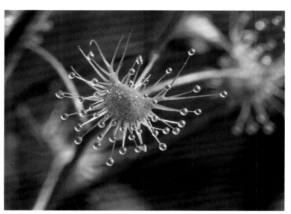

【植物学文献概要】

见《中国植物志》第三十四卷，第一分册，27～28页。以光萼茅膏菜（变种）为正名收载，别名茅膏菜（《本草拾遗》）、捕虫草（福建、广东）、地下明珠、眼泪草（广西）、盾叶茅膏菜（《中国高等植物图鉴》）等。产安徽、浙江、江苏、湖北、湖南、江西、福建、台湾、广东和广西等省区。生于海拔50～1600m的山坡、山腰、山顶和溪边等草丛、灌丛和疏林下。叶及叶腺毛含有毒汁，触及皮肤，可引起皮肤灼痛和发炎，家畜误食可引起中毒症状。

《广东植物志》第二卷，66～67页。以光萼茅膏菜为正名收载，别名捕虫草、落地珍珠、陈伤子、一粒金丹（广东）。全省各地山区均产。生于山坡、山顶或溪边灌丛、草丛中和疏林下。全草外用治跌打。其叶面腺毛的头状题能感应产生机械运动，当昆虫在叶面爬动时，叶缘向内运动，使叶成杯，边缘腺毛向内压住小虫，并逐渐将其消化吸收。

《广西植物名录》95页。产武鸣、马山、上林、融水、桂林、临桂、兴安、龙胜、梧州、罗城、金秀。

《广州植物志》125页。为著名的食虫植物之一。

【本草学文献概要】

《中华本草》第3册，第九卷，610～612页。作为茅膏草（《本草拾遗》）的来源之一。全草入药，味甘、辛，性平，有毒；祛风止痛，活血，解毒。

【原植物识别特征】

多年生草本，有时攀援状，高9～32cm，具紫红色汁液；鳞茎状球茎紫色，直径1～8mm。基生叶密集成近一轮或最上几片着生于节间伸长的茎上，退化、脱落或宿存；基生叶圆形或扁圆形，叶柄长2～8mm，叶片长2～4mm；茎生叶稀疏，盾状，互生，叶柄长8～13mm；叶片半月形或半圆形，长2～3mm，叶缘密具单一或成对而一长一短的头状粘腺毛。螺状聚伞花序，花萼长约4mm，5～7裂，裂片大小不一，歪斜、边缘有腺毛；花瓣5，白色；雄蕊5；子房上位，1室，胚珠多数。蒴果，2～4裂。花果期6—9月。

蓟罂粟

来源　罂粟科蓟罂粟属 *Argemone* 植物蓟罂粟 *Argemone mexicana* L. 的全草。

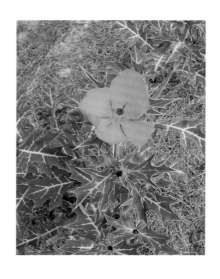

188

【植物学文献概要】

　　见《中国植物志》第三十二卷，5～7页。以蓟罂粟（《海南植物志》）为正名收载，别名刺罂粟（《中国种子植物科属辞典》）。台湾、福建、广东沿海及云南有逸生，很多省区有栽培。种子含油30%左右。黄色液汁含生物碱。

　　《广东植物志》第四卷，60～61页。以蓟罂粟为正名收载。产海南海口、文昌、琼海等地，栽培或逸生于草地或海滨沙地上。原产墨西哥和西印度群岛，现广布于世界热带、亚热带地区。

　　《广西植物志》第一卷，405页。

　　《海南植物志》第一卷，343页。海口市。为近年引种的花卉。

【本草学文献概要】

　　《中华本草》第3册，第九卷，615～616页。以蓟罂粟（《新华本草纲要》）为正名收载，别名老鼠簕（《台湾药用植物志》）。全草入药。味辛、苦，性凉；发汗利水，清热解毒，止痛止痒。

【原植物识别特征】

　　一年生草本（栽培者常为多年生、灌木状），通常粗壮，高30～100cm；含苦味液汁。茎疏被黄褐色刺。基生叶密聚，宽倒披针形、倒卵形或椭圆形，长5～20cm，宽2.5～7.5cm，边缘羽状深裂，裂片具波状齿，齿端具尖刺，沿脉散生尖刺；茎生叶互生，与基生叶同形，但上部叶较小，无柄，常半抱茎。花单生，花梗极短；萼片2，舟状，长约1cm，早落；花瓣6，宽倒卵形，长1.7～3cm，黄色或橙黄色；雄蕊多数；子房上位，花柱极短，柱头4～6裂，深红色。蒴果长圆形或宽椭圆形，长2.5～5cm，疏被黄褐色刺，4～6瓣裂。花果期3—10月。

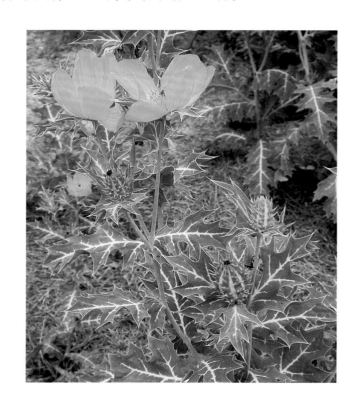

白屈菜

来源 罂粟科白屈菜属 *Chelidonium* 植物白屈菜 *Chelidonium majus* L. 的全草。

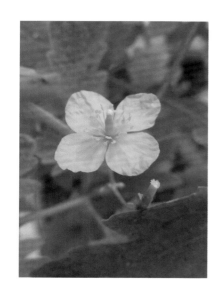

【植物学文献概要】

　　见《中国植物志》第三十二卷，74～76页。以白屈菜（《救荒本草》）为正名收载，别名小人血七、见肿消、水黄连、观音草等。我国大部分省区均有分布，生于海拔500～2 200m的山坡、山谷林缘草地或路旁、石缝。种子含油40%以上；全草入药，有毒，含多种生物碱，有镇痛、止咳、消肿、利尿、解毒之功效，亦可作农药。花的大小有变异。

　　编者注：《广东植物志》未记载。广州、从化等地药圃或花圃间有栽培。

　　《广西植物志》第一卷，408页。桂林、南宁等地有栽培。全草入药，含有多种生物碱，有镇痛、消肿、解毒之效。

【本草学文献概要】

　　《中华本草》第3册，第九卷，616～618页。全草入药，味苦，性凉，有毒；镇痛、止咳、利尿、解毒。根亦入药，另列条目。

【原植物识别特征】

　　多年生草本，高30～60cm，含橘黄色液汁。茎多分枝，被短柔毛。基生叶倒卵状长圆形或宽倒卵形，长8～20cm，羽状全裂，全裂片2～4对，裂片边缘圆齿状，表面绿色，背面具白粉；叶柄长2～5cm，基部扩大成鞘；茎生叶长2～8cm，宽1～5cm；其他同基生叶。伞形花序；花梗纤细，长2～8cm，萼片2，早落；花4，倒卵形，长约1cm，黄色；雄蕊多数；子房上位，线形，柱头2裂。蒴果狭圆柱形，长2～5cm，粗2～3mm。花果期4—9月。

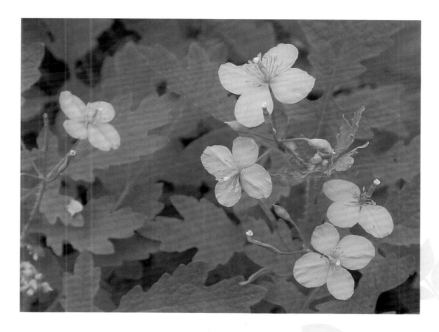

博落回

来源　罂粟科博落回属 *Macleaya* 植物博落回 *Macleaya cordata* (Willd.) R. Br. 的根或全草。

【植物学文献概要】

见《中国植物志》第三十二卷，78～80页。以博落回（《植物名实图考长编》）为正名收载，别名菠萝筒（福建）、大叶莲（江西）、三钱三（广西）等。我国长江以南、南岭以北的大部分省区均有分布，南至广东，西至贵州，西北达甘肃南部，生于海拔150～830m的丘陵或低山林中、灌丛中或草丛间。全草有大毒，不可内服，入药治跌打损伤、蜂螫伤及麻醉镇痛、消肿等；作农药可防治稻椿象、稻苞虫、钉螺等。

《广东植物志》第四卷，58～59页。产广东仁化、曲江、乐昌、乳源、阳山、连州、连山、怀集等地，生于海拔350～700m的山地、山谷或水沟旁草地上或疏林下、灌丛中。

《广西植物志》第一卷，402页。别名博回根（富川）、号筒杆（龙胜）等。产桂东北、桂东至桂中。全草有剧毒，作农药。外用散瘀消肿，切忌内服。

【本草学文献概要】

《中华本草》第3册，第九卷，655～657页。以博落回（《本草拾遗》）为正名收载，别名滚地龙（《广西中兽医药用植物》）、三钱三（《广西中药志》）、狮子爪（《广西中草药》）。根或全草入药，味苦、辛，性寒，大毒；散瘀，祛风，解毒，止痛，杀虫。

【原植物识别特征】

多年生大型草本，具黄色液汁。茎高1～4m，绿色，光滑，多白粉，中空，上部多分枝。叶互生，宽卵形或近圆形，长5～27cm，宽5～25cm，7或9深裂或浅裂，边缘波状、缺刻状或具齿，背面多白粉，基出脉通常5；叶柄长1～12cm。大型圆锥花序，花两性，萼片2，长约1cm，舟状，黄白色；无花瓣；雄蕊多数；子房上位，柱头2裂。蒴果狭倒卵形或倒披针形，长1.3～3cm，粗5～7mm。花果期6—11月。

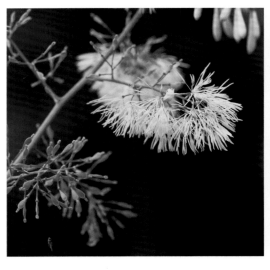
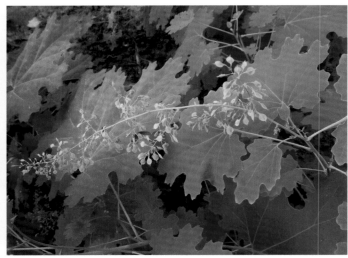

虞美人（丽春花）

来源 罂粟科罂粟属 *Papaver* 植物虞美人 *Papaver rhoeas* L. 的全草或花、果实。

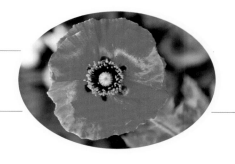

【植物学文献概要】

　　见《中国植物志》第三十二卷，53～55页。以虞美人（《花镜》《广群芳谱》）为正名收载，别名丽春花（《本草纲目》）等。原产欧洲，我国各地常见栽培，为观赏植物。花和全株入药，含多种生物碱，有镇咳、止泻、镇痛、镇静等功效。

　　《广东植物志》第四卷，61～62页。以虞美人为正名收载。广州市及其他城镇园艺研究单位偶有栽培。我国各大城市的公园常有栽培。原产欧洲，现世界各地均有栽培。

　　《广西植物志》第一卷，406页。

【本草学文献概要】

　　《中华本草》第3册，第九卷，665～666页。全草或花、果实入药，味苦、涩，性微寒，有毒；镇咳，镇痛，止泻。

【原植物识别特征】

　　一年生草本。茎直立，高25～90cm，茎叶、花梗及萼片均被淡黄色刚毛。单叶互生，叶片轮廓披针形或狭卵形，长3～15cm，宽1～6cm，羽状分裂，下部全裂，上部深裂或浅裂，下部叶具柄，上部叶无柄。花单生于茎和分枝顶端；花梗长10～15cm，萼片2，宽椭圆形，长1～1.8cm，绿色；花瓣4，长2.5～4.5cm，紫红色，基部通常具深紫色斑点；雄蕊多数，长约8mm，深紫红色，花药黄色；子房上位，柱头5～18，辐射状，连合成扁平、边缘圆齿状的盘状体。蒴果宽倒卵形，长1～2.2cm。种子多数。花果期3—8月。

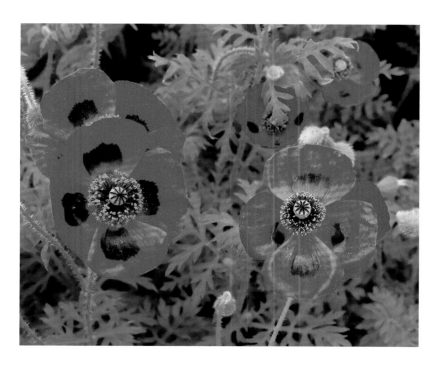

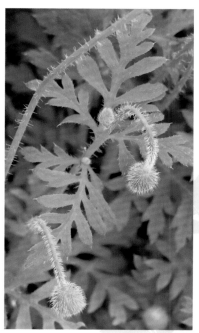

独行千里

来源 山柑科山柑属 *Capparis* 植物独行千里 *Capparis acutifolia* Sweet 的根或叶。

【 植物学文献概要 】

见《中国植物志》第三十二卷，498～500页。以独行千里为正名收载，别名石转子（江西大余）、锐叶山柑（《台湾植物志》）。产江西、福建、台湾、湖南、广东等省，生于低海拔的旷野、山坡路旁或石山上，也常见于灌丛或林中。根供药用，性味苦寒，有毒，有消炎解毒、镇痛、疗肺止咳的功效。江西大余民间以根入药治蛇伤。

《广东植物志》第一卷，89～90页。以尖叶槌果藤为正名收载，别名膜叶槌果藤，拉丁学名 *Capparis acutifolia* Sweet。广东各地均产，为低海拔地区常见植物。

《广西植物名录》87页。产梧州、玉林、百色、扶绥。

《广州植物志》108页。以膜叶槌果藤为正名收载，拉丁学名采用其异名 *Capparia membranacea* Gardn. et Champ，广州近郊不常见的野生植物。据记载黄埔亦有分布，唯至今尚未采得。

【 本草学文献概要 】

《岭南采药录》156页。治白浊，以二三钱煎水饮之效。

《中华本草》第3册，第九卷，672～673页。以独行千里（《常用中草药彩色图谱》）为正名收载，别名落地金鸡（《广西本草选编》）、落杆薯（《全国中草药汇编》）等。根、叶入药，味苦、涩，性微温；活血散瘀，祛风止痛。

【 原植物识别特征 】

藤本或灌木。单叶互生，形态变异较大，通常长圆状披针形，长4～15cm，宽1～4cm，侧脉8～10对，网状脉两面明显，干后淡黄绿色；叶柄长5～7mm。花小，两性；萼片4，排成两轮；花瓣4；雄蕊多数；雌蕊柄与花丝近等长；子房上位。浆果近球形，直径1～1.5cm，熟时红色；种子黑褐色。花期4—5月。

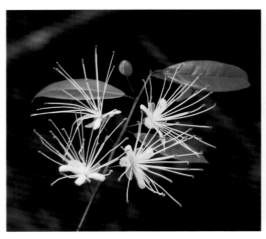
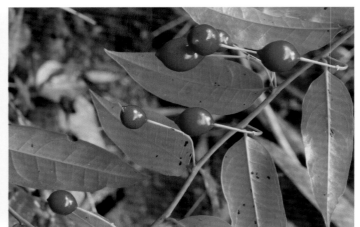

黄花草（臭矢菜）

来源 山柑科白花菜属 *Cleome* 植物黄花草 *Cleome viscosa* (L.) Raf. 的全草。

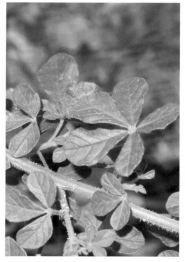

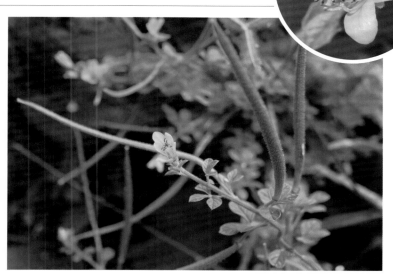

【植物学文献概要】

见《中国植物志》第三十二卷，537～539页。以黄花草（海南琼山）为正名收载，别名黄花菜（《本草纲目》）、臭矢菜（《海南植物志》）、向天黄（台湾）。产安徽、浙江、江西、福建、台湾、湖南、广东、广西、海南及云南等省区，生态环境差异较大，多见于干燥气候条件下的荒地、路旁及田野间。原产古热带，现在是全球热带与亚热带都产的药用植物及杂草。习性、叶及果都非常易变，但根据花黄色，单生于茎上部叶腋内；雄蕊多数；果直立，不具由雌雄蕊柄及雌蕊柄所成的柄；全株密被黏质腺毛与淡黄色柔毛等特征很容易识别。

《广东植物志》第一卷，81～82页。以臭矢菜为正名收载。全省各地均产。

《广西植物名录》87页。产南宁、武鸣、临桂、平乐、梧州、北海、防城、上思、贵港、博白、百色、田阳、钟山、宁明、龙州、大新。

《海南植物志》第一卷，344～345页。海南各地均有。为旷野荒地上常见的野草。

【本草学文献概要】

《中华本草》第3册，第九卷，680～681页。以黄花菜（《食物本草》）为正名收载，别名臭矢菜、羊角菜（《广西本草选编》）、黄花蝴蝶草（《台湾药用植物志》）等。全草入药。味苦、辛，性温；散瘀消肿，祛风止痛，生肌疗疮。

【原植物识别特征】

一年生直立草本，高0.3～1m，全株密被黏质腺毛与淡黄色柔毛，有恶臭气味。掌状复叶互生，小叶3～5，倒披针状椭圆形，中央小叶最大，长1～5cm，宽5～15mm，侧脉3～7对，叶柄长2～4cm。花单生于叶腋，萼片4，分离，长6～7mm；花瓣淡黄色或橘黄色，有数条明显的纵行脉，长7～12mm；雄蕊多数；子房无柄，圆柱形，长约8mm，侧膜胎座2，胚珠多数。蒴果，圆柱形，密被腺毛，长6～9cm，成熟后果瓣自顶端向下开裂。通常3月出苗，7月果熟。

树头菜

来源 山柑科鱼木属 *Crateva* 植物树头菜 *Crateva unilocularis* Buch.-Ham. 的茎、叶。

【植物学文献概要】

　　见《中国植物志》第三十二卷，486～488页。以树头菜（《植物名实图考》）为正名收载。产广东、广西及云南等省区；常生于平地或1 500m以下的湿润地区，村边道旁常有栽培。云南石屏、建水等地有取嫩叶盐渍食用，故有树头菜之名。又据文献记载，材质轻而略坚，宜供纹盘、乐器、模型或细工之用；果含生物碱，果皮供染料，叶为健胃剂。

　　《广东植物志》第一卷，83～84页。以单色鱼木为正名收载。产广东南部地区，福建、广西、云南也有分布。亚洲热带及大洋洲均有分布。

　　《广西植物名录》88页。产武鸣、桂平、龙州。

　　《海南植物志》第一卷，346～347页。仅见于崖县。

　　《广州植物志》108页。

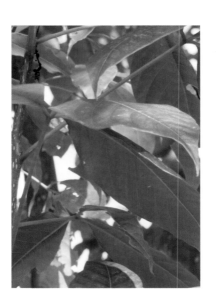

【本草学文献概要】

　　《中华本草》第3册，第九卷，681页。以树头菜（《植物名实图考》）为正名收载，别名鹅脚木叶（《南宁市药物志》）、鼓槌果（《广西药用植物名录》）、苦洞树、鸡爪菜等。茎、叶入药，味苦，性寒；清热解毒，健胃。根或树皮亦入药，另列条目。

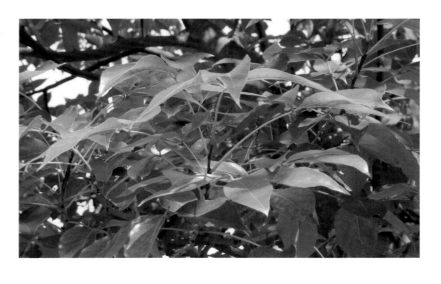

【原植物识别特征】

　　乔木，高5～15m，掌状复叶互生，小叶3，侧生小叶基部不对称，长7～18cm，宽3～8cm，中脉带红色，侧脉5～10对，叶柄长5.5～12cm，顶端向轴面有腺体。总状或伞房花序着生于小枝顶部，有花10～40朵；萼片4，卵披针形，长3～7mm；花瓣4，白色或黄色，具爪，瓣片长10～30mm；雄蕊多数；雌蕊柄长3.5～7cm；子房长3～4mm。浆果球形，灰褐色，直径2.5～4cm，表面粗糙，有近圆形灰黄色小斑点；种子多数，暗褐色。花期3—7月，果期7—8月。

芥蓝

来源 十字花科芸苔属 *Brassica* 植物芥蓝 *Brassica alboglabra* L. H. Bailey 的根、茎、叶。

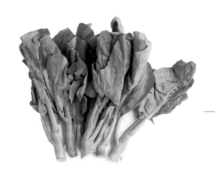

【植物学文献概要】

见《中国植物志》第三十三卷，18～19页。以芥蓝（《岭南杂记》）为正名收载。原产地不详。我国广东、广西常见栽培，作蔬菜食用。

《广东植物志》第三卷，27页。广东各地及海南均有栽培，广西等省区也有栽培。

《广西植物名录》88页。以白花甘蓝为正名收载。产全区各地。

《广州植物志》112页。本种栽培历史悠久，原产地未详。其食用部分为露出地面十分肥厚的块茎、嫩叶、幼苗、根心均堪为蔬，四时皆可食；籽可压油供食用；叶及籽能消食积。冬春间市上极常见。

【本草学文献概要】

《中华本草》第3册，第九卷，683～684页。以芥蓝（《植物名实图考》）为正名收载，别名芥蓝菜（《闽书》）、芥兰（《岭南杂记》）。根、茎、叶入药，味甘、辛，性凉；解毒利咽，顺气化痰，平喘。

【原植物识别特征】

一年或二年生草本，高30～40cm，具粉霜；茎直立，短而粗壮。基生叶羽状分裂，长10～20cm，叶柄长3～7cm；茎生叶互生，卵形或圆卵形，长6～9cm，边缘波状或有齿，基部耳状，沿叶柄下延；茎上部叶长圆形，长8～15cm，不裂，边缘有粗齿。总状花序，花两性，白色或淡黄色，直径1.5～2cm；萼片4，披针形，长4～5mm；花瓣4，长圆形，长2～2.5cm，有爪；四强雄蕊；子房上位。长角果，线形，长3～9cm，顶端具喙。花期3—4月，果期5—6月。

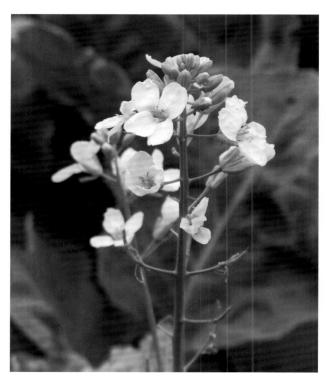

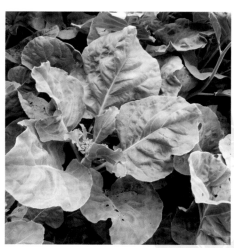

青菜

来源 十字花科芸苔属 *Brassica* 植物青菜 *Brassica chinensis* L. 的叶。

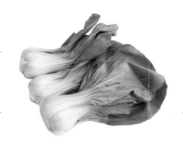

【植物学文献概要】

见《中国植物志》第三十三卷，25~27页。以青菜（通称）为正名收载，别名小白菜（通称）、油菜（东北）、小油菜（《经济植物手册》）。原产亚洲。我国南北各省栽培，尤以长江流域为广。嫩叶供蔬菜用，为我国最普遍蔬菜之一。

《广东植物志》第三卷，29页。广东各地及海南均有栽培，我国各地普遍栽培，原产亚洲。

《广西植物名录》89页。产全区各地。

《海南植物志》第一卷，355页。海南各地有少量栽培。

《广州植物志》113~114页。别名江门白菜（广州）、白菜、小白菜。本种或为我国原产，亦为主要蔬菜之一。叶基不成撕裂的翅，且叶不包心。

【本草学文献概要】

《中华本草》第3册，第九卷，687~688页。以菘菜（《名医别录》）为正名收载，别名白菜（《饮膳正要》）、青菜（《日用本草》）、夏菘（《农政全书》）等。叶入药，味甘，性凉；解热除烦，生津止渴，清肺消痰，通利肠胃。种子亦入药，另列条目。

【原植物识别特征】

一年或二年生草本，高25~70cm，带粉霜。根粗，坚硬，常成纺锤形块根，顶端有短根茎。基生叶倒卵形或宽倒卵形，长20~30cm，深绿色，有光泽，基部渐狭成宽柄，中脉白色，宽达1.5cm。下部茎生叶与基生叶相似；上部茎生叶倒卵形或椭圆形，长3~7cm，宽1~3.5cm，基部抱茎，两侧有垂耳，全缘。总状花序，花两性，浅黄色，长约1cm；萼片4，长3~4mm；花瓣长圆形，有脉纹，具宽爪；四强雄蕊，子房上位。长角果线形，长2~6cm，果梗长8~30mm。花期4—5月，果期5—6月。

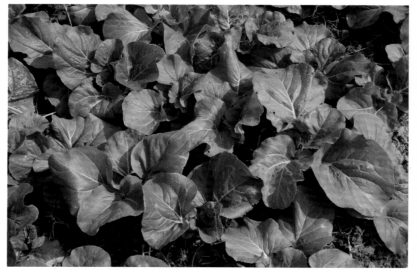

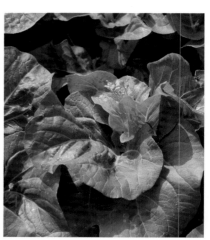

芥菜

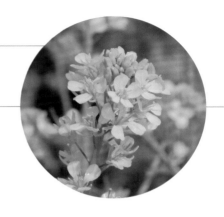

来源 十字花科芸苔属 *Brassica* 植物芥菜 *Brassica juncea* (L.) Czern. et Coss. 的嫩茎和叶。

【植物学文献概要】

见《中国植物志》第三十三卷，28页。以芥菜（通称）为正名收载，别名芥（《名医别录》）。全国各地栽培。叶盐腌供食用；种子及全草供药用，能化痰平喘，消肿止痛；种子磨粉称芥末，为调味料；榨出的油称芥子油；本种为优良的蜜源植物。

编者注：最广泛栽培的6个变种包括：雪里蕻、榨菜、大头菜、油芥菜、多裂叶芥、皱叶芥菜。后二者广州有栽培。

《广东植物志》第三卷，30页。广东各地及海南均有栽培。

《广西植物名录》88页。产桂林、临桂、兴安。

《海南植物志》第一卷，354页。各地栽培。

《广州植物志》114页。栽培于园圃中，其重要性仅次于白菜。广州市上所售盐酸菜和梅菜即由此植物加工而成。

【本草学文献概要】

《中华本草》第3册，第九卷，689~691页。以芥菜（《千金·食治》）为正名收载，别名芥（《仪礼》）、大芥（《方言》）、雪里蕻（《野菜笺》）等。嫩茎和叶入药。味辛，性温；利肺豁痰，消肿散结。种子亦入药，另列条目。

【原植物识别特征】

一年生草本，高30~150cm，带粉霜，有辣味。基生叶宽卵形至倒卵形，长15~35cm，基部楔形，大头羽裂，具2~3对裂片，或不裂，边缘均有缺刻或牙齿，叶柄长3~9cm；茎下部叶较小，边缘有缺刻、牙齿或锯齿；茎上部叶窄披针形，长2.5~5cm，宽4~9mm，叶缘具疏齿或全缘。总状花序，花两性，黄色，直径7~10mm；萼片4，长4~5mm；花瓣4，倒卵形，长8~10mm，四强雄蕊，子房上位。长角果线形，长3~5.5cm，宽2~3.5mm；种子球形，直径约1mm，紫褐色。花期3—5月，果期5—6月。

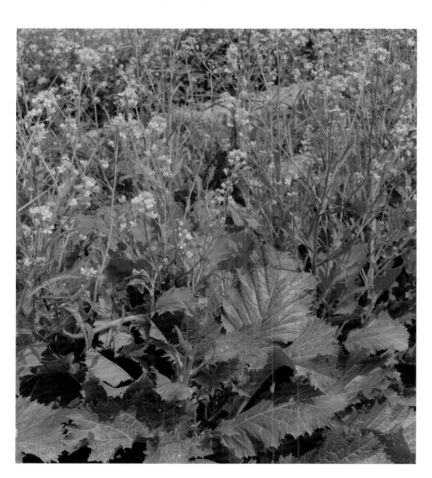

白菜

来源 十字花科芸苔属 *Brassica* 植物白菜 *Brassica rapa* L. var *glabra* Regel 的鲜叶和根。

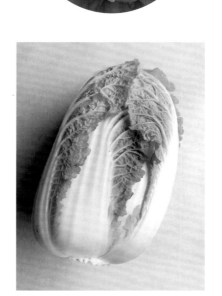

【植物学文献概要】

见《中国植物志》第三十三卷，23～25页。以白菜（《本草纲目》）为正名收载，别名菘（《南方草木状》）、大白菜（北京）、黄芽白、绍菜（广州）。原产我国华北，现各地广泛栽培。

《广东植物志》第三卷，29页。广东各地有栽培。作蔬菜或饲料。

《广西植物名录》88页。各地栽培。

《海南植物志》第一卷，356页。各地栽培。别名菘、白菜、绍菜、天津白菜。原产我国北部，海南仅见记录。

【本草学文献概要】

《中华本草》第3册，第九卷，694～695页。以黄芽白菜（《滇南本草》）为正名收载，别名大白菜（北京）、卷心白（四川）等。鲜叶和根入药。味甘，性平；通利肠胃，养胃和中，利小便。

【原植物识别特征】

二年生草本，高40～60cm。基生叶大而多，质薄，倒卵形长圆形宽倒卵形，长30～60cm，宽不及长的一半，叶面皱缩，顶端圆钝，叶缘波状，叶柄扁平，长5～9cm；宽可达8cm；茎生叶抱茎或具柄，全缘或有裂齿。总状花序，花两性，黄色，直径1.2～1.5cm；萼片4，长4～5mm；花瓣4，倒卵形，长7～8mm，四强雄蕊，子房上位。长角果短而粗，长3～6cm，宽约3mm；种子球形，直径1mm左右，褐色。花期5月，果期6月。

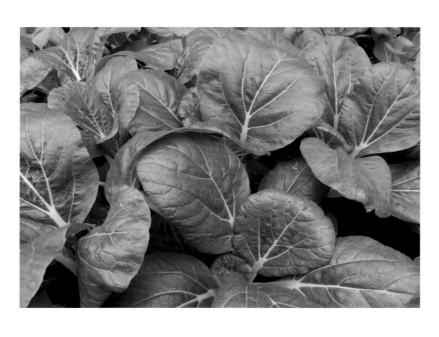

荠菜

来源 十字花科荠属 *Capsella* 植物荠菜 *Capsella bursa-pastoris* (L.) Medic. 的全草。

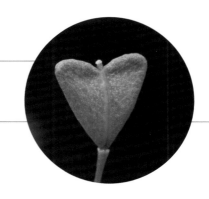

【植物学文献概要】

　　见《中国植物志》第三十三卷，85页。以荠（《名医别录》）为正名收载，别名荠菜（通称）、菱角菜（广州）。分布几遍全国；全世界温带地区广布。野生，偶有栽培。生在山坡、田边及路旁。全草入药，有利尿、止血、清热、明目、消积功效；茎叶作蔬菜食用；种子含油20%～30%，供制油漆及肥皂用。

　　《广东植物志》第三卷，34～35页。广东各地普遍分布。几乎遍及全国。

　　《广西植物名录》89页。产全区各地。

　　《广州植物志》116页。为一野生草本，冬春间滋生于耕地上，随处可见。其嫩茎叶可供蔬食，亦可药用。

【本草学文献概要】

　　《中华本草》第3册，第九卷，697～699页。以荠菜（《千金·食治》）为正名收载，别名菱角菜（广州）、假水菜（广西）等。全草入药，味甘、淡，性凉；凉肝止血，平肝明目，清热利湿。花序和种子亦入药，另列条目。

【原植物识别特征】

　　一年或二年生草本，高10～50cm；茎直立。基生叶丛生呈莲座状，大头羽状分裂，长可达12cm，宽可达2.5cm，顶裂片卵形至长圆形，长5～30mm，宽2～20mm，侧裂片3～8对，浅裂、有不规则粗锯齿或近全缘，叶柄长5～40mm；茎生叶窄披针形或披针形，长5～6.5mm，宽2～15mm，基部箭形，抱茎，边缘有缺刻或锯齿。总状花序，花两性；萼片4，长圆形，长1.5～2mm；花瓣4，白色，卵形，长2～3mm，有短爪；四强雄蕊，子房上位。短角果倒三角形或倒心状三角形，长5～8mm，宽4～7mm，扁平。花果期4—6月。

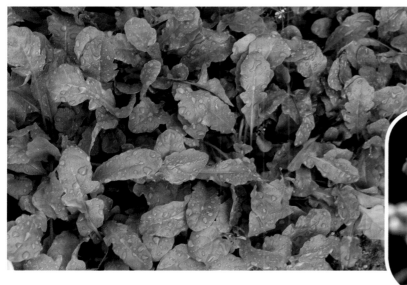

桂竹香

来源 十字花科桂竹香属 *Cheiranthus* 植物桂竹香 *Cheiranthus cheiri* L. 的花。

【植物学文献概要】

见《中国植物志》第三十三卷，393～395页。以桂竹香（《种子植物名称》）为正名收载。原产欧洲南部，我国各地栽培供观赏。种子油供工业用；花供药用，有泻下、通经功效。

《广东植物志》未收载。

编者注：广东大中城市公园有栽培。

【本草学文献概要】

《中华本草》第3册，第九卷，705～706页。以桂竹香（《福建药物志》）为正名收载。花入药，味甘，性平；润肠通便，通经。

【原植物识别特征】

多年生草本，高20～60cm；茎直立或上升，全体有贴生长柔毛。基生叶莲座状，倒披针形、披针形至线形，长1.5～7cm，宽5～15mm，全缘或稍具小齿；叶柄长7～10mm；茎生叶较小，近无柄。总状花序，花橘黄色或黄褐色，直径2～2.5cm，芳香；花梗长4～7mm；萼片4，长圆形，长6～11mm；花瓣4，倒卵形，长约1.5cm，有长爪；雄蕊6，近等长；子房上位。长角果线形，长4～7.5cm，宽3～5mm，具扁4棱。花期4—5月，果期5—6月。

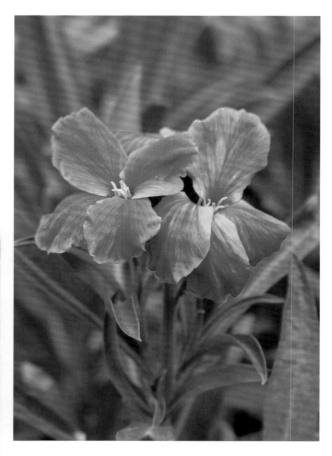

200

豆瓣菜（西洋菜）

来源 十字花科豆瓣菜属 *Nasturtium* 植物豆瓣菜 *Nasturtium officinale* R. Br. 的全草。

【 植物学文献概要 】

　　见《中国植物志》第三十三卷，311～312页。以豆瓣菜（《植物名实图考》）为正名收载，别名西洋菜（广东通称，《上海蔬菜品种志》）、水田芥（《拉汉种子植物名称》）、水蔊菜（《经济植物手册》）、水生菜（河北）。产黑龙江、河北、山西、山东、河南、安徽、江苏、广东、广西、陕西、四川、贵州、云南、西藏。栽培或野生，喜生水中，水沟边、山涧河边、沼泽地或水田中，海拔850～3 700m处均可生长。广东及广西部分地区常栽培作蔬菜；全草也可药用，有解热、利尿的效能。

　　《广东植物志》第三卷，40页。广东各地有栽培。全国各地，栽培或野生，生于水中。

　　《广西植物名录》89页。产南宁、柳州、桂林、临桂、梧州、乐业、南丹、天峨、来宾。

　　《广州植物志》116页。广州近郊及珠江流域极常栽培，为冬春季蔬菜之一。但不常见于本省其他地区。

【 本草学文献概要 】

　　《中华本草》第3册，第九卷，722～723页。以西洋菜干（《生草药手册》）为正名收载，别名豆瓣菜、无心菜（《植物名实图考》）等。全草入药，味甘、淡，性凉；清肺，凉血，利尿，解毒。

【 原植物识别特征 】

　　多年生水生草本，高20～40cm。茎匍匐或浮水生，多分枝，节上生不定根。单数羽状复叶互生，小叶片3～7，宽卵形、长圆形或近圆形，顶端1片较大，长2～3cm，宽1.5～2.5cm，近全缘或呈浅波状，侧生小叶与顶生的相似，叶柄基部成耳状，略抱茎。总状花序顶生，花多数；萼片4，长卵形，长2～3mm，宽约1mm；花瓣4，白色，具脉纹，长3～4mm，有爪；四强雄蕊；子房上位。长角果，圆柱形而扁，长15～20mm，宽1.5～2mm。花期4—5月，果期6—7月。

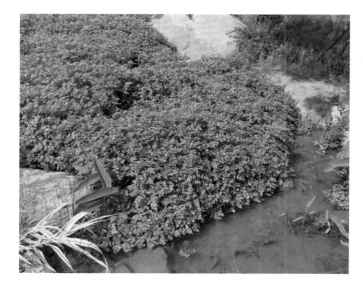

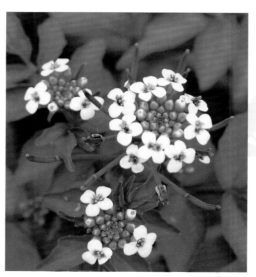

莱菔

来源 十字花科萝卜属 *Raphanus* 植物莱菔 *Raphanus sativus* L. 的成熟种子。

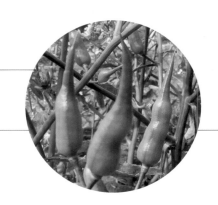

【植物学文献概要】

见《中国植物志》第三十三卷，36～37页。以萝卜（通称）为正名收载，别名莱菔（《新修本草》）。全国各地普遍栽培。模式标本采自中国。根作蔬菜食用；种子、鲜根、枯根、叶皆入药：种子消食化痰；鲜根止渴、助消化，枯根利二便；叶治初痢，并预防痢疾；种子榨油工业用及食用。

《广东植物志》第三卷，31～32页。广东及海南各地有栽培。我国各地普遍栽培，原产欧洲，现世界各地均有栽培。

《广西植物名录》90页。产全区各地。

《海南植物志》第一卷，356页。海南有少量栽培。根和种子都供药用。

《广州植物志》118页。广州极常见的作物之一。

【本草学文献概要】

《中华本草》第3册，第九卷，729～731页。以莱菔子（《本草演义补遗》通称）为正名收载，别名萝卜子、芦菔子（《宝庆本草折衷》）。种子入药。味辛、甘，性平；消食导滞，降气化痰。鲜根和老根亦入药，另列条目。

【原植物识别特征】

一年或二年生草本，高20～100cm；直根肉质，长圆形、球形或圆锥形，外皮绿色、白色或红色。基生叶和下部茎生叶大头羽状深裂，长8～30cm，宽3～5cm，侧裂片4～6对；上部叶长圆形，有锯齿或近全缘。总状花序，花两性，白色或粉红色，直径1.5～2cm；萼片4，长圆形，长5～7mm；花瓣4，倒卵形，长1～1.5cm，具紫纹，下部有长5mm的爪；四强雄蕊，子房上位。长角果圆柱形，长3～6cm，宽10～12mm，在种子间处缢缩；种子1～6粒，长约3mm，红棕色，有细网纹。花期4—5月，果期5—6月。

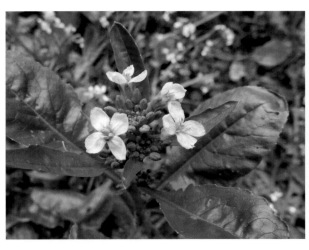

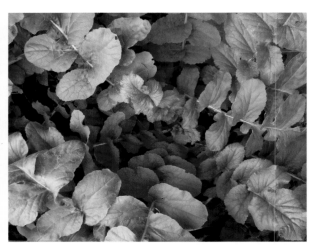

枫香（路路通）

来源 金缕梅科枫香树属 *Liquidambar* 植物枫香 *Liquidambar formosana* Hance. 的果实。

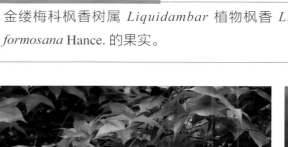

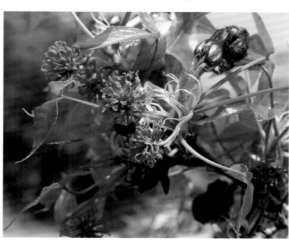

【植物学文献概要】

见《中国植物志》第三十五卷，第二分册，54～55页。产秦岭及淮河以南各省区，北起河南、山东，东至台湾，西至西藏、云南、贵州，南至广东。树脂、根、叶及果实入药。

《广东植物志》第一卷，156页。广东省的次生林及常绿林常见。树脂供药用，能解毒止痛，止血生肌；根、叶及果实亦可入药，有祛风除湿、通络活血的功效。

《广西植物志》第二卷，688～690页。为广西海拔600m以下山地常见的大乔木。

《海南植物志》第二卷，333页。常见于海南低海拔次生林及草地，耐火烧，是常见的落叶树。

《广州植物志》375～376页。本植物在广东及海南本极常见，但广州近郊则少见有野生的，多栽植为荫蔽树及风景树。

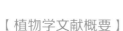【本草学文献概要】

《岭南采药录》53页。别名三角尖。丛生绿茎，叶如楮树，叶小，老者五叉，嫩者三缺，主治风湿流注疼痛及痈疽肿毒。

《中华本草》第3册，第九卷，745～747页。以路路通（《本草纲目拾遗》）为正名收载。别名枫实（《南方草木状》）、枫果、枫木上球（《德胜堂方》）、枫香果、九空子、狼眼等。果实入药，味苦，性平；祛风除湿，疏肝活络，利水。其根、树皮、树脂及叶均入药，另列条目。

【原植物识别特征】

落叶乔木，高可达30m。单叶互生，阔卵形，掌状3裂，中央裂片较长，两侧裂片平展；基部心形；掌状脉3～5条，边缘有锯齿，齿尖有腺状突；叶柄长达11cm。花单性同株，雄花序穗状，无被，雄蕊多数，花丝不等长。雌花序头状，有花24～43朵；萼齿4～7个，针形，长4～8mm，子房下半部藏于花序轴内。果序圆球形，木质，直径3～4cm；蒴果下半部藏于花序轴内，有宿存花柱及针刺状萼齿。

檵木

来源　金缕梅科檵木属 *Loropetalum* 植物檵木 *Loropetalum chinense* (R. Br.) Oliv. 的花。

【植物学文献概要】

　　见《中国植物志》第三十五卷，第二分册，70～72页。以檵木（《中国高等植物图鉴》）为正名收载。分布于我国中部、南部及西南各省。喜生于向阳的丘陵及山地，亦常出现在马尾松林及杉林下，是一种常见的灌木，唯在北回归线以南则未见它的踪迹。叶用于止血，根及叶用于跌打损伤，有去瘀生新功效。其变种红花檵木*Loropetalum chinense* var. *rubrum* 的叶与原种相同，花紫红色，长约2cm。分布于湖南长沙岳麓山，多属栽培。

　　《广东植物志》第一卷，160～161页。以檵木为正名收载。广东中部至北部的低山灌丛中极常见。

　　《广西植物志》第二卷，693页。产桂中、桂北山地。生于石山或土山林中。

【本草学文献概要】

　　《中华本草》第3册，第九卷，749～750页。以檵花（《植物名实图考》）为正名收载，别名纸末花（《植物名实图考》）、白清明花（《福建民间草药》）、白花树等。花入药，味甘、涩，性平；清热止咳，收敛止血。根和叶亦入药，另列条目。

【原植物识别特征】

　　灌木稀小乔木，高1～4m，多分枝。小枝、叶背、叶柄、花序及花萼等均被黄色星状毛。叶互生，革质，卵形，长2～5cm，宽1.5～2.5cm，侧脉约5对，全缘；叶柄长2～5mm。花3～8朵簇生，白色，比新叶先开放；花两性，萼筒杯状，萼齿4，长约2mm；花瓣4，带状，长1～2cm；雄蕊4，花丝极短，药隔突出成角状；退化雄蕊4个，鳞片状，与雄蕊互生；子房下位，胚珠单1，垂生于心皮内上角。蒴果卵圆形，长7～8mm；种子黑色，发亮。花期3—4月。

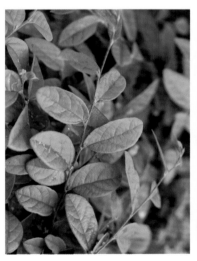

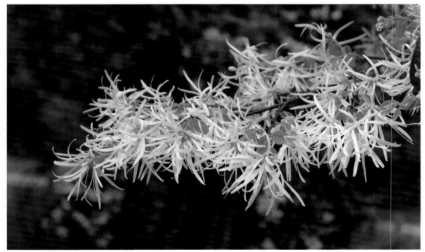

半枫荷

来源　金缕梅科半枫荷属 *Semiliquidambar* 植物半枫荷 *Semiliquidambar cathayensis* Chang 的根。

【植物学文献概要】

　　见《中国植物志》第三十五卷，第二分册，58～60页。以半枫荷（《海南植物志》）为正名收载。分布于江西南部、广西北部、贵州南部，广东（海南岛在内）。根供药用，治风湿跌打，瘀积肿痛，产后风瘫等。

　　《广东植物志》第一卷，157页。产广东乐昌、乳源一带及海南岛吊罗山山地常绿林中。其变种小叶半枫荷 *Semiliquidambar cathayensis* var. *parvifolia* 叶矩圆形或卵状矩圆形，长5～8cm，宽3～4cm，或掌状3裂；叶柄长约2cm。蒴果与原变种一致。产广东北部及广西北部。

　　《广西植物志》第二卷，690页。产桂北及桂东北，生于山地常绿林中。

　　《海南植物志》第二卷，333～334页。保亭（吊罗山），生于低海拔的自然林中。

【本草学文献概要】

　　《中华本草》第3册，第九卷，751～752页。以金缕半枫荷（《全国中草药汇编》）为正名收载。【释名】项下记：《岭南采药录》载：半枫荷，木本，同一株其叶有两种，一种四枫叶，一种似荷叶，故有此名。根入药。味涩、微苦，性温；祛风止痛，除湿通络。其叶亦入药，另列条目。

【原植物识别特征】

　　常绿或半常绿乔木，高达17m，树皮灰色。叶互生或簇生于枝顶，革质，异型，不分裂的叶片卵状椭圆形，长8～13cm，宽3.5～6cm；或掌状3裂，中央裂片长3～5cm，两侧裂片卵状三角形，长2～2.5cm，边缘有具腺锯齿；叶柄长3～4cm。花单性，雌雄同株。雄花的短穗状花序常数个排成总状，长6cm，无花被，雄蕊多数，花丝极短。雌花的头状花序单生，子房半下位。头状果序直径约2.5cm，有蒴果22～28个，宿存萼齿比花柱短。花期3—4月，果期9—10月。

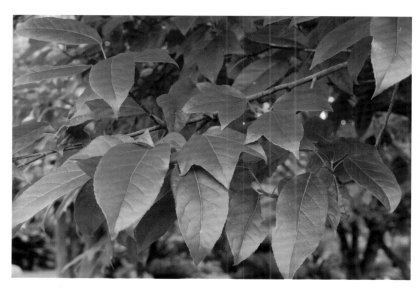

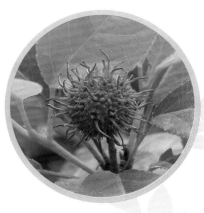

落地生根

来源 景天科落地生根属 *Bryophyllum* 植物落地生根 *Bryophyllum pinnatum* (L. f.) Oken 的根及全草。

【植物学文献概要】

见《中国植物志》第三十四卷，第一分册，36页。以落地生根为正名收载。产云南、广西、广东、福建、台湾。原产非洲。我国各地栽培，有逸为野生的。模式标本采自我国。全草入药，可解毒消肿，活血止痛，拔毒生肌。栽培作观赏用。常用叶插繁殖。温暖季节将成熟叶片采下，平铺在湿砂上，数日即可在叶缘缺处生根成活长出小植物，长出后即可割取移入小盆内。

《广东植物志》第三卷，42～43页。产海南崖县、陵水、昌江、东方和文昌等地。栽培或逸为野生。

《广西植物名录》93页。产全区各地。

《广州植物志》122页。为一栽培植物，间有逸为野生的。

《海南植物志》第一卷，371页。崖县、陵水、昌江、东方、文昌等地。栽培或野生，常生于湿润草地、林荫树下或岩石上。

【本草学文献概要】

《中华本草》第3册，第九卷，752～753页。以落地生根（《岭南采药录》）为正名收载，别名番鬼牡丹（《岭南采药录》）、伤药（《南宁市药物志》）、晒不死（《广西药物志》）、新娘灯（《闽南民间草药》）。根及全草入药，味苦、酸，性寒；凉血止血，清热解毒。

【原植物识别特征】

多年生草本，高40～150cm。单叶或羽状复叶，对生；小叶长圆形至椭圆形，长6～8cm，宽3～5cm，边缘有圆齿，圆齿底部容易生芽，芽长大后落地即成一新植物。圆锥花序顶生，长10～40cm；花下垂，花萼圆柱形，长2～4cm；花冠高脚碟形，长达5cm，裂片4，淡红色或紫红色；雄蕊8，着生于花冠筒基部；离生心皮4。蓇葖果包在花萼及花冠内；种子小，有条纹。花期3—5月，果期4—6月。

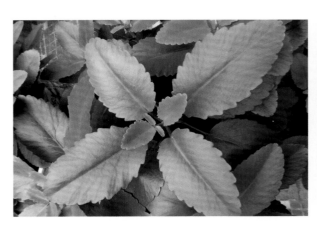

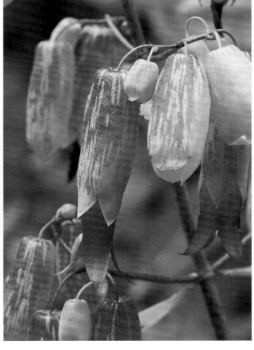

伽蓝菜

来源 景天科伽蓝菜属 *Kalanchoe* 植物伽蓝菜 *Kalanchoe laciniata* (L.) DC. 的全草。

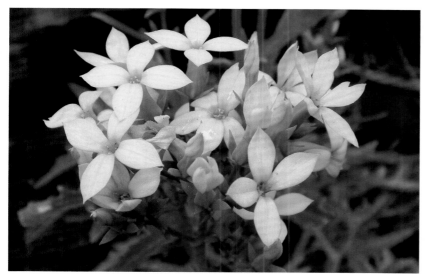

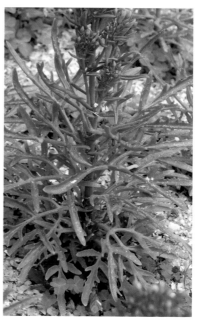

207

【植物学文献概要】

　　见《中国植物志》第三十四卷，第一分册，39页。以伽蓝菜为正名收载，别名裂叶落地生根（《经济植物手册》）、假川莲、小灯笼草、大还魂（《台湾植物志》）。产云南、广西、广东、台湾、福建。多为盆栽作观赏用。全草药用，有解毒、散瘀之效。

　　《广东植物志》第三卷，44页。产广东广州及海南各地。生于石山岩壁上，亦常盆栽供观赏。全株入药，有凉血散瘀、消肿止痛之效。治跌打损伤、毒蛇咬伤和烫火伤等。

　　《广西植物名录》93页。全区各地零星栽培。

　　《海南植物志》第一卷，370页。崖县（南山岭）。

　　《广州植物志》122页。为盆栽花卉，广州极常栽培。

【本草学文献概要】

　　《中华本草》第3册，第九卷，756～757页。以伽蓝菜（广州部队后勤部卫生部《常用中草药手册》）为正名收载，别名鸡爪三七（广州部队后勤部卫生部《常用中草药手册》）、假川连（广州部队后勤部卫生部《常用中草药手册》）、大还魂（《台湾植物志》）、高凉菜（广东）、土三七（广西）。全草入药，味甘、微苦，性温；散瘀止血，清热解毒。

【原植物识别特征】

　　多年生草本，高20～100cm。茎肉质，很少分枝。叶对生，羽状深裂，长8～18cm，宽5～15cm，边缘有浅锯齿或浅裂，叶柄长2.5～4cm。聚伞花序，花两性，萼片4，披针形，长4～10mm；花冠黄色或浅红色，高脚碟形，管部下部膨大，长约1.5cm，裂片4，卵形，长5～6mm；雄蕊8，2轮，着生于花冠喉部；鳞片4，线形，长约3mm；离生心皮4，披针形，长5～6mm，子房上位。花期几乎全年。

佛甲草

来源 景天科景天属 *Sedum* 植物佛甲草 *Sedum lineare* Thunb. 的茎叶。

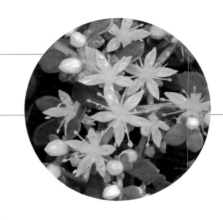

【植物学文献概要】

见《中国植物志》第三十四卷，第一分册，144页。佛甲草（《图经本草》）为正名收载，别名佛指甲、铁指甲（《广州植物志》）、狗牙菜（《秦岭植物志》）、金莳插（《台湾植物志》）。产云南、四川、贵州、广东、湖南、湖北、甘肃、陕西、河南、安徽、江苏、浙江、福建、台湾、江西。生于低山或平地草坡上。全草药用，有清热解毒、散瘀消肿、止血之效。

《广东植物志》第三卷，49页。产海南崖县、陵水、昌江、东方和文昌等地。栽培或野生，常生于湿润草地、林荫树下沟谷两旁石缝中。

《广西植物名录》94页。产融水、临桂、平南、富川。

《广州植物志》123页。别名佛指甲、铁指甲、禾雀脷。分布于我国东南部至日本。本种可植于庭院石山上或栽于盆中供观赏；叶供药用，捣敷治疖毒、火丹、头面肿胀、毒虫螫伤和烫火伤；取叶捣汁，内服能退热、止渴、止赤白痢；作含漱药，能消咽喉口舌肿；滴眼能消肿和角膜生斑翳。

【本草学文献概要】

《中华本草》第3册，第九卷，772～773页。以佛甲草（《本草图经》）为正名收载，别名佛指甲（《本草纲目》）、狗牙半支（《本草纲目拾遗》）、禾雀舌（《岭南采药录》）、土三七（《广西中草药》）等。茎叶入药，味甘、淡，性寒；清热解毒，利湿，止血。据调查，佛甲草的民间俗名还有：狗牙半支莲、打不死、瓜子菜、禾雀脷、细叶打不死、万年草、佛甲菜等。

【原植物识别特征】

多年生草本，高10～20cm。叶肉质，轮生或对生，披针形，长20～25mm，宽约2mm，先端钝尖，基部无柄。花序聚伞状，花两性；萼片5，线状披针形，长2～7mm，先端钝；花瓣5，黄色，披针形，长4～6mm；雄蕊10，鳞片5；离生心皮5，子房上位。蓇葖果略叉开。花期4—5月，果期6—7月。

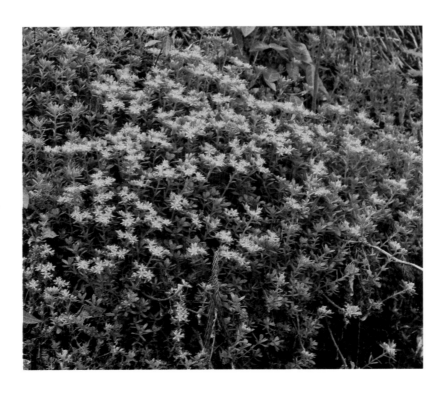

垂盆草

来源 景天科景天属 *Sedum* 植物垂盆草 *Sedum sarmentosum* Bunge 的全草。

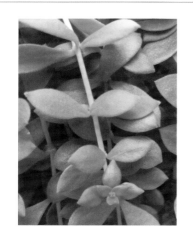

【植物学文献概要】

见《中国植物志》第三十四卷，第一分册，146页。以垂盆草为正名收载，别名豆瓣菜、石头菜、金钱挂、水马齿苋、狗牙草等。产福建、贵州、四川、湖北、湖南、江西、安徽、浙江、江苏、甘肃、陕西、河南、山东、山西、河北、辽宁、吉林、北京（模式产地）。生于海拔1 600m以下山坡阳处或石上。全草药用，能清热解毒。

《广东植物志》第三卷，49页。产广东乐昌、乳源、阳山、龙门。生于海拔400～1 600m的疏林下或路边岩石上。为广东分布新记录。全草入药，清热解毒，活血止痛，消肿，接骨，治瘀伤咳嗽等。

《广西植物名录》94页。产桂林、临桂、昭平、钟山、富川、金秀。

【本草学文献概要】

《岭南采药录》66页。叶如马齿苋，梗青色，理折伤，凉血，敷疮止血，洗痔疮，捣汁和蜜调粥食，止血痢。

《中华本草》第3册，第九卷，775～777页。以垂盆草（《安徽中草药》）为正名收载，别名鼠牙半支（《百草镜》）、狗牙草、佛指甲、瓜子草（《分类草药性》）等。全草入药，味甘、淡、微酸，性凉；清热利湿，解毒消肿。

209

【原植物识别特征】

多年生肉质草本，茎匍匐，节上生根。3叶轮生，倒披针形至长圆形，长15～28mm，宽3～7mm，全缘。聚伞花序，花少，两性；萼片5，披针形至长圆形，长3.5～5mm；花瓣5，披针形至长圆形，黄色，长5～8mm；雄蕊10，短于花瓣；离生心皮5，长圆形，长5～6mm，子房上位。蓇葖果，种子多数，卵形，长约0.5mm。花期5—7月，果期8月。

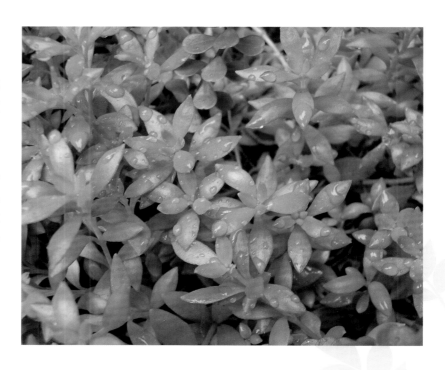

虎耳草

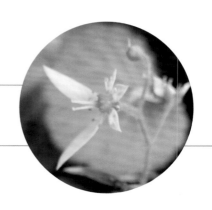

来源 虎耳草科虎耳草属 *Saxifrage* 植物虎耳草 *Saxifraga stolonifera* Curt. 的全草。

【植物学文献概要】

见《中国植物志》第三十四卷，第二分册，75~76页。以虎耳草（《履巉岩本草》）为正名收载，别名石荷叶（《本草纲目》）等。产河北（小五台山）、陕西、甘肃东南部、江苏、安徽、浙江、江西、福建、台湾、河南、湖北、湖南、广东、广西、四川东部、贵州、云南东部和西南部。生于海拔400~4 500m的林下、灌丛、草甸和荫湿岩隙。全草入药；微苦、辛，寒，有小毒；祛风清热，凉血解毒。

《广东植物志》第三卷，59~60页。产广东乐昌、乳源、阳山、南雄、连平、龙门、信宜、蕉岭，生于山谷林下阴湿石隙中。

《广西植物名录》95页。产柳州、桂林、河池。

《广州植物志》124页。本植物喜生于山间石上，匍匐枝长而下垂，具红绿相映的叶，故有"金线吊芙蓉"之称。

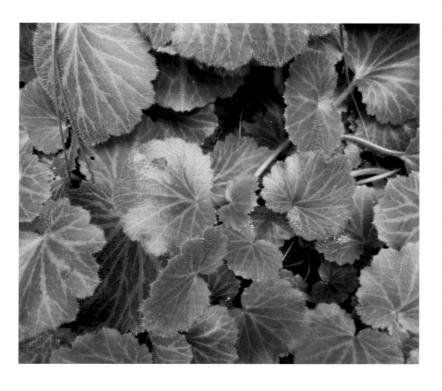

【本草学文献概要】

《岭南采药录》20页。别名老虎耳。梗青红色，叶背面皆有毛，治耳痈，耳内暴热红肿，流脓疼痛，捣汁滴入耳内，或加入冰片少许，即消散而愈。

《中华本草》第4册，第十卷，51~53页。以虎耳草（《履巉岩本草》）为正名收载，别名老虎耳（《生草药性备要》）、金笑梅（广州）等。全草入药，味苦、辛，性寒，有小毒；疏风，清热，凉血，解毒。

【原植物识别特征】

多年生草本，高8~45cm。植物体被腺毛。基生叶具长柄，叶片近心形、肾形至椭圆形，长1.5~7.5cm，宽2~12cm，基部近截形、圆形至心形，5~11浅裂，叶背红紫色，有斑点。聚伞花序圆锥状，花两性，两侧对称；萼片5，长1.5~3.5mm；花瓣5，3短2长，白色，中上部具紫红色斑点，基部具黄色斑点；雄蕊10，花丝棒状；花盘半环状，围绕子房；心皮2，下部合生。花果期4—11月。

常山

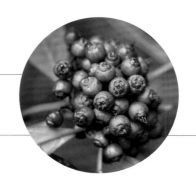

来源 虎耳草科常山属 *Dichroa* 植物常山 *Dichroa febrifuga* Lour. 的根。

【 植物学文献概要 】

见《中国植物志》第三十五卷，第一分册，178～179页。以常山（《证类本草》）为正名收载，别名恒山（《敦煌新修残卷》）等。产陕西、甘肃、江苏、安徽、浙江、江西、福建、台湾、湖北、湖南、广东、广西、四川、贵州、云南和西藏。生于海拔200～2 000m阴湿林中。根含有常山素，为抗疟疾要药。

《广东植物志》第二卷，213页。列入绣球科，以常山为正名收载，别名土常山、鸡骨常山。广东全省各地均产，生于山地林下湿润处。

《广西植物志》第二卷，302页。产广西南北各地。根、茎、叶均入药。

《海南植物志》第二卷，190～191页。列入绣球科，别名蜀漆、土常山、鸡骨常山。澄迈、儋县、白沙、东方、琼海、乐东、保亭、琼中。生于山野阴湿地方，现已有栽培。根及叶均入药，苗名蜀漆，一般5月采叶，即采蜀漆；一般8月采根，即采常山。

【 本草学文献概要 】

《中华本草》第4册，第十卷，18～22页。以常山（《神农本草经》）为正名收载，别名鸡骨常山（《本草经集注》）、黄常山（《中国药用植物志》）、白常山（广州部队后勤部卫生部《常用中草药手册》）。根入药，味苦、辛，性寒，有小毒；截疟，祛痰。

【 原植物识别特征 】

落叶灌木，高1～2m；常呈紫红色。叶对生，形状大小变异大，椭圆形、倒卵形、椭圆状长圆形或披针形，长6～25cm，宽2～10cm，边缘有锯齿；叶柄长1.5～5cm。伞房状圆锥花序顶生，花两性；花萼4～6裂；花瓣蓝色或白色；花后反折；雄蕊10～20，一半与花瓣对生；花柱4～6，子房半下位。浆果直径3～7mm，蓝色，干时黑色；种子长约1mm，具网纹。花期2—4月，果期5—8月。

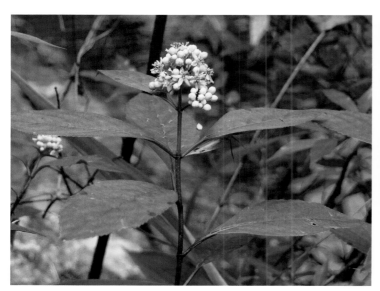

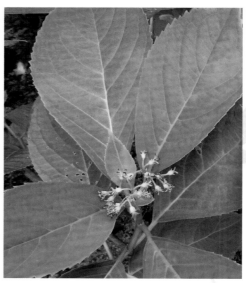

光叶海桐

来源　海桐花科海桐花属 *Pittosporum* 植物光叶海桐 *Pittosporum glabratum* Lindl. 的叶。

【植物学文献概要】

见《中国植物志》第三十五卷，第二分册，11~12页。以光叶海桐（《中国高等植物图鉴》）为正名收载，别名一朵云（两广）、长果满天香（《广西植物名录》）。产广东、广西、湖南、贵州。根供药用，有镇痛功效。

《广东植物志》第一卷，102~103页。产广东东部、北部，广西、湖南、贵州。生于山地常绿林及次生疏林中。

《广西植物名录》111页。产融水、灵川、苍梧、容县、隆林、罗城。

【本草学文献概要】

《中华本草》第4册，第十卷，60页。以光叶海桐叶（《湖南药物志》）为正名收载，别名一朵云叶（广州部队后勤部卫生部《常用中草药手册》）。叶入药，味甘、苦、辛，性微温；消肿解毒，止血。主治毒蛇咬伤，痈肿疮疖，水火烫伤，外伤出血等。其根和种子在不同地区亦入药，《中华本草》另列条目。

【原植物识别特征】

常绿灌木，高2~3m。叶聚生于枝顶，薄革质；窄矩圆形至倒披针形，长5~10cm，宽2~3.5cm，上面绿色，发亮，叶柄长6~14mm。花序伞形，1~4枝生于小枝顶端；花梗长4~12mm，花萼5裂，花瓣5，黄白色；雄蕊5，与花瓣互生；子房上位，3室。蒴果椭圆形，长2~2.5cm，3瓣裂，种子多数，深红色。花期4月，果熟期9月。

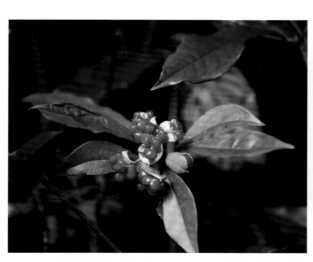

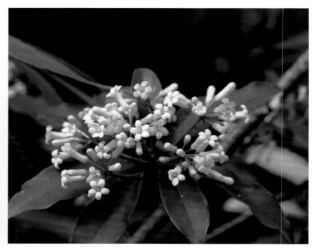

龙牙草（仙鹤草）

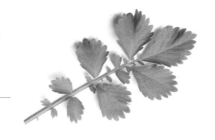

来源 蔷薇科龙牙草属 *Agrimonia* 植物龙牙草 *Agrimonia pilosa* Ldb. 的全草。

【植物学文献概要】

见《中国植物志》第三十七卷，457～458页。我国南北各省均产，常生于溪边、路旁、草地、灌丛、林缘及疏林下，海拔100～3 800m。

《广东植物志》第四卷，227页。以龙芽草为正名收载，别名瓜香草（《救荒本草》）、施州龙芽草（《植物名实图考》）。产广东北部、中部及东部，海南有引种，生于海拔200～800m的山谷林中或溪边、丘陵灌丛、旷野。

《广西植物志》第二卷，391页。产隆林、凌云、南丹、融水、临桂、阳朔、兴安、苍梧、贵港和北流。

《广州植物志》293～294页。为山野间一种野生植物，广州近郊旷地上可见。根和茎入药，有止血作用。

【本草学文献概要】

《岭南采药录》37页。【龙芽草】项下：味甘，性平，理跌打，止血，散疮毒最妙。【仙鹤草】项下：治劳伤吐血有神功。

《中华本草》第4册，第十卷，67～70页。以仙鹤草为正名收载，别名狼牙草（《肘后方》）、瓜香草（《救荒本草》）、毛脚茵（《植物名实图考》）。地上部分入药，味苦、涩，性平；收敛止血，止痢，杀虫。

【原植物识别特征】

多年生草本。高30～90cm，全株被白色长毛。根茎短，常生有一至数个冬芽。茎直立。奇数羽状复叶，互生；叶有大小两种，相间排列，通常3～11片，倒卵形至长圆状披针形，长2.5～7cm，宽1.5～3.5cm，边缘有锯齿，下面有黄色腺点。总状花序；花小，黄色，5数；雄蕊通常10。瘦果生于杯状花托内，先端呈钩状。花期5—7月，果期8—9月。

213

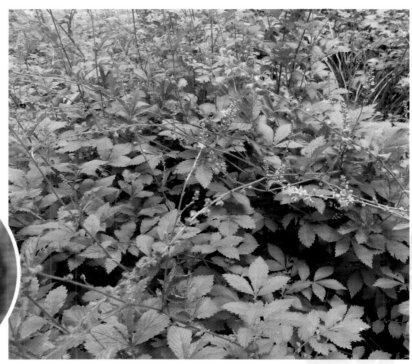

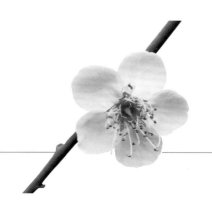

梅（乌梅）

【来源】 蔷薇科杏属 *Armeniaca* 植物梅 *Armeniaca mume* Sieb. 近成熟的果实经加工而成。

【植物学文献概要】

见《中国植物志》第三十八卷，31～33页。以梅（《诗经》）为正名收载，别名春梅（江苏南通）、干枝梅（北京）、酸梅、乌梅。我国各地均有栽培，但以长江流域以南各省最多。梅原产我国南方，已有3000多年的栽培历史，无论作观赏或果树均有许多品种。鲜花可提取香精，花、叶、根和种仁均可入药。果实可食、盐渍或干制，或熏制成乌梅入药，有止咳、止泻、生津、止渴之效。

《广东植物志》第四卷，232页。产广东各地和海南定安、琼中；栽培或野生。生于海拔150～800m的山地、丘陵或平地。果味酸，可生食或加工成话梅，乌梅可入药。广州近郊萝岗，广植梅树，每当冬季梅花盛开时，游人如织，故有"萝岗香雪"之称。

《广西植物志》第二卷，409页。为常见果树和观赏树木，品种很多。

《广州植物志》289页。广州近郊萝岗洞一带，产梅最盛。

【本草学文献概要】

《中华本草》第4册，第十卷，86～93页。以乌梅（《本草经集注》）为正名收载，别名梅实（《神农本草经》）、黑梅（《宝庆本草折衷》）、熏梅、桔梅肉（《现代实用中药》）。近成熟的果实经熏培加工而成乌梅入药，味酸，性平；敛肺止咳，涩肠止泻，止血，生津，安蛔。其叶、花、枝条等均入药，另列条目。

【原植物识别特征】

落叶乔木或灌木，高可达10m。叶互生，托叶早落；叶片阔卵形或卵形，长6～8cm，宽3～4.5cm，边缘有细锯齿。花单生或簇生于二年枝叶腋，先叶开放，白色或淡红色；萼筒杯状，裂片5；花瓣5，倒卵形；雄蕊多数；子房上位。核果球形，直径2～3cm，熟时黄色。果肉味酸，紧贴于坚硬的核上；核表面有凹点，种子1粒。花期1—2月，果期5—6月。

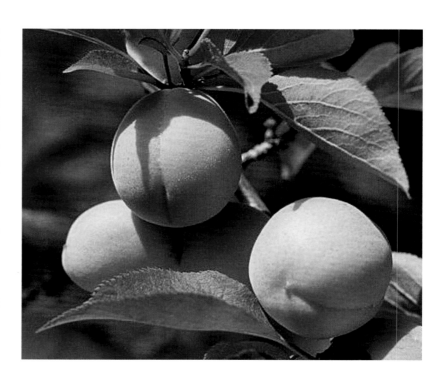

214

木瓜（榠樝）

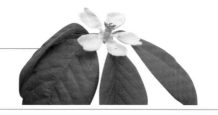

来源　蔷薇科木瓜属 *Chaenomeles* 植物木瓜 *Chaenomeles sinensis* （Thouin）Koehne 的果实。

【植物学文献概要】

见《中国植物志》第三十六卷，350～351页。以木瓜（《尔雅》）为正名收载，别名榠樝（《图经本草》）、木李（《诗经》）、海棠（广州土名）。产山东、陕西、湖北、江西、安徽、江苏、浙江、广东、广西。习见栽培供观赏，果实味涩，水煮或浸渍糖液中供食用，入药有解酒、祛痰、顺气、止痢之效。果皮干燥后仍光滑，不皱缩，故有光皮木瓜之称。木材坚硬可作床柱用。

《广东植物志》第四卷，175页。广州和万宁海南植物园有栽培。

《广西植物志》第二卷，349页。别名榠樝（《图经本草》）、木李（《诗经》）、海棠（广州）、光皮木瓜（《广西植物名录》）。产桂林、龙胜、全州。生于海拔360m的山地。

《广州植物志》297～298页。广州间有栽培，以供观赏。

【本草学文献概要】

《中华本草》第4册，第十卷，113～115页。以榠樝（《神农本草经集注》）为正名收载，别名木李（《诗经》）、蛮楂（《本草拾遗》）、木叶（《群芳谱》）、木瓜（江西《草药手册》）等。近成熟的果实入药，味酸、涩，性平；和胃舒筋，祛风湿，消痰止渴。

【原植物识别特征】

落叶灌木或小乔木，高达5～10m，树皮成片状脱落；枝无刺，紫红至紫褐色。单叶互生，椭圆状卵形至椭圆状长圆形，长5～8cm，宽3.5～5.5cm，边缘具腺齿；叶柄长5～10mm；花单生于叶腋，直径2.5～3cm；萼筒钟状，5裂，边缘有腺齿，内面密被浅褐色绒毛，反折；花瓣5，淡粉红色；雄蕊多数，长不及花瓣之半；子房下位，花柱3～5，基部合生。果实长椭圆形，长10～15cm，暗黄色，木质，味芳香，果梗短。花期4月，果期9—10月。

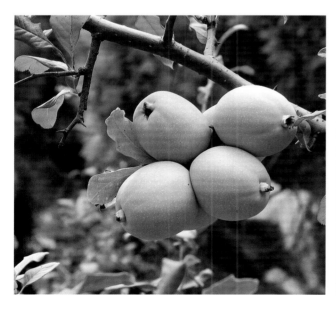

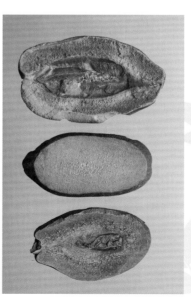

皱皮木瓜（贴梗海棠）

来源 蔷薇科木瓜属 *Chaenomeles* 植物皱皮木瓜 *Chaenomeles speciosa* (Sweet) Nakai 的近成熟的果实。

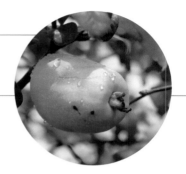

【植物学文献概要】

见《中国植物志》第三十六卷，351～352页。以皱皮木瓜为正名收载，别名贴梗海棠（《群芳谱》）、贴梗木瓜（《中国高等植物图鉴》）等。产陕西、甘肃、四川、贵州、云南、广东。各地习见栽培，花色大红、粉红、乳白且有重瓣及半重瓣品种。早春先花后叶，很美丽。枝密多刺可作绿篱。果实含苹果酸、酒石酸、枸橼酸及维生素C等，干制后入药，有祛风、舒筋、活络、镇痛、消肿、顺气之效。

《广东植物志》第四卷，175～176页。产广东饶平，生于山地林中。习见栽培，花美丽，可供观赏；枝密刺多可作绿篱；果药用，舒筋活络、祛风止痛。

《广西植物志》第二卷，349页。别名木瓜（《本草纲目》）、贴梗海棠（《群芳谱》）、川木瓜（《广西植物名录》）等。

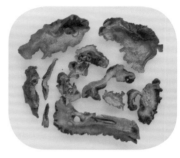

【本草学文献概要】

《中华本草》第4册，第十卷，115～120页。以木瓜（《名医别录》）为正名收载，别名木瓜实（《名医别录》）、铁脚梨（《清异录》）、秋木瓜（《滇南本草》）等。近成熟的果实入药，味酸，性温；舒筋活络、和胃化湿。其根、枝叶及种子均入药，另列条目。

【原植物识别特征】

落叶灌木，高2～3m，枝有刺。单叶互生；卵形至椭圆形，长3～9cm，宽1～5cm，边缘有尖锐重锯齿。花先叶开放，3～5朵簇生于2年生枝上；直径3～5cm；萼筒钟状，5裂；花瓣5，绯红色，稀淡红色或白色；雄蕊多数；子房下位，花柱5，基部合生。梨果球形或卵形，直径4～6cm。花期3—4月，果期9—10月。

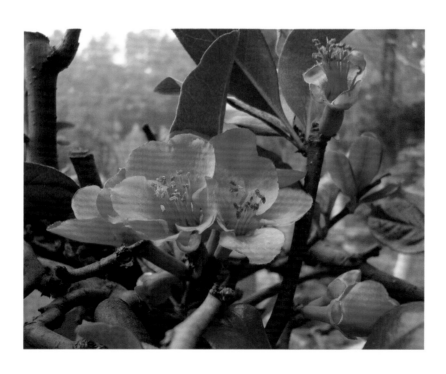

蛇莓

来源 蔷薇科蛇莓属 *Duchesnea* 植物蛇莓 *Duchesnea indica* (Andr.) Focke 的全草。

【植物学文献概要】

见《中国植物志》第三十七卷，357～358页。产辽宁以南各省区。生于山坡、河岸、草地、潮湿的地方，海拔1 800m以下。全草药用，散瘀消肿、收敛止血、清热解毒。茎叶捣烂外敷，治疗疮有特效，亦可敷蛇咬伤、烧伤、烫伤；果煎服，治支气管炎；全草水浸液，可防治农业害虫、杀蛆、孑孓等。

《广东植物志》第四卷，221～222页。别名地锦（《植物名实图考》）、蛇泡草、龙吐珠、三爪凤。产广东各地和海南昌江等地。生于低海拔至中海拔的山坡、溪旁、田野、草地。

《广西植物志》第二卷，391页。产隆林、凌云、乐业、融水、金秀、龙胜、恭城、平乐、贺州、梧州、玉林、横县、大明、龙州等地。

《广州植物志》293页。别名地锦（《植物名实图考》）。本植物常蔓生于草地上，广州近郊极常见。茎叶捣敷疗疮，有特效，亦可敷蛇伤、烫火伤。

【本草学文献概要】

《中华本草》第4册，第十卷，137～139页。以蛇莓（《名医别录》）为正名收载。别名蛇含草、蛇泡草、麻蛇果（《滇南本草》）、龙吐珠（《生草药性备要》）、

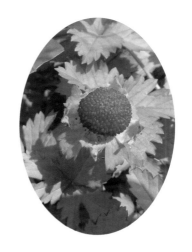

落地杨梅（广西）等。全草入药，味甘、苦，性寒；清热解毒，凉血止血，散瘀消肿。

编者注：为现今治疗肿瘤的常用草药之一。

【原植物识别特征】

多年生草本。根状茎短粗；匍匐茎多数，长30～100cm，有柔毛。叶互生，三出复叶，小叶倒卵形至菱状长圆形，长2～5cm，宽1～3cm，边缘有钝锯齿，两面有毛。花单生于叶腋，副萼片、萼片及花瓣各5，花瓣黄色，雄蕊多数，心皮多数，离生。花托半球形，果期增大；瘦果小，扁球形。花期6—8月，果期8—10月。

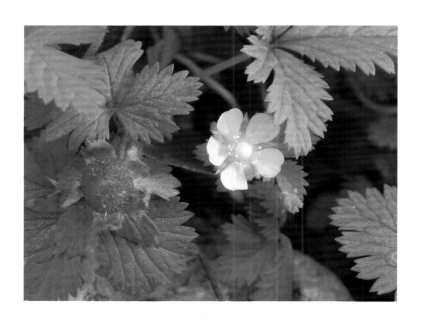

枇杷（卢橘叶）

来源 蔷薇科枇杷属 *Eriobotrya* 植物枇杷 *Eriobotrya japonica* (Thunb.) Lindl. 的叶。

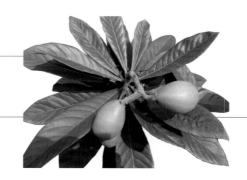

【植物学文献概要】

见《中国植物志》第三十六卷，262～264页。以枇杷为正名收载，别名卢桔（广东土名）。产甘肃、陕西、河南、江苏、安徽、浙江、江西、湖北、湖南、四川、云南、贵州、广西、广东、福建、台湾。各地广行栽培，四川、湖北有野生者。美丽观赏树木和果树。果味甘酸，供生食、蜜饯和酿酒用；叶晒干去毛，可供药用，有化痰止咳、和胃降气之效。木材红棕色，可作木梳、手杖、农具柄等用。

《广东植物志》第四卷，180页。产广东广州、乳源、翁源、清远、从化、连州、兴宁、珠海、封开、高要、英德、阳春、南海、乐昌等地；多为栽培，间为野生。生于低海拔的山地、丘陵、旷野或村边。叶药用。

《广西植物志》第二卷，339页。广西各地多有栽培。

《广州植物志》298页。叶供药用，古来用为清凉饮料，并作镇咳之用，夏季用为防汗疹的浴汤料，嫩叶对慢性气管炎、久咳不止者有效。

【本草学文献概要】

《岭南采药录》65～66页。别名枇杷叶。味淡，性平，解热和气，止咳下痰，去毛蜜炙，治呃逆之证。

《中华本草》第4册，第十卷，140～145页。以枇杷叶（《名医别录》）为正名收载，别名巴叶、卢橘叶（《中药材手册》）。叶入药，味苦、微辛，性微温；清肺止咳，和胃降逆，止渴。其根、花、果实等亦入药，另列条目。

【原植物识别特征】

常绿小乔木，小枝粗壮，被锈色茸毛。叶互生，革质；具短柄或近无柄；叶片长椭圆形至倒卵状披针形，长12～30cm，宽3～9cm，边缘有疏锯齿，下面密被锈色茸毛。圆锥花序顶生；萼筒壶形，5浅裂；花瓣5，白色；雄蕊多数；子房下位。梨果，卵形至近圆形，黄色或橙色。花期9—11月，果期翌年4—5月。

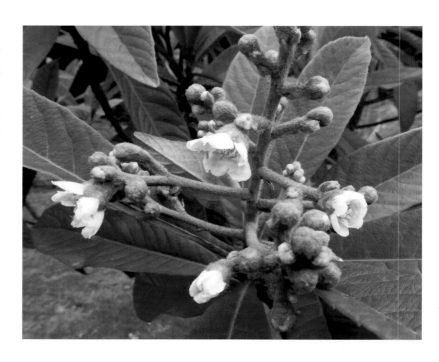

草莓

来源 蔷薇科草莓属 *Fragaria* 植物草莓 *Fragaria* × *ananassa* Duch. 的果实。

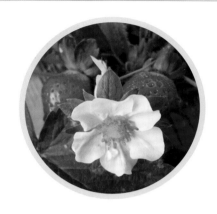

【本草学文献概要】

《中华本草》第4册，第十卷，147～148页。以草莓（《台湾药用植物志》）为正名收载，别名荷兰草莓（《台湾药用植物志》）、凤梨草莓（《中国植物志》）。果实入药，味甘、微酸，性凉；清凉止渴，健胃消食。

【原植物识别特征】

多年生草本，高10～40cm。茎低于叶或近相等，密被黄色柔毛。三出复叶，基生，小叶具短柄，质地较厚，倒卵形或菱形，长3～7cm，宽2～6cm，侧生小叶基部偏斜，边缘具缺刻状锯齿，上面深绿色，下面淡白绿色；叶柄长2～10cm。聚伞花序，有花5～15朵；花两性，直径1.5～2cm；萼片5，卵形，比副萼片稍长；花瓣5，白色；雄蕊20，不等长；雌蕊极多。聚合果直径达3cm，鲜红色，宿存萼片直立，紧贴于果实；瘦果尖卵形，光滑。花期4—5月，果期6—7月。

【植物学文献概要】

见《中国植物志》第三十七卷，355页。以草莓（《中国高等植物图鉴》）为正名收载，别名凤梨草莓。我国各地栽培，原产南美。果食用，也作果酱或罐头。据报道，本种为园艺杂种，亲本系美洲产 *F. virgirniana* Duch. 与 *F. chiloensis*（L.）Ehrh. 杂交成功为八倍体（2n=56）植物。

《广东植物志》未收载。

《广西植物志》第二卷，387页。桂东北个别地方大量栽培。果可鲜食，并做果酱和罐头等。

编者注：广东多地有栽培。

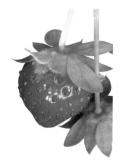

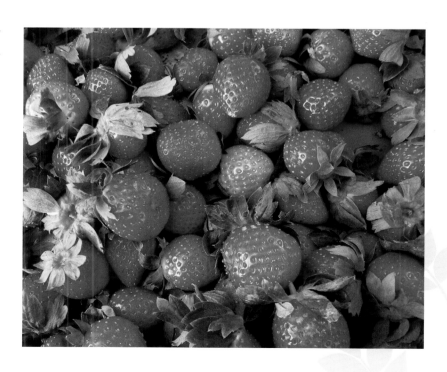

棣棠花

来源 蔷薇科棣棠花属 *Kerria* 植物棣棠花 *Kerria japonica* (L.) DC. 的花。

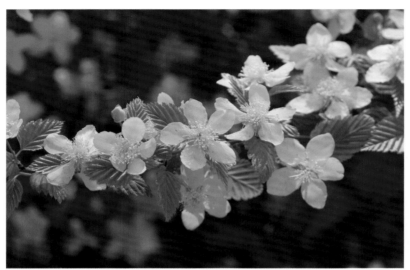
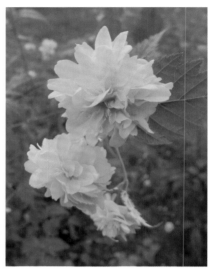

【植物学文献概要】

见《中国高等植物图鉴》第二卷，2~3页。《中国植物志》第三十七卷，355页。以棣棠花为正名收载，别名鸡蛋黄花、土黄条（陕西）。产甘肃、陕西、山东、河南、湖北、江苏、安徽、浙江、福建、江西、湖南、四川、贵州、云南。生山坡灌丛中，海拔200~3 000m。茎髓作为通草代用品入药，有催乳利尿之效。变型：重瓣棣棠花 *K. japonica*（L.）DC. *f. pleniflora*（Witte）Rehd.，花重瓣，湖南、四川和云南有野生，我国南北各地普遍栽培，供观赏用。

《广东植物志》第四卷，225~226页。产乐昌，生于海拔900m的山地林中。栽培供观赏；花入药，有消肿、止痛、止咳、助消化等功效。

《广西植物志》第二卷，356页。别名鸡蛋黄花。

【本草学文献概要】

《中华本草》第4册，第十卷，153~154页。以棣棠花（《植物名实图考》）为正名收载，别名金旦子花（《云南中草药》）、鸡蛋花、三月花（《贵州中草药名录》）、清明花（江西）等。花入药，味苦、涩，性平；化痰止咳，利湿消肿，解毒。根、叶亦入药，另列条目。

【原植物识别特征】

落叶灌木，高1~2m；小枝绿色，圆柱形，常拱垂，嫩枝有棱角。单叶互生，三角状卵形或卵形，边缘有尖锐重锯齿，两面绿色，长2~8cm，宽1.2~3cm；叶柄长5~10mm。花两性，大而单生，着生于当年生侧枝顶端，直径2.5~6cm；萼片5，卵状椭圆形，有小尖头，果时宿存；花瓣5（或为重瓣），黄色，宽椭圆形，比萼片长1~4倍；雄蕊多数；心皮5~8，分离，生于萼筒内。瘦果倒卵形至半球形，褐色或黑褐色。花期4—6月，果期7—8月。

火棘（救军粮）

来源 蔷薇科火棘属 *Pyracantha* 植物火棘 *Pyracantha fortuneana* (Maxim.) Li 的果实。

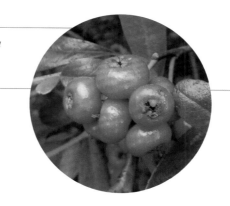

【植物学文献概要】

见《中国高等植物图鉴》第二卷，202页。《中国植物志》第三十六卷，180页。以火棘为正名收载，别名火把果、救兵粮（云南土名）、救军粮（贵州、四川、湖北土名）、救命粮（陕西土名）、红子（贵州、湖北土名）。产陕西、河南、江苏、浙江、福建、湖北、湖南、广西、贵州、云南、四川、西藏。生于山地、丘陵地阳坡灌丛草地及河沟路旁，海拔500～2 800m。模式标本采自福建厦门。我国西南各省区田边习见栽培作绿篱，果实磨粉可作代食品。

《广西植物志》第二卷，327页。种子药用，治痢疾、血崩、筋骨痛；果可生食或磨粉作代食品。

【本草学文献概要】

《中华本草》第4册，第十卷，201～202页。以赤阳子（《滇南本草》）为正名收载，别名救军粮、赤果、纯阳子、火把果（《滇南本草》）、红子（《分类草药性》）、救兵粮（《中国种子植物分类学》）等。果实入药。味酸、涩，性平；健胃消食，收涩止痢，止痛。其叶亦入药，味苦、涩，性凉；清热解毒，止血。

【原植物识别特征】

常绿灌木，高达3m；侧枝短，先端成刺状，嫩枝外被锈色短柔毛，老枝暗褐色。单叶互生，倒卵形或倒卵状长圆形，长1.5～6cm，宽0.5～2cm，基部楔形，下延连于叶柄，边缘有钝锯齿，近基部全缘，叶柄短。复伞房花序，花梗长约1cm；花直径约1cm；萼筒钟状，萼片5；花瓣5，白色，长约4mm；雄蕊多数；子房半下位，花柱5，离生，与雄蕊等长。果实近球形，直径约5mm，橘红色或深红色。花期3—5月，果期8—11月。

221

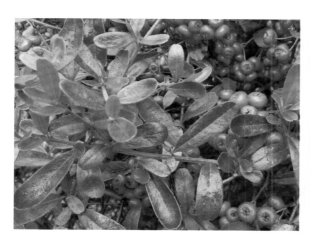

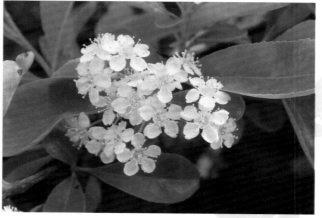

石斑木

来源　蔷薇科石斑木属 *Raphiolepis* 植物石斑木 *Raphiolepis indica* (L.) Lindl. 的根。

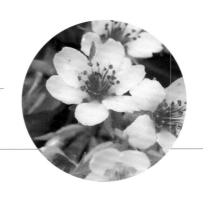

222

【植物学文献概要】

　　见《中国植物志》第三十六卷，275～278页。产安徽、浙江、江西、湖南、贵州、云南、福建、广东、广西、台湾。生于山坡、路边或溪边灌木林中，海拔150～1 600m。木材带红色，质重坚韧，可作器物；果实可食。本种形态变异很强，叶片大小、宽窄，叶缘锯齿深浅等差异很大，有人描述为多个变种变型，甚至3个不同的种，现合并为一种。

　　《广东植物志》第四卷，188页。以石斑木为正名收载（《中国树木分类学》），别名车轮梅（《植物学大辞典》）、春花（广东）、子京公（海南吊罗）。产广东和海南各地。生长于20～1 800m的山地和丘陵的灌丛或林中。木材可作器具；果可食；根入药，治跌打损伤。

　　《广西植物志》第二卷，342页。广西各地林区均产。

　　《海南植物志》第二卷，200页。各地常见。

　　《广州植物志》299～300页。广州近郊山野间到处可见，花白色而带粉红，鲜艳夺目。其各器官的变异很大。

【本草学文献概要】

　　《中华本草》第4册，第十卷，210页。以石斑木根（《天目山药用植物志》）为正名收载，别名春花木（《陆川本草》）、凿角（广东）等。根入药。味微苦、涩，性寒；活血消肿，凉血解毒。其叶亦入药，另列条目。

【原植物识别特征】

　　常绿灌木，高可达4m。单叶互生，常集生于枝顶，卵形、长圆形，稀倒卵形或长圆披针形，长4～8cm，宽1.5～4cm，基部渐狭连于叶柄，边缘具细锯齿，叶柄长5～18mm。顶生圆锥或总状花序，花两性，直径1～1.3cm；萼筒长4～5mm，5裂，花瓣5，白色或淡红色，雄蕊15，花柱2～3，基部合生。梨果近球形，紫黑色，直径约5mm。花期4月，果期7—8月。

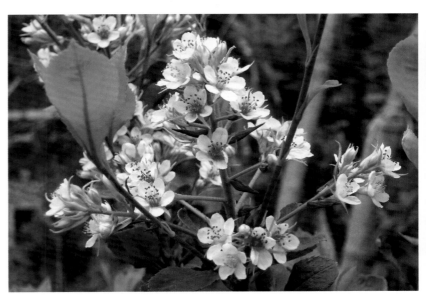

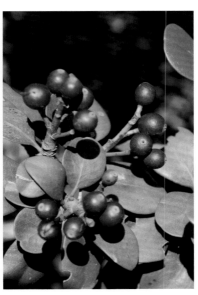

金樱子（金樱蔃）

来源 蔷薇科蔷薇属 *Rosa* 植物金樱子 *Rosa laevigata* Michx. 的根。

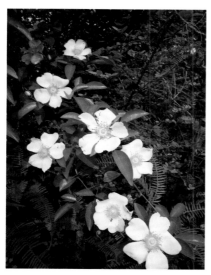
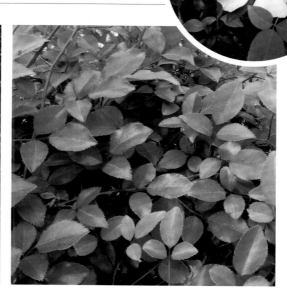

223

【植物学文献概要】

见《中国植物志》第三十七卷，448～449页。主产陕西、安徽、江西、江苏、浙江、湖北、湖南、广东、广西、台湾、福建、四川、云南、贵州等省区。根皮含鞣质可制栲胶；果实可熬糖酿酒。根、叶、果均入药。其果实"金樱子"为常用传统中药。

《广东植物志》第四卷，220页。别名刺梨子（《开宝本草》）、山石榴、山鸡头子（《本草纲目》）、糖樱（广东）。广东各地均产，生于低海拔至中海拔的山地、丘陵、平地的林中或灌丛。果可熬糖酿酒；根活血散瘀，祛风除湿；叶外用治疮疖，烧烫伤；果止泻。

《广西植物志》第二卷，382～383页。产广西各地。

《广州植物志》296页。广州一带山野间尤为常见。

【本草学文献概要】

《岭南采药录》21～22页。别名塘莺、脱骨丹。茎多刺，其蔓甚长，叶如蔷薇，复叶，小叶三个或五个，有光泽，托叶着生于叶柄之上，夏月开白色花，子冬熟，味涩，性温，旺血，理痰火，为洗疮疗痔疮之圣药。

《中华本草》第4册，第十卷，226～227页。以金樱根为正名收录，别名金樱蔃、脱骨丹（《生草药性备要》）。根或根皮入药，味酸、涩，性平；收敛固涩，止血敛疮，祛风活血，止痛杀虫。其叶、花、果实均入药，另列条目。

【原植物识别特征】

常绿攀援灌木，有倒钩状皮刺和刺毛。三出羽状复叶互生；叶柄有棕色腺点及细刺；小叶片椭圆状卵形，长2～7cm，宽1.5～4.5cm，边缘具细锯齿。花单生，直径5～9cm；萼筒形，罐状；花瓣5，白色；雄蕊多数；多数离生心皮雌蕊，藏于萼筒内。蔷薇果梨形或倒卵形，熟时黄红色，外有直刺，顶端具扩展的宿萼，内有多数瘦果。花期3—5月，果期9—10月。

玫瑰

来源 蔷薇科蔷薇属 Rosa 植物玫瑰 Rosa rugosa Thunb. 的花。

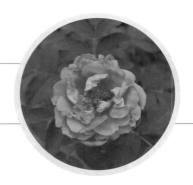

【植物学文献概要】

《中国植物志》第三十七卷，401～402页。以玫瑰（《群芳谱》）为正名收载。原产我国华北以及日本和朝鲜。我国各地均有栽培。园艺品种很多，有粉红单瓣 *R. rugosa* Thunb. f. *rosea* Rehd.、白花单瓣 f. *alba* (Ware) Rehd.，紫花重瓣 f. *plena* (Regel) Byhouwer、白花重瓣 f. *albo-plena* Rehd. 等供观赏用。

鲜花可以蒸制芳香油，油的主要成分为左旋香芳醇，含量最高可达千分之六，供食用及化妆品用，花瓣可以制饼馅、玫瑰酒、玫瑰糖浆，干制后可以泡茶，花蕾入药治肝、胃气痛、胸腹胀满和月经不调。果实含丰富的维生素C、葡萄糖、果糖、蔗糖、枸橼酸、苹果酸及胡萝卜素等。种子含油约14%。

广东中山及粤北地区有栽培。

【本草学文献概要】

《中华本草》第4册，第十卷，238～241页。以玫瑰花（姚可成《食物本草》）为正名收载，别名徘徊花（《群芳谱》）、笔头花等。花入药，味甘、辛，性温；理气解郁，和血调经。其根、叶均入药，另列条目。

【原植物识别特征】

直立灌木，高可达2m；茎粗壮，丛生；小枝密被绒毛，有直立或弯曲的皮刺。叶互生，小叶5～9，连叶柄长5～13cm；小叶片椭圆形或椭圆状倒卵形，长1.5～4.5cm，宽1～2.5cm，边缘有尖锐的锯齿，上面深绿色，有褶皱，下面灰绿色，密被绒毛和腺毛。花单生于叶腋，或数朵簇生；直径4～5.5cm；萼片5；花瓣倒卵形，重瓣至半重瓣，芳香，紫红色至白色；雄蕊多数，心皮多数，花柱短于雄蕊。果扁球形，直径2～2.5cm，砖红色，肉质，平滑，萼片宿存。花期5—6月，果期8—9月。

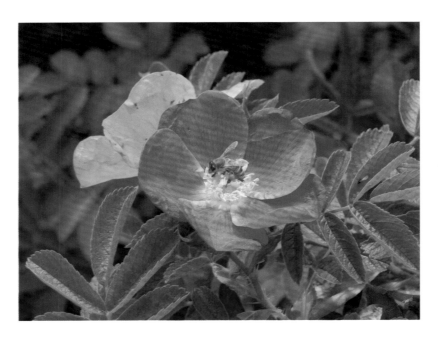

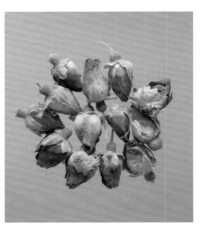

十姐妹

来源　蔷薇科蔷薇属 *Rosa* 植物十姊妹 *Rosa multiflora* Thunb. var. *carnea* Thory 的根、叶。

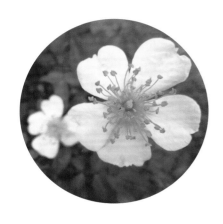

【本草学文献概要】

《岭南采药录》165页。别名佛见笑。花似蔷薇而小，一蓓十花，故名。色有红白紫三种，用根叶研末，和蜜糖调服，治伤寒危笃立效。

《中华本草》第4册，第十卷，232～233页。以"十姊妹"（《本草纲目拾遗》）为正名收载，别名佛见笑（《本草纲目拾遗》）、荷花蔷薇、七姊妹、姐妹花等。根、叶入药，味苦、微涩，性平；清热化湿，舒肝利胆。

【原植物识别特征】

攀援灌木，小枝有皮刺。叶互生，小叶5～9，连同叶柄长1.5～5cm；小叶片倒卵形、长圆形或卵形，长1.5～5cm，宽0.8～2.8cm，边缘有锯齿。花两性，直径3～4cm，花梗无毛，排成圆锥花序；萼片5，披针形；花重瓣，粉红色或单瓣，白色；雄蕊多数，心皮多数，着生于萼筒内，形成蔷薇果。花期5—6月，果期8—9月。

【植物学文献概要】

见《中国植物志》第三十七卷，428～429页。别名十姊妹（《群芳谱》）。花粉红色，重瓣。栽培供观赏，可作护坡及棚架之用。

《广东植物志》第四卷，217页。以粉团蔷薇收载，别名佛见笑（《岭南采药录》）、华蔷薇。产广东乐昌、乳源、南雄、曲江、英德、高要、平远，生于海拔300～500m的山地林中或灌丛。广州有栽培。花可提取芳香油，根、叶、花入药。

《广西植物志》第二卷，386页。产凌云、三江、柳州、融水、金秀、平乐、龙胜、临桂、永福、荔浦、兴安和贺州。生于海拔180～1 400m的山谷密林中。

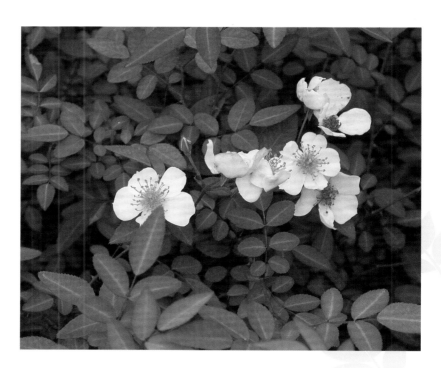

粗叶悬钩子

来源 蔷薇科悬钩子属 *Rubus* 植物粗叶悬钩子 *Rubus alceaefolius* Poir. 的叶和根。

【植物学文献概要】

见《中国植物志》第三十七卷，158~160页。以粗叶悬钩子（《广州植物志》）为正名收载。产江西、湖南、江苏、福建、台湾、广东、广西、贵州、云南。生海拔500~2 000m的山坡、山谷杂木林内或沼泽灌丛中以及路旁岩石间。根和叶入药，有活血去瘀、清热止血之效。

《广东植物志》第四卷，212页。产广东及海南各地，生于山地、丘陵、平地的林中或灌丛。

《海南植物志》第二卷，195页。

《广西植物志》第二卷，374页。产兴安、临桂、恭城、昭平、贺州、梧州、苍梧、玉林、容县、博白、武鸣、宁明、龙州、百色、隆林、金秀、三江等地。

《广州植物志》290~291页。本植物的变异性极大，不但叶的形状、大小、分裂的程度和裂片的形状有变异，而且叶面的粗糙程度和被毛的厚薄亦不一律，故常引起植物分类学者订为数个不同的名称。

【本草学文献概要】

《岭南采药录》112页。别名虎掌、山象皮。味辛、涩，性平，消瘰疬红肿，其捣细晒干，嚼敷刀伤甚效，根治疱疮妙。

《中华本草》第4册，第十卷，244~245页。以粗叶悬钩子为正名收载，别名大叶蛇泡笋、虎掌笋、老虎泡等。根、叶入药，味甘、淡，性平；清热利湿，止血散瘀。《常用中草药手册》（广州部队后勤部卫生部）、《广西中草药》等有药用记载。

【原植物识别特征】

攀援灌木。有稀疏皮刺。叶互生，近圆形或宽卵形，长6~16cm，宽5~14cm，基部心形，上面有囊泡状小突起，两面被毛，边缘不规则，3~7浅裂，有不整齐粗锯齿，基出5脉，叶柄长3~4.5cm。花两性，直径1~1.6cm；萼片宽卵形，被毛；花瓣白色，与萼片近等长；雄蕊多数，花丝宽扁；子房上位。果实近球形，直径达1.8cm，肉质，红色。花期7—9月，果期10—11月。

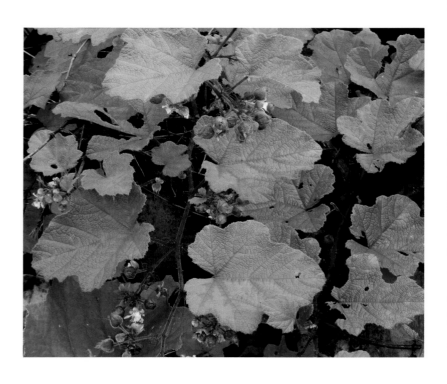

蓬蘽

来源 蔷薇科悬钩子属 *Rubus* 植物蓬蘽 *Rubus hirsutus* Thunb. 的根及嫩枝叶。

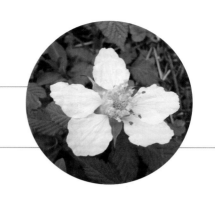

【植物学文献概要】

见《中国高等植物图鉴》第二卷，275页。《中国植物志》第三十七卷，101～102页。以蓬蘽（《江苏南部种子植物手册》）为正名收载，别名泼盘（《植物名实图考》），三月泡、割田藨、野杜利。产河南、江西、安徽、江苏、浙江、福建、台湾、广东。生山坡路旁阴湿处或灌丛中，海拔达1 500m。全株及根入药，能消炎解毒、清热镇惊、活血及祛风湿。

《广东植物志》第四卷，199页。产平远。生于海拔500m的山谷林中。

【本草学文献概要】

《中华本草》第4册，第十卷，258～259页。以托盘（《救荒本草》）为正名收载，别名泼盘（《救荒本草》）、空腹莲、地母、蓬蘽、田角公（《天目山药用植物志》）、三月泡、割田藨、野杜利、刺藨（《新华本草纲要》）等。根及嫩枝叶入药。味酸、微苦，性平；清热解毒，消肿止痛，止血。

【原植物识别特征】

灌木，高1～2m；枝红褐色或褐色，疏生皮刺；植物体被柔毛和腺毛。单数羽状复叶，互生，小叶3～5，卵形或宽卵形，长3～7cm，宽2～3.5cm，边缘具不整齐尖锐重锯齿；叶柄长2～3cm，顶生小叶柄长约1cm。花大，常单生于侧枝顶端，花梗长3～6cm；花直径3～4cm；花萼外密被柔毛和腺毛；萼片5，卵状披针形或三角披针形，花后反折；花瓣5，倒卵形或近圆形，白色，基部具爪；雄蕊多数；心皮多数。果实近球形，直径1～2cm。花期4月，果期5—6月。

227

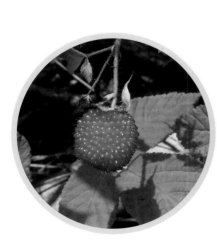

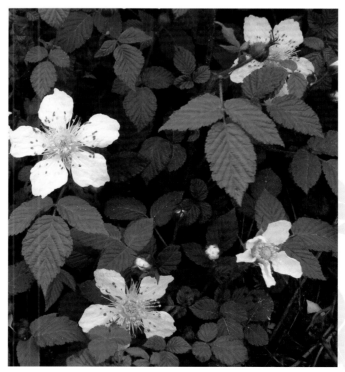

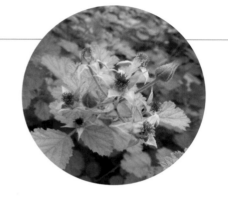

茅莓

来源　薔薇科悬钩子属 *Rubus* 植物茅莓 *Rubus parvifolius* L. 的全草。

入药，浸酒为养筋活血、消退红肿之药；花汁入粉，可去雀斑；茎叶煎水，可洗痔疮；叶捣烂，可敷恶疮。

【 本草学文献概要 】

　《岭南采药录》47～48页。别名黑龙骨、虎掌、山象皮。叶大者名虎掌，梗有笋，子红色，可食，味酸涩，除疥癞，杀虫，治汗癜，浸疳疮，以之浸酒，治瘰病，十蒸九晒，治吐血，治牙痛，取其根浸酒，壮筋骨，理蛇伤。

　《中华本草》第4册，第十卷，266～268页。以薅田藨（《本草纲目》）为正名收载，别名藨（《尔雅》）、蛇泡笋（《生草药性备要》）、薅秧泡（《分类草药性》）、三月泡等。全草入药，味苦、涩，性凉；清热解毒，散瘀止血，杀虫疗疮。

【 原植物识别特征 】

　灌木，高1～2m。被柔毛和钩状皮刺；羽状复叶互生，小叶3，菱状圆形或倒卵形，长2.5～6cm，宽2～6cm，两面被毛，边缘有锯齿；叶柄长2.5～5cm。伞房花序顶生或腋生，花两性，直径约1cm；花萼5裂，宿存；花瓣5，粉红色至紫红色，基部具爪；雄蕊多数，着生于花萼上部；离生心皮多数，子房1室。小核果聚生于花托上，形成聚合果，熟时红色。花期5—6月，果期7—8月。

【 植物学文献概要 】

　　见《中国植物志》第三十七卷，68～70页。产我国东北、华北、甘肃、陕西、河南、山东、浙江、江苏、湖南、湖北、安徽、福建、台湾、广东、广西、四川、贵州。果实酸甜多汁可食用，酿酒，制醋；全株入药。

　　《广东植物志》第四卷，198页。茅莓（《本草拾遗》）为正名收载，别名红梅消（《植物名实图考》）、蛇抱簕（《岭南采药录》）、牙鹰簕（广州）。产广东各地和海南澄迈。生于低海拔至中海拔的山地、丘陵的林中或灌丛。

　　《广西植物志》第二卷，362页。产临桂、龙胜、灌阳、昭平、贺州、玉林、博白、金秀、柳州、融水、凌云、百色、南宁、邕宁、横县等地。

　　《广州植物志》291～292页。本植物在我国南部山野间盛产之，广州近郊亦极常见，且为模式标本的原产地。果熟时呈鲜红色，味酸美可食。根

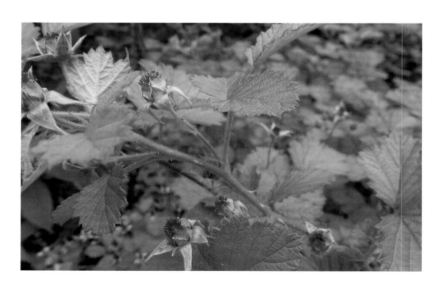

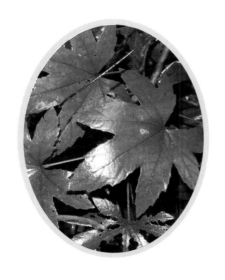

锈毛莓

来源 蔷薇科悬钩子属 *Rubus* 植物锈毛莓 *Rubus reflexus* Ker 的根。

【植物学文献概要】

见《中国植物志》第三十七卷，176～178页。以锈毛莓（《中国高等植物图鉴》）为正名收载，别名蛇包簕、大叶蛇簕（广东）、山烟筒子（广西）。产江西、湖南、浙江、福建、台湾、广东、广西。生山坡、山谷灌丛或疏林中，海拔300～1000m。果可食；根入药，有祛风湿、强筋骨之效。

《广东植物志》第四卷，211页。产乐昌、乳源、始兴、连州、清远、大埔、蕉岭、兴宁、平远、深圳、封开、新会、饶平。生于海拔300～1300m的山地、丘陵林中或灌丛。

《广西植物志》第二卷，375～377页。产兴安、资源、龙胜、梧州、平南、大苗山。生于海拔300～1000m的山坡疏林中或灌丛中。

【本草学文献概要】

《中华本草》第4册，第十卷，273～274页。以锈毛莓（《浙江药用植物志》）为正名收载，别名毕血刺、金边莲（《恩施中草药手册》）、七指枫（《药用植物简编》）、蛇泡笋、大叶蛇泡勒（广东）等。根入药。味苦，性平；祛风除湿，活血消肿。其叶亦入药，另列条目。

【原植物识别特征】

攀援灌木，高达2m；枝被锈色绒毛。单叶互生，心状长卵形，长7～14cm，宽5～11cm，有明显皱纹，下面密被锈色绒毛，边缘3～5裂，有不整齐的粗锯齿或重锯齿，基部心形。花数朵聚生于叶腋或成顶生短总状花序；花直径1～1.5cm；花萼外密被锈色长柔毛；花瓣5，白色；雄蕊多数；心皮多数，着生于花托上，聚合浆果近球形，深红色。花期6—7月，果期8—9月。

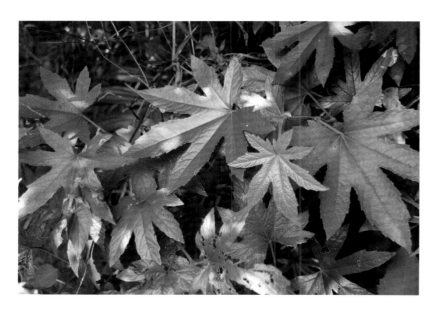

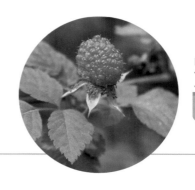

空心泡

来源 蔷薇科悬钩子属 *Rubus* 植物空心泡 *Rubus rosaefolius* Smith 的根或嫩枝叶。

【植物学文献概要】

见《中国植物志》第三十七卷，96～98页。以空心泡（《中国高等植物图鉴》）为正名收载，别名蔷薇莓、三月泡、龙船泡等。产江西、湖南、安徽、浙江、福建、台湾、广东、广西、四川、贵州。生山地杂木林内阴处、草坡或高山腐殖质土壤上，海拔达2 000m。本种分布区宽，适应性强，形态变异也较大。根、嫩枝及叶入药，味苦、甘、涩，性凉，有清热止咳、止血、祛风湿之效。

《广东植物志》第四卷，199～200页。别名蔷薇莓（《植物学大词典》）。产高要、云浮、信宜、龙门、连南、河源、英德、博罗、乐昌、惠阳、五华、曲江、平远、从化、罗定、广州、饶平、仁化。生于海拔50～500m的丘陵山地林中或灌丛。

《广西植物志》第二卷，363～365页。产全州、龙胜、兴安、临桂、阳朔、恭城、平乐、苍梧、昭平、金秀、柳州、融水、玉林、百色等地。

《广州植物志》291页。为一野生植物，广州近郊旷地上时可见，果可食，但无味。

【本草学文献概要】

《中华本草》第4册，第十卷，275～276页。以倒触伞（《贵阳民间药草》）为正名收载，别名蔷薇莓、空心蔗、七叶饭消扭（《天目山药用植物志》）、空筒泡（《恩施中草药手册》）、三月莓、五月泡（《广西本草选编》）等。根和嫩枝叶入药。味涩、微辛、苦，性平；清热，止咳，收敛止血，解毒，接骨。

【原植物识别特征】

直立或攀援灌木，高2～3m；小枝常有浅黄色腺点，疏生皮刺。单数羽状复叶互生，小叶5～7；卵状披针形或披针形，长3～5cm，宽1.5～2cm，有浅黄色腺点，叶缘有重锯齿；叶柄长2～3cm。花常单生；直径2～3cm；花萼外被柔毛和腺点；花后常反折；花瓣5，白色；雄蕊多数；心皮多数，着生于花托上，聚合浆果卵球形，长1～1.5cm，红色，有光泽。花期3—5月，果期6—7月。

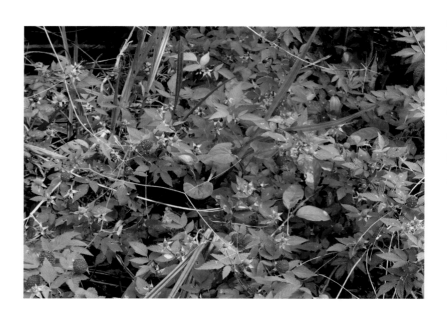

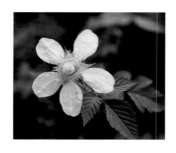

地榆

来源 蔷薇科地榆属 *Sanguisorba* 植物地榆 *Sanguisorba officinalis* L. 的根。

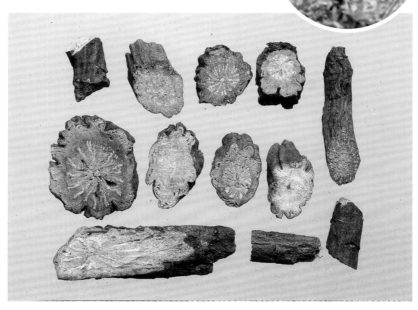

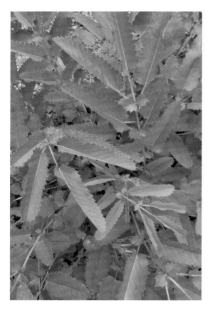

【植物学文献概要】

见《中国植物志》第三十七卷，465～466页。以地榆（《神农本草经》）为正名收载，别名黄瓜香、玉札、山枣子。产黑龙江、吉林、辽宁、内蒙古、河北、山西、陕西、甘肃、青海、新疆、山东、河南、江西、江苏、浙江、安徽、湖南、湖北、广西、四川、贵州、云南、西藏。生草原、草甸、山坡草地、灌丛中、疏林下，海拔30～3000m。根为止血要药及治疗烧伤、烫伤，此外有些地区用来提制栲胶，嫩叶可食，又作代茶饮。形态变异很大。

《广东植物志》第四卷，228～229页。产乐昌、乳源、连州、阳山。生于海拔150～1200m的山谷、丘陵或平地的灌丛或草丛中。根为止血药，嫩叶可食。

《广西植物志》第二卷，395页。产百色、武鸣、灵山、贵港、柳州、平乐和临桂。生于山坡草丛中、潮湿草地或沼泽地以及山地路旁等处。

【本草学文献概要】

《中华本草》第4册，第十卷，281～287页。以地榆（《神农本草经》）为正名收载，别名白地榆、鼠尾地榆（《滇南本草》）、黄瓜香（《中药材手册》）、马连鞍（《广西中草药》）等。根入药。味苦、酸，性微寒；凉血止血，清热解毒，消肿敛疮。其叶亦入药，另列条目。

【原植物识别特征】

多年生草本。根茎粗壮，着生多数暗棕色肥厚的根。茎直立，有细棱。奇数羽状复叶；基生叶具长柄，小叶通常4～9对，小叶片卵圆形或长圆状卵形，边缘有具芒尖的粗锯齿；茎生叶有短柄，托叶抱茎，镰刀状，有齿。花小，密集成短圆柱形的穗状花序，暗紫红色；萼片4，无花冠；雄蕊4，花药紫黑色；子房上位。瘦果暗棕色。花果期7—10月。

小叶红叶藤（牛皮藤）

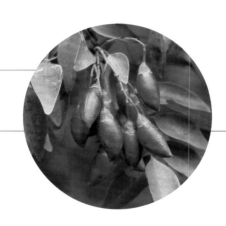

来源 牛栓藤科红叶藤属 *Rourea* 植物小叶红叶藤 *Rourea microphyllua* (Hook. et Arn) Planch. 的茎、叶。

【植物学文献概要】

见《中国植物志》第三十八卷，140～142页。产云南、广东、广西、福建等省区，模式标本采自香港。茎皮入药。"红叶藤"一名出自《广州植物志》，广东又称荔枝藤、牛见愁，广西称铁藤。

《广东植物志》第四卷，280～281页。产广东及海南各地，生于海拔1 000m以下的丘陵、山地林中或灌丛。

《广西植物名录》279页。产南宁、梧州、玉林、百色。

《广州植物志》450～451页。广州近郊极常见的野生植物，多生于山野间，闻可为外科敷药用。高州一带农民常用其茎做犁缆及牛鞭，故有"牛见愁"之说。

【本草学文献概要】

《岭南采药录》46页。解热毒，洗疥癞。

《中华本草》第4册，第十卷，299～300页。以荔枝藤（《陆川本草》）为正名收录，别名牛见愁、红叶藤、霸王藤等。茎或叶入药，味苦、涩，性凉；清热解毒，消肿止痛，止血。根亦入药，另列条目。

【原植物识别特征】

攀援灌木，高1～4m。奇数羽状复叶，小叶通常7～17片，叶轴长5～12cm，小叶片卵形、披针形或长圆披针形，长1.5～4cm，宽0.5～2cm，基部常偏斜，全缘。圆锥花序；花两性，5数，直径4～5mm，萼片宿存；花瓣白色、淡黄色或淡红色；雄蕊10，花丝5长5短；离生心皮5，仅1枚发育，子房上位。蓇葖果，长1.2～1.5cm，成熟时红色。花期3—9月，果期5月至翌年3月。

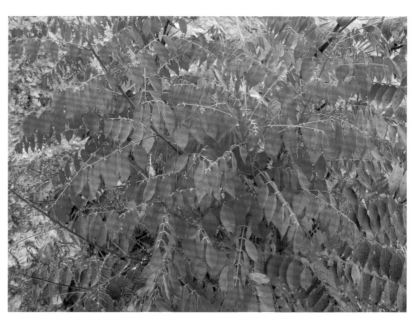

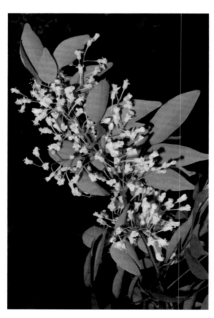

广州相思子（鸡骨草）

来源 豆科相思子属 *Abrus* 植物广州相思子 *Abrus cantoniensis* Hance 的根、茎、叶。

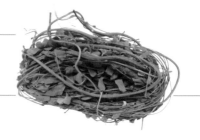

【植物学文献概要】

见《中国植物志》第四十卷，126页。产湖南、广东、广西。全草入药，清热利湿，疏肝止痛。为岭南常用草药之一，亦为粤菜中的常用汤料之一。

《广东植物志》第五卷，229页。以广州相思子为正名收载，别名鸡骨草、地香根。产广州、东莞、惠阳、深圳以及粤西、粤中、粤东各地，多生于海拔200m左右的山坡草丛中或小灌木林中。根、茎、叶入药，种子有剧毒，不可服用。

《广西植物志》第二卷，567～570页。产钟山、梧州、苍梧、平南、桂平、玉林、陆川、博白、武鸣、南宁、邕宁、宁明、龙州。

《广州植物志》354页。本植物原产广州近郊的白云山和黄埔。

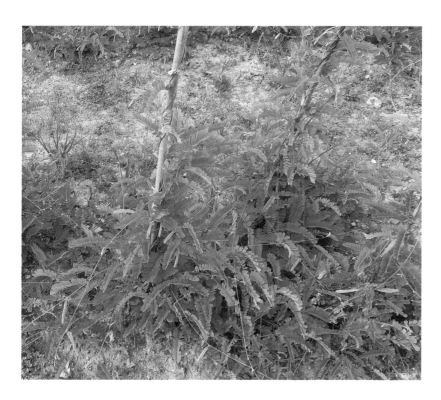

【本草学文献概要】

《岭南采药录》36页。别名黄头草、黄仔强、大黄草。叶似铁线，形如冬瓜子，对生，凡黄食证，取其藤七八钱，和猪骨约二两，煮四五点钟服之，三四次便愈。

《中华本草》第4册，第十一卷，303～305页。以鸡骨草（《岭南采药录》）为正名收载，别名黄头草、大黄草（《岭南采药录》）、猪腰草（《广东中药》）等。全草入药，味甘、微苦，性凉；清热利湿，散瘀止痛。《常用中草药手册》（广州部队后勤部卫生部）和《广西本草选编》等有药用记载。

【原植物识别特征】

攀援灌木，高1～2m。羽状复叶互生；小叶6～11对，长圆形或倒卵状长圆形，长0.5～1.5cm，宽0.3～0.5cm，先端截形或稍凹缺，具细尖。总状花序腋生；花小，长约6mm，聚生于花序轴的短枝上；花冠蝶形，紫红色或淡紫色；雄蕊9，单体；子房上位。荚果长圆形，扁平，长约3cm，宽约1.3cm，顶端具喙，种子4～5，黑褐色。花期8月。

相思子

来源 豆科相思子属 *Abrus* 植物相思子 *Abrus precatorius* L. 的根、茎叶。

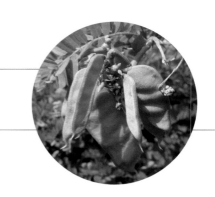

【植物学文献概要】

见《中国植物志》第四十卷，123~125页。以相思子（《本草纲目》）为正名收载，别名相思豆、红豆（广东）、相思藤、猴子眼（广西）、鸡母珠（台湾）。产台湾、广东、广西、云南。生于山地疏林中。广布于热带地区。种子质坚，色泽华美，可做装饰品，但有剧毒，外用治皮肤病；根、藤入药，可清热解毒和利尿。

《广东植物志》第五卷，228页。产广东饶平、惠东、台山、湛江、徐闻及海南东方、乐东、三亚、万宁、琼海、文昌、琼山。生于低海拔的山地或近海疏林、灌木林中。种子有剧毒，外用治皮肤疥疮、顽癣、湿疹。

《广西植物志》第二卷，567~570页。产桂平、容县、陆川、博白、合浦、上思、防城（十万大山）、宁明、龙州、邕宁、南宁、扶绥、田阳、百色。

《海南植物志》第二卷，297页。东方、乐东、崖县、万宁等地。近海边疏林或灌丛中常见。

【本草学文献概要】

《岭南采药录》80页。别名红豆。乔木类，结子如小豆，半红半黑，味苦，性平，有小毒，通九窍，去心腹邪气，止热闷头痛，风痰瘴疟，杀虫解蛊毒。

《中华本草》第4册，第十一卷，305~308页。以相思子（《新修本草》）为正名收载，别名红豆（《王右丞集》）、相思豆、郎君豆（《广东中药》）等。根、茎叶均入药，种子有毒，杀虫、拔毒、排脓，多外用。

【原植物识别特征】

藤本。偶数羽状复叶互生；小叶8~13对，对生，近长圆形，长1~2cm，宽0.4~0.8cm，先端具小尖头。总状花序腋生，长3~8cm；花小，密集成头状；花萼钟状，萼齿4浅裂；花冠紫色，旗瓣柄三角形，翼瓣与龙骨瓣较窄狭；雄蕊9，单体；子房上位。荚果长圆形，熟时开裂，有种子2~6粒。种子椭圆形，有光泽，上部约2/3为鲜红色，下部约1/3为黑色。花果期3—10月。

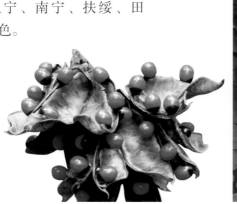

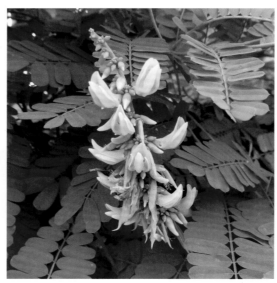

合萌（皂角草）

来源　豆科合萌属 *Aeschynomene* 植物合萌 *Aeschynomene indica* L. 的地上部分。

【植物学文献概要】

见《中国植物志》第四十一卷，350~351页。该属约250种，分布于世界热带及亚热带地区。我国仅合萌1种，除草原、荒漠外，林区及边缘均有分布。为优良绿肥。全草入药，解毒利尿。种子有毒，不可食用。

《广东植物志》第五卷，347~348页。别名田皂角（《植物名实图考》）。产广东南澳、翁源、始兴、仁化、南雄、肇庆、深圳、阳江、广州、梅州、连南、陆丰、博罗及海南琼山、昌江、东方、三亚、陵水等地。常生于疏林下、溪边、村边和路旁。全草入药，利尿解毒。

《广西植物志》第二卷，523页。产全州、兴安、灵川、临桂、桂林、三江、柳江、都安、南丹、凌云、乐业、南宁、武鸣、宾阳、横县、贵港等地。

《海南植物志》第二卷，267页。琼山、昌江、乐东、崖县、陵水等地。

《广州植物志》328~329页。别名皂角草（《植物名实图考》）。为一很好的绿肥植物。喜生于湿地上，广州近郊田野间常见之。

【本草学文献概要】

《岭南采药录》116页。味甘，性平，治鹅疾及恶毒大疮。

《中华本草》第4册，第十一卷，316~317页。以合萌（《中国药用植物志》）为正名收载，别名合萌草（《本草拾遗》）、水皂角（《分类草药性》）、野皂角（《中国药用植物志》）等。地上部分入药，味甘、苦，性微寒；清热利湿，祛风明目。

235

【原植物识别特征】

一年生草本或亚灌木，高0.3~1m。羽状复叶互生，小叶20~30对；托叶卵形至披针形，长约1cm，基部下延呈耳状；小叶线状长圆形，长5~10mm，宽2~2.5mm，上面密布腺点，具细刺尖头，基部歪斜，全缘。总状花序，花萼二唇形，长约4mm；花冠蝶形，淡黄色，具紫色的纵脉纹；二体雄蕊；子房上位。荚果线状长圆形，长3~4cm，宽约3mm，熟时逐节脱落。花果期7—10月。

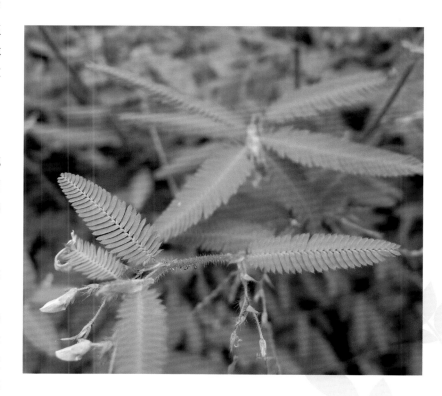

合欢

来源 豆科合欢属 *Albizia* 植物合欢 *Albizia julibrissin* Durazz. 的树皮。

【植物学文献概要】

见《中国植物志》第三十九卷，65~67页。以合欢（《神农本草经》）为正名收载，别名绒花树、马缨花。产我国东北至华南及西南部各省区。生于山坡或栽培。本种生长迅速，能耐砂质土及干燥气候，开花如绒簇，十分可爱，常植为城市行道树、观赏树。心材黄灰褐色，边材黄白色，耐久，多用于制家具；嫩叶可食，老叶可以洗衣服；树皮供药用，有驱虫之效。

《广东植物志》第五卷，148页。产乳源。生于山坡或栽培。

《广西植物志》第二卷，427页。产凌云、桂林、南宁、梧州、玉林等地。生于山坡上或栽培。树皮可提取栲胶，药用有安神解郁，活血止痛等功效。

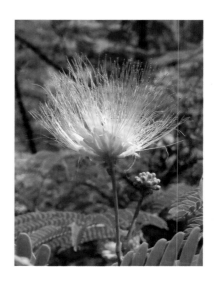

【本草学文献概要】

《中华本草》第4册，第十一卷，319~322页。以合欢皮（《本草纲目拾遗》）为正名收载。别名合昏皮（《千金要方》）、夜合欢（《独行方》）、合欢木皮（《本草纲目》）。树皮入药。味甘，性平。安神解郁，活血消痈。花亦入药，另列条目。

【原植物识别特征】

落叶乔木，高达16m。小枝有棱角，嫩枝、花序和叶轴被绒毛或短柔毛。二回羽状复叶互生，总叶柄近基部及最顶一对羽片着生处各有1枚腺体；羽片4~12对或更多，小叶10~30对，线形至长圆形，长6~12mm，宽1~4mm，对生。头状花序排成圆锥状；花粉红色，5数；雄蕊多数。子房上位。荚果带状，长9~15cm，宽1.5~2.5cm。花期6—7月，果期8—10月。

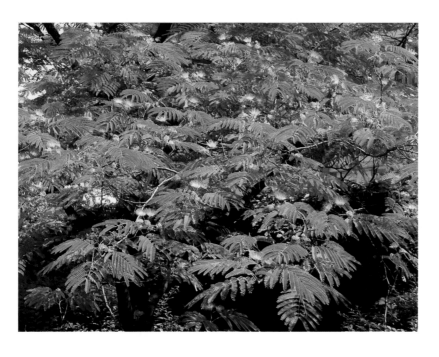

落花生（千岁子）

来源 豆科落花生属 *Arachis* 植物落花生 *Arachis hypogaea* L. 的种子。

【植物学文献概要】

见《中国植物志》第四十一卷，361~362页。别名花生、地豆、番豆、长生果。现世界各地广泛栽培。

《广东植物志》第五卷，354页。以落花生（《植物名实图考》）为正名收载，别名花生（通称）、地豆（《滇海虞衡志》）、番豆（《南城县志》）。广东及海南各地栽培。

《广西植物志》第二卷，566页。

《海南植物志》第二卷，269页。

《广州植物志》329页。本植物在广州近郊极常栽培，其种子可供食用，又可榨油以供食用、制肥皂、生发油及点灯用；油渣作为肥料和饲料用；茎叶为绿肥用料。

【本草学文献概要】

《岭南采药录》32~33页。蔓生，子在根下须绿色交加如纤，一苞恒二百余头，皮壳青黄色，壳中有实如栗，味亦如之，干则壳肉相离，撼之有声，味甘，性平，和中益胃，利肺除热，止渴，醒酒，解暑，小便闭塞，煎服即通，发背恶疮，捣傅之。

《中华本草》第4册，第十一卷，331~332页。以落花生（《滇南本草图说》）为正名收录，别名落花参、土露子（《物理小识》）、长生果（《本草逢源》）。种子入药，味甘，性平；健脾养胃，润肺化痰。其茎叶、果皮、种皮及种子油均入药，另列条目。

【原植物识别特征】

一年生草本，根部具有丰富的根瘤。茎匍匐，长30~80cm。一回偶数羽状复叶，小叶2对，叶柄基部抱茎，长2~2.5cm；小叶卵状椭圆形至倒卵形，长2~4cm，宽0.5~2cm，全缘，两面被毛。花两性；萼裂片5；花冠蝶形，黄色或金黄色；雄蕊10，单体；子房上位，胚珠受精后，子房柄延长，将尚未膨大的子房插入地下，并在地下成熟。荚果长2~5mm，宽约1cm；膨胀，荚厚，不开裂，种子1~4粒。花果期6—8月。

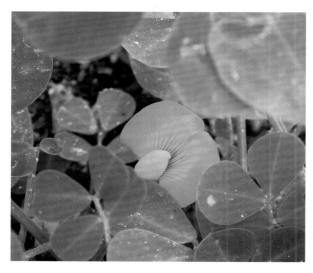
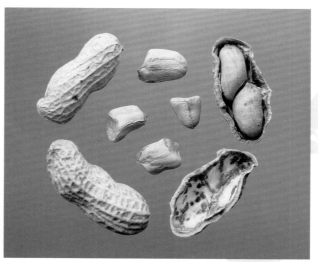

龙须藤

来源　豆科羊蹄甲属 *Bauhinia* 植物龙须藤 *Bauhinia championii* (Benth.) Benth. 的地上部分。

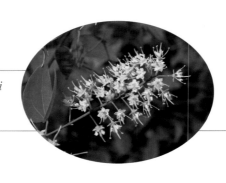

【植物学文献概要】

见《中国植物志》第三十九卷，172~174页。以龙须藤（广东）为正名收载，别名菊花木、五花血藤、乌郎藤、罗亚多藤（广东）、百代藤（广东、海南）、乌皮藤、搭袋藤（广西）等。产浙江、台湾、福建、广东、广西、江西、湖南、湖北和贵州。模式标本采自香港。

《广东植物志》第五卷，194~195页。产乐昌、罗定、乳源、信宜、高要、从化、郁南、紫金、阳山、连山、连南及海南万宁、琼海和儋州等地，生于低海拔至中海拔的丘陵灌丛或山地疏林和密林中。根及老茎供药用，活血散瘀，活络止痛。

《广西植物志》第二卷，479页。别名九龙藤、羊蹄藤（广西）。产广西各地，桂林、柳州、河池、南宁尤盛。

《海南植物志》第二卷，221~222页。仅见于琼海和崖县等地。

【本草学文献概要】

《岭南采药录》125页。叶如燕尾，根红起菊花心，味甘香，性温，祛风湿，壮筋骨，理跌打伤，通行周身血脉，能行气，一说味甘辛，性微温，达气通血脉，祛风散湿，治内伤痰火，解郁积，除疳疔，理内外痔。

《中华本草》第4册，第十一卷，361~363页。以九龙藤为正名收载，别名过岗龙（《生草药性备要》）、过江龙（《岭南采药录》）、九龙根、燕子藤等。根、茎、叶及种子入药，味甘、微苦，性温；祛风除湿，行气活血。《常用中草药手册》（广州部队后勤部卫生部）、《广西本草选编》等有药用记载。

【原植物识别特征】

木质藤本。有卷须；嫩枝和花序被柔毛。叶互生，卵形或心形，长3~10cm，宽2.5~6.5cm，先端锐渐尖、圆钝、微凹或2裂；基出脉5~7条；叶柄长1~2.5cm。总状花序腋生，长7~20cm；花小，两性；萼片披针形，长约3mm；花瓣白色，长约4mm；能育雄蕊3，退化雄蕊2；子房上位。荚果倒卵状长圆形或带状，扁平，长7~12cm。种子2~5粒，圆形，扁平。花果期6—12月。

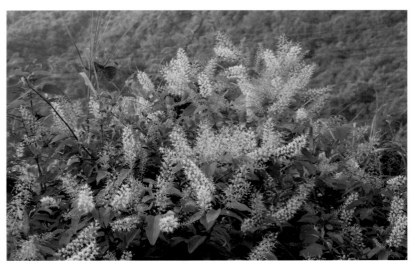

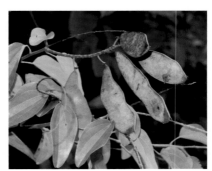

羊蹄甲

来源 豆科羊蹄甲属 *Bauhinia* 植物羊蹄甲 *Bauhinia variegata* L. 的根。

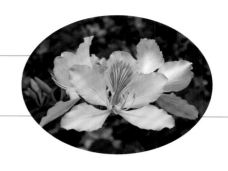

【植物学文献概要】

见《中国植物志》第三十九卷，159页。以洋紫荆（广州）为正名收载，别名羊蹄甲、红紫荆、红花紫荆、弯叶树。产我国南部。花期长，生长快，为良好的观赏及蜜源植物，在热带、亚热带地区广泛栽。木材坚硬，可作农具；根皮用水煎服可治消化不良；花芽、嫩叶和幼果可食。

《广东植物志》第五卷，191页。广东及海南各地均有栽培。本种最早发现于香港，现在已作观赏树木广泛栽培于世界各热带地区。香港市花"洋紫荆"即指本植物。本种可能是羊蹄甲 *Bauhinia purpurea* L.与其近缘种的杂交种。萌发枝细长，易于扦插繁殖。

《广西植物志》第二卷，475页。广西各城市常有栽培。

《海南植物志》第二卷，217页。仅栽于海口市人民公园内。

《广州植物志》313页。本种为广州极常见的栽培观赏植物。

【本草学文献概要】

《中华本草》第4册，第十一卷，367～368页。以羊蹄甲（《广西药用植物名录》）为正名收载，别名洋紫荆（《中国植物志》）、弯叶树（《热带植物奇观》）、红花紫荆、红紫荆（《中国高等植物图鉴》）。根入药。味苦、涩，性平。健脾祛湿，止血。叶和树皮均入药，另列条目。

【原植物识别特征】

落叶乔木，树皮暗褐色，近光滑。单叶互生，叶近革质，广卵形至近圆形，长5～9cm，宽7～11cm，基部浅至深心形，先端2裂，达叶长的1/3；基出脉9～13条；叶柄长约3cm。总状花序侧生或顶生；花两性，5数；萼佛焰状，一侧开裂；花瓣长4～5cm，紫红或淡红色，具脉纹；能育雄蕊5；子房上位。荚果带状，扁平，长15～25cm，宽约2cm。花期全年，3月最盛。

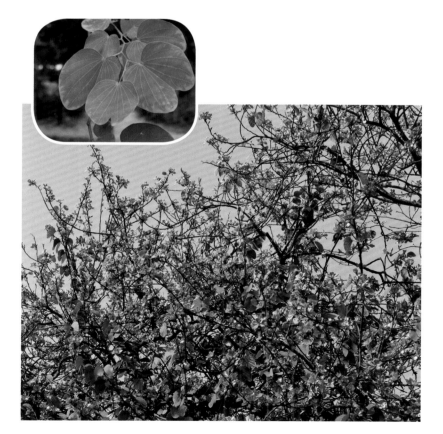

喙荚云实（蚺蛇笏）

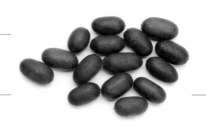

来源　豆科云实属 *Caesalpinia* 植物喙荚云实 *Caesalpinia minax* Hance 的种子。

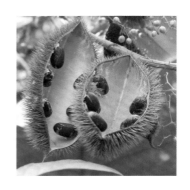

240

【 植物学文献概要 】

见《中国植物志》第三十九卷，98~100页。以喙荚云实（《中国主要植物图说·豆科》）为正名收载，别名南蛇簕（《中国高等植物图鉴》）。产广东、广西、云南、贵州、四川，福建有栽培。生于山沟、溪旁或灌丛中，海拔400~1 500m。模式标本采自广东肇庆。种子入药，名石莲子，性寒无毒，开胃进食，清心介烦，除湿去热，治哕逆不止、淋浊。

《广东植物志》第五卷，173页。产广东河源、罗定、增城、广州、从化、英德、乐昌、中山、台山、德庆、云浮、肇庆、阳江、化州及海南西沙群岛。生于山坡、山沟和溪边疏林或灌丛中。

《广西植物志》第二卷，451~453页。产广西各地。根、叶入药，清热解毒、祛瘀消肿，治跌打、风湿骨痛等。

【 本草学文献概要 】

《岭南采药录》66页。别名石莲子。形如大刀豆，周身有笏钉，治跌打伤，止痛。

《中华本草》第4册、第十一卷，374~375页。以苦石莲（《增订伪药条辨》）为正名收载，别名石莲子（《生草药性备要》）、青蛇子、猫儿核（《广西中药志》）、石花生（《广西药用植物名录》）等。种子入药，味苦，性凉；清热化湿，散瘀止痛。根、苗亦入药，另列条目。

【 原植物识别特征 】

有刺藤本。二回羽状复叶互生，长可达45cm；托叶锥状而硬；羽片5~8对；小叶6~12对，椭圆形或长圆形，长2~4cm，宽1.1~1.7cm，基部圆形，两面沿中脉被短柔毛。总状或圆锥花序；萼片5，长约13mm，密生黄色茸毛；花瓣5，假蝶形，白色，有紫色斑点；离生雄蕊10，花丝被毛；子房上位。荚果长圆形，长7.5~13cm，宽4~4.5cm，先端圆钝而有喙，表面密生针状刺；种子4~8，圆柱形，似莲子，有环纹，长约2m；宽约1cm。花期4—5月。

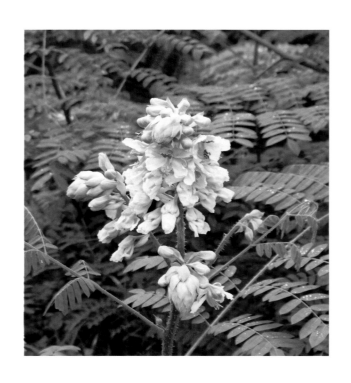

苏木

来源 豆科云实属 *Caesalpinia* 植物苏木 *Caesalpinia sappan* L. 的心材。

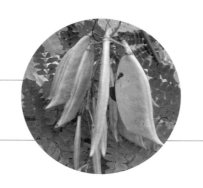

【植物学文献概要】

见《中国植物志》第三十九卷，105页。云南、贵州、四川、广西、广东、福建和台湾省有栽培；云南金沙江河谷（元谋、巧家）和红河河谷有野生分布。原产印度、缅甸、越南、马来半岛及斯里兰卡。心材入药，有祛痰、止痛、活血、散风之功效。

《广东植物志》第五卷，170～171页。产肇庆、珠海、信宜、徐闻及海南三亚、陵水、万宁、乐东、白沙、儋州等地。生于密林、疏林或较肥沃的山麓。

《广西植物志》第二卷，455页。产陆川、桂平、南宁、大新、凭祥、龙州、田阳、田东、隆林等地。心材入药。

《海南植物志》第二卷，227页。陵水、崖县、乐东、白沙、儋县等地。

【本草学文献概要】

《中华本草》第4册，第十一卷，376～379页。以苏木（《医学启源》）为正名收载，别名苏枋（《南方草木状》）、苏方（《肘后方》）、苏方木（《新修本草》）、棕木（《中国主要植物图说·豆科》）、红苏木（《广西中草药》）。心材入药，味甘、咸、微辛，性平；活血祛瘀，消肿定痛。

【原植物识别特征】

小乔木，高达6m，枝上皮孔密而显著。二回羽状复叶互生，长30～45cm；羽片7～13对，对生；小叶10～17对，无柄，小叶片长圆形至长圆状菱形，长1～2cm，宽5～7mm。圆锥花序顶生或腋生；萼片5，稍不等；花瓣黄色，阔倒卵形，长约9mm，最上面一片基部带粉红色；雄蕊10，排成2轮，花丝下部密被柔毛；子房上位。荚果近长圆形至长圆状倒卵形，长约7cm，先端斜向截平，上角有外弯或上翘的硬喙，不开裂。花期5—10月，果期7月至翌年3月。

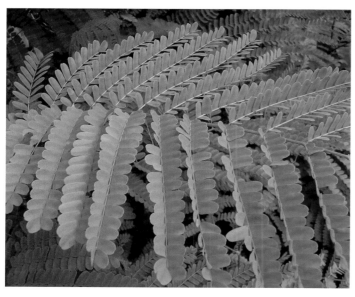

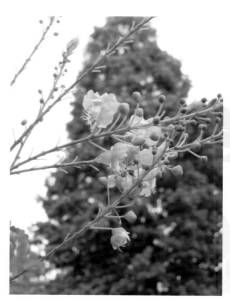

木豆

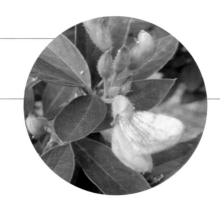

来源 豆科木豆属 *Cajanus* 植物木豆 *Cajanus cajan* (L.) Millsp. 的种子。

【植物学文献概要】

见《中国植物志》第四十一卷，301页。以木豆（《临高县志》）为正名收载，别名三叶豆。产云南、四川、江西、湖南、广西、广东、海南、浙江、福建、台湾、江苏。原产地或为印度，现世界上热带和亚热带地区普遍有栽培，极耐瘠薄干旱。叶可作家畜饲料、绿肥；根入药能清热解毒，亦为紫胶虫的优良寄主植物。

《广东植物志》第五卷，334～335页。产南雄、怀集、阳山、广州、罗浮、徐闻、阳春、肇庆、新会、翁源、中山、信宜、紫金、惠阳、德庆、罗定、清远、台山、博罗及海南东方。

《广西植物志》第二卷，638页。广西各地有少量栽培。

《海南植物志》第二卷，307页。澄迈、定安、万宁、崖县、昌江等地有栽培。为一种耐旱作物，极易生长。

《广州植物志》364页。种子可食或制豆腐，又可为包点之馅，广州称为豆蓉。

【本草学文献概要】

《中华本草》第4册，第十一卷，380～381页。以木豆为正名收载，别名观音豆（《泉州本草》）、大木豆、树豆（《广西药用植物名录》）、花螺树豆（《台湾药用植物志》）等。种子入药，味辛、涩，性平；利湿消肿，散瘀止血。其根、叶均入药，另列条目。

【原植物识别特征】

直立灌木，1～3m，小枝有明显纵棱。叶互生，具羽状3小叶；叶柄长1.5～5cm，小叶披针形至椭圆形，长5～10cm，宽1.5～3cm，先端常有细凸尖，上面被极短的灰白色短柔毛。总状花序；花两性，萼钟状，长达7mm，花冠蝶形，黄色，长约为花萼的3倍，旗瓣近圆形，背面有紫褐色纵线纹；二体雄蕊（9）+1；子房上位。荚果线状长圆形，长4～7cm，宽6～11mm；种子3～6粒，种皮暗红色。花果期2—11月。

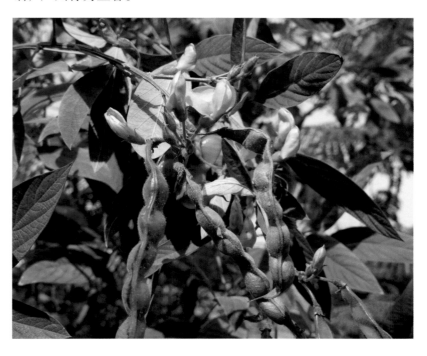

翅荚决明

来源 豆科决明属 *Cassia* 植物翅荚决明 *Cassia alata* L. 的叶。

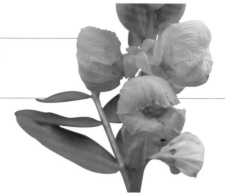

【植物学文献概要】

见《中国植物志》第三十九卷，131页。以翅荚决明（《海南植物志》）为正名收载，别名有翅决明（《中国主要植物图说·豆科》）。分布于广东和云南南部地区。生于疏林或较干旱的山坡上。原产美洲热带地区，现广布于全世界热带地区。本种常被用作缓泻剂，种子有驱蛔虫之效。

《广东植物志》第五卷，182～183页。产广东南部及海南保亭、琼中、陵水等地。生于疏林或较干旱的山坡上。

《海南植物志》第二卷，231页。保亭、琼中、陵水等地。生于疏林中或较干旱的山坡上。为热带地区著名药用植物之一，常被用作缓泻剂，种子有驱蛔虫之效。

【本草学文献概要】

《中华本草》第4册，第十一卷，397～398页。以对叶豆（《云南思茅中草药选》）为正名收载，别名翼柄崩那（《台湾药用植物志》）、非洲木通（《云南思茅中草药选》）。叶入药，味苦，性寒；祛风燥湿，止痒，缓泻。

【原植物识别特征】

直立灌木，高1.5～3m；枝粗壮，绿色。偶数羽状复叶互生，长30～60cm；靠腹面的叶柄和叶轴上有2条纵棱；小叶6～12对，倒卵状长圆形或长圆形，长8～15cm，宽3.5～7.5cm，顶端圆钝而有小短尖头，全缘。花序顶生和腋生，花直径约2.5cm，花瓣黄色，有明显的紫色脉纹；雄蕊3退化，7枚雄蕊发育；子房上位。荚果长带状，长10～20cm，宽1.2～1.5cm；种子50～60粒，扁平，三角形。花果期11月至翌年2月。

243

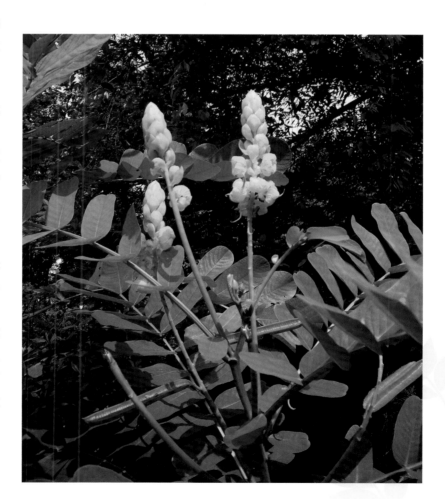

含羞草决明（山扁豆）

来源　豆科决明属 *Cassia* 植物含羞草决明 *Cassia mimosoides* L. 的全草。

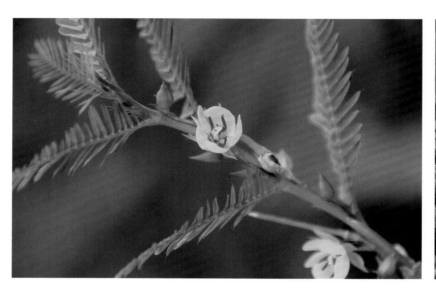 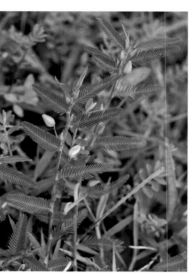

【植物学文献概要】

　　见《中国植物志》第三十九卷，126～127页。以含羞草决明为正名收载，别名山扁豆、梦草、黄瓜香、还瞳子。分布于我国东南部、南部至西南部。生坡地或空旷地的灌木丛或草丛中。原产美洲热带地区，现广布于全世界热带和亚热带地区。本种常生长于荒地上，耐旱又耐瘠，是良好的覆盖植物和改土植物，同时又是良好的绿肥；其幼嫩茎叶可以代茶；根治痢疾。

　　《广东植物志》第五卷，181页。产广东和海南各地。生长于山坡、旷野、河滩沙地及村边荒地上。

　　《广西植物志》第二卷，464～466页。产广西各地。全草药用。

　　《海南植物志》第二卷，234页。海南各地常见。

　　《广州植物志》325页。以山扁豆为正名收载，别名望江南（亨氏植物汉名汇）。为山野间一种野生植物，广州近郊极常见。

【本草学文献概要】

　　《中华本草》第4册，第十一卷，403～404页。以山扁豆（《救荒本草》）为正名收载，别名梦草（《中国主要植物图说·豆科》）、细杠木、砂子草（《南宁药物志》）、细密梳、细柑木、蛇谷草（《广西药用植物名录》）、地柏草（《广东中

药》）、假牛柑（《广西中草药》）等。全草入药，味甘、微苦，性平；清热解毒，健脾利湿，通便。

【原植物识别特征】

　　一年生或多年生亚灌木状草本，高30～60cm，枝条纤细，被微柔毛。偶数羽状复叶互生，长4～8cm，叶柄上端，最下一对小叶的下方有圆盘状腺体1枚；小叶20～50对，线状镰形，长3～4mm，宽约1mm；托叶线状锥形，长4～7mm，宿存。花序腋生，萼长6～8mm，花瓣黄色，不等大，略长于萼片；雄蕊10，5长5短相间而生，子房上位。荚果镰形，扁平，长2.5～5cm，宽约4mm，果柄长1.5～2cm；种子10～16粒。花果期通常8—10月。

决明

来源 豆科决明属 *Cassia* 植物决明 *Cassia tora* L. 的成熟种子。

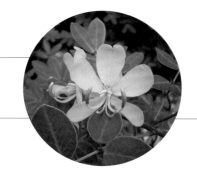

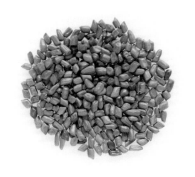

【 植物学文献概要 】

　　见《中国植物志》第三十九卷，126页。以决明为正名收载，别名草决明、假花生、假绿豆、马蹄决明。我国长江以南各省区普遍分布。生于山坡、旷野及河滩沙地上。原产美洲热带地区，现全世界热带、亚热带地区广泛分布。其种子叫决明子，有清肝明目、利水通便之功效，同时还可提取蓝色染料；苗叶和嫩果可食。

　　《广东植物志》第五卷，181页。产广东和海南各地。生长于山坡、旷野、河滩沙地及村边荒地上。

　　《广西植物志》第二卷，464页。产广西各地。

　　《海南植物志》第二卷，234页。海南各地。

　　《广州植物志》322～323页。为旷地上一种野生植物，广州近郊村落旁常见之。据我国古医书载，有明目之效，故有此名。

【 本草学文献概要 】

　　《中华本草》第4册，第十一卷，405～410页。以决明子（《神农本草经》）为正名收载，别名草决明、羊明（《吴普本草》）、马蹄决明（《本草经集注》）、狗屎豆（《生草药性备要》）、假绿豆（《中国药用植物志》）、羊角豆（《广东中药》）、猪骨明、猪屎蓝豆、夜拉子、羊尾豆（《南方主要有毒植物》）等。种子入药。味苦、甘、咸，性微寒；清肝明目，利水通便。

【 原植物识别特征 】

　　一年生亚灌木状草本，高1～2m。偶数羽状复叶互生，长4～8cm；叶轴上每对小叶间有棒状腺体1枚；小叶3对，倒卵形或倒卵状长椭圆形，长2～6cm，宽1.5～2.5cm，顶端圆钝而有小尖头，基部渐狭，偏斜，全缘。花腋生；萼片5，稍不等大，长约8mm；花瓣黄色，长12～15mm；雄蕊3退化，7能育；子房上位，被白色柔毛。荚果纤细，近四棱形，长达15cm，宽3～4mm；种子约25粒，菱形，光亮。花果期8—11月。

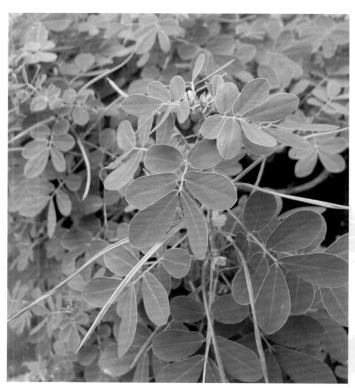

望江南

来源　豆科决明属 *Cassia* 植物望江南 *Cassia occidentalis* L. 的茎叶。

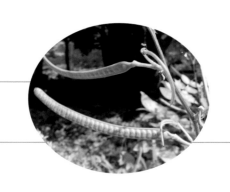

246

【植物学文献概要】

　　见《中国植物志》第三十九卷，125页。以望江南为正名收载，别名野扁豆、狗屎豆、羊角豆、黎茶。分布于我国东南部、南部及西南部各省区。常生于河边滩地、旷野或丘陵的灌木林或疏林中，也是村边荒地习见植物。原产美洲热带地区，现广布于全世界热带和亚热带地区。在医药上常将本植物用作缓泻剂，种子炒后治疟疾；根有利尿功效；鲜叶捣碎治毒蛇毒虫咬伤。但有微毒，牲畜误食过量可以致死。

　　《广东植物志》第五卷，180页。产广东和海南各地。

　　《广西植物志》第二卷，464页。产广西各地。种子有毒，人或牲畜误食，中毒重者可致死。

　　《海南植物志》第二卷，233页。海南各地。

　　《广州植物志》322页。为旷地上一种野生植物，广州近郊村落旁常见之。叶可退热。本植物对牲畜有害，食之辄能致死。

【本草学文献概要】

　　《中华本草》第4册，第十一卷，410～412页。以望江南（《救荒本草》）为正名收载，别名羊角豆、野扁豆（《中国树木分类学》）、大羊角菜（《南宁药物志》）、假决明（《南方主要有毒植物》）等。茎叶入药。味苦，性寒，有小毒；宣肺清肝，解毒消肿。

【原植物识别特征】

　　直立、少分枝的亚灌木或灌木，高0.8～1.5m。叶互生，偶数羽状复叶，长约20cm；叶柄近基部有大而带褐色的腺体1枚；小叶4～5对，卵形至卵状披针形，长4～9cm，宽2～3.5cm；揉之有腐败气味。伞房状总状花序，腋生和顶生，长约5cm；花长约2cm；萼片5，不等大；花瓣5，黄色，外生的长约15mm，其余可长达20mm，宽15mm；雄蕊7枚发育，3枚不育。荚果带状镰形，褐色，压扁，长10～13cm，宽8～9mm；种子30～40粒。花期4—8月，果期6—10月。

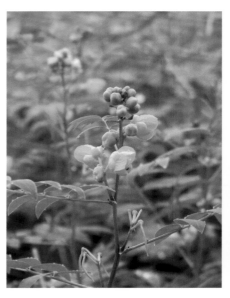

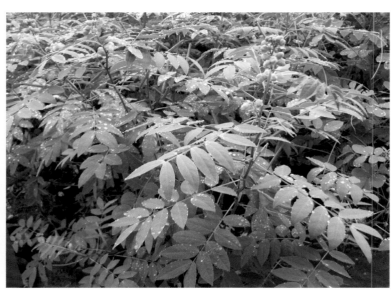

黄槐决明

来源 豆科决明属 *Cassia* 植物黄槐决明 *Cassia surattensis* Burm.f. 的叶、花和果实及种子。

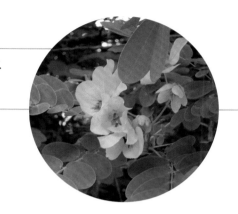

【植物学文献概要】

见《中国植物志》第三十九卷，134～136页。以黄槐决明为正名收载。栽培于广西、广东、福建、台湾等省区。原产印度、斯里兰卡、印度尼西亚、菲律宾和澳大利亚、波利尼西亚等地，目前世界各地均有栽培。本种常作绿篱和园观赏植物。

《广东植物志》第五卷，184页。以黄槐决明为正名收载。广东中部以南各地及海南均有栽培。

《广西植物志》第二卷，464～466页。产玉林、梧州、南宁、武鸣、宁明、桂林等地。叶清热，润燥。

《海南植物志》第二卷，232页。东方、乐东、崖县、陵水等地有栽培，颇不常见。

《广州植物志》324页。为一庭院观赏植物，我国南部极常栽培。

【本草学文献概要】

《中华本草》第4册，第十一卷，412～413页。以黄槐（《广西药用植物名录》）为正名收载，别名凤凰花（《植物名实图考》）、粉叶决明（《经济植物手册》）。叶、花和果实及种子均入药。味苦，性寒，小毒；清热通便。

【原植物识别特征】

灌木或小乔木，高5～7m；树皮颇光滑，灰褐色。偶数羽状复叶互生，长10～15cm；叶轴及叶柄呈扁四方形，在叶轴上最下2或3对小叶之间和叶柄上部有棍棒状腺体2～3枚；小叶7～9对，长椭圆形或卵形，长2～5cm，宽1～1.5cm，全缘。总状花序，萼片5，大小不等；花瓣鲜黄至深黄色，长1.5～2cm；雄蕊10，全部能育；子房上位。荚果扁平，带状，长7～10cm，宽8～12mm，顶端具细长的喙，种子10～12粒，有光泽。花果期几全年。

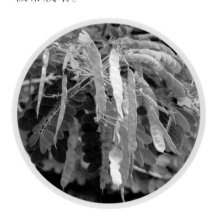

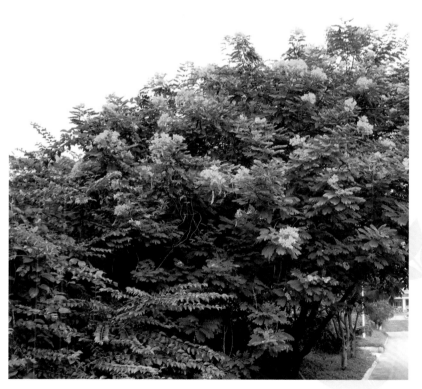

247

蝶豆

来源 豆科蝶豆属 *Clitoria* 植物蝶豆 *Clitoria ternatea* L. 的种子。

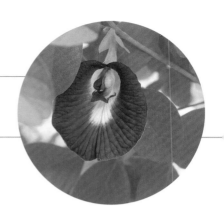

【植物学文献概要】

见《中国植物志》第四十一卷，262页。以蝶豆（日本）为正名收载，别名蓝蝴蝶（广州）、蓝花豆（《岭南大学校园名录》）、蝴蝶花豆。产广东、海南、广西、云南（西双版纳）、台湾、浙江、福建。本种原产于印度，现世界各热带地区极常栽培。全株可作绿肥。根、种子有毒。可作观赏植物，花大而蓝色，酷似蝴蝶，又名蓝蝴蝶。

《广东植物志》第五卷，322页。产广州及海南三亚、乐东、海口、那大。

《广西植物志》第二卷，605页。南宁、桂林有栽培。

《海南植物志》第二卷，298～299页。崖县及儋县。为一观赏植物，又可作绿肥。根部为峻泻剂，种子亦可作泻药。

《广州植物志》349页。为一美丽的观赏植物，广州间有栽培。

【本草学文献概要】

《中华本草》第4册，第十一卷，420页。以蝴蝶花豆（《台湾药用植物志》）为正名收载，别名羊豆《台湾药用植物志》。种子入药，有毒；外用止痛。

【原植物识别特征】

草质藤本，茎枝细弱。奇数羽状复叶互生，小叶5～7，宽椭圆形或近卵形，长2.5～5cm，宽1.5～3.5cm。花大，单朵腋生；花萼长1.5～2cm，5裂；花冠蓝色、粉红色或白色，长可达5.5cm，旗瓣宽倒卵形，直径约3cm，中央有一白色或橙黄色浅晕，翼瓣与龙骨瓣远较旗瓣为小；二体雄蕊；子房上位。荚果长5～11cm，宽约1cm，扁平，具长喙，有种子6～10粒。花果期7—11月。

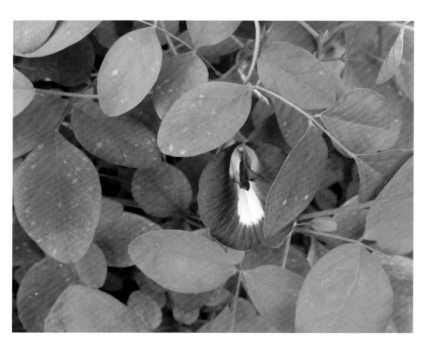

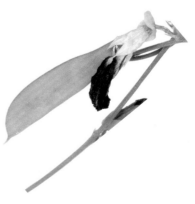

大猪屎豆（自消融）

来源　豆科猪屎豆属 *Crotalaria* 植物大猪屎豆 *Crotalaria assamica* Benth. 的茎叶。

【植物学文献概要】

　　见《中国植物志》第四十二卷，第二分册，358页。以大猪屎豆（《中国高等植物图鉴》）为正名收载，别名大猪屎青（《中国主要植物图说·豆科》）、凸尖野百合（《海南植物志》）。产广东、广西、海南、台湾、云南、贵州等省区。药用，祛风除湿，消肿止痛，近年来试用于抗肿瘤。

　　《广东植物志》第五卷，370页。产和平、阳春、罗定、惠东、信宜、茂名、翁源、广州、鹤山、深圳、肇庆、新兴、清远、云浮、怀集、博罗及海南文昌、琼山、澄迈、定安、通什、琼中、白沙、昌江、保亭、陵水、万宁、东方、儋州。生于山坡路边及山谷草丛中。

　　《广西植物志》第二卷，629页。产苍梧、岑溪、藤县、平南、北流、博白、防城、南宁、天等、龙州、上思、平果、靖西、德保、那坡、百色、隆林、凌云、天峨、平乐、大瑶山。全草入药，清热解毒，凉血。

　　《海南植物志》第二卷，248页。海南北部、西部和五指山一带。

　　《广州植物志》356～357页。以"凸尖野百合"之名收录。

【本草学文献概要】

　　《岭南采药录》133～134页。梗老色赤，粗如人指，不甚坚硬，叶底面均有柔毛，花形如箭，似羊蹄草，插地可生，高约尺余，其子名自消子，善治牙痛。

　　《中华本草》第4册，第十一卷，421～422页。以自消容（《生草药性备要》）为正名收载，别名自消融、通心草、大金不换等。茎叶入药，味淡，性微凉；清热解毒，凉血止血，利水消肿。根及种子亦入药，另列条目。

【原植物识别特征】

　　直立草本，高达1.5m，茎枝粗壮，被锈色毛。单叶互生，倒披针形或长椭圆形，先端具细小短尖，长5～15cm，宽2～4cm，下面被锈色毛。总状花序；花两性，花萼二唇形，5裂；花冠黄色，旗瓣基部具胼胝体2；翼瓣长圆形，龙骨瓣弯曲，中部以上变狭，形成长喙，伸出萼外；雄蕊连合为单体，花药二型；子房上位。荚果长圆形，长4～6cm，种子多数。花果期5—12月。

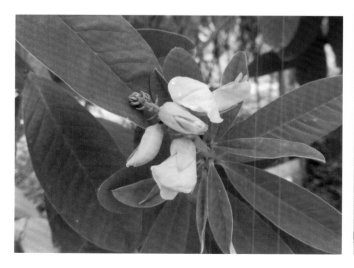
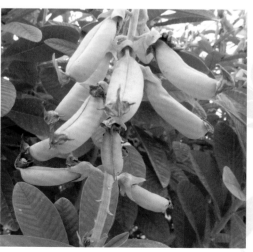

猪屎豆

来源 豆科猪屎豆属 *Crotalaria* 植物猪屎豆 *Crotalaria pallida* Ait. 的全草。

【植物学文献概要】

见《中国植物志》第四十二卷，第二分册，349～350页。以猪屎豆（《中国主要植物图说·豆科》）为正名收载。产福建、台湾、广东、广西、四川、云南、山东、浙江、湖南亦有栽培。生荒山草地及沙质土壤之中。海拔100～1 000m。本种可供药用，全草有散结、清湿热等作用。近年来试用于抗肿瘤。

《广东植物志》第五卷，365页。产广州、肇庆、博罗、阳春、郁南、阳江、茂名、云浮、深圳、封开、徐闻、英德、罗定、德庆、高州及海南万宁、乐东、三亚、东方。生于山地、路边、水旁、旷野荒地。

《广西植物志》第二卷，633页。产柳江、岑溪、陆川、北流、贵港、桂平、蒙山、邕宁、宁明、巴马、百色、柳州、桂林等地有引种，有时逸为野生。

《海南植物志》第二卷，252页。海南各地。低海拔旷野间常见。

《广州植物志》358~359页。广州近郊旷野间到处皆是。

【本草学文献概要】

《中华本草》第4册，第十一卷，426~427页。以猪屎豆（《广西本草选编》）为正名收载，别名白猪屎豆（《中药材》）、野苦豆、大眼蓝（广州部队后勤部卫生部《常用中草药手册》）等。全草入药，味苦、辛，性平，有毒；清热利湿，解毒散结。根亦入药，另列条目。

【原植物识别特征】

多年生草本，或呈灌木状；茎枝密被紧贴的短柔毛。叶互生，三出复叶，柄长2～4cm；小叶长圆形或椭圆形，长3～6cm，宽1.5～3cm。总状花序顶生，长达25cm，有花10～40朵；花萼近钟形，长4～6mm，5裂；花冠黄色，伸出萼外，蝶形；雄蕊连合为单体，花药二型；子房上位。荚果长圆形，长3～4cm，直径5～8mm，果瓣开裂后扭转；种子20～30粒。花果期9—12月。

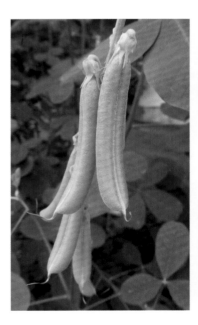
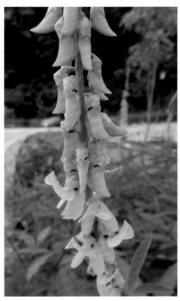
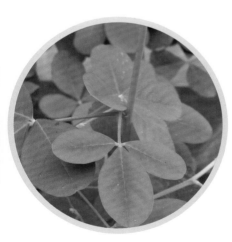

南岭黄檀

豆科黄檀属 *Dalbergia* 植物南岭黄檀 *Dalbergia balansae* Prain 的木材。

【植物学文献概要】

见《中国植物志》第四十卷，120页。以南岭黄檀（《中国主要植物图说·豆科》）为正名收载，别名南岭檀（《海南植物志》）、水相思（广州）、黄类树（海南）等。产浙江、福建、广东、海南、广西、四川、贵州。生于山地杂木林中或灌丛中，海拔300~900m。我国南部城市常植为蔽荫树或风景树，又为紫胶虫寄主植物。

《广东植物志》第五卷，226~227页。产南雄、翁源、乳源、乐昌、连州、英德、清远、新丰、龙门、梅县、平远、从化、高要、罗定、茂名及海南澄迈、白沙、定安、东方、琼中、陵水。生于海拔300~900m的山地杂木林中或灌丛中。

《广西植物志》第二卷，586页。产广西各地。木材可行气止痛，治跌打。

《海南植物志》第二卷，290页。澄迈、白沙、乐东和陵水。

《广州植物志》345页。别名水相思（广州）。原为森林植物，现广州市区及近郊村落中常有栽培为风景树及荫蔽树。

【本草学文献概要】

《中华本草》第4册，第十一卷，432页。以南岭黄檀（《广西药用植物名录》）为正名收载，又名茶丫藤（《中国主要植物图说·豆科》）、水相思、黄类树（海南）。木材入药。味辛，性温。行气止痛，解毒消肿。

【原植物识别特征】

乔木，高6~15m；树皮灰黑色，粗糙，有纵裂纹。羽状复叶互生，长10~15cm；小叶6~7对，长圆形或倒卵状长圆形，长2~3cm，宽约2cm。圆锥花序腋生，花两性，花萼钟状，长约3mm，萼齿5；花冠蝶形，白色，长6~7mm；雄蕊10，合生为5+5的二体；子房上位，密被短柔毛。荚果舌状或长圆形，长5~6cm，宽2~2.5cm，通常种子1粒。花期6月。

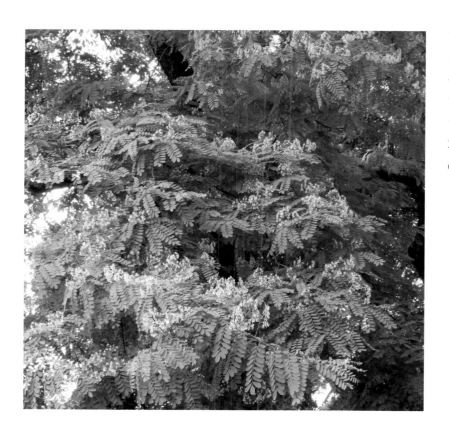

藤黄檀

来源 豆科黄檀属 *Dalbergia* 植物藤黄檀 *Dalbergia hancei* Benth. 的藤茎。

【植物学文献概要】

见《中国植物志》第四十卷，108～109页。以藤黄檀（《中国主要植物图说·豆科》）为正名收载，别名藤檀（《海南植物志》）、梣果藤、橿树。产安徽、浙江、江西、福建、广东、海南、广西、四川、贵州。模式标本采自香港。茎皮含单宁；纤维供编织；根、茎入药，能舒筋活络，用治风湿痛，有理气止痛、破积之效。

《广东植物志》第五卷，223～224页。产乳源、乐昌、始兴、翁源、连山、连州、阳山、清远、英德、连南、和平、新丰、博罗、从化、广州、增城、龙门、惠阳、丰顺、饶平、蕉岭、新兴、德庆、郁南、封开、阳江、茂名、台山、罗定及海南安定、琼中、保亭、陵水。生于海拔700m以下的山坡灌丛或山谷溪边。

《广西植物志》第二卷，582页。产广西各地。根、茎入药，强筋活络，祛风止痛。

《海南植物志》第二卷，223页。定安、陵水。生于山谷溪旁，不常见。

《广州植物志》344页。为一野生植物，广州近郊山野间不常见。

【本草学文献概要】

《中华本草》第4册，第十一卷，433～434页。以藤檀（《全国中草药汇编》）为正名收载，别名藤香、降香（《陆川本草》）、黄龙脱衣、白鸡刺藤、屈叶藤（《广西药用植物名录》）、大香藤、痛必灵《全国中草药汇编》等。藤茎入药。味辛，性温；理气止痛。

【原植物识别特征】

藤本，小枝有时变钩状或旋扭。奇数羽状复叶互生，长5～8cm；小叶3～6对，狭长圆或倒卵状长圆形，长10～20mm，宽5～10mm。总状花序，集成腋生短圆锥花序；花萼阔钟状，长约3mm；花冠蝶形，绿白色，芳香，长约6mm，各瓣均具长柄；雄蕊9，单体；子房上位，具短柄。荚果扁平，长圆形或带状，长3～7cm，宽8～14mm，基部收缩为一细果颈，通常种子1粒。花期4—5月。

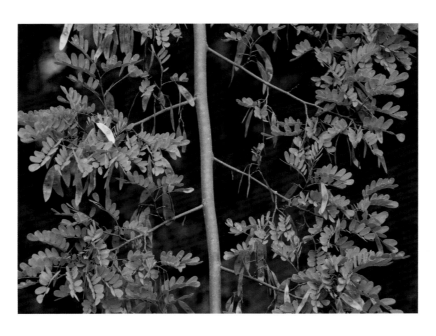

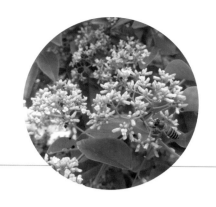

降香

来源 豆科黄檀属 *Dalbergia* 植物降香 *Dalbergia odorifera* T. chen 的心材。

【植物学文献概要】

见《中国植物志》第四十卷，114页。以降香（海南）为正名收载，别名降香檀（《植物分类学报》）、花梨母（海南）。产海南（中部和南部）。生于中海拔有山坡的疏林中、林缘或村旁旷地上。模式标本采自东方县。木材质优，边材淡黄色，质略疏松，心材红褐色，坚重，纹理致密，为上等家具良材；有香味，可作香料；根部心材名降香，供药用。为良好的镇痛剂，治刀伤出血。

《广东植物志》第五卷，225页。产海南白沙、东方、乐东、三亚。广东肇庆、广州、珠海及海南西沙群岛有栽培。常见于中海拔地区山坡疏林中、林缘或村旁旷地上。

《广西植物志》第二卷，588页。凭祥、合浦、南宁、桂林有引种栽培。

《海南植物志》第二卷，289～290页。以降香檀为正名收载，别名花梨母、降香（崖县、东方）、花梨母（海南）。海南特产。见于白沙、东方、乐东和崖县。

《广州植物志》344页。

【本草学文献概要】

《中华本草》第4册，第十一卷，436～439页。以降香（《本草纲目》）为正名收载，又名降真香（《证类本草》）、紫藤香（《卫济宝书》）、降真（《真腊风土记》）、花梨木（《海南植物志》）。树干或根部的心材入药。味辛，性温。活血散瘀，止血定痛，降气避秽。

【原植物识别特征】

乔木，高10～15m；树皮褐色或淡褐色，粗糙，有纵裂纹。小枝有小而密集皮孔。羽状复叶互生，长12～25cm，叶柄长1.5～3cm；小叶4～5对，卵形或椭圆形，长4～7cm，宽约3cm。圆锥花序腋生，花两性，花萼长约2mm，下方一枚萼齿较长；花冠蝶形，乳白色或淡黄色，各瓣近等长，旗瓣倒心形，长约5mm；雄蕊9，单体；子房上位，具长柄。荚果舌状长圆形，长4.5～8cm，宽1.5～1.8cm，有种子1～2粒。花期4—6月。

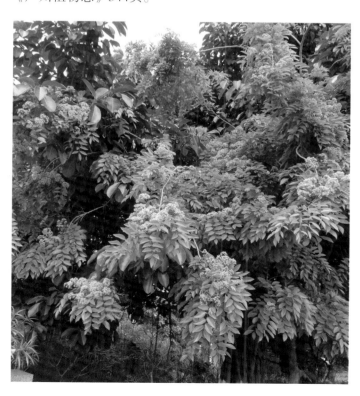

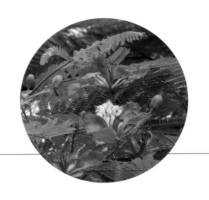

凤凰木

来源 豆科凤凰木属 *Delonix* 植物凤凰木 *Delonix regia* (Bojea) Rafin. 的树皮。

254

【植物学文献概要】

见《中国植物志》第三十九卷，95～96页。以凤凰木（广州）为正名收载，别名凤凰花、红花楹（广州）、火树。原产马达加斯加，世界热带地区常栽种。我国云南、广西、广东、福建、台湾等省栽培。本种在我国南方城市的植物园和公园栽种颇盛，作为观赏树或行道树。树冠扁圆而开展，枝叶密茂，花大而色泽鲜艳，盛开时红花与绿叶相映，色彩夺目，特别艳丽，故名凤凰木。树脂能溶于水，用于工艺；木材轻软，富有弹性和特殊木纹，可作小型家具和工艺原料。种子有毒，忌食。

《广东植物志》第五卷，169～170页。广东和海南各地常见栽培。

《广西植物志》第二卷，448页。百色、龙州、宁明、南宁等地有栽培。

《海南植物志》第二卷，229～230页。近年在海南栽培渐盛。

《广州植物志》316页。本种为一美丽的行道树，生长迅速，根系强盛，枝极广布，叶密成荫，夏初开花，花大而作大红色，与绿叶相映，更觉美丽。

【本草学文献概要】

《中华本草》第4册，第十一卷，441页。以凤凰木（《台湾药用植物志》）为正名收载。树皮入药，味甘、淡，性寒；平肝潜阳。

【原植物识别特征】

落叶乔木，高可达20余米，胸径可达1m；分枝多而开展。大型二回偶数羽状复叶，互生，叶长20～60cm，具托叶；叶柄长7～12cm，羽片对生，15～20对，小叶25对，长圆形，长4～8mm，宽3～4mm，基部偏斜，全缘。伞房状总状花序顶生或腋生；花大而美丽，直径7～10cm，鲜红至橙红色，花梗长4～10cm；萼片5，内面红色，边缘绿黄色；花瓣5，红色，具黄及白色花斑，开花后向花萼反卷；雄蕊10，不等长；子房上位。荚果带状，长30～60cm，宽3.5～5cm，熟时黑褐色，种子20～40粒。花期6—7月，果期8—10月。

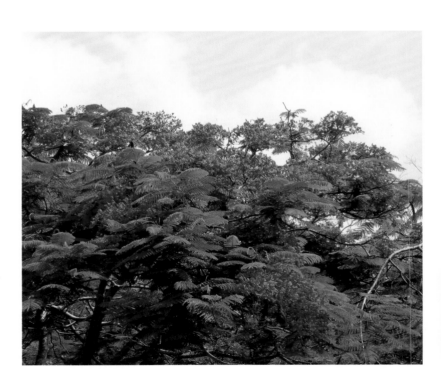

舞草（无风独摇草）

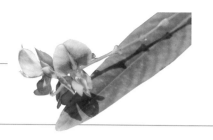

来源　豆科舞草属 *Codariocalyx* 植物舞草 *Codariocalyx motorius* (Houtt.) H.Ohashi 的枝叶。

【植物学文献概要】

见《中国植物志》第四十一卷，59~60页。以舞草（《酉阳杂俎》）为正名收载，别名钟萼豆（《台湾植物志》）。产福建、台湾、江西、广东、广西、云南、贵州、四川等省区。生于丘陵山坡或山沟灌丛中，海拔200~1 500m。全株供药用，舒筋活络，祛瘀。本种每叶的两侧生线形小叶，在气温不低于22℃时，特别是在阳光下会按椭圆轨道急促舞动。

《广东植物志》第五卷，276~277页。广东、海南均产。拉丁学名使用其异名*Desmodium gyrans* DC.

《广西植物志》第二卷，550页。产贺州、昭平、龙胜、阳朔、恭城、柳州、来宾、南宁、龙州、河池、南丹、巴马、桂西。

【本草学文献概要】

《岭南采药录》43页。与羌活天麻不同，性温，治头骨游风、偏身痒，煮汁淋洗。

《中华本草》第4册，第十一卷，447~448页。以无风独摇草（《本草拾遗》）为正名收载，拉丁学名使用其异名*Desmodium gyrans* DC. 别名独摇草（《本草拾遗》）、接骨草、红母鸡药（《南宁市药物志》）、红毛母鸡、壮阳草（《广西药用植物名录》）、合唱草、风流草、自动草（《全国中草药汇编》）。其【品种考证】项下记：唐代《本草拾遗》载："无风独摇草，生岭南，头如弹子，尾若鸟尾，两片开合，见人自动，曰独摇草。"枝叶入药，味淡，微涩，性平。活血祛风，安神镇惊。

【原植物识别特征】

直立小灌木，高可达1.5m。三出复叶互生，侧生小叶很小或缺而仅具单小叶，顶生小叶长椭圆形或披针形，长5.5~10cm，宽1~2.5cm。圆锥或总状花序；花萼5裂，长2~2.5mm；花冠蝶形，紫红色，旗瓣长7.5~10mm，龙骨瓣长约10mm，具长柄；二体雄蕊；子房上位。荚果镰刀形或直，长2.5~4cm，宽约5mm，有荚节5~9。花期7—9月，果期10—11月。

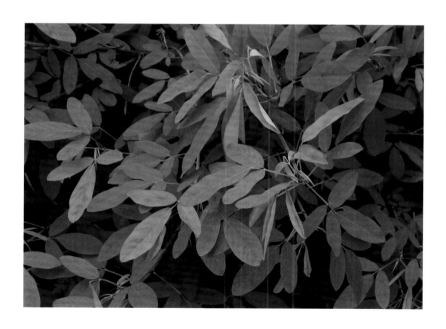

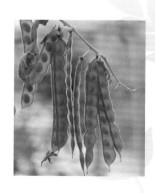

255

广金钱草

来源 豆科山蚂蟥属 *Desmodium* 植物广金钱草 *Desmodium styracifolium* (Osbeck.) Merr. 的枝叶。

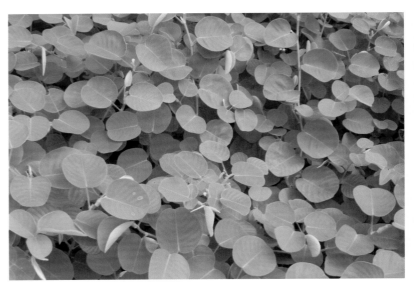
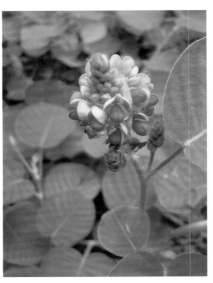

【植物学文献概要】

　　见《中国植物志》第四十一卷，34～35页。以广东金钱草为正名收载，别名铜钱射草、铜钱沙（海南澄迈）、金钱草。产广东、海南、广西南部和西南部、云南南部。生于山坡、草地或灌丛中，海拔1 000m以下。全株供药用，平肝火，清湿热，利尿通淋。

　　《广东植物志》267～268页。产海丰、博罗、广州、深圳、肇庆、云浮、新兴及海南临高、澄迈、琼中、保亭、万宁、陵水等地。生于山坡地的草丛或灌丛中。

　　《广西植物志》第二卷，552～554页。产岑溪、桂平、玉林、贵港、宾阳、南宁、龙州。

　　《海南植物志》第二卷，279页。临高、澄迈、琼中、万宁、陵水、保亭。山野间颇常见。

　　《广州植物志》332页。为一野生植物，广州近郊山野间时可见之。其叶形圆如铜钱，故乡人称为金钱草。

【本草学文献概要】

　　《中华本草》第4册，第十一卷，454～456页。以广金钱草（《中药通报》）为正名收载，别名广东金钱草（《岭南草药志》）、落地金钱（《中国高等植物图鉴》）、铜钱草、马蹄香

（《全国中草药汇编》）等。枝叶入药。味甘、淡，性凉；清热利湿，通淋排石。

【原植物识别特征】

　　半灌木状草本，高30～100cm。茎直立或平卧，密被黄色长柔毛。叶互生，小叶1～3，近圆形，长2.5～4.5cm，宽2～4cm，基部心形，下面密被灰白色绒毛。总状花序腋生或顶生，苞片卵状三角形，每个苞片内有花2朵；花萼钟形，萼裂齿披针形，长为萼筒的2倍；花冠紫色，蝶形，有香气。荚果被毛，荚节3～6。花期6—9月，果期7—10月。

扁豆

来源 豆科扁豆属 *Lablab* 植物扁豆 *Lablab purpureus* (L.) Sweet. 的叶。

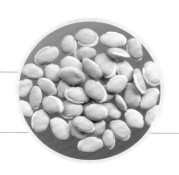

【 植物学文献概要 】

见《中国植物志》第四十一卷，270～272页。全国各地广泛栽培。

《广东植物志》第五卷，325页。"扁豆"之名出自《名医别录》，别名藊豆（通用名）、火镰扁豆、膨皮豆、藤豆、沿篱豆、鹊豆。产广州、肇庆、惠东、乐昌、云浮、英德、阳春、从化、惠阳及海南儋州、西沙、澄迈、东方、陵水、三亚、昌江、白沙。今世界热带地区均有栽培。本种花有红色和白色两种，豆荚有绿白色、浅绿色、粉红色或紫红色等。嫩荚作蔬菜；白花和白色种子入药，消暑除湿，健脾止泻。

《广西植物志》第二卷，674页。广西各地栽培。

《广州植物志》374页。本植物粗生而多产，广州近郊村落中常有栽培。果荚供食用，种子入药，有祛湿之功。

【 本草学文献概要 】

《岭南采药录》105～106页。扁豆一年生，草本，蔓生篱落，卷络于他物之上。叶互生，复叶有三小叶，略与葛叶相似，小儿无毛，夏日，叶间抽长花轴，短总状花序，蝶形花冠，白色或带紫色，果实为荚，扁平如镰状，长二寸，阔五六分，味辛甘，性平，有小毒，理折伤，其豆能退热补脾止泻，其叶捣敷，消疮毒，其花敷跌打，去瘀生新，消肿去青黑，其根治白浊，去腐肉。

《中华本草》第4册，第十一卷，462页，以扁豆叶（《名医别录》）为正名收载。叶入药，味微甘，性平；消暑利湿，解毒消肿。根、花、种子、种皮均入药，另列条目。

【 原植物识别特征 】

一年生缠绕草质藤本。茎常呈淡紫色或淡绿色。三出复叶互生；叶柄长4～14cm；顶生小叶宽三角状卵形，长和宽5～10cm；侧生小叶较大，斜卵形。总状花序腋生；花萼宽钟状；花冠蝶形，白色或紫红色，长约2cm；雄蕊10，二体；子房线形，基部有腺体。荚果倒卵状长椭圆形，扁平，长5～8cm，宽1～3cm，具喙，边缘粗糙。种子2～5粒。花果期6—9月。

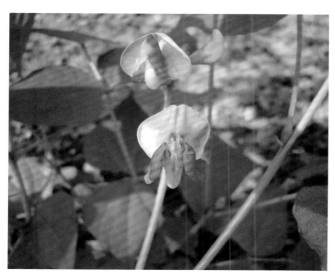

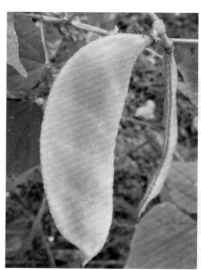

鸡头薯（猪仔笠）

来源 豆科鸡头薯属 *Eriosema* 植物鸡头薯 *Eriosema chinense* Vog. 的块根。

258

【植物学文献概要】

见《中国植物志》第四十一卷，341～343页。产湖南、江西、广东、广西、海南、云南、贵州。块根供食用或提取淀粉，亦可药用。

《广东植物志》第五卷，343～344页。别名猪仔笠（广州）。产广东广州、博罗、茂名、惠东、始兴、乳源、连山、阳山、增城、英德、乐昌、云浮、河源、肇庆、徐闻、连州、南雄、和平、大埔、深圳、清远、封开、翁源及海南万宁、澄迈、乐东、儋州、临高、屯昌。常生于海拔300～1300m的山野间土壤贫瘠的山坡上。块根可供食用和提取淀粉；入药有滋阴、清热解毒、祛痰、消肿的功效。

《广西植物志》第二卷，624页。产广西各地。

《海南植物志》第二卷，313页。澄迈、临高、儋县、万宁等地。

《广州植物志》360页。别名山葛（《岭南采药录》）、鸡头薯、岗菊、雀脷珠（广州）。广州极常见的野生植物，多生于山野间的草地上，其块根去皮炒熟可食，入药，有清热毒之效，广州生草药铺有出售。

【本草学文献概要】

《岭南采药录》53～54页。猪仔笠别名山葛。子有红白二种，味甘，性温，无毒，止咳化痰，润肺滋肾，新染痰火证者，宜和猪精肉煎汤饮之。

《中华本草》第4册，第十一卷，467～468页。以猪仔笠（《生草药性备要》）为正名收载，别名山葛、大力牛、鸡头薯等。块根入药，清肺化痰，生津止渴，消肿。《常用中草药手册》（广州部队后勤部卫生部）、《广西中药志》等有药用记载。

【原植物识别特征】

多年生草本，茎高20～50cm，通常不分枝，被毛。块根纺锤形，肉质。叶互生，仅具单小叶，披针形，长3～7cm，宽0.5～1.5cm，两面被毛，近无柄。总状花序腋生，极短，具花1～2朵；花萼钟状，5裂；花冠淡黄色，蝶形；二体雄蕊；子房上位。荚果菱状椭圆形，长8~10mm，熟时黑色；种子2粒。花期5—6月，果期7—10月。

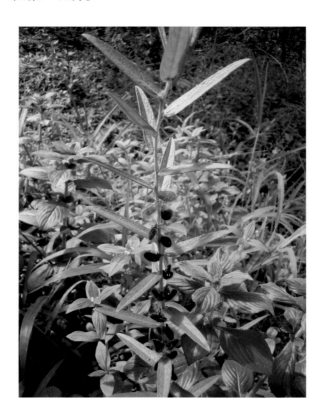

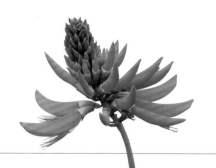

刺桐（海桐皮）

来源 豆科刺桐属 *Erythrina* 植物刺桐 *Erythrina variegata* L. 的树皮。

【植物学文献概要】

见《中国植物志》第四十一卷，167~169页。产台湾、福建、广东、广西等省区。

《广东植物志》第五卷，296页。别名海桐、鸡桐木、空桐树。产广州、高州及海南白沙、三亚、保亭、万宁，生于海拔60m左右的林中溪边或栽培于庭园中。用作观赏树。树皮入药称海桐皮；祛风祛湿，通经活络。

《广西植物志》第二卷，644~647页。产博白、北流、南宁、武鸣、宁明、龙州、靖西、那坡、平果、凌云、桂林等地，栽培或野生。

《广州植物志》365页。别名海桐（《开宝本草》）。所用拉丁学名为*Erythrina variegate* L. var. *orientalis*（L.）Merr.。本植物在小北及冼村附近的公路旁有10余株，均为老树。

【本草学文献概要】

《岭南采药录》112页。别名亚娘鞋。海桐生南海及雷州，近海州郡亦有之，叶如梧桐，花附干而生，皮有巨刺，叶肆多以木棉皮为充，味苦，性平，无毒，生肌止痛，散血凉皮肤，敷跌打，杀疥癣虫，止风虫牙痛。

《中华本草》第4册，第十一卷，469~472页。以海桐皮为正名收载，别名刺桐皮、钉桐皮等。干皮或根皮入药，味苦、辛，性平；祛风除湿，舒筋通络，杀虫止痒。为现行药典"海桐皮"正品。

【原植物识别特征】

大乔木，高可达20m。枝有短圆锥形黑色直刺。羽状复叶互生，具3小叶，叶柄长10~15cm；小叶宽卵形或菱状卵形，长、宽15~30cm，基脉3条，小叶柄基部有一对腺体状托叶。总状花序，花大，两性，萼佛焰苞状，口部偏斜，一侧开裂；花冠红色，蝶形，旗瓣长5~6cm，翼瓣与龙骨瓣近等长，龙骨瓣2片，离生；雄蕊10，单体；子房上位。荚果肥厚。种子间略缢缩，长15~30cm，宽2~3cm。花期3月，果期8月。

259

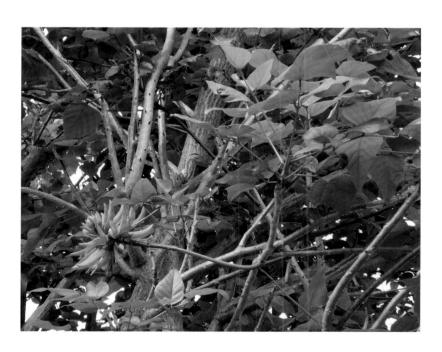

大叶千斤拔

来源　豆科千斤拔属 *Flemingia* 植物大叶千斤拔 *Flemingia macrophylla* (Willd.) Merr. 的根。

【植物学文献概要】

见《中国植物志》第四十一卷，325～326页。以大叶千斤拔为正名收载。产云南、贵州、四川、江西、福建、台湾、广东、海南、广西。常生长于旷野草地上或灌丛中，山谷路旁和疏林阳处亦有生长，海拔200～1 500m。根供药用，能祛风活血，强腰壮骨，治风湿骨痛。

《广东植物志》第五卷，340页。产惠阳、和平、清远、云浮、肇庆、翁源、阳春、英德、乐昌、台山、深圳、增城、河源、始兴、郁南、龙川、信宜、广州、惠东、龙门、阳山及海南儋州、万宁、昌江、澄迈、东方、陵水、白沙、保亭。生于海拔200～1500m的旷野草地上火灌丛中，山谷路旁和疏林向阳处有生长。

《广西植物志》第二卷，618～622页。产广西各地。根供药用。

《广州植物志》360～361页。为一野生亚灌木，广州近郊山野可见。

【本草学文献概要】

《中华本草》第4册，第十一卷，475～476页。以大叶千斤拔（《贵州民间药物》）为正名收载，别名大猪尾、千斤力（《广西药用植物名录》）、千金红（《云南药用植物名录》）等。根入药。味甘、淡，性平；祛风湿，益脾肾，强筋骨。

【原植物识别特征】

直立灌木，高0.8～2.5m。幼枝有明显纵棱，密被柔毛。叶互生，具指状3小叶；叶柄长3～6cm，具狭翅；顶生小叶宽披针形至椭圆形，长8～15cm，宽4～7cm，基出脉3，下面被黑褐色小腺点，侧生小叶稍小，偏斜，基出脉2～3。总状花序聚生于叶腋，花多而密集；花梗极短；花萼钟状，花冠蝶形，紫红色；二体雄蕊；子房上位。荚果椭圆形，长1～1.6cm，宽7～9mm，褐色；种子1～2粒，球形光亮黑色。花期6—9月，果期10—12月。

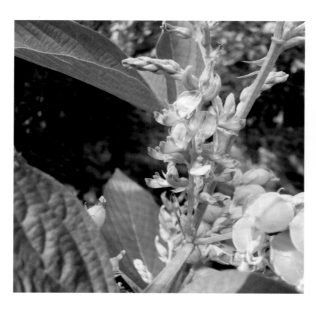
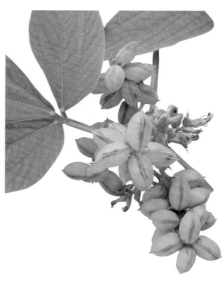

千斤拔

来源 豆科千斤拔属 *Flemingia* 植物千斤拔 *Flemingia philippinensis* Merr. et Rolfe 的根。

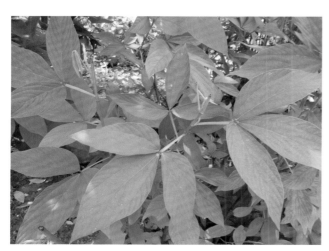
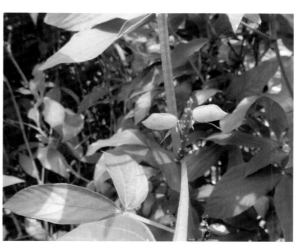

【植物学文献概要】

见《中国植物志》第四十一卷，329～330页。产福建、台湾、广东、广西、江西、湖南、湖北、四川、云南、贵州等地。根入药，祛风除湿，消肿止痛。

《广东植物志》第五卷，340～341页。以千斤拔（《植物名实图考》）为正名收载，别名蔓千斤拔（《中国主要植物图说·豆科》），拉丁学名采用 *Flemingia prostrata* Roxb.，*Flemingia philippinensis* Merr.et Rolfe 则用作异名。产广东罗定、阳春、梅县、连州、封开、蕉岭、韶关、广州及海南澄迈、昌江、东方、万宁，常生于海拔50～300m的平地旷野或山坡路旁草。根供药用，有祛风除湿、舒筋活络、强筋壮骨、消炎止痛等作用。

《广西植物名录》201页。产全区各地。

《海南植物志》第二卷，310～311页。澄迈、儋县、白沙、保亭、陵水。

《广州植物志》361页。本植物为广州近郊山野间较常见的一种亚灌木。

【本草学文献概要】

《岭南采药录》32页。祛风去湿，凡手足痹痛，酒煎服，并治腰部风湿作痛，理跌打。

《中华本草》第4册，第十一卷，476～477页。以千金拔为正名收载，别名土黄鸡（《植物名实图考》）、牛顿头（《岭南采药录》）、千里马等。根入药，味甘、微涩，性平；祛风除湿，强筋壮骨，活血解毒。

【原植物识别特征】

亚灌木。幼枝三棱柱状，密被灰褐色短柔毛。叶具指状3小叶，叶柄长2～2.5cm；小叶长椭圆形或卵状披针形，长4～7cm，宽1.7～3cm，背面密被灰褐色柔毛；基出脉3，侧生小叶略小。总状花序腋生，各部密被灰褐色至灰白色柔毛；花密生，两性；萼裂片5；花冠蝶形，紫红色；二体雄蕊；子房上位。荚果椭圆状，长7～8mm，宽约5mm；种子2粒，黑色。花果期夏秋季。

木蓝

来源 豆科木蓝属 Indigofera 植物木蓝 Indigofera tinctoria L. 的叶和茎。

262

【植物学文献概要】

见《中国植物志》第四十卷，303页。以木蓝（《本草纲目》）为正名收载，别名蓝靛、靛（广东）。产安徽（舒城）、台湾（高雄），海南有栽培。广泛分布于亚洲、非洲热带地区，并引进热带美洲。叶提取蓝靛染料，又入药，凉血解毒，泻火散郁；根及茎外敷，可治肿毒。

《广东植物志》第五卷，258页。产广东潮州及海南乐东、万宁，三亚有栽培。

《广西植物志》第二卷，576页。广西曾有栽培。

《海南植物志》第二卷，257页。东方、崖县、万宁等地。本种常栽培作染料用。

《广州植物志》338页。以三叶木蓝之名记载。生于山野间的草地上，广州近郊间或可见。

【本草学文献概要】

《岭南采药录》122~123页。味甘，性寒，消疮肿痛，祛瘀生新。

《中华本草》第4册，第十一卷，534~535页。以木蓝为正名收载，别名槐蓝（《本草拾遗》）、大蓝青（《生草药性备要》）、水蓝（《岭南采药录》）、小青、印度蓝（《中国树木分类学》）、野青靛（《福建中草药》）。生于山坡草丛中，南部各省时有栽培，分布于华东及湖南、湖北、广东、广西、四川、云南、贵州等地。茎叶入药，味微苦，性寒；清热解毒，凉血止血。

【原植物识别特征】

直立灌木，高0.5~1m。植物体被白色丁字毛。羽状复叶互生，长2.5~11cm，叶柄长1.3~2.5cm；小叶4~6对，对生，倒卵状长圆形或倒卵形，长1.5~3cm，宽0.5~1.5cm。总状花序；花两性，萼钟状，长约1.5mm；花瓣红色，旗瓣阔倒卵形，长4~5mm；翼瓣长约4mm，龙骨瓣与旗瓣等长；二体雄蕊；子房上位。荚果线形，长2.5~3cm。种子间有缢缩。花期几全年，果期10月。

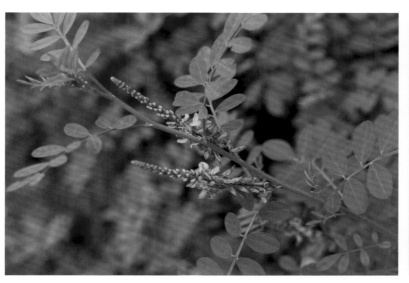
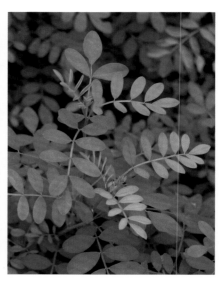

美丽崖豆藤（牛大力）

来源 豆科崖豆藤属 *Millettia* 植物美丽崖豆藤 *Millettia speciosa* Champ. 的根。

【植物学文献概要】

见《中国植物志》第四十卷，162页。以美丽崖豆藤为正名收载，别名牛大力藤（《海南植物志》）、山莲藕（广西）。产福建、湖南、广东、广西、海南、云南、贵州。模式标本采自香港。根含淀粉丰富，可酿酒，又可入药，补虚润肺，健脾。

《广东植物志》第五卷，233页。别名牛大力藤。产惠阳、珠海、广州、台山、阳春、乐昌、肇庆、茂名、信宜、徐闻及海南文昌、安定、琼海、万宁、陵水、琼中、保亭、澄迈、临高、乐东、三亚等地。生于山地疏林或灌木林中。

《广西植物志》第二卷，601页。产钦州、玉林、梧州、南宁、河池、百色等地。根补虚润肺，通经活络。

《海南植物志》第二卷，261页。海南各地极常见。

【本草学文献概要】

《岭南采药录》123~124页。别名牛大力、扮山虎。从化多出产，味甘，性涩，壮筋骨，解热，理内伤，治跌打，以之浸酒，滋肾。

《中华本草》第4册，第十一卷，571~572页。以牛大力为正名收录，别名大力牛、大口唇、扮山虎（《生草药性备要》）、牛大力藤（海南）等。根入药，味苦，性平；补肺滋肾，舒筋活络。《常用中草药手册》（广州部队后勤部卫生部）、《广西本草选编》等有药用记载。

【原植物识别特征】

藤本。树皮褐色。羽状复叶互生，长15~25cm，叶柄长3~4cm；小叶通常6对，长圆状披针形或椭圆状披针形，长4~8cm，宽2~3cm，上面无毛，干后粉绿色，光亮，下面被毛或无毛，干后红褐色。圆锥花序腋生，密被黄褐色茸毛；花大，有香气；花萼钟状，长约1.2cm；花冠白色、米黄色至淡红色；花瓣近等长，翼瓣基部具钩状耳，龙骨瓣镰形；二体雄蕊；子房上位，密被茸毛。荚果线形，长10~15cm，密被褐色茸毛。花期7—10月，果期翌年2月。

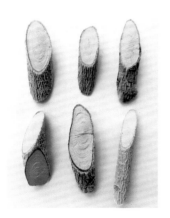

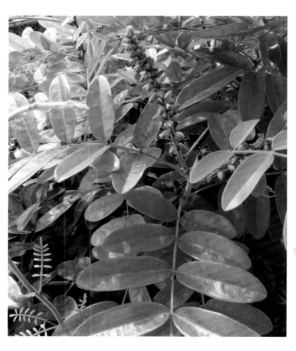

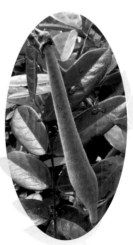

含羞草

来源 豆科含羞草属 *Mimosa* 植物含羞草 *Mimosa pudica* L. 的全草。

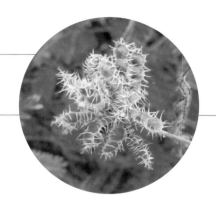

【植物学文献概要】

见《中国植物志》第三十九卷，16~18页。以含羞草（《台湾府志》）为正名收载，别名知羞草（《南越笔记》）、呼喝草（《广西通志》）、怕丑草（广东）。产台湾、福建、广东、广西、云南等地。生于旷野荒地、灌木丛中，长江流域常有栽培供观赏。原产热带美洲，现广布于世界热带地区。全草供药用，有安神镇静的功能，鲜叶捣烂外敷治带状泡疗。

《广东植物志》第五卷，156页。含羞草（《台湾府志》）别名知羞草（《南越笔记》）、怕丑草（广东）。产深圳、广州、肇庆、徐闻及海南西沙、万宁、陵水、儋州、保亭，生于旷野荒地或灌木丛中。鲜叶捣烂外敷，可治带状疱疹。

《广西植物志》第二卷，439页。产广西各地，惟东北部较少。

《海南植物志》第二卷，214页。海南各地均见，生于旷野荒草地。

《广州植物志》310~311页。广州近郊极常见。供观赏及植物生理实验，但为农作物之大敌，易繁殖，不易根除。

【本草学文献概要】

《岭南采药录》137页。别名怕夫草。叶如有知觉，以手触之则合，味甘、性寒，止痛消肿。

《中华本草》第4册，第十一卷，573~575页。以含羞草为正名收载，别名怕羞草出自《生草药性备要》。全草入药，味甘、涩、微苦，性微寒，有小毒。凉血解毒，清热利湿，镇惊安神。根亦入药，另列条目。

【原植物识别特征】

亚灌木状草本，高可达1m，茎上有钩刺及倒生刺毛。二回羽状复叶，互生，触之即闭合而下垂；羽片2对，掌状排列于总叶柄顶端；小叶10~20对，线状长圆形，长8~13mm，宽1.5~2.5mm，边缘具刚毛。头状花序近球形，2~3个生于叶腋，直径约1cm；花小，两性，淡红色；花萼极小；花冠钟状，裂片4；雄蕊4，伸出于花冠外；子房上位。荚果长1~2cm，扁平，具刺毛，每节荚种子1粒，成熟时节间脱落。花期3—11月。

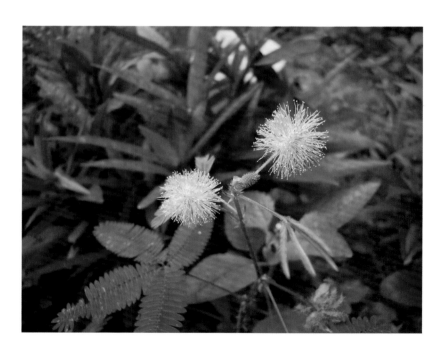

白花油麻藤

来源　豆科黧豆属 *Mucuna* 植物白花油麻藤 *Mucuna birdwoodiana* Tutch. 的藤茎。

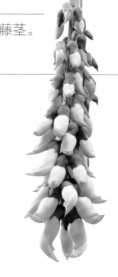

【植物学文献概要】

见《中国植物志》第四十一卷，179～180页。以白花油麻藤（《中国主要植物图说·豆科》）为正名收载，别名大兰布麻（广西）、鸡血藤（广西）、血枫藤（广东）。产江西、福建、广东、广西、贵州、四川等省区。生于海拔800～2 500m的山地阳处、路旁、溪边，常攀援在乔木、灌木上。模式标本采自香港。民间将本种用作通经络、强筋骨草药。种子含淀粉，有毒，不宜食用。

《广东植物志》第五卷，299～300页。产连山、清远、高要、罗定、信宜、茂名、从化、博罗、惠阳、惠东、河源、蕉岭、饶平、大埔、陆丰、东莞、阳春。生于海拔1 100m以下的山地、路旁、溪边、海边向阳处。

《广西植物志》第二卷，660页。产广西各地。常生于山地阳处、路旁、溪边、攀援与乔木、灌木上。广西将其藤称鸡血藤，广州称枫叶藤，民间药用。

【本草学文献概要】

《中华本草》第4册，第十一卷，575页。以白花油麻藤（《全国中草药汇编》）为正名收载，别名鸡血藤（《广西药用植物名录》）、大兰布麻（《中国高等植物图鉴》）、血藤、禾雀花（广东）、鹰嘴花（广西）等。藤茎入药，味苦、甘、性平；补血活血，通经活络。

【原植物识别特征】

大型常绿木质藤本。老茎外皮灰褐色，断面淡红褐色，有3～4偏心的同心圆圈，断面先流白汁，后有血红色汁液形成；幼茎具纵沟槽，皮孔褐色，凸起。羽状复叶互生，长17～30cm，具3小叶；托叶早落；叶柄长8～20cm；叶轴长2～4cm；小叶近革质，顶生小叶椭圆形或卵形，侧生小叶偏斜。总状花序腋生，长20～38cm，有花20～30朵；花萼钟状，两面被毛，萼齿5；花冠蝶形，白色或带绿白色，旗瓣长3.5～4.5cm；二体雄蕊；子房上位。荚果木质，带形，长30～45cm，宽3.5～4.5cm，近念珠状。花期4—6月，果期6—11月。

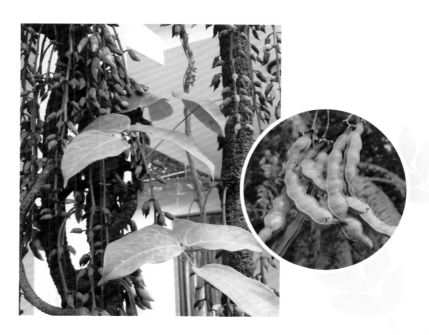

常绿油麻藤

来源 豆科黧豆属 *Mucuna* 植物常绿油麻藤 *Mucuna sempervirens* Hemsl. 的藤茎。

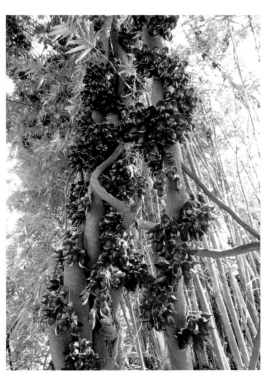

【植物学文献概要】

见《中国植物志》第四十一卷，181～182页。以常春油麻藤（《中国主要植物图说·豆科》）为正名收载，别名常绿油麻藤（《经济植物手册》）、鸡牛马藤（湖北宜昌）、棉麻藤。产四川、贵州、云南、陕西南部（秦岭南坡）、湖北、浙江、江西、湖南、福建、广东、广西。生于海拔300～3 000m的亚热带森林、灌木丛、溪谷、河边。日本也有分布。茎藤药用，有活血去瘀、舒筋活络之效；茎皮可织草袋及制纸；块根可提取淀粉；种子可榨油。

《广东植物志》第五卷，300页。产惠东。生于海拔400m左右的山谷溪边林中或山坡灌丛中。藤茎入药，活血祛瘀，舒筋活络。

《广西植物名录》205页。产那坡、南丹。

【本草学文献概要】

《中华本草》第4册，第十一卷，575～578页。以牛马藤（《草木便方》）为正名收载，别名过山龙（《草木便方》）、油麻血藤（《中草药资料》）、牛肠藤、鸡血藤（《福建药物志》）、老鸦枕头（四川）、绵麻藤（湖北）等。藤茎入药，味甘、微苦，性温；活血调经，补血舒筋。

【原植物识别特征】

常绿木质藤本，长可达25m。老茎棕色或棕黄色，粗糙。羽状复叶互生，具3小叶，叶长21～39cm；叶柄长7～16.5cm；顶生小叶椭圆形，长圆形或卵状椭圆形，长8～15cm，宽3.5～6cm，侧生小叶极偏斜，长7～14cm，小叶柄长4～8mm，膨大。总状花序生于老茎上，长10～36cm，每节有3花，常有臭味；花萼密被毛，萼齿5；花冠蝶形，深紫色，干后黑色，长约6.5cm；二体雄蕊，管长约4cm，子房上位。果木质，带形，长30～60cm，宽3～3.5cm，种子间缢缩，外被金黄色粗毛。花期4—5月，果期8—10月。

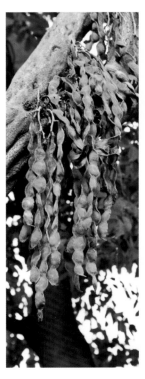

豆薯（沙葛）

来源 豆科豆薯属 *Pachyrhizus* 植物豆薯 *Pachyrhizus erosus* (L.) Urb. 的块根。

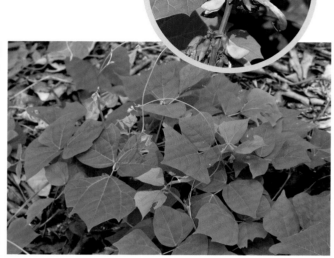

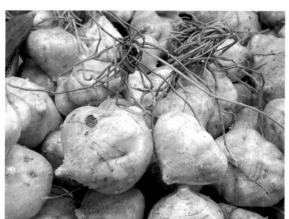

【植物学文献概要】

见《中国植物志》第四十一卷，212～214页。以豆薯（《台湾植物名录》）为正名收载，别名沙葛（广东、广西）、地瓜（云南、贵州）、凉薯（湖南）、番葛（广东）。台湾、福建、广东、海南、广西、云南、四川、贵州、湖南和湖北等地均有栽培。原产热带美洲，现许多热带地区均有种植。块根可生食或熟食；种子含鱼藤酮可作杀虫剂，防治蚜虫有效。

《广东植物志》第五卷，307页。广东、海南各地栽培。

《广西植物志》第二卷，672～674页。我国南方各省区多有栽培。块根止渴，解酒毒。

《海南植物志》第二卷，326～327页。崖县、陵水、保亭、乐东、东方和澄迈等地。栽培或逸为野生。

《广州植物志》373～374页。为农作物之一，广州近郊常有栽培。块根可生食及熟食；种子有毒，不能食，但可作杀虫剂。

【本草学文献概要】

《中华本草》第4册，第十一卷，588～589页。以凉薯（《中国药用植物志》）为正名收载，别名土瓜、地瓜、凉瓜、葛瓜、葛薯、土萝卜（《中国药用植物志》）、沙葛、地萝卜（江西《草药手册》）等。块根入药。味甘，性凉；清肺生津，利水通乳，解酒毒。花与种子均入药，另列条目。

【原植物识别特征】

粗壮草质藤本。根块状，纺锤形或扁球形，直径20～30cm。羽状复叶互生，具3小叶；小叶菱形或卵形，长4～18cm，宽4～20cm，中部以上不规则浅裂，侧生小叶的两侧极不等。总状花序；萼长9～11mm，花冠浅紫或淡红色，旗瓣长15～20mm，中央近基部处有一黄绿色斑块及2枚胼胝状附属物，翼瓣和龙骨瓣近镰刀形；二体雄蕊；子房上位。荚果带状，长7.5～13cm，扁平，被毛；种子8～10粒，近方形。花期8月，果期11月。

排钱树（龙鳞草）

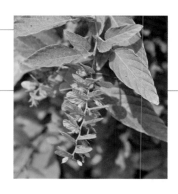

来源 豆科排钱树属 *Phyllodium* 植物排钱树 *Phyllodium pulchellum* (L.) Desv. 的地上部分。

【植物学文献概要】

见《中国植物志》第四十一卷，11～12页。以排钱树为正名收载，别名圆叶小槐花（《台湾植物志》）、龙鳞草（《生草药性备要》）、排钱草（广东）、笠碗子树（海南）、亚婆钱（江西寻邬）。产福建、江西南部、广东、海南、广西、云南南部及台湾。生于丘陵荒地、路旁或山坡疏林中，海拔160～2 000m。根、叶供药用，有解表清热、活血散瘀之效。

《广东植物志》第五卷，264～265页。产广东各地及海南儋州、临高、东方、昌江、保亭、三亚、陵水等地，生于丘陵荒地、路旁的灌丛、草丛或山地疏林中。

《广西植物志》第二卷，546页。别名钱串木。产广西各地。

《广州植物志》333页。为广州近郊山野间极常见的野生植物，苞片圆形，排列于总轴之两旁，状如钱牌，故乡人称为排钱树，本种为民间草药之一。

【本草学文献概要】

《岭南采药录》27页。别名亚婆钱、午时灵、金钱草。味淡苦，性平，消风热，浸酒去瘀生新，治小儿马牙疳，及月内开锁病，治牙痛。

《中华本草》第4册，第十一卷，594～595页。以排钱草为正名收载，别名午时合（《生草药性备要》）、午时灵（《岭南采药录》）、金钱豹等。地上部分入药，味淡、苦，性平。清热解毒，祛风行水，活血消肿。根亦入药，另列条目。

【原植物识别特征】

灌木，高0.5～2m。小枝被白色或灰色短柔毛。羽状三出复叶互生，小叶革质，顶生小叶卵形、椭圆形或倒卵形，长6～10cm，宽2.5～4.5cm，侧生小叶约为顶生小叶的1/2大。伞形花序有花5～6朵，包藏于圆形、对生的叶状苞片内，叶状苞片直径1～1.5cm。花萼钟状，5裂；花冠蝶形，白色或淡黄色；单体雄蕊，子房上位。荚果长约6mm。花期7—9月，果期10—11月。

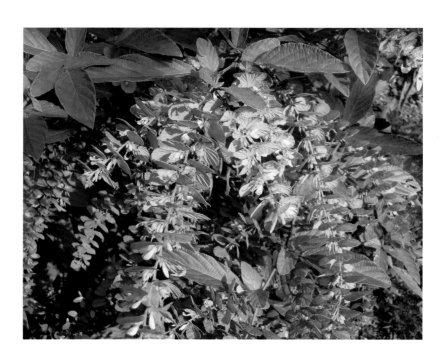

猴耳环

来源 豆科猴耳环属 *Pithecellobium* 植物猴耳环 *Pithecellobium clypearia* (Jack) Benth. 的叶。

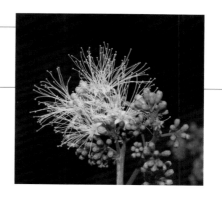

【植物学文献概要】

见《中国植物志》第三十九卷，53～55页。以猴耳环（《广州植物志》）为正名收载，别名围涎树（《中国高等植物图鉴》）、鸡心树（海南）。产浙江、福建、台湾、广东、广西、海南、云南。生于林中。

《广东植物志》第五卷，144页。别名围涎树（《中国高等植物图鉴》）、鸡心树（海南）。产广东蕉岭、五华、肇庆、南海、博罗、阳春、连山、新会、阳山、梅县、大埔、封开、徐闻、广州、信宜、阳江、饶平等及海南三亚、文昌、乐东、白沙、保亭、儋州等。生于林中。树皮含单宁，可提取栲胶。

《广西植物志》第二卷，206页。产广西各地。本种为紫胶虫寄主植物。

《海南植物志》第二卷，206页。海南各地均产。生于密林或疏林中。

《广州植物志》304页。别名尿桶公、鸡三树（海南）。为山野间一种野生植物，广州近郊不常见。

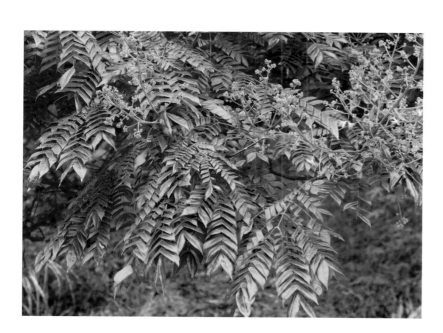

269

【本草学文献概要】

《岭南采药录》68页。生肌干水。

《中华本草》第4册，第十一卷，598页。以蛟龙木为正名收载，别名围涎树、尿桶公、洗头树、止不住（广东）等。叶及果实入药，味苦、涩，性凉；清热解毒，凉血消肿。《广东中药》等有药用记载。

【原植物识别特征】

乔木，高可达10m；植物体密被黄褐色茸毛。二回羽状复叶互生；羽片3～8对，总叶柄具四棱，叶轴上及叶柄近基部处有腺体，羽片有小叶2～8对；小叶对生，斜菱形，长1～7cm，宽0.7～3cm。圆锥花序；花小，两性或杂性；萼钟状，5齿裂；花冠白色或淡黄色，长4～5mm，中部以下合生；雄蕊多数，下部合生；子房上位。荚果旋卷，宽1～1.5cm，边缘在种子间溢缩；种子4～10粒，黑色。花期2—6月，果期4—8月。

水黄皮（水流豆）

来源 豆科水黄皮属 *Pongamia* 植物水黄皮 *Pongamia pinnata* (L.) Merr. 的种子。

270

【植物学文献概要】

见《中国植物志》第四十卷，182～183页。以水黄皮（《中国主要植物图说·豆科》）、别名水流豆、野豆。该属我国仅1种。产福建、广东（东南部沿海地区）、海南。生于溪边、塘边及海边潮汐能到达的地方。木材纹理致密美丽，可制作各种器具；种子油可作燃料；全株入药，可作催吐剂和杀虫剂；沿海地区可作堤岸护林和行道树。

《广东植物志》第五卷，238页。别名水流豆、野豆。产东莞、深圳等东南部沿海地区及海南文昌、万宁、陵水、三亚等地，多生于海边潮汐能到达的岸边或池塘边。

《广西植物志》第二卷，589页。南宁、钦州有栽培。

《海南植物志》第二卷，291页。琼山、琼海、万宁、陵水、崖县。具各地植物志记载：叶可为水田肥料；种子油可治癣疥、脓疮及风湿症。

《广州植物志》346~347页。别名水流豆（《亨利氏中国植物名录》）。本植物多生于水边或潮汐能至之地，广州近珠江边的村落中时可见之，市区亦有栽培的，唯不多见。

【本草学文献概要】

《岭南采药录》93~94页。性大寒，有微毒，凉疥癞，但能败血，虚人勿用，烧灰可以擦癣，不宜入服剂。

《中华本草》第4册，第十一卷，602页。水流豆之名出自《生草药性备要》，别名水罗豆、水刀豆等。种子入药，味苦，性寒，有小毒；祛风除湿，解毒杀虫。

【原植物识别特征】

乔木，高 8～15m。奇数羽状复叶，小叶2～3对，卵形，阔椭圆形至长椭圆形，长 5～10cm，宽 4～8cm，小叶柄长6～8mm。总状花序腋生，花两性；花萼长约3mm，萼齿不明显；花冠白色或粉红色，长12～14mm；各瓣均具柄，旗瓣背面被丝毛，龙骨瓣略弯曲；二体雄蕊；子房上位。荚果长4～5cm，不开裂。种子单1，肾形。花期5—6月，果期8—10月。

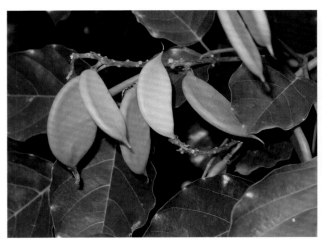
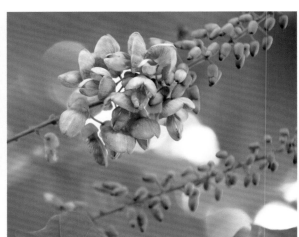

野葛

来源　豆科葛属 *Pueraria* 植物野葛 *Pueraria lobata* (Willd.) Ohwi 的块根。

【 植物学文献概要 】

见《中国植物志》第四十一卷，224～226页。以葛（《神农本草经》）为正名收载，别名野葛（《本草纲目》）、葛藤。除青海及西藏外，我国南北各地均产。根供药用；茎皮纤维供织布和造纸。古代应用甚广，葛农、葛巾均为平民服饰；葛纸、葛绳应用亦久，葛粉用于解酒。也是一种良好的水土保持植物。

《广东植物志》第五卷，311～312页。广东、海南各地栽培。

《广西植物志》第二卷，670页。产广西各地。根与花供药用。

《广州植物志》368页。本植物广布于我国各地，春月抽苗，到处可见，其功用甚大。根茎内含淀粉，采取之可供食用及糊用，名为葛粉；切而晒干之，名曰葛根，可入药；花亦入药，名曰葛花，有解酒之效。茎之纤维可编绳，又可织布，名曰葛布。

《海南植物志》第二卷，319～320页。澄迈、儋县、琼中、万宁、陵水、乐东。生于山地疏林或密林中。

【 本草学文献概要 】

《中华本草》第4册，第十一卷，610～619页。以葛根（《神农本草经》）为正名收载，别名甘葛（《滇南本草》）、粉葛（《草木便方》）、黄葛根（《天宝本草》）、葛麻茹（《陆川本草》）等。块根入药。味甘、辛，性平；解肌退热，发表透疹，生津止渴，升阳止泻。

271

【 原植物识别特征 】

粗壮藤本，长可达8m，全体被黄色长硬毛，茎基部木质，有粗厚的块状根。羽状复叶互生，具3小叶；小叶三裂稀全缘，顶生小叶宽卵形或斜卵形，长8～15cm，宽5～12cm，侧生小叶斜卵形，稍小。总状花序，花萼钟状，长8～10mm，花冠紫色，长10～12mm，旗瓣倒卵形，基部有2耳及1附属物；二体雄蕊；子房上位。荚果长椭圆形，长5～9cm，宽8～11mm，扁平，被褐色长硬毛。花期9—10月，果期11—12月。

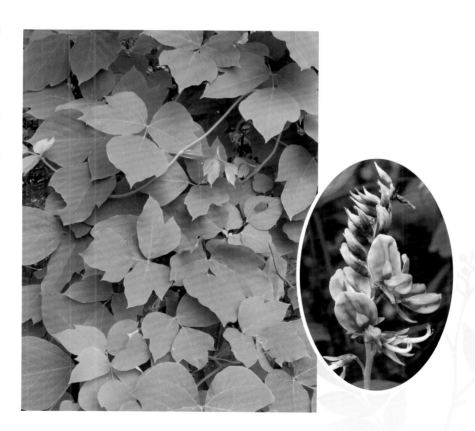

鹿藿

来源 豆科鹿藿属 *Rhynchosia* 植物鹿藿 *Rhynchosia volubilis* Lour. 的茎叶。

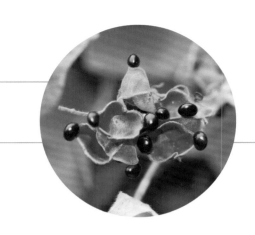

【植物学文献概要】

见《中国植物志》第四十一卷，334页。以鹿藿（《神农本草经》）为正名收载，别名老鼠眼、痰切豆。产江南各省。常生于海拔200～1 000m的山坡路旁草丛中。模式标本采自广州。根祛风和血，镇咳祛痰，治风湿骨痛、气管炎。叶外用治疥疮。

《广东植物志》第五卷，342～343页。别名老鼠板。产封开、台山、云浮、肇庆、从化、英德、翁源、乳源、连江、大埔、平远、仁化、清远、增城、曲江、龙门、乐昌、阳山、蕉岭、信宜、广州、惠阳、郁南、罗定、和平、始兴、深圳、连南、连州、怀集、博罗、连平、高州、徐闻及海南保亭。常生于海拔200～1 000m的山坡、路旁草丛中。

《广西植物志》第二卷，637页。产广西各地。根、叶入药。

《海南植物志》第二卷，309页。保亭。不常见。

《广州植物志》363～364页。别名老鼠眼（广东）、饿马黄（湖南）。广州极常见的野生植物，常缠绕于山野间的灌木上。豆可食，为救荒植物之一。

【本草学文献概要】

《中华本草》第4册，第十一卷，623～624页。以鹿藿（《神农本草经》）为正名收载，别名野绿豆（《本草纲目》）、老鼠眼（《广州植物志》）、藤黄豆（《广西药用植物名录》）、山黑豆（广西）等。茎叶入药。味苦、酸，性平；祛风除湿，活血解毒。

【原植物识别特征】

草质藤本，全株被灰色至淡黄色柔毛。叶互生，羽状或近指状3小叶；叶柄长2～5.5cm；顶生小叶菱形或倒卵状菱形，长3～8cm，宽3～5.5cm，下面有黄褐色腺点；侧生小叶较小，常偏斜。总状花序腋生；花长约1cm，花萼钟状，花冠黄色，旗瓣有宽而内弯的耳，翼瓣基部一侧具长耳，龙骨瓣具喙；二体雄蕊；子房上位，有密集的小腺点。荚果长圆形，长1～1.5cm，宽约8mm；种子通常2，黑色，光亮。花期5—8月，果期9—12月。

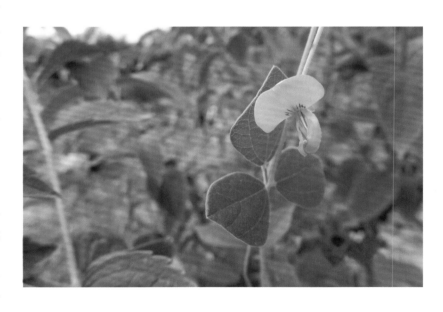

苦参

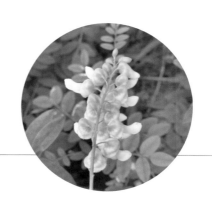

来源 豆科槐属 *Sophora* 植物苦参 *Sophora flavescens* Alt. 的根。

【植物学文献概要】

见《中国植物志》第四十卷，81～83页。以苦参（《神农本草经》）为正名收载，别名地槐（《本草纲目》）、白茎地骨（《新本草纲目》）、山槐、野槐。产我国南北各省区。生于山坡、沙地草坡灌木林中或田野附近，海拔1 500m以下。根含苦参碱和金雀花碱等，入药有清热利湿、抗菌消炎、健胃驱虫之效；种子可作农药；茎皮纤维可织麻袋等。

《广东植物志》第五卷，218～219页。产乳源、连州、南澳。海拔800m以下的山谷、沙地、草坡灌木林中或村边河旁及田野附近。根入药。

《广西植物志》第二卷，518页。产全州、灌阳、桂林、梧州、罗城、东兰、天峨、凌云、隆林。常生于沙地或山坡阴处。

【本草学文献概要】

《中华本草》第4册，第十一卷，634～643页。以苦参（《神农本草经》）为正名收载，别名苦骨（《本草纲目》）、凤凰爪（《广西中兽医药用植物》）、地骨（《全国中草药汇编》）、山槐根（南药《中草药》）等。根入药。味苦，性寒；清热燥湿，祛风杀虫。

【原植物识别特征】

灌木，高0.5～1.5m。奇数羽状复叶，托叶线形，小叶片11～25，长椭圆形或长椭圆状披针形，长2～4.5cm，宽0.8～2cm，上面无毛，下面疏被柔毛。总状花序顶生，花萼钟状，先端5裂；花冠蝶形，黄白色；雄蕊10，离生，子房上位。荚果线形，长5～12cm，于种子之间稍缢缩，略呈念珠状，成熟后不开裂。花期6—8月，果期7—10月。

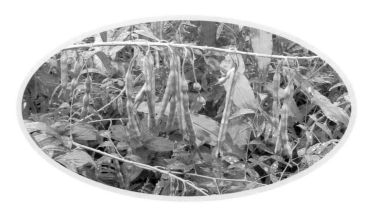

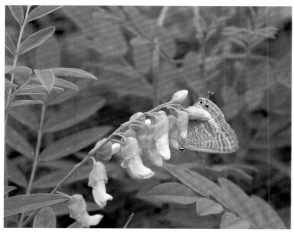

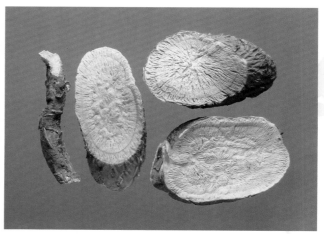

槐

来源 豆科槐属 *Sophora* 植物槐 *Sophora japonica* L. 的叶。

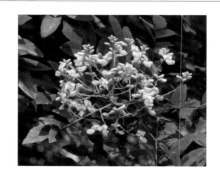

【植物学文献概要】

　　见《中国植物志》第四十卷，92～93页。原产我国，现南北各地广泛栽培。根皮、叶、花蕾及花均入药。

　　《广东植物志》第五卷，220页。产广东翁源、始兴、乐昌、乳源、清远、英德、新丰、惠阳、肇庆、德庆。生于海拔600m以下的山坡路旁或村旁。全省各地常见栽培。为优良的行道树和蜜源植物；花和荚果均入药，凉血止血，清肝泻火。

　　《广西植物志》第二卷，516页。河池、百色、南宁、桂林有栽培。

　　《广州植物志》346页。该属仅栽培槐 *Sophora japonica* L. 1种。其花蕾，即槐花米为广州药铺中常称的名字，纸扎铺常用此物煮黄色染料。可见当时槐在广州应用较为普遍。但目前广东省内槐树的栽培并不多见。

【本草学文献概要】

　　《岭南采药录》63页。味苦，性寒，凉大肠血，洗疳疗痔疮，浸痔疮，其花入肝而凉血，治风热目赤、泻痢血崩。

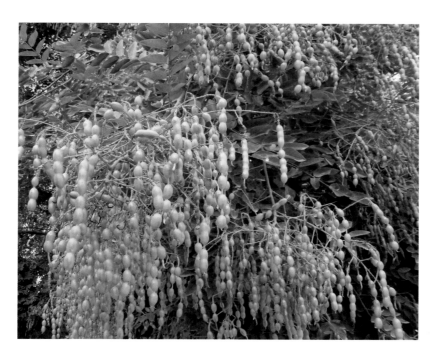

　　《中华本草》第4册，第十一卷，649页。以槐叶（《食疗本草》）为正名收载。味苦，性平；清肝泻火，凉血解毒，燥湿杀虫。其根、嫩枝（槐枝条）、树皮（槐白皮）、树脂（槐胶）、花蕾（槐米）、花（槐花）、果实（槐角）均入药，另列条目。

　　编者注：其中，槐米、槐花、槐角为传统中药。

【原植物识别特征】

　　落叶乔木，高达15～25m。羽状复叶互生，叶柄基部膨大，小叶片9～15；小叶片卵状披针形或卵状长圆形，长2.5～7.5cm，宽1.2～2.7cm，全缘。顶生圆锥花序，花萼钟形，5浅裂；花冠蝶形，黄白色；雄蕊10；子房上位。荚果不裂，种子间明显缢缩呈念珠状。种子棕黑色，肾形。花期7—8月，果期9—10月。

越南槐（广豆根）

来源 豆科槐属 *Sophora* 植物越南槐 *Sophora tonkinensis* Gagnep. 的根及根茎。

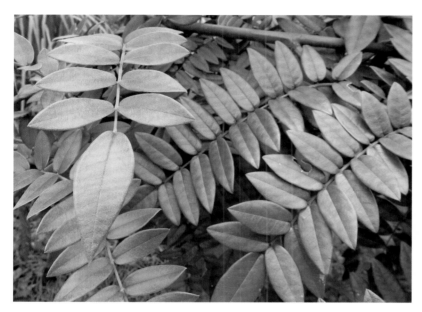 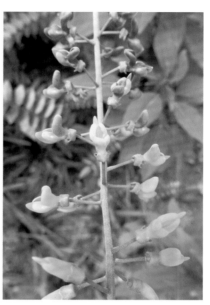

【植物学文献概要】

见《中国植物志》第四十卷，76页。以越南槐（《中国主要植物图说·豆科》）为正名收载，别名柔枝槐（《植物分类学报》）、广豆根（《广西植物名录》）。产广西、贵州、云南。生于亚热带或温带的石山或石灰岩山地的灌木林中；海拔1 000～2 000m。越南北部也有分布。

《广东植物志》与《广州植物志》均无记载。

《广西植物志》第二卷，518页。以广豆根（《中华人民共和国药典》）为正名收载，别名山豆根、柔枝槐、越南槐树。根即中药广豆根，有清热解毒、消肿止痛的功效。

【本草学文献概要】

《中华本草》第4册，第十一卷，652～655页。以山豆根（《开宝本草》）为正名收载，别名苦豆根（《中药材手册》）、广豆根（《中药志》）、南豆根（通称）、山大豆根、黄结（《经验方》）。根及根茎。味苦，性寒，有毒。泻火解毒，利咽消肿，止痛杀虫。

【原植物识别特征】

灌木，有时攀援状。羽状复叶长10～15cm；叶柄长1～2cm；小叶5～9对，对生或近互生，椭圆形、长圆形或卵状长圆形，长15～25mm，宽10～15mm，顶生小叶大，长达30～40mm，宽约20mm。总状花序；花长10～12mm；花萼杯状，萼齿小；花冠黄色，旗瓣近圆形，长6mm，翼瓣比旗瓣稍长，基部具一三角形尖耳，龙骨瓣最大，长9mm，基部具一斜展的三角形耳；雄蕊10，基部稍连合；子房上位。荚果串珠状，长3～5cm，直径约8mm，沿缝线开裂成2瓣，种子1～3粒，黑色。花期5—7月，果期8—12月。

密花豆（鸡血藤）

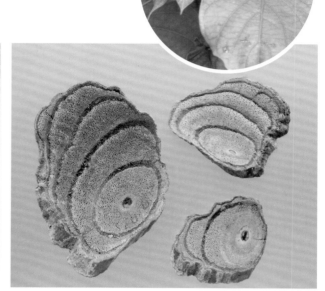

来源 豆科密花豆属 *Spatholobus* 植物密花豆 *Spatholobus suberectus* Dunn 的藤茎。

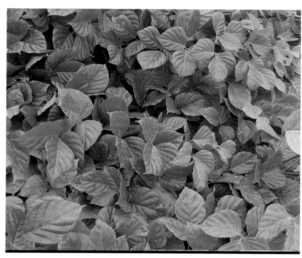

【 植物学文献概要 】

见《中国植物志》第四十一卷，192～193页。以密花豆（《中国主要植物图说·豆科》）为正名收载，别名九层风、三叶鸡血藤（广西）、鸡血藤（两广）。我国特产，分布于云南、广西、广东和福建等省区。生于海拔800～1 700m的山地疏林或密林沟谷或灌丛中。模式标本采自云南思茅。茎入药，是中药鸡血藤的主要来源之一，有祛风活血、舒筋活络之功效。

《广东植物志》第五卷，303页。产英德、高要。生于中海拔的山坡、沟谷密林、疏林或灌丛中。

《广西植物志》第二卷，668～669页。产北流、十万大山、田林、凌云。

【 本草学文献概要 】

《中华本草》第4册，第十一卷，656～658页。以鸡血藤（《本草纲目拾遗》）为正名收载，别名血风藤（《中药志》）、九层风（《广西植物名录》）、大血藤、血风（广东）、血龙藤、过岗龙、五层血（广西）等。藤茎入药。味苦、微甘，性温；活血舒筋，养血调经。

【 原植物识别特征 】

攀援藤本。羽状复叶互生，具3小叶，顶生小叶两侧对称，宽椭圆形、宽倒卵形至近圆形，长9～19cm，宽5～14cm，侧生小叶不对称，与顶生小叶等大或稍狭。圆锥花序腋生或生于小枝顶端，花小两性；花萼二唇形；花瓣白色，旗瓣扁圆形，翼瓣斜楔状长圆形，龙骨瓣倒卵形；二强雄蕊；子房上位。荚果近镰形，长8～11cm，密被棕色短绒毛；种子扁长圆形，长约2cm，紫褐色，光亮。花期6月，果期11—12月。

黎豆（龙爪豆）

来源　豆科黎豆属 *Mucuna* 植物黎豆 *Mucuna pruriens* (Linn.) DC. var. *utilis* (Wall. ex Wight) Baker ex Burck 的成熟种子。

【植物学文献概要】

见《中国植物志》第四十一卷，185～186页。以黎豆（《本草拾遗》）为正名收载，别名狗爪豆（《植物名实图考》）、猫豆、龙爪黎豆（《中国主要植物图说·豆科》）。产广东、海南、广西、四川、贵州、湖北和台湾等省区。本种的嫩荚和种子有毒，但经水煮或水中浸泡一昼夜后，可供蔬食或作饲料；也可作绿肥作物。

《广东植物志》第五卷，301页。广东和海南各地均有栽培，以粤东一带栽培最盛。

《广西植物志》第二卷，668页。桂林、北流、梧州、容县、南宁等地有栽培。

《海南植物志》第二卷，316页。狗爪豆，食前须经煮过，并用开水浸泡去毒。

《广州植物志》369页。以狗爪豆（梅县）为正名收载，我国南部韩江流域栽培极广，尤以梅县一带栽植更盛，且为该地区夏季主要蔬菜之一。广州市郊少见栽培。

【本草学文献概要】

《中华本草》第4册，第十一卷，659～660页。以龙爪豆（《植物名实图考》）为正名收载，别名猫豆（《广西药用植物名录》）、白黎豆（《中国种子植物分类学》）、狗踭豆（《中国主要植物图说·豆科》）等。嫩叶及种子入药。味苦，性温；温肾益气。

【原植物识别特征】

一年生缠绕藤本。三出羽状复叶，互生，小叶长6～15cm，宽4.5～10cm，顶生小叶明显小于侧生小叶。总状花序下垂，有花10～20朵，花萼阔钟状，花冠深紫色或带白色，旗瓣短于翼瓣和龙骨瓣；二体雄蕊，子房上位。荚果长8～12cm，宽18～20mm，嫩果绿色，膨胀，被毛；成熟时黑色，种子6～8粒。花期10月，果期11月。

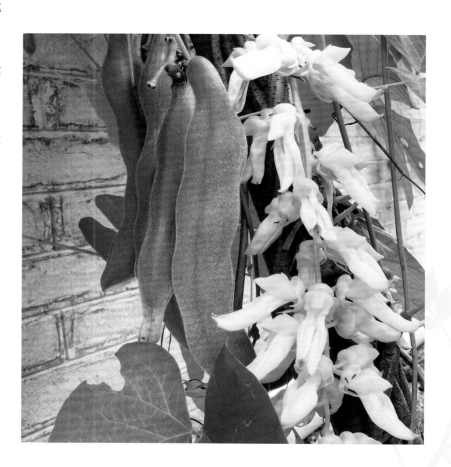

葫芦茶

来源 豆科葫芦茶属 *Tadehagi* 植物葫芦茶 *Tadehagi triquetrum* (L.) Ohashi 的全株。

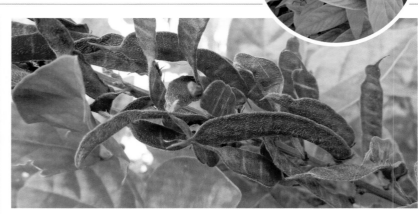

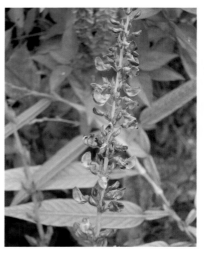

【植物学文献概要】

见《中国植物志》第四十一卷，62～64页。以葫芦茶（《生草药性备要》）为正名收载，别名百劳舌（广东梅县）、牛虫草（海南澄迈）、懒狗舌（江西寻乌）。产福建、江西、广东、海南、广西、贵州及云南。生于荒地或山地林缘，路旁，海拔1 400m以下。全株供药用，能清热解毒、健脾消食和利尿。

《广东植物志》第五卷，279页。广东及海南各地常见。生于山地林缘、荒地、路旁的灌丛或草丛中。

《广西植物志》第二卷，548页。产广西各地。全草清热解毒，健胃消食。

《海南植物志》第二卷，281页。海南各地。

《广州植物志》332～333页。为广州近郊常见的野生植物，叶柄有翅，叶片阔，状如倒转之葫芦，故有葫芦茶之名，可作药用，广州生草药铺有出售。

【本草学文献概要】

《岭南采药录》51页。叶如胡卢，秋老结子作穗，四时采之，味涩，性平，消食，杀虫，治五疳，作茶饮，又退面黄色，疮久有虫，敷之即愈，又解热毒，去疳积，干置衣箱中，辟蠹去蛀虫。

《中华本草》第4册，第十一卷，661～663页。以葫芦茶（《生草药性备要》）为正名收载，别名咸鱼草（《生草药性备要》）、葫芦叶、螳螂草等。枝叶入药，味苦、涩，性凉；清热解毒，利湿退黄，消积杀虫。《常用中草药手册》（广州部队后勤部卫生部）等有药用记载。根亦入药，另列条目。

【原植物识别特征】

灌木或亚灌木，茎直立，高1～2m。羽状复叶互生，仅具单小叶；托叶披针形，长1.3～2cm，有条纹；叶柄长1～3cm，两侧有宽翅，翅4～8mm，与叶同质；小叶狭披针形至卵状披针形，长5.8～13cm，宽1.1～3.5cm。总状花序；花2～3朵簇生于每节上；花两性，花萼宽钟形，长约3mm；花冠蝶形，淡紫色或蓝紫色，长5～6mm；二体雄蕊；子房上位。荚果长2～5cm，被毛，有荚节5～8。花果期6—12月。

狸尾豆

来源 豆科狸尾豆属 *Uraria* 植物狸尾豆 *Uraria lagopodioides* (L.) Desv.ex DC 的全草。

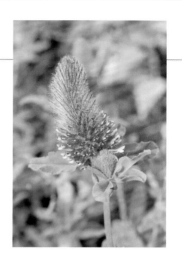

【 植物学文献概要 】

见《中国植物志》第 41 卷，69～70页。以狸尾豆（广州）为正名收载，别名狸尾草（《海南植物志》）、大叶兔尾草（《台湾植物志》）、狐狸尾（《生草药性备要》）。产福建、江西、广东、广西、海南、云南、贵州及台湾。全草供药用，有消肿、驱虫之效。

《广东植物志》第五卷，281页。产广东惠东、深圳、广州、从化、翁源、韶关、乳源、乐昌、肇庆、云浮及海南临高、儋州、定安、屯昌、通什、保亭、白沙、东方、昌江、万宁。多见于旷野坡地及路旁灌丛中。

《广西植物志》第二卷，529页。产广西各地。生于旷野间。

《海南植物志》第二卷，283～284页。海南各地均有，旷野间极常见。

《广州植物志》335页。狸尾豆为一野生植物，广州近郊旷野间极常见，其花序稠密被毛，状如狸尾，故有狸尾草之称。为生草药之一，可洗痔疮。

【 本草学文献概要 】

《岭南采药录》60页。治小儿五疳，治痔疮甚效。

《中华本草》第4册，第十一卷，679～680页。以狐狸尾（《生草药性备要》）为正名收载。全草入药，味甘、淡，性平；清热解毒，散结消肿，利水通淋。

【 原植物识别特征 】

草本，平卧或斜升，高可达60cm。叶互生，多为3小叶，稀有单小叶；叶柄长1~2cm；顶生小叶近圆形或椭圆形至卵形，长2～6cm，宽1.5～3cm，侧生小叶较小。总状花序顶生，花密集，两性；花萼5裂；花冠长约6mm，淡紫色，旗瓣倒卵形，基部渐狭；二体雄蕊；子房上位。荚果小，包藏于萼内，有荚节1～2，荚节长约2.5mm，黑褐色，膨胀。花果期8—10月。

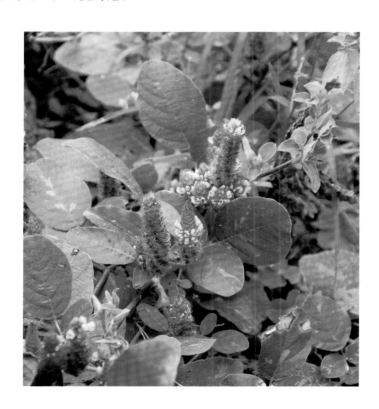

阳桃

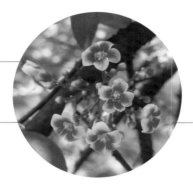

| 来源 | 酢浆草科阳桃属 Averrhoa 植物阳桃 Averrhoa carambola L. 的叶。 |

【 植物学文献概要 】

见《中国植物志》第四十三卷，第一分册，4～6页。以阳桃（《本草纲目》）为正名收载，别名五敛子（《本草纲目》）、五棱果（勐腊）、五稔（广东）、洋桃（广东、广西）。广东、广西、福建、台湾、云南有栽培。原产马来西亚、印度尼西亚。现广植于热带各地。果生津止渴，亦入药。根、皮、叶、止痛止血。

《广东植物志》第二卷，99～100页。以杨桃为正名收载。广东南部各地有零星栽种，广州近郊及潮州至惠州一带较常见。果为水果或蜜饯；果晒干后可作药用，李时珍《本草纲目》载有"治风热，生津止渴"之效。

《广西植物名录》103页。产桂东南经桂南至桂西南。

《海南植物志》第一卷，451页。

《广州植物志》152～153页。以阳桃为正名收载，别名五敛子（《南方草木状》）、三廉子（《异物志》）、三敛（广州）。为华南特产果品之一，广州附近的花地、芳村等地所产，尤为优美，味甜汁多，宜于生食。

【 本草学文献概要 】

《岭南采药录》55～56页。别名三念。乔木类，高五六丈，大者数围，花红色，一蒂数实，岁结两次，圆大如拳，外成五棱剑脊形，生极酸不可食，七八月熟则带甘，其色如蜡，味涩，性寒，利小便，能止渴解烦除热，多食则冷脾胃，动泄澼。

《中华本草》第4册，第十二卷，714～715页。以阳桃叶（《生草药性备要》）为正名收载。味涩、苦，性寒；祛风除湿，清热解毒，止痛。其根、花、果实均入药，另列条目。

【 原植物识别特征 】

常绿灌木或小乔木，高可达12m以上。幼枝被柔毛，有小皮孔。单数羽状复叶互生，叶柄及花梗被柔毛，小叶5～11，卵状椭圆形，长3～6.5cm，宽2～3.5cm，下面被疏柔毛。圆锥状花序，花小，近钟形，花瓣5，白色或淡紫色，倒卵形；雄蕊10，子房上位，5室。浆果长圆形或椭圆形，长5～8cm，淡黄绿色，表面光滑，具5翅状棱角；食之味酸。花期3—5月，果期5—9月。

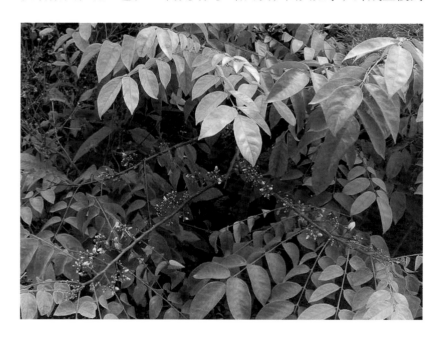

酢浆草

来源 酢浆草科酢浆草属 *Oxalis* 植物酢浆草 *Oxalis corniculata* L. 的全草。

【植物学文献概要】

见《中国植物志》第四十三卷，第一分册，11～13页。以酢浆草（《新修本草》）、酸味草（广州）、鸠酸（《新修本草》）等。全国广布。生于山坡草池、河谷沿岸、路边、田边、荒地或林下阴湿处等。全草入药，能解热利尿，消肿散瘀；茎叶含草酸，可用以磨镜或擦铜器，使其具光泽。牛羊食其过多可中毒致死。

《广东植物志》第二卷，100～101页。广东各地均产。常见于草地、路旁、石缝边缘、菜地等地方。

《广西植物名录》104页。产全区各地。

《海南植物志》第一卷，416页。海南各地均产。

《广州植物志》153页。为一极常见的野生植物，喜生于旷地或耕地上。

【本草学文献概要】

《岭南采药录》71页。别名酸味草、三叶酸、酢浆草。丛生布地，叶柄颇长，一柄三叶，一叶两片，至夜则叶闭合，垂于下面，翌朝又展开，四月开小黄花，花瓣五片，结小角长一二分，熟则裂开，弹出小种子，茎叶皆有酸味，冬亦不凋，味酸涩，性寒，杀虫止痛，散热消肿，理跌打，散瘀血，酒煎服，又能干水止痒，解蛇毒，捣敷之。

《中华本草》第4册，第十二卷，717～719页。以酢浆草（《新修本草》）为正名收载，别名酸箕（李当之《药录》）、三叶酸草（《千金要方》）、酸味草（《生草药性备要》）等。全草入药，味酸，性寒；清热利湿，凉血散瘀，解毒消肿。《常用中草药手册》（广州部队后勤部卫生部）等有药用记载。

【原植物识别特征】

草本，高10～35cm，全株被柔毛。茎细弱，多分枝，直立或匍匐。叶基生或互生，小叶3，无柄，倒心形，长4～22mm，宽4～16mm，先端凹入，基部宽楔形，两面被毛。花单生或为伞形花序状，花两性，萼片5，长3～5mm，宿存；花瓣5，黄色，长6～8mm；雄蕊10，基部合生，长、短相间；子房上位，5室。蒴果长圆柱形，长1～2.5cm，具5棱。花果期2—9月。

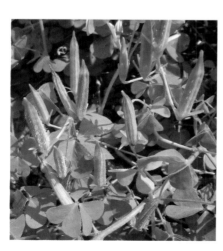

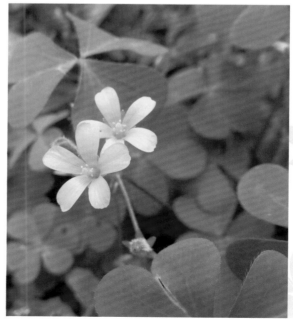

红花酢浆草

来源 酢浆草科酢浆草属 *Oxalis* 植物红花酢浆草 *Oxalis corymbosa* DC. 的全草。

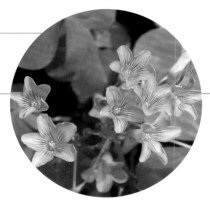

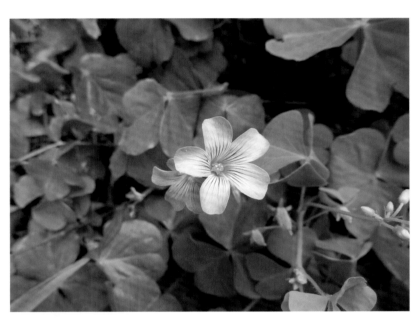

【本草学文献概要】

《中华本草》第4册，第十二卷，719～720页。以铜锤草（《四川中药志》）为正名收载，别名大酸味草（《广州植物志》）、大叶酢浆草（《广西本草选编》）等。全草入药，味酸，性寒；清热利湿，解毒，散瘀消肿。《广西本草选编》《贵州民间药物》等有药用记载。其根亦入药，另列条目。

【植物学文献概要】

见《中国植物志》第四十三卷，第一分册，10页。以红花酢浆草（《广州植物志》）、大酸味草（广州）、铜锤草（《拉汉英种子植物名称》）等。原产南美热带地区，中国长江以北各地作为观赏植物引入，南方各地已逸为野生。生于低海拔的山地、路旁、荒地或水田中。因其鳞茎极易分离，故繁殖迅速，常为田间莠草。全草入药，治跌打损伤、赤白痢，止血。

《广东植物志》第二卷，101页。民间草药，全草疗跌打损伤。

《广西植物名录》104页。产全区各地。

《海南植物志》第一卷，416页。仅见于琼山，多生于旷野或菜地上。

《广州植物志》153页。夏秋间广州到处可见，但本省其他各地则少见。

【原植物识别特征】

多年生草本，地下部分有鳞茎。叶基生，叶柄长5～30cm，小叶3，扁圆状倒心形，长1～4cm，宽1.5～6cm，先端凹入，两侧角圆形，基部宽楔形。总花梗基生，二岐聚伞花序排成伞形花序状，花两性，萼片5，长4～7mm；花瓣5，倒心形，淡紫红色至紫红色；雄蕊10，5长、5短；子房上位，5室。蒴果长圆柱形。花果期3—12月。

旱金莲

来源 旱金莲科旱金莲属 *Tropaeolum* 植物旱金莲 *Tropaeolum majus* L. 的全草。

【 植物学文献概要 】

　　见《中国植物志》第四十三卷，第一分册，90～92页。以旱金莲（《种子植物名称》）为正名收载，别名荷叶七（云南保山）、旱莲花（广西）。河北、江苏、福建、江西、广东、广西、云南、贵州、四川、西藏等省区均有栽培为盆栽或露地观赏花卉，有时逸生。原产南美秘鲁、巴西等地。我国普遍引种作为庭院或温室观赏植物。

　　《广东植物志》第四卷，122页。广州、肇庆、高要等地有栽培。原产南美洲，我国各地有栽培。观赏花卉。

　　《广西植物名录》104页。全区各地有栽培。

　　《广州植物志》154页。原产南美。为一盆栽观赏花卉，广州公园中和公共场所时常看到。

【 本草学文献概要 】

　　《中华本草》第4册，第十二卷，732～733页。以旱莲花（《广西中草药》）为正名收载，别名金莲花、大红鸟（《植物名实图考》）、吐血丹（广西）、荷叶七（云南保山）。全草入药，味辛、酸，性凉；清热解毒，凉血止血。《广西民间常用中草药手册》等有药用记载。

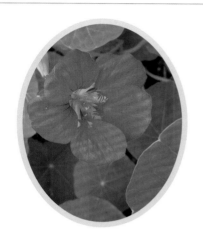

283

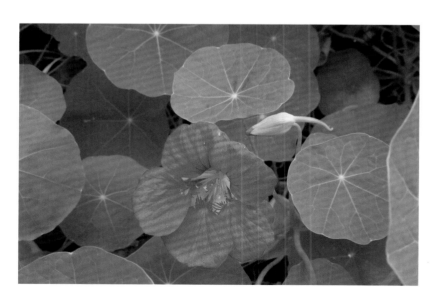

【 原植物识别特征 】

　　一年生肉质草本，蔓生。叶互生；叶柄长6～31cm，向上扭曲，盾状，着生于叶片的近中心处；叶片圆形，直径3～10cm，主脉9条. 由叶柄着生处向四面放射，边缘为波浪形的浅缺刻。单花腋生，花柄长6～13cm；花黄色、紫色、橘红色或杂色，直径2.5～6cm；萼片5，基部合生，其中一片延长为距；花瓣5，近圆形，上部2片通常全缘，着生在距的开口处，下部3片基部狭窄成爪，近爪处边缘具睫毛；雄蕊8，离生，长短相间；子房上位，3室。果实扁球形，成熟时分裂成3个瘦果。花期6—10月，果期7—11月。

石海椒

来源　亚麻科石海椒属 *Reinwardtia* 植物石海椒 *Reinwardtia indica* Dum. 的嫩枝叶。

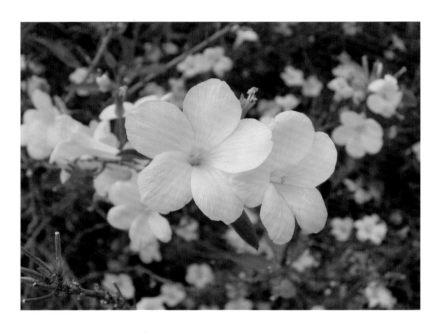

【原植物识别特征】

　　小灌木，高达1m。叶互生，椭圆形或倒卵状椭圆形，长2~8.8cm，宽0.7~3.5cm，全缘或有圆齿状锯齿，叶柄长8~25mm。花单生或数朵簇生于叶腋；大小不等，直径1.4~3cm；萼片5，分离，披针形，长9~12mm，宿存；花瓣5或4，黄色，分离，旋转排列，长1.7~3cm，宽1.3cm；雄蕊5，花丝下部两侧扩大成翅状或瓣状，基部合生成环，退化雄蕊5，锥尖状，与雄蕊互生；腺体5，与雄蕊环合生；子房上位，3室。蒴果球形，3裂，每裂瓣种子2粒；种子具膜质翅。花果期4月至翌年1月。

【植物学文献概要】

　　见《中国植物志》第四十三卷，第一分册，95页。以石海椒（《中国高等植物图鉴》）为正名收载，别名迎春柳（云南）、黄花香草（云南）。分布于湖北、福建、广东、广西、四川、贵州和云南。生于海拔550~2 300m的林下、山坡灌丛、路旁和沟坡潮湿处，常喜生于石灰岩土壤上。花黄，颇大，常栽培供观赏。嫩枝、叶入药，有消炎解毒和清热利尿功效。

　　《广东植物志》第四卷，118~119页。广州华南植物园和肇庆鼎湖山树木园有栽培。茎叶供药用。

　　《广西植物志》第一卷，569页。

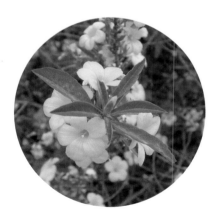

【本草学文献概要】

　　《中华本草》第4册，第十二卷，750页。以过山青（《四川中药志》）为正名收载，别名白骨树（《贵州中草药名录》）、迎春柳、黄花香草（《云南药用植物名录》）等。嫩枝叶入药，味甘，性寒；清热利水。《全国中草药汇编》等有药用记载。

红背山麻杆（红背叶）

来源 大戟科山麻杆属 *Alchornea* 植物红背山麻杆 *Alchornea trewioides* (Benth.) Muell. Arg. 的叶及根。

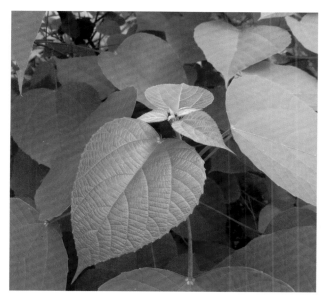
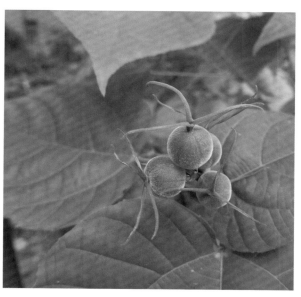

【植物学文献概要】

见《中国植物志》第四十四卷，第二分册，70页。以红背山麻杆（《海南植物志》）为正名收载，别名红背叶（广东）。产福建南部和西部、江西南部、湖南南部、广东、广西、海南。生于海拔15～1 000m的沿海平原或内陆山地矮灌丛中或疏林下或石灰岩灌丛中。模式标本采自香港。枝、叶煎水外洗，治风疹。

《广东植物志》第五卷，86～87页。广东、海南各地常见。生于沿海平地或内陆低山矮灌丛中、疏林下或石灰岩山上。

《广西植物志》第二卷，284页。产广西各地。根药用，除湿解毒，止血。

《海南植物志》第二卷，157页。

《广州植物志》283页。别名红背娘（广西）。广州近郊山野间常见的灌木；树皮可采纤维。

【本草学文献概要】

《中华本草》第4册，第十二卷，755～756页。以红背叶（《广西中草药》）为正名收载，别名红背娘、红帽顶（《广西中草药》）、红罗裙（广州空军《常用中草药手册》）。叶及根入药，味甘，性凉；清热利湿，凉血解毒，杀虫止痒。《广西本草选编》《广西民族药简编》等有药用记载。为现今岭南常用草药之一。

【原植物识别特征】

灌木，高1～2m。单叶互生，阔卵形，长8～15cm，宽7～13cm，边缘疏生腺齿，上面无毛，下面浅红色，基部具斑状腺体4个；基出脉3条；叶柄长7～12cm。雌雄异株，雄花序穗状，雄花11～15朵簇生于苞腋；雌花序总状，顶生，具花5～12朵，雄花：萼片4，长圆形；雄蕊7～8；雌花：萼片5～6，子房球形，花柱3，线状。蒴果球形，具3棱。花期3—5月，果期6—8月。

石栗

来源 大戟科石栗属 *Aleurites* 植物石栗 *Aleurites moluccana* (L.) Willd. 的叶。

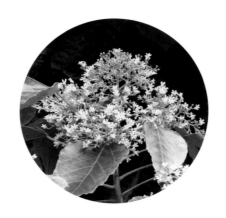

【植物学文献概要】

见《中国植物志》第四十四卷，第二分册，140～142页。以石栗（《南方草木状》）为正名收载。产福建、台湾、广东、广西、海南、云南等省区。我国南方一些城市用作行道树。种子油供工业用。

《广东植物志》第五卷，107～108页。广东除北部外，各城镇均作行道树或风景树栽培；海南各地的村庄附近或低山疏林中有野生。种子油可作工业原料；木材质软，可作木箱等。

《广西植物志》第二卷，236～238页。南宁、玉林、百色、梧州有栽培。

《海南植物志》第二卷，148～149页。海南各地常见。生于村旁或疏林中。

《广州植物志》273～274页。广州极常见的风景树和行道树。

【本草学文献概要】

《岭南采药录》154页。木本，叶大如掌，而面光泽，有缺刻，叶柄颇长，花后结球果，熟则爆裂，中有仁如栗，里似硬壳，一说生于山石罅间，花开三年方结实，壳后即肉少，味似胡桃，仁熟时或为鹦鹉啄尽，治闭经，取生石栗叶四两，和猪胆煎汤服之，亦能下胎。

《中华本草》第4册，第十二卷，756～757页。以石栗叶（《岭南采药录》）为正名收载，别名海胡桃（《桂海虞衡志》）、黑桐油（《广西药用植物名录》）、油果（广西）等。叶入药，味微苦，性寒，有小毒；活血通经，止血。

【原植物识别特征】

乔木，高达20m；嫩枝被褐色星状毛。单叶互生，卵形至椭圆状披针形，长14～20cm，宽7～17cm。全缘，萌生枝上的叶有时圆肾形，3～5浅裂，叶柄长6～12cm，顶端具有2腺体。聚伞圆锥花序，密被星状短柔毛。花单性同株，雄花：花萼长约3mm，2深裂；花瓣白色，长5～7mm；雄蕊15～20。雌花：花萼长约6mm，3裂；花瓣稍长于花萼；子房上位，密被毛。果核果状，近球形，直径5～6cm。花果期3—11月。

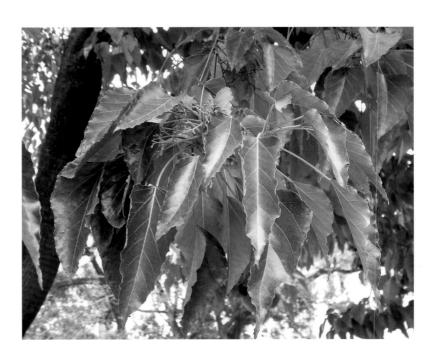

五月茶

来源 大戟科五月茶属 *Antidesma* 植物五月茶 *Antidesma bunius* (L.) Spr. 的根、叶、果。

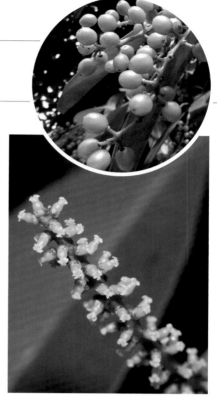

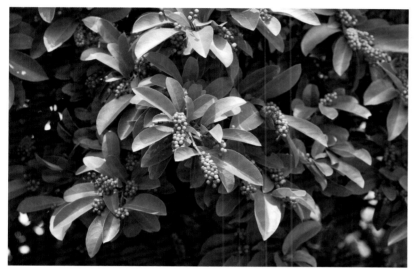

【植物学文献概要】

见《中国植物志》第四十四卷，第一分册，64～65页。以五月茶（《中国树木分类学》）为正名收载，别名污槽树（广东）。产江西、福建、湖南、广东、海南、广西、贵州、云南和西藏等省区，生于海拔200～1500m山地疏林中。木材淡棕红色，纹理直至斜，结构细，材质软，适于作箱板用料。果微酸，供食用及制果酱。叶供药用，治小儿头疮；根叶可治跌打损伤。叶深绿，红果累累，为美丽的观赏树。

《广东植物志》第五卷，39页。产广东北回归线以南各地及海南中部和南部，生于海拔50~1000m的平原或山地密林中。果供食用，珠江三角洲7~8月有出售。

《广西植物志》第二卷，198页。产龙州、宁明、隆安、天峨、南丹、隆林、西林。

《海南植物志》第二卷，120～121页。崖县、东方、白沙、儋县、定安等地。生于疏林或密林中。

《广州植物志》271页。为广州近郊常见的野生植物。

【本草学文献概要】

《岭南采药录》101页。别名五味叶。味酸，性平，止咳止渴，洗疮亦可。

《中华本草》第4册，第十二卷，757页。以五月茶为正名收载，别名五味菜（《岭南采药录》）、五味叶（《生草药性备要》）、酸味树等。根、叶、果入药，味酸，性平；健胃，生津，活血，解毒。

【原植物识别特征】

乔木，高达10m。小枝有明显的皮孔。单叶互生，长椭圆形、倒卵形或长倒卵形，长8~23cm，宽3~10cm，侧脉每边7~11条，叶柄长3~10mm。花小，单性异株。雄花序为顶生的穗状花序；雄花的花萼杯状，3~4裂；雄蕊3~4，着生于花盘内面，退化雌蕊棒状。雌花序为顶生的总状花序，雌花的花萼和花盘似雄花，子房上位。核果近球形，直径约8mm，熟时红色。花果期3—

秋枫

来源 大戟科秋枫属 *Bischofia* 植物秋枫 *Bischofia javanica* Bl. 的根及树皮。

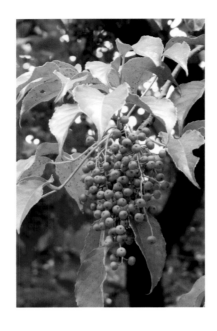

【植物学文献概要】

见《中国植物志》第四十四卷，第一分册，185～187页。以秋枫（《桂海虞衡志》）为正名收载，别名赤木、秋风子等。产陕西、江苏、安徽、浙江、江西、台湾、河南、湖北、湖南、广东、海南、广西、四川、贵州、云南等省区。常生于海拔800m以下山地潮湿沟谷林中或平原栽培，尤以河边堤岸或行道树为多。

《广东植物志》第五卷，67～68页。广东（除北部外）、海南各地均产。生于平原区或低山山谷、山脚湿润常绿林中，亦生于河岸、石上或村旁。

《广西植物志》185～187页。产龙州、大新、宁明、武鸣、平果、百色、凌云、隆林、都安、西林、河池、天峨、大苗山、大瑶山、昭平、博白、陆川、北流等地。生于沟谷的疏林或密林中。根祛风消肿，活血。

《海南植物志》140页。

【本草学文献概要】

《中华本草》第4册，第十二卷，758～759页。以秋枫木（《陆川本草》）为正名收载，别名秋风子（《植物名实图考》）、大秋枫（《广西本草选编》）。根及树皮入药，味辛、涩，性凉；祛风除湿，化瘀消积。《广西本草选编》《福建药物志》等有药用记载。

【原植物识别特征】

常绿或半常绿大乔木，高达40m；树皮灰褐色至棕褐色，砍伤后流出红色汁液，干后瘀血状。三出复叶，总叶柄长8～20cm；小叶片卵形、椭圆形、倒卵形或椭圆状卵形，长7～15cm，宽4～8cm，边缘有浅锯齿。花小，雌雄异株，组成腋生的圆锥花序；果实浆果状，圆球形或近圆球形，直径6～13mm。花期4—5月，果期8—10月。

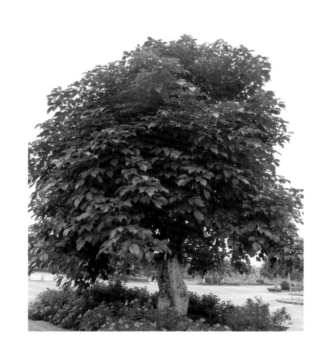

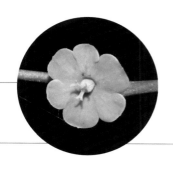

黑面神

来源　大戟科黑面神属 *Breynia* 植物黑面神 *Breynia fruticosa* (L.) Hook. f. 的嫩枝叶。

【植物学文献概要】

见《中国植物志》第四十四卷，第一分册，181～183页。分布于四川、云南、贵州、广东、广西、福建、台湾等省区。模式标本采自我国南部。根及枝叶供药用，全株煲水外洗，治皮肤病。

《广东植物志》第五卷，65～66页。以黑面神（《生草药性备要》）为正名收载，别名鬼画符（《岭南采药录》）。产广东及海南各地，生于平原区缓坡至山地海拔450m以下的山坡疏林或次生林，或路旁干旱灌丛中。枝叶为生草药，可治感冒发热、皮肤湿疹、皮炎等。本种枝叶含单宁，干后呈暗黑色，叶上常因虫危害，有不规则纹饰，故有"黑面神"或"鬼画符"之名。

《广西植物志》第二卷，222页。产梧州、玉林、钦州、南宁、百色、河池、柳州。茎叶供药用。

《海南植物志》第二卷，127页。海南各地常见。

《广州植物志》268～269页。别名钟馗草、狗脚刺（《生草药性备要》）、鬼画符（《岭南采药录》）。本种为广州附近山野间极常见的野生植物。

【本草学文献概要】

《岭南采药录》166～167页。别名田中逵、钟逵草、狗脚刺、漆大姑、鬼画符。味甘，性寒，散疮消毒，洗烂肉，治漆疮，解牛病热毒，其根浸酒良。

《中华本草》第4册，第十二卷，760～761页。以黑面叶（《岭南采药录》）为正名收载，别名田中逵（《岭南采药录》）、庙公仔（《广东中药》）、鸡肾叶（广州部队后勤部卫生部《常用中草药手册》）等。嫩枝叶入药，味微苦，性凉，有毒；清热祛湿，活血解毒。根亦入药，另列条目。

【原植物识别特征】

灌木，高0.5～3m，小枝绿色。单叶互生，菱状卵形、卵形或阔卵形，长3～7cm，宽2～3.5cm，上面深绿色，下面粉绿色，干后黑色；叶柄长3～4mm。花小，单性同株，雄花：花萼长约2mm，裂片6，2轮，雄蕊3，花丝合生呈柱状，花药内藏。雌花：花萼辐状，直径约4mm，裂片6，子房上位。蒴果球形，绿色，直径6～7mm。花果期几全年。

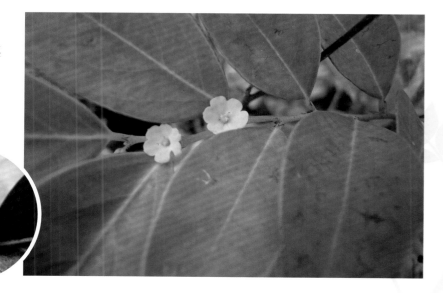

土蜜树（逼迫子）

来源 大戟科土蜜树属 *Bridelia* 植物土蜜树 *Bridelia tomentosa* Bl. 的茎叶。

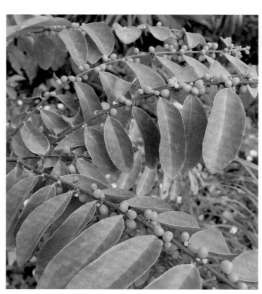
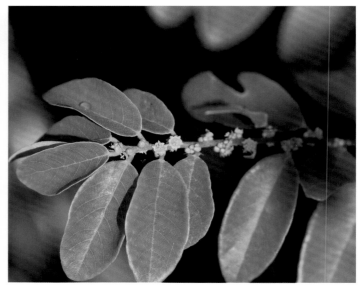

【植物学文献概要】

见《中国植物志》第四十四卷，第一分册，30～32页。以土蜜树（台湾）为正名收载，别名逼迫子（广东五华）、夹骨木（广东高要）、猪牙木（广西博白）。产福建、台湾、广东、海南、广西和云南，生于海拔100～1 500m山地疏林中或平原灌木林中。模式标本采自广州郊区。药用。树皮可提取栲胶。

《广东植物志》第五卷，32页。产广东北回归线以南及海南各地。生于平原区，低山区或海岛的次生林或林缘、村旁、灌木林中，常见。蜜源植物，故有土蜜树之称；根、叶均为民间草药，治跌打损伤。

《广西植物志》第二卷，189页。产龙州、宁明、博白、扶绥、邕宁、南宁、钦州、陆川、北流、容县、贵港、藤县、苍梧、梧州等。根皮、茎叶药用。

《海南植物志》第二卷，142～143页。产海南各地。

《广州植物志》263～264页。广州近郊极常见的灌木。

【本草学文献概要】

《中华本草》第4册，第十二卷，764～765页。以土蜜树（《广西本草选编》）为正名收载，别名土蜜树、逼迫子（《海南植物志》）。茎叶入药，味淡、微苦，性平；清热解毒。根或根皮亦入药，宁心，安神，调经，另列条目。

【原植物识别特征】

直立灌木或小乔木，高为2～5m。叶互生，长圆形、长椭圆形或倒卵状长圆形，长3～9cm，宽1.5～4cm，叶面粗涩，叶背浅绿色；叶柄长3～5mm。花小，单性同株或异株，簇生于叶腋；雄花：花梗极短；花瓣5；雄蕊5，花丝下部与退化雌蕊贴生，花盘浅杯状；雌花：几无花梗；萼片三角形，长和宽约1mm；花瓣5，比萼片短；花盘坛状，包围子房；子房上位，花柱2深裂。核果近圆球形，直径4～7mm。花果期几乎全年。

变叶木

来源　大戟科变叶木属 *Codiaeum* 植物变叶木 *Codiaeum variegatum* (L.) A. Juss. 的根、叶。

【植物学文献概要】

见《中国植物志》第四十四卷，第二分册，149～151页。以变叶木（《种子植物名称》）为正名收载，别名洒金榕（广州）。原产于亚洲马来半岛至大洋洲；现广泛栽培于热带地区。我国南部各省区常见栽培。本种是热带、亚热带地区常见的庭园或公园观叶植物；易扦插繁殖，园艺品种多。

《广东植物志》第五卷，112页。广东北回归线以南地区及海南各城镇均有露地栽种，粤北各地则为盆栽。观叶植物。本种栽培品种或变型多，叶片形状和颜色变异幅度大。

《广西植物志》第二卷，242页。广西各地有栽培。

《海南植物志》第二卷，168页。海南各地。

《广州植物志》275页。广州园圃间常见栽培。

【本草学文献概要】

《中华本草》第4册，第十二卷，766～7657页。以洒金榕（《广西药用植物名录》）为正名收载，别名变叶木。根、叶入药，味苦，性寒，有毒；散瘀消肿，清热理肺。

【原植物识别特征】

灌木或小乔木，高可达2m。单叶互生，叶片形状大小变异很大，线形、线状披针形、长圆形、椭圆形、披针形、卵形、匙形、提琴形至倒卵形，有时由长的中脉把叶片间断成上下两片。长5～30cm，宽0.5～8cm，全缘、浅裂至深裂，绿色、淡绿色、紫红色、紫红与黄色相间、黄色与绿色相间或有时在绿色叶片上散生黄色或金黄色斑点或斑纹；叶柄长0.2～2.5cm。总状花序腋生，雌雄同株异序；雄花：白色，萼片5；花瓣5，远较萼片小；腺体5；雄蕊多数；雌花：淡黄色，萼片卵状三角形；无花瓣；花盘环状；子房上位，3室。蒴果近球形，直径约9mm。花期9—10月。

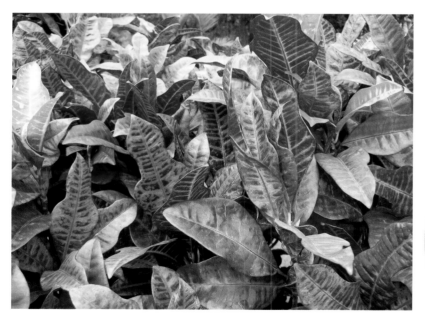

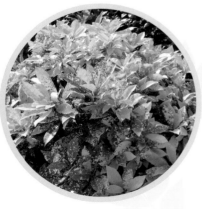

巴豆

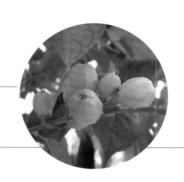

来源 大戟科巴豆属 *Croton* 植物巴豆 *Croton tiglium* L. 的种子。

【植物学文献概要】

见《中国植物志》第四十四卷，第二分册，133～134页。以巴豆（《神农本草经》）为正名收载，别名巴菽（《神农本草经》）、巴仁，猛子仁、双眼龙等。产浙江南部、福建、江西、湖南、广东、海南、广西、贵州、四川和云南等省区。生于村旁或山地疏林中，或仅见栽培。种子供药用，亦称巴豆，种子的油曰巴豆油，其性味：辛、热；有大毒；作峻泻药，外用于恶疮、疥癣等；根、叶入药，治风湿骨痛等；民间用枝、叶作杀虫药或毒鱼剂。

《广东植物志》第五卷，102页。别名大叶双眼龙（广州）、猛子树（广宁、清远）、大叶双眼龙（广州）。产广东及海南各地。散生于低山或平原区的疏林中或溪岸，常栽种于村屋旁。根民间用于治跌打损伤，叶、果作杀虫剂。

《广西植物志》第二卷，244页。别名巴菽、老阳子（《本草纲目》）、八百力（桂平、平南、金秀）。广西各地均产。全株有毒。

《海南植物志》第二卷， 145～146页。别名芒子（澄迈）、双眼龙。海南各地常见。种子榨出的油名为巴豆油，性烈，有剧毒。

《广州植物志》276页。广州间有栽培。

【本草学文献概要】

《岭南采药录》70～71页。以其叶之近梗处有小圈，其形如眼，故名，捣敷恶疮，凡核疫证及疮癣疥癞等疾，用之医治，极奏奇功，遇核证，则外敷内服，若疮癣疥癞，则将叶捣烂敷于患处，便可痊愈。

《中华本草》第4册，第十二卷，769～774页。以巴豆（《神农本草经》）为正名收录，别名刚子（《雷公炮炙论》）、双眼龙（《岭南采药录》）、双眼虾等。种子入药，味苦，性热，大毒；泻下寒积，逐水退肿，蚀疮杀虫。

【原植物识别特征】

灌木或小乔木，高3～6m。叶互生，卵形，稀椭圆形，长7～12cm，宽3～7cm，边缘有细锯齿，基出脉3～5条，叶柄长2.5～5cm，顶端有2枚腺体。总状花序，雌雄同株。雄花：萼片5。雄蕊10～20，花丝离生；雌花：花萼裂片5，宿存，子房上位，3室。蒴果椭圆形，直径1.4～2 cm。花期4—6月。

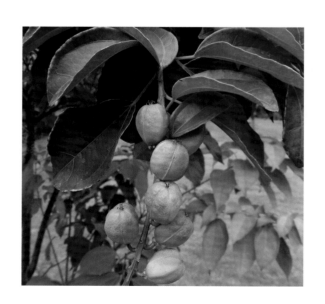

火秧竻

来源　大戟科大戟属 *Euphorbia* 植物火秧竻 *Euphorbia antiquorum* L. 的茎。

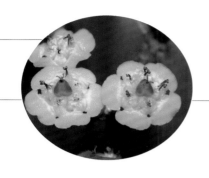

【植物学文献概要】

见《中国植物志》第四十四卷，第三分册，62页。原产印度，我国南北方均有栽培。全株入药，散瘀消肿，多外用。

《广东植物志》第五卷，133页。以金刚纂为正名收载，广东北回归线以南及海南各地的城镇和村庄的庭院或公园有栽培。

《广西植物志》第二卷，183页。桂南各地城镇、村庄有栽培。

《海南植物志》第二卷，120～121页。定安。多植作绿篱，间逸为野生。

《广州植物志》260页。别名霸王鞭（《植物名实图考》）。广州近郊村落有栽培以为篱笆，又有取其叶和糖捣烂之，以治鸡的痢疾。

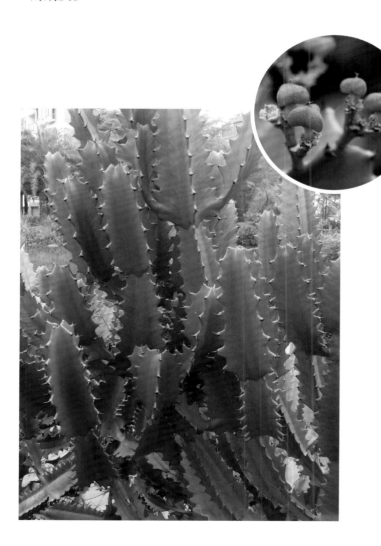

【本草学文献概要】

《岭南采药录》110页。茎方，叶厚而硬，味苦，治无名肿毒大疮，以其茎剖作两片，向火焙热贴之，疮毒自消，折之有白汁出，其白汁亦解毒，能消肿。

《中华本草》第4册，第十二卷，776~777页。以火秧竻（《生草药性备要》）为正名收载，别名金刚树、霸王鞭、千年剑等。茎入药，味苦，性寒，有毒；拔毒祛腐，杀虫止痒。

【原植物识别特征】

肉质灌木状小乔木。乳汁丰富。茎三棱状，高3~5m，直径5~7cm，上部多分枝。叶互生，少而稀疏，倒卵形或倒卵状长圆形，长2~5cm，宽1~2cm，全缘；托叶刺状。花序单生于叶腋，总苞阔钟状，直径约5mm；腺体5；雄花多数；苞片丝状；雌花1枚，常伸出总苞外；子房柄基部有退化花被片3，子房上位。蒴果三棱状扁球形，直径4~5mm。花果期全年。

猩猩草（草本一品红）

来源 大戟科大戟属 *Euphorbia* 植物猩猩草 *Euphorbia cyathophora* Murr. 的全草。

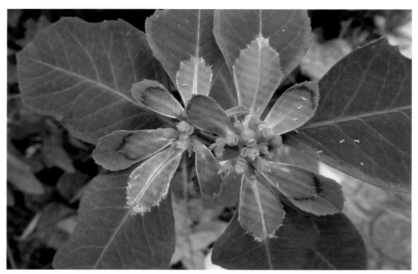

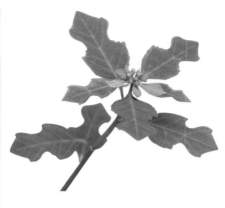

【原植物识别特征】

　　一年或多年生草本。茎上部多分枝，高可达1m。叶互生，卵形、椭圆形或卵状椭圆形，长3～10cm，宽1～5cm，边缘波状分裂或具波状齿或全缘，叶柄长1～3cm；总苞叶与茎生叶同形，较小，长2～5cm，宽1～2cm，淡红色或仅基部红色。花序单生，数枚聚伞状排列于分枝顶端，总苞钟状，绿色，高5～6mm，5裂，裂片三角形，腺体1枚，偶2枚，扁杯状，近2唇形，黄色。雄花多枚，常伸出总苞之外；雌花1枚，子房柄明显伸出总苞处；子房上位，花柱3，分离。蒴果，三棱状球形，直径3.5～4.0mm，成熟时分裂为3个分果瓣。花果期5—11月。

【植物学文献概要】

　　见《中国植物志》第四十四卷，第三分册，65～67页。以猩猩草（《海南植物志》）为正名收载，别名草一品红（《云南种子植物名录》）。原产中南美洲，归化于旧大陆；广泛栽培于我国大部分省区市，常见于公园，植物园及温室中，用于观赏。

　　《广东植物志》第五卷，134页。别名草本一品红。广东及海南沿海各地城镇公园栽培，或逸生于海滨或村落的路旁荒地或疏林下。

　　《广西植物志》第二卷，183页。全草入药，有小毒。

　　《海南植物志》第二卷，186页。栽培。为一盆栽观赏植物。

　　《广州植物志》261～262页。广州庭院间有栽培，以供观赏。

【本草学文献概要】

　　《中华本草》第4册，第十二卷，785～786页。以叶象花（《文山中草药》）为正名收载，别名箭叶叶上花、线叶叶上花、一品红（《云南药用植物名录》）叶上花（《广西药用植物名录》）等。全草入药，味苦、涩，性寒，有毒；凉血调经，散瘀消肿。

飞扬草

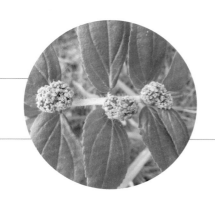

来源 大戟科大戟属 *Euphorbia* 植物飞扬草 *Euphorbia hirta* L. 的全草。

【植物学文献概要】

见《中国植物志》第四十四卷，第三分册，42~44页。以飞扬草（《海南植物志》）为正名收载，别名乳籽草（《台湾植物志》）、飞相草（四川）。产江西、湖南、福建、台湾、广东、广西、海南、四川、贵州和云南。生于路旁、草丛、灌丛及山坡，多见于砂质土。全草入药，可治痢疾、肠炎、皮肤湿疹、皮炎、疖肿等；鲜汁外用治癣类。

《广东植物志》第五卷，137页。全草药用，治湿疹、皮炎及肠炎。

《广西植物志》第二卷，178~180页。产广西各地。

《海南植物志》第二卷，185页。崖县、乐东、东方等地。生于向阳山坡、山谷、路旁或灌丛下，多见于沙质土上。

《广州植物志》262页。为广州荒野极常见的野草。

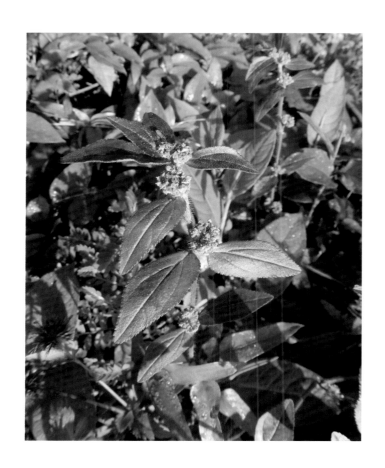

【本草学文献概要】

《岭南采药录》124页。叶如柳叶，折之有白汁，味性与小飞扬同，治浮游虚火，牙根肿痛，捣烂敷于颊旁。

《中华本草》第4册，第十二卷，787~789页。以大飞扬草为正名收录，别名大飞羊（《生草药性备要》）、节节花、奶子草、天泡草等。带根全草入药，味辛、酸，性凉，有小毒；清热解毒，利湿止痒。《常用中草药手册》（广州部队后勤部卫生部）等有药用记载。

【原植物识别特征】

一年生草本。植物体含乳汁。茎单一，高30~60cm，被黄褐色硬毛。叶对生，披针状长圆形或卵状长圆形，长1~5cm，宽0.5~1.3cm；基部略偏斜，边缘有细锯齿。聚伞花序密集成头状，腋生；总苞钟状，直径约1mm；花小，单性，无被；雄花数枚，各花仅具雄蕊1枚；雌花单一，具短梗，伸出总苞外，子房上位。蒴果卵状三棱形。

千根草（小飞扬草）

来源 大戟科大戟属 *Euphorbia* 植物千根草 *Euphorbia thymifolia* L. 的全草。

【植物学文献概要】

见《中国植物志》第四十四卷，第三分册，52～53页。产湖南、江苏、浙江、广东、广西、海南、福建、台湾等省区。全草入药，清热利湿。

《广东植物志》第五卷，139页。以千根草为正名收载，别名小飞羊草（《生草药性备要》）。广东及海南各地均产。生于海拔15～550m的平原区、山地空旷地或路旁裸地、旱作耕地及海滨沙丘。全草有清热利湿、止痒之功效，民间用于治肠炎、痢疾和皮炎等。

《广西植物志》第二卷，178页。产桂林、天峨、梧州、南宁、钦州等地。

《海南植物志》第二卷，185页。崖县、东方、澄迈等地。生于低海拔的山坡草地及稀疏灌丛中。

《广州植物志》262页。为广州荒地上极常见的野草。

【本草学文献概要】

《岭南采药录》54页。别名小飞扬草。叶如瓜子，折之有白汁，味酸，性烈，治小儿烂头疡，疮满耳面，脓水淋漓，以之捣敷，煎水洗，能消肿毒。

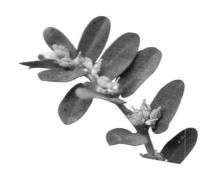

《中华本草》第4册，第十二卷，812～813页。以小飞羊草（《生草药性备要》）为正名收载，别名飞扬草（《岭南采药录》）、乳汁草（《岭南草药志》）、小飞扬（《福州中草药》）等。全草入药，味微酸、涩，性凉；清热祛湿，收敛止痒。

编者注：为现今岭南常用草药之一。

【原植物识别特征】

一年生草本。茎纤细，常呈匍匐状，自基部多分枝，长达10～20cm。叶对生，椭圆形、长圆形或倒卵形，长4～8mm，宽2～5mm，先端圆，基部偏斜，不对称，边缘有细锯齿，叶柄极短。花序单生或簇生于叶腋；花单性同株，雄花少数，微伸出总苞边缘；雌花1枚，子房上位，花柱3，分离。蒴果卵状三棱形，直径1.3～1.5mm，成熟时分裂为3个分果爿。花果期6—11月。

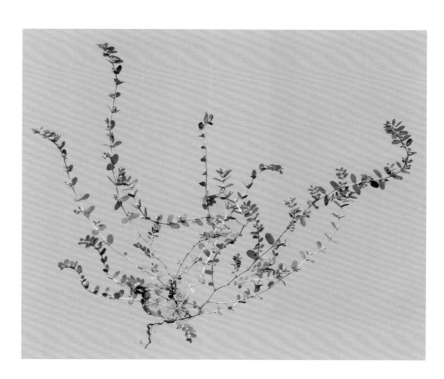

铁海棠（老虎竻）

来源 大戟科大戟属 *Euphorbia* 植物铁海棠 *Euphorbia milii* Ch. des Moulins 的全株。

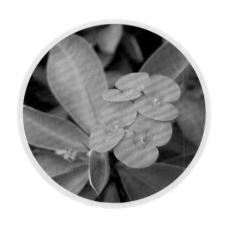

【植物学文献概要】

见《中国植物志》第四十四卷，第三分册，58~60页。原产马达加斯加，我国南北均有栽培。全株入药。

《广东植物志》第五卷，132页。广东及海南各城镇的公园及城、乡居民庭院有栽培。

《广西植物志》第二卷，183页。广西各地及我国南部各城市公园及城镇均有栽培。供观赏及作绿篱，亦有逸为野生。全株药用，有小毒。

《广州植物志》260~261页。别名老虎竻、狮子竻（广州）、麒麟花（科学）。为一栽培植物，性喜高温高湿的气候。

【本草学文献概要】

《岭南采药录》97页。生于墙边，伤暑夹色，用其根煎水一大碗，分三次服之。

《中华本草》第4册，第十二卷，804~805页。以铁海棠为正名收载，别名老虎竻、狮子竻、番鬼刺、虎刺等。根、叶、乳汁

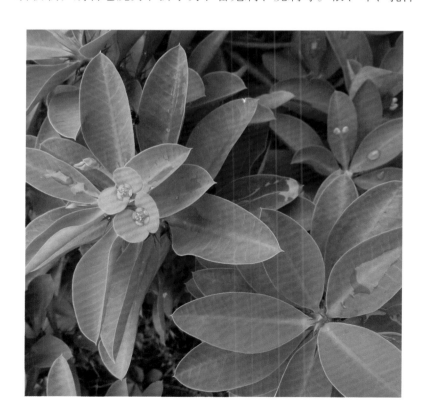

及花入药，味苦、涩、性凉，有小毒；解毒，排脓，逐水。《广西中药志》等有药用记载。

【原植物识别特征】

蔓生灌木，植物体含乳汁。茎密生硬而尖的锥状刺，刺长1~1.5cm，常三至五列排列于棱脊上。叶互生，通常集中于嫩枝，倒卵形或长圆状匙形，长1.5~5cm，宽0.8~1.8cm，先端具小尖头，全缘。杯状聚伞花序，每个花序中央有雌花1枚，无被，子房上位；周围雄花数个，无被，每花仅具1个雄蕊。蒴果三棱状卵形，直径约4mm，熟时分裂为3个分果。花果期全年。

红背桂花

来源 大戟科海漆属 *Excoecaria* 植物红背桂花 *Excoecaria cochinchinensis* Lour. 的全株。

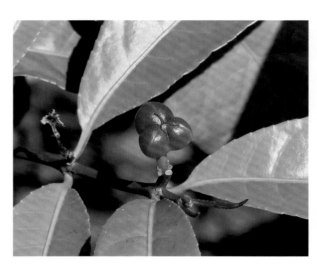
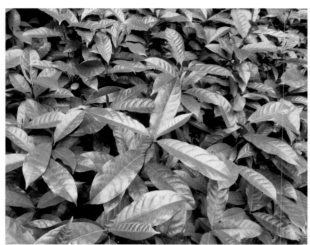

【植物学文献概要】

见《中国植物志》第四十四卷，第三分册，第7页。以红背桂花（广州）为正名收载。我国台湾（台北植物园）、广东、广西、云南等地普遍栽培，广西龙州有野生，生于丘陵灌丛中。

《广东植物志》第五卷，129页。广东及海南城镇的公园及公共场所常见栽培。

《广西植物志》第二卷，278页。广西各城市的庭院有栽培，龙州有野生。野生者常见于山脚和旷野灌丛中。叶入药，可止血；全株可治风湿，跌打损伤。

《海南植物志》第二卷，181页。海南栽培。

【本草学文献概要】

《中华本草》第4册，第十二卷，816页。以红背桂（《全国中草药汇编》）为正名收载，别名金锁玉、箭毒木（《云南药用植物名录》）、叶背红（《全国中草药汇编》）等。全株入药，味辛、味苦，性平，有毒；祛风湿，通经络，活血止痛。

【原植物识别特征】

常绿灌木，高达1m；枝具多数皮孔。单叶对生，或近3片轮生，狭椭圆形或长圆形，长6～14cm，宽1.2～4cm，边缘有疏细齿，腹面绿色，背面紫红或血红色；叶柄长3～10mm。花单性，雌雄异株，聚集成腋生或顶生的总状花序；雄花：萼片3，长约1.2mm；雄蕊3，伸出于萼片之外。雌花：萼片3，基部稍连合，长约1.8mm，子房上位，球形，花柱3，分离或基部多少合生。蒴果球形，直径约8mm。花期几乎全年。

毛果算盘子（漆大姑）

来源 大戟科算盘子属 *Glochidion* 植物毛果算盘子 *Glochidion eriocarpum* Champ. ex Benth. 的枝叶。

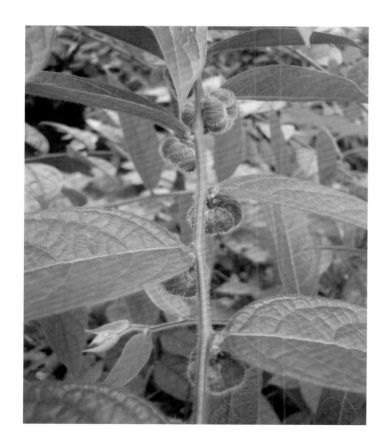

【植物学文献概要】

见《中国植物志》第四十四卷，第一分册，150～151页。以毛果算盘子（《广州植物志》）为正名收载，别名漆大姑（广西）、磨子果（云南河口）。产江苏、福建、台湾、湖南、广东、海南、广西、贵州和云南等省区，生于海拔130～1 600m的山坡、山谷灌木丛或林缘。模式标本采自香港。全株或根、叶供药用，有解漆毒、收敛止泻、祛湿止痒的功效。

《广东植物志》第五卷，58～59页。产广东各地、海南澄迈、屯昌、白沙等地。生于海拔30～300m的山谷灌木林中或林缘，较常见。

《广西植物志》第二卷，218～220页。产广西各地，尤以桂南各地常见。

《海南植物志》第二卷，125页。澄迈、白沙等地。

《广州植物志》267页。生于山野间，广州近郊常见。

【本草学文献概要】

《岭南采药录》166页。凡漆疮红肿作痒，取其叶煎水洗之。

《中华本草》第4册，第十二卷，817～818页。以漆大姑（《岭南采药录》）为正名收载，别名毛漆（《陆川本草》）、漆大伯（《广西中草药》）、杨漆姑婆（《南方主要有毒植物》）。枝叶入药，味苦、涩，性平；清热解毒，祛湿止痒。《广西本草选编》、《常用中草药手册》（广州部队后勤部卫生部）、《海南岛常用中草药手册》等有药用记载，鲜枝叶煎汤，洗患处，治皮肤湿疹、漆树过敏、水稻皮炎等。

【原植物识别特征】

灌木，高达5m，小枝密被淡黄色长柔毛。单叶互生，卵形、狭卵形或宽卵形，长4～8cm，宽1.5～3.5cm，两面均被长柔毛，侧脉每边4～5条。花单性，雌花生于小枝上部，雄花生于下部；雄花：萼片6，雄蕊3；雌花：萼片6，子房上位。蒴果扁球状，直径8～10mm，具4～5条纵沟，密被长柔毛，顶端具宿存花柱。花果期几全年。

算盘子

来源 大戟科算盘子属 *Glochidion* 植物算盘子 *Glochidion puberum* (L.) Hatch. 的果实。

300

【植物学文献概要】

见《中国植物志》第四十四卷，第一分册，151~153页。以算盘子（《植物名实图考》）为正名收载，别名红毛木头果（《台湾木本植物志》）、狮子滚球（《岭南草药志》）等。产陕西、甘肃、安徽、河南、浙江、江西、湖南、湖北、福建、台湾、广东、广西、海南、四川、云南、贵州等省区，生于海拔300~2 200m的山坡、溪旁灌木丛或林缘。模式标本采自中国南部。种子可榨油；根、茎、叶、果实均可供药用，有活血散瘀，消肿解毒之效。本种在华南荒山灌丛极为常见，为酸性土壤指示植物。

《广东植物志》第五卷，59页。别名算珠树。除雷州半岛南部，广东各地均产。生于海拔50~600m的山地疏林、松林下，灌丛中，为酸性土山地的常见灌木。

《广西植物志》第二卷，220页。产广西大部分地区。

《海南植物志》第二卷，124~125页。澄迈、定安、白沙、琼中、琼海等地。为颇常见的灌木。

《广州植物志》267页。生于山野间，广州近郊如白云山一带盛产之。果熟时如算盘子，故有此名。叶常变异。

【本草学文献概要】

《中华本草》第4册，第十二卷，820~821页。以算盘子为正名收载，别名野南瓜、柿子椒（《植物名实图考》）、算盘珠（《福建民间草药》）、金骨风（广州部队后勤部卫生部《常用中草药手册》）等。果实入药，味苦，性凉，有小毒；清热祛湿，解毒利咽，行气活血。根、叶均入药，另列条目。

【原植物识别特征】

灌木，高1~5m，植物体密被短柔毛。单叶互生，长圆形至披针形，长3~8cm，宽1~2.5cm，侧脉每边5~7条。花小，单性，雌花生于小枝上部，雄花生于下部；雄花：萼片6，雄蕊3；雌花：萼片6，子房上位。蒴果扁球状，直径8~15mm，具8~10条纵沟，成熟时带红色，顶端具宿存花柱。花期4—8月，果期7—11月。

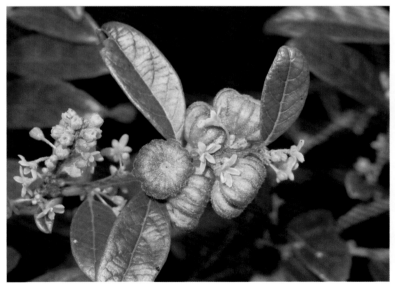
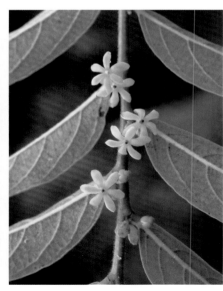

佛肚树

来源 大戟科麻疯树属 *Jatropha* 植物佛肚树 *Jatropha podagrica* Hook. 的全株。

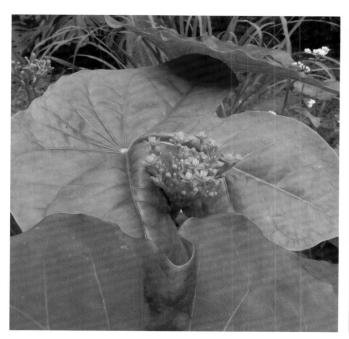
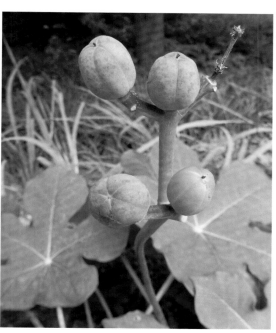

【 植物学文献概要 】

见《中国植物志》第四十四卷，第二分册，148～149页。以佛肚树（《广州植物志》）为正名收载。原产中美洲和南美洲热带地区，现作为观赏植物栽培。

《广东植物志》第五卷，111页。别名大头海棠（潮州）。广东及海南各地公园有栽培。原产中美洲荒芜地区，现世界热带地区均有栽培。为庭院观赏植物。

《广西植物志》第二卷，240页。桂林、南宁等地有栽培。

《广州植物志》272页。原产美洲中部。广州花圃间有栽培。其茎基部肉质膨大，故有佛肚树之称。

【 本草学文献概要 】

《中华本草》第4册，第十二卷，826页。以佛肚树（《广西药用植物名录》）为正名收载，别名惠阳独脚莲、独角莲（《全国中草药汇编》）、算盘珠（《福建民间草药》）、善肚（广西）等。全株入药，味甘、苦，性寒；清热解毒。治毒蛇咬伤等。

【 原植物识别特征 】

直立灌木，高0.3～1.5m，茎基部通常扩大呈瓶状，枝条短粗，肉质；具散生的凸起皮孔。叶盾状着生，近圆形至阔椭圆形，长8～18cm，宽6～16cm，顶端钝圆，基部钝圆或截形，全缘或2～6浅裂，掌状脉6～8条；叶柄长8～16cm，托叶宿存，刺状。花序顶生，花5数，红色；雄花：雄蕊6～8；雌花：子房上位。蒴果椭圆形，直径约15mm，具3纵沟。花期几全年。

白背叶

来源 大戟科野桐属 *Mallotus* 植物白背叶 *Mallotus apelta* (Lour.) Muell. 的根或叶。

【植物学文献概要】

见《中国植物志》第四十四卷，第二分册，39～40页。以白背叶（《广州植物志》）为正名收载，别名酒药子树（《植物名实图考》）、野桐（海南）、白背桐、吊粟（广东）。产云南、湖南、江西、福建、广东、广西和海南。生于海拔30～1 000m的山坡或山谷灌丛中。模式标本采自广东。本种为撂荒地的先锋树种；茎皮可供编织；种子含油，可供制油漆等。

《广东植物志》第五卷，79～80页。产广东龙门、阳春、乐昌、罗定、郁南、阳山、平远、和平、蕉岭、肇庆、中山、乳源、信宜、始兴、翁源、陆丰、河源、新丰、大浦、清远及海南陵水、万宁、三亚、东方、澄迈，但以海南南部较为普遍。生于海拔100～1 000m的灌丛中。

《广西植物志》第二卷，268～270页。产广西各地。根、叶入药。

《海南植物志》第二卷，154页。海南各地常见。

《广州植物志》278页。为广州近郊山野间极常见的灌木。

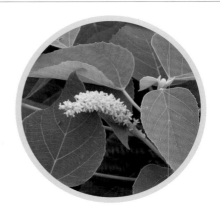

【本草学文献概要】

《中华本草》第4册，第十二卷，827～828页。以白背叶（《南宁药物志》）为正名收载，别名白鹤叶（《岭南草药志》）、白面戟（广州部队后勤部卫生部《常用中草药手册》）等。叶入药，味苦，性平；清热解毒，祛湿止血。

【原植物识别特征】

灌木或小乔木，高1～3m；植物体密被淡黄色星状毛，并散生橙黄色颗粒状腺体。单叶互生，卵形、阔卵形，稀心形，长和宽均6～16cm，边缘有疏齿；基出脉5条；近叶柄处有褐色腺体2个；叶柄长5～15cm。花单性，雌雄异株；雄花：萼裂片4，长约3mm，雄蕊50～75；雌花：萼裂片3～5，子房上位。蒴果近球形，直径5～10mm。花期6—9月，果期8—11月。

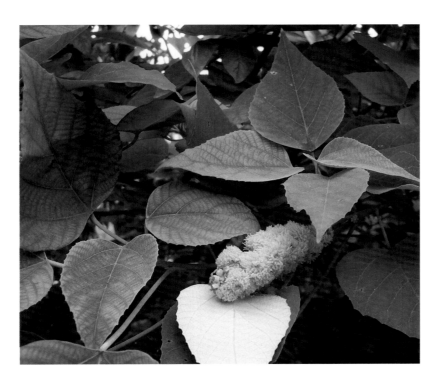

红雀珊瑚

来源 大戟科红雀珊瑚属 *Pedilanthus* 植物红雀珊瑚 *Pedilanthus tithymaloides* (L.) Poit. 的地上部分。

【植物学文献概要】

见《中国植物志》第四十四卷，第三分册，128 页。原产美洲，我国云南、广西、广东南部有栽培，供观赏，亦可入药。

《广东植物志》第五卷，140页。广东北回归线以南城镇和海南沿海城镇均有栽培。为观赏植物。

《广西植物志》第二卷，185页。南宁、柳州、玉林、钦州等地园林常栽培作观赏花卉。全草入药，有小毒；治跌打损伤，疖肿等。

《广州植物志》263页。别名拖鞋花、洋珊瑚（广州）。为广州常见的盆栽花卉，茎常作"Z"字形，其总苞鲜红色，状如拖鞋，故有"拖鞋花"之名。

【本草学文献概要】

《岭南采药录》64页。形如珊瑚，枝青色，有小叶缀枝端，不入服剂，敷大疮，杀疥癞虫，折之有白汁，取其汁搽癣甚效。

《中华本草》第4册，第十二卷，835～836 页。以扭曲草（《南宁市药物志》）为正名收载，别名珊瑚枝（《生草药性备要》）、止血草（《广西中草药》）、红雀掌等。全草入药，味酸、微涩，性寒，有小毒；清热解毒，散瘀消肿，止血生肌。

【原植物识别特征】

亚灌木，含丰富乳状液汁。高40～70cm；茎枝粗壮，肉质，作"之"字状扭曲。叶互生，肉质，卵形或长卵形，长3.5～8cm，宽2.5～5cm，全缘；托叶为一圆形的腺体，直径约1mm。聚伞花序，每一聚伞为一鞋状总苞所包围，内含多数雄花和1朵雌花；总苞鲜红或紫红色，长约1cm。雄花：仅具1雄蕊，花药球形，略短于花丝。雌花：子房上位，3室。花期12月至翌年6月。

303

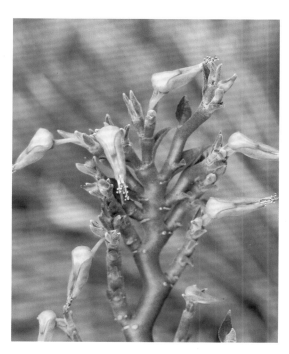
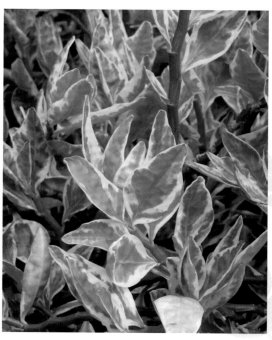

余甘子

来源 大戟科叶下珠属 *Phyllanthus* 植物余甘子 *Phyllanthus emblica* L. 的果实。

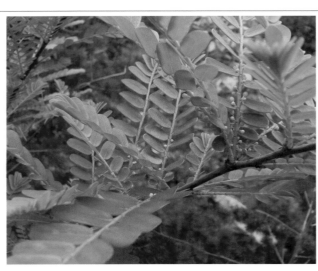
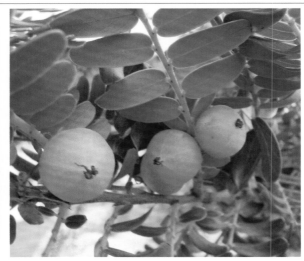

【植物学文献概要】

见《中国植物志》第四十四卷，第一分册，87～89页。以余甘子（《新修本草》）为正名收载，别名庵摩勒（《南方草木状》）、米含（广西隆安）、望果（云南文山）、油甘子（华南）等。产江西、福建、台湾、广东、海南、广西、四川、贵州和云南等省区。可作荒山荒地酸性土造林的先锋树种。树姿优美，可作庭园风景树，亦可栽培为果树。果实富含维生素，生津止渴，润肺化痰，解河豚鱼中毒等。初食味酸涩，良久乃甘，故名"余甘子"。树根和叶供药用，能解热清毒，治皮炎、湿疹、风湿痛等。

《广东植物志》第五卷，49页。别名油甘树。产广东北回归线以南；海南沿海平原和低山区。生于海滨、低山坡地或干燥的稀树山冈，是绿化荒山的优良先锋树种。

《广西植物志》第二卷，208页。除桂东北及桂北少见外，其余各地常见。根收敛止泻。

《海南植物志》第二卷，131页。海南中部或东部。

《广州植物志》265页。本种为一野生植物，我国南部极常见。

【本草学文献概要】

《岭南采药录》70页。形如小榄，一结一个，内有小虫，能治疝气心痛，小儿疳积，酒积，煎水冲酒服，偏身骨痛并走注风，以之煎双蒸酒服之，牙痛煎水含嗽。

《中华本草》第4册，第十二卷，836～838页。以余甘子

（《本草图经》）为正名收载，别名油柑子（《广州植物志》）、牛甘子（《南宁市药物志》）、土橄榄等。根、叶及果实入药，味苦、甘、酸，性凉；清热利咽，润肺化痰，生津止渴。《广西民族药简编》等有药用记载。

【原植物识别特征】

乔木，高可达23m，被黄褐色短柔毛。叶二列，线状长圆形，长8～20mm，宽2～6mm，基部浅心形而稍偏斜，叶柄长0.3～0.7mm。聚伞花序，内有多朵雄花和1朵雌花或全为雄花。雄花：萼片6；雄蕊3，花丝合生成柱；雌花：萼片长圆形或匙形，长1.6～2.5mm；花盘杯状，包藏子房达一半以上，边缘撕裂；子房上位。蒴果核果状，圆球形，直径1～1.3cm。花期4—6月，果期7—9月。

叶下珠

来源 大戟科叶下珠属 *Phyllanthus* 植物叶下珠 *Phyllanthus urinaria* L. 的全草。

【 植物学文献概要 】

见《中国植物志》第四十四卷、第一分册，93～95页。产华北、华东、华中、华南、西南各省区。全草入药，清热解毒，利水止泻。

《广东植物志》第五卷，46页。以叶下珠为正名收载，别名珍珠草。广东及海南各地均产，生于居民区附近空地、荒地，为庭院常见杂草，也生于海拔800m的山地空旷草地。全草入药，治肠炎腹泻等。

《广西植物志》第二卷，208页。产广西各地。

《海南植物志》第二卷，129～130页。海南各地常见。

《广州植物志》265～266页。别名珍珠草、鲫鱼草（广州）、胡羞羞（梅县）、日开夜闭（广州）。本植物多生于田间，夏月始见。花沿茎叶下而生，结果时状如小珠，故有叶下珠之称。梅县小童于夏月间在田边拔此植物，口念"胡羞羞"，其叶不久即合，故俗称胡羞羞。

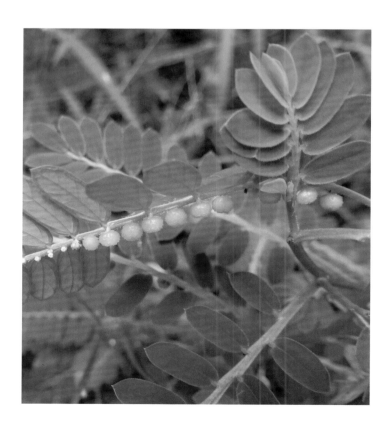

【 本草学文献概要 】

《岭南采药录》164～165页。别名婴婆究。高三四寸，叶如槐而狭小，昼开夜闭，叶背生小珠，如凤仙子大，叠叠直缀，经霜辄红，治小儿百病，诸疳瘦弱，两目欲盲，为末，白汤下，或以之蒸煮鱼肉食，又治小儿生疮疖成堆，痛痒难禁，以之煎水洗立效，研末开香油搽亦可。

《中华本草》第4册，第十二卷，842～843页。以叶下珠（《植物名实图考》）为正名收载。别名日开夜闭、珍珠草（《生草药性备要》）、假油柑、疳积草等。带根全草入药，味微苦，性凉；清热解毒，利水消肿。

【 原植物识别特征 】

一年生草本，高10～60cm，茎直立，多分枝。叶在小枝上排成2列，长圆形，长4～10mm，宽2～5mm；叶柄极短。花单性同株，雄花：2～4朵簇生于叶腋，萼片6，白色；花盘6裂；雄蕊3，花丝合生成柱状。雌花：单生于叶腋，萼片6，长圆形披针形；花盘杯状；子房上位，3室。蒴果扁球形，成熟时浅红色。花果期4—12月。

蓖麻

大戟科蓖麻属 *Ricinus* 植物蓖麻 *Ricinus communis* L. 的叶。

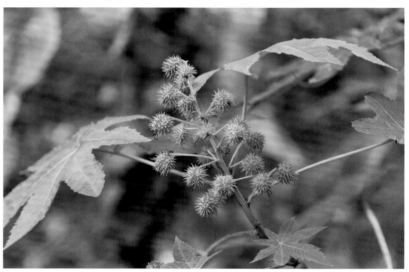

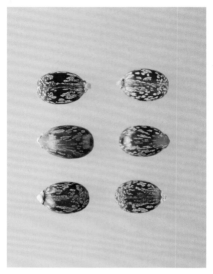

【植物学文献概要】

　　见《中国植物志》第四十四卷，第二分册，88～89页。该属为单种属，仅蓖麻1种，现世界热带地区广为栽培。蓖麻油用于工业，在医药上作缓泻剂，种子含毒蛋白。

　　《广东植物志》第五卷，92～93页。广东及海南各地均有栽培，或在村庄旁、河流两岸冲积地上逸为野生，且呈灌木状。根、叶民间药用，用作消肿拔毒。栽培品种很多。

　　《广西植物志》第二卷，251页。广西各地栽培。

　　《海南植物志》第二卷，166～167页。海南各地常见。栽培或逸为野生。

　　《广州植物志》279～280页。本植物在广州栽培和野生均有。

【本草学文献概要】

　　《岭南采药录》57页。散风湿，消肿毒，有红白两种，红者功以散风湿胜，白者功以消肿毒胜，治跌打，和酒糟捣烂，敷患处。

　　《中华本草》第4册，第十二卷，849～850页。以蓖麻叶（《新修本草》）为正名收载。叶入药，味苦、辛，性平，有小毒；祛风除湿，拔毒消肿。《广西本草选编》《广西民族药简编》等有药用记载。根、种子及种子提取的油脂均入药，另列条目。

【原植物识别特征】

　　一年生粗壮草本，高可达5m；小枝、叶和花序通常被白霜。叶互生，轮廓近圆形，直径40cm或更大，掌状7～11裂，边缘具锯齿；掌状脉7～11条；叶柄粗壮，中空，长可达40cm，顶端具2枚盘状腺体。圆锥花序顶生，花单性同株，无花瓣。雄花：萼裂片3～5，雄蕊多束；雌花：萼片5，子房上位。蒴果近球形，果皮具软刺或平滑；种皮硬壳质，有斑纹，种阜大。花期6—9月。

山乌桕

来源 大戟科乌桕属 *Sapium* 植物山乌桕 *Sapium discolor* (Champ. ex Benth.) Muell. 的根、叶。

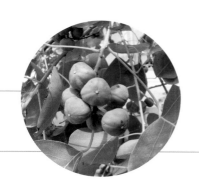

【植物学文献概要】

见《中国植物志》第四十四卷，第三分册，18～19页。广布于云南、四川、贵州、湖南、广东、广西、江西、安徽、福建、台湾等省区。生于山谷或山坡的混交林中。模式标本采自广东南部。

《广东植物志》第五卷，128页。广东除石灰岩地区外，其他各地均有。在粤东有时为山地的主要树种。海南除西北部外，各地山区均产。生于海拔50～500m的山地疏林中，多星散生长。为蜜源植物；叶和根皮供药用，治跌打损伤、痈疮等；种子榨油，可作工业用。

《广西植物志》第二卷，281页。产广西各地。叶入药，外敷治乳痈等。

《海南植物志》第三卷，182～183页。以山柳乌桕为正名收载，别名山柳、山乌桕、红叶乌桕、红心乌桕（广东）。海南各地。

《广州植物志》280～281页。乌桕属*Sapium*，产2种，即山乌桕和乌桕。

【本草学文献概要】

《中华本草》第4册，第十二卷，850～851页。分别列为山乌桕根（《陆川本草》）、山乌桕叶（《广西民间常用草药手册》）2项。根味苦，性寒，有小毒；利水通便，消肿散瘀，解蛇虫毒。叶味苦，性微温，有小毒；活血，解毒，利湿。

【原植物识别特征】

乔木或灌木，高3～12m，小枝灰褐色，有皮孔。单叶互生，椭圆形或长卵形，长4～10cm，宽3～5cm，全缘；背面近缘常有数个圆形腺体；叶柄顶端具2腺体。花单性同株，雄花生于总状花序上部，雌花生于下部；雄花：花萼3浅裂，雄蕊2；雌花：花萼3深裂，子房上位，3室。蒴果球形，直径约1.2cm；种子近球形，外被蜡质假种皮。花期4—6月，果期8—9月。

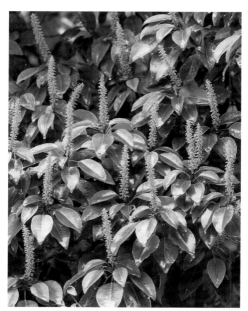

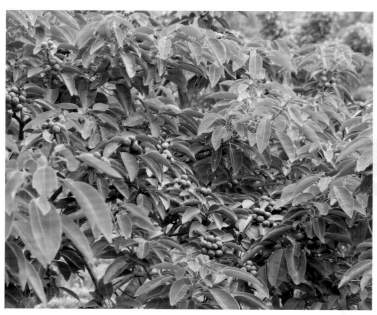

乌桕

来源 大戟科乌桕属 *Sapium* 植物乌桕 *Sapium sebiferum* (L.) Roxb. 的根皮、叶及种子。

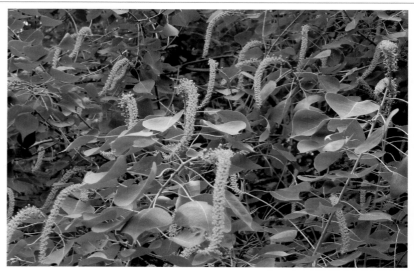
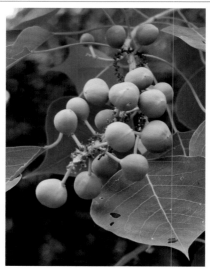

【植物学文献概要】

见《中国植物志》第四十四卷，第三分册，14～16页。以乌桕（《新修本草》）为正名收载，别名腊子树、桕子树、木子树。主要分布于黄河以南各省区，北达陕西、甘肃。生于旷野、塘边或疏林中。模式标本采自广州近郊。木材白色，坚硬，纹理细致，用途广。叶为黑色染料，可染衣物。根皮治毒蛇咬伤。白色之蜡质层（假种皮）溶解后可制肥皂、蜡烛；种子油适于涂料，可涂油纸、油伞等。

《广东植物志》第五卷，128页。广东除雷州半岛外，各地均有；海南琼山、琼海、澄迈、儋州、定安等地多有栽培。生于海拔20～400m的平原、河谷或低山疏林中或村旁，为油脂植物。

《广西植物志》第二卷，279页。广西各地均产。

《海南植物志》第二卷，182页。海口、澄迈、定安、琼海、保亭等地。

《广州植物志》280～281页。乌桕属*Sapium*，产2种，即山乌桕和乌桕。

【本草学文献概要】

《岭南采药录》41～42页。别名桠桕。落叶乔木，高至二十尺许，叶广卵形而尖，夏月开花，花单性，形小黄色，秋末实熟，大三分许，内藏三子，其种子之皮部，被以白粉，含有脂肪甚多，仁可榨油，味甘苦，性寒，治烂脚、疥癞、蛇伤，其根，利水通肠，治疔肿。

《中华本草》第4册，第十二卷，852～855页。分别列为乌桕木根皮、乌桕叶和乌桕子3项。根皮味苦，性微温，有毒；泻下逐水，消肿散结，解蛇虫毒。叶味苦，性微温，有毒；泻下逐水，消肿散瘀，解毒杀虫。种子味甘，性凉，有毒；拔毒消肿，杀虫止痒。

【原植物识别特征】

乔木，高可达15m，含乳状汁液。单叶互生，菱形、菱状卵形至倒卵形，长3～8cm，宽3～9cm，全缘；叶柄顶端具2腺体。花单性同株，聚集成顶生的总状花序，通常雄花生于花序轴上部，雌花生于下部；雄花：花萼3浅裂，雄蕊2；雌花：花萼3深裂，子房上位，3室。蒴果梨状球形，成熟时黑色，直径1～1.5cm；种子3，扁球形，黑色，外被白色蜡质假种皮。花期4—8月。

龙脷叶

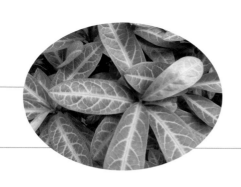

来源 | 大戟科守宫木属 *Sauropus* 植物龙脷叶 *Sauropus spatulifolius* Beille 的叶。

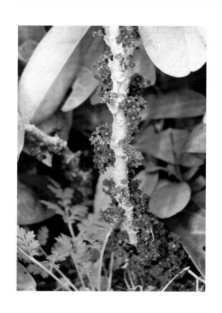

【 植物学文献概要 】

龙脷叶之名始见《岭南采药录》，广东湛江称龙舌叶；广东清远称龙味叶。见《中国植物志》第四十四卷，第一分册，165～168页。原产越南北部，广东、广西、福建有栽培。叶入药，治咳嗽、咽喉肿痛等。

《广东植物志》第五卷，63页。珠江三角洲各地及海南海口等地均有栽培。常见于药圃。鲜叶或干叶供药用，润肺祛痰，为广州地区习用草药。

《广西植物志》第二卷，226页。桂林、贵港、梧州、南宁等地花圃偶见。叶治咳嗽、喉痛等。

《广州植物志》269～270页。广州花圃常有栽培，供观赏或药用，唯不结果。

【 本草学文献概要 】

《岭南采药录》28页。治痰火咳嗽，以其叶煮猪肉汤食之。

《中华本草》第4册，第十二卷，855～856页。以龙利叶为正名收载，别名龙舌叶、牛耳叶（《全国中草药汇编》）、龙脷叶（《广西药用植物名录》）。叶入药，味甘，性平；清热润肺，化痰止咳。《广西本草选编》有药用记载。

编者注：为现今岭南常用草药之一。

【 原植物识别特征 】

常绿小灌木，高10～40cm；茎粗糙，直径2～5mm，蜿蜒状弯曲。单叶通常聚生于小枝上部，常向下弯垂，叶片匙形、倒卵状长圆形或卵形，长4.5～16.5cm，宽2.5～6.3cm，上面深绿色，叶脉处呈灰白色。花单性同株，2～5朵簇生，无花瓣。雄花：萼片6，两轮，近等大；雄蕊3，花盘腺体6，与萼片对生。雌花：萼片似雄花，无花盘，子房上位，近球形，直径约1mm，3室。

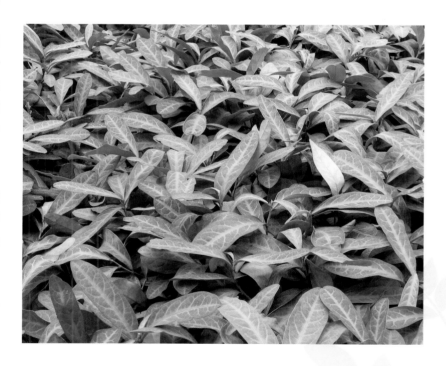

白饭树

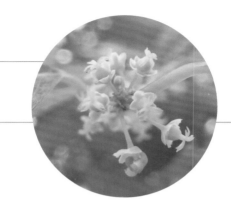

【植物学文献概要】

见《中国植物志》第四十四卷，第一分册，70~73页。别名金柑藤（植物学名词审查本），密花叶底株（台湾植物志），白倍子（广西贵县）。产华东、华南及西南各省区。全株供药用。

《广东植物志》第五卷，42页。拉丁学名采用其异名 *Securinega virosa*（Roxb.ex Willd.）Baill.广东和海南各地均产，生于平原或山地溪边开阔地或疏林中。全株民间作草药，治湿疹等。

《广西植物志》第二卷，201页。产广西各地。为丘陵地或石灰岩山中下部常见灌木。

《海南植物志》第二卷，133页。海南各地常见，生于疏林中。

《广州植物志》269页。拉丁学名采用其异名 *Flueggea virosa*（Willd.）Baill.。广州附近旷地上极常见的野生植物，果熟时白色，故有白饭树之称。

【本草学文献概要】

《岭南采药录》147~148页。杀虫拔脓，治黄脓白泡疮。

《中华本草》第4册，第十二卷，858~859页。以白饭树（《生草药性备要》）为正名收载，别名白泡果、白火炭（《南宁市药物志》）、鱼眼木（《广西本草选编》）、鱼骨菜等。根、叶入药，叶多鲜用。味苦，微涩，性凉，有小毒；祛风除湿，清热解毒，杀虫止痒。

【原植物识别特征】

灌木，高1~6m。叶互生，椭圆形、长圆形、倒卵形或近圆形，长2~5cm，宽1~3cm，全缘，下面白绿色。花小，淡黄色，雌雄异株，多朵簇生于叶腋。雄花：萼片5，卵形；雄蕊5，伸出萼片外；花盘腺体5，与雄蕊互生；退化雌蕊3。雌花：3~10朵簇生，萼片似雄花；花盘环状，围绕子房基部；子房上位，3室，基部合生，顶部2裂。蒴果浆果状，近圆球形，直径3~5mm，熟时果皮淡白色。花果期3—12月。

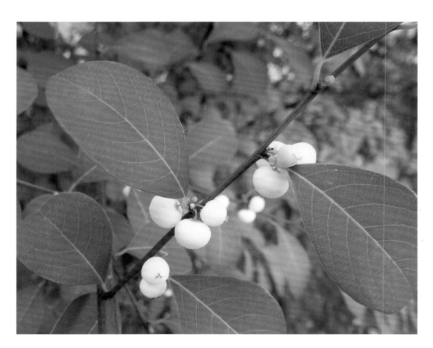

牛耳枫

来源　虎皮楠科虎皮楠属 *Daphniphyllum* 植物牛耳枫 *Daphniphyllum calycinum* Benth. 的果实。

【植物学文献概要】

见《中国植物志》第四十五卷，第一分册，第8页。以牛耳枫（《海南植物志》）为正名收载，别名南岭虎皮楠（《中国树木分类学》）。产广西、广东、福建、江西等省区；生于海拔60～700m的疏林或灌丛中。模式标本采自广东沿海岛屿。种子榨油可制肥皂或作润滑油。根和叶入药，有清热解毒、活血散瘀之效。

《广东植物志》第三卷，224页。产广东及海南各地。

《广西植物志》第二卷，287～288页。主要产桂南、桂东南至桂东北一带。

《海南植物志》第二卷，187～188页。澄迈、文昌、琼海、万宁、崖县等地。生于路旁、水沟边或小山坡的灌丛中或小溪两岸的疏林中。

《广州植物志》284页。广州近郊山野间极常见的野生灌木。

【本草学文献概要】

《中华本草》第4册，第十二卷，865页。以牛耳枫子（《南宁市药物志》）为正名收载。别名土鸦胆子（《广西中药志》）、假鸦胆子（《广西药用植物名录》）、猪肚、珠碌子（《中国有毒植物》）等。果实入药；味苦、涩，性平，有毒；止痢。根与枝叶均入药，另列条目。

【原植物识别特征】

灌木，高1.5～4m。单叶互生，阔椭圆形或倒卵形，长12～16cm，宽4～9cm，全缘，略反卷，叶面具光泽，叶背多少被白粉，侧脉8～11对，叶柄长4～8cm。总状花序腋生，花单性异株，雄花花萼盘状，径约4mm，3～4浅裂；雄蕊9～10，长约3mm，药隔发达，花丝极短；雌花萼片3～4，长约1.5mm；子房上位，柱头2。果序长4～5cm，密集排列；核果卵圆形，长约7mm，被白粉，具小疣状突起，先端具宿存柱头，基部具宿萼。花期4—6月，果期8—11月。

311

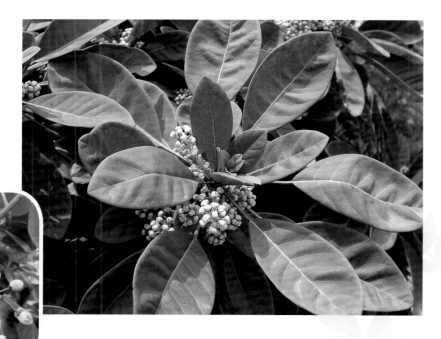

山油柑

来源 芸香科山油柑属 *Acronychia* 植物山油柑 *Acronychia pedunculata* (L.) Miq. 的心材或根。

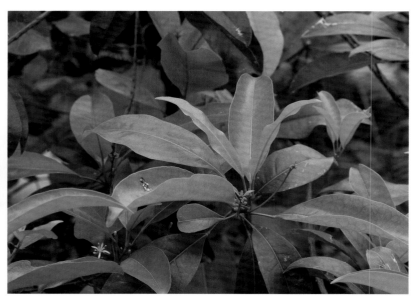

【植物学文献概要】

见《中国植物志》第四十三卷，第二分册，106～108页。以山油柑为正名收载，别名石苓舅（台湾），山柑（台湾、广东），砂糖木（广西）。产台湾、福建、广东、海南、广西、云南六省区南部。生于较低丘陵坡地杂木林中，为次生林常见树种之一，有时成小片纯林，在海南，可分布至海拔900m山地密茂常绿阔叶林中。根、叶、果用作中草药，有柑橘叶香气。化气，活血去瘀，消肿止痛。

《广东植物志》第二卷，249～250页。产本省中部以南至海南岛，最北线约在增城、博罗（罗浮山）、花县至高要（鼎湖山）一带，西南部最常见。生于海拔600m以下的山坡或平地杂木林中。为次生林常见的树种，鼎湖山低坡地有它的小片纯林。果肉味甜，微带麻舌感，根、叶、果均可作草药。

《广西植物名录》264页。产南宁、防城、上思、容县、陆川、宁明。

《海南植物志》第三卷，38页。琼海及海口附近各地。

【本草学文献概要】

《中华本草》第4册，第十二卷，867～868页。以沙糖木（《广西药用植物名录》）为正名收载，别名沙塘木（广州部队后勤部卫生部《常用中草药手册》）、沙柑木（《广西药用植物名录》）、甜饼木（《中国民间生草药原色图谱》）。心材或根入药，味苦、涩，性凉；祛风止痛，行气活血，止咳。果实和叶均入药，另列条目。

【原植物识别特征】

小乔木，树高5～15m。树皮剥开时有柑橘叶香气。单叶对生，叶片椭圆形至长圆形，或倒卵形至倒卵状椭圆形，长7～18cm，宽3.5～7cm，全缘；叶柄长1～2cm。花两性，黄白色，直径1.2～1.6cm；萼片与花瓣均为4，雄蕊8，子房上位。果序下垂，核果淡黄色，半透明，近圆球形而略有棱角，直径1～1.5cm，富含水分，味清甜，有小核4个，每核有1种子。花期4—8月，果期8—12月。

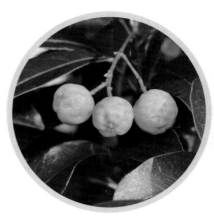

洒饼簕（东风桔）

来源　芸香科酒饼簕属 *Atalantia* 植物酒饼簕 *Atalantia buxifolia* (Poir.) Oliv. ex Benth. 的根、叶。

【植物学文献概要】

见《中国植物志》第四十三卷，第二分册，155～157页。以酒饼簕（广州）为正名收载，别名山柑仔、乌柑（台湾），东风橘（《增订岭南采药录》）、狗橘、蠔壳刺（广州）、山橘簕、梅橘、雷公簕、铜将军（广西）等。产海南及台湾、福建、广东、广西四省区南部，通常见于离海岸不远的平地、缓坡及低丘陵的灌木丛中。成熟的果味甜。根、叶用作草药。气香，味微辛、苦，性温。祛风散寒，行气止痛。

《广东植物志》第二卷，261～262页。广东省北回归线以南各地较常见。味苦而微辛，性温，祛风散寒，行气止咳。

《广西植物名录》264页。产桂南、桂西南。

《海南植物志》第三卷，47页。琼海、万宁、陵水、保亭、崖县、乐东、东方、昌江、白沙。

《广州植物志》433页。为广州近郊村落旁常见的野生植物，有时作绿篱。

【本草学文献概要】

《岭南采药录》73页。别名半天钓、假花椒、猪钓笋公。止痛，祛风痰，瘫痪用之有效。

《中华本草》第4册，第十二卷，870页。以东风橘（《岭南采药录》）为正名收载，别名假花椒（《岭南采药录》）、狗桔、狗骨簕、酒饼药等。根、叶入药，味辛、苦，性微温；祛风解表，化痰止咳，行气活血。《广西本草选编》等有药用记载。

【原植物识别特征】

灌木，高可达2.5m，分枝多。叶互生，硬革质，有柑橘香气，卵形、倒卵形、椭圆形或近圆形，长2～6cm，宽1～5cm，叶缘有弧形边脉，油点多；叶柄长1～7mm，粗壮。花簇生，稀单生；萼片及花瓣均为5；花瓣白色，长3～4mm，有油点；雄蕊10；子房上位。浆果近球形，直径8～12mm，有稍凸起油点，熟时蓝黑色花期5—12月，果期9—12月。

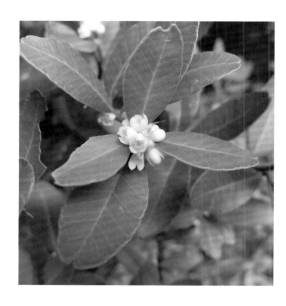
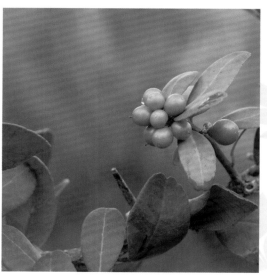

酸橙（枳壳、枳实）

来源 芸香科柑橘属 *Citrus* 植物酸橙 *Citrus aurantium* L.及其栽培变种的未成熟果实。

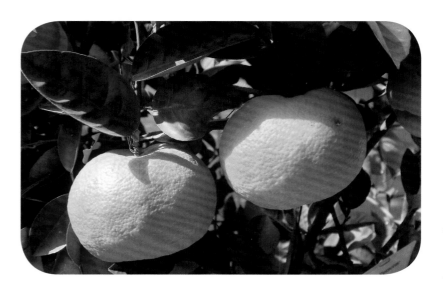

【原植物识别特征】

　　小乔木，刺多。单身复叶互生，叶片卵形或倒卵形，长1～3cm，宽0.6～1.5cm，具半透明油腺点，或个别品种几无翼叶。总状花序有花少数，或单花腋生；花大小不等，花的直径2～3.5cm；花萼杯状，5或4浅裂；花瓣白色；雄蕊多数，花丝基部合生成多束；子房上位。柑果圆球形或扁圆形，果皮稍厚至甚厚，难剥离，橙黄至朱红色，油细胞大小不均匀，凹凸不平，瓤瓣10～13，果肉味酸，有时苦或兼有特异气味；种子多且大。花期4—5月，果期9—12月。

【植物学文献概要】

　　见《中国植物志》第四十三卷，第二分册，194～196页。产秦岭南坡以南各地，通常栽种，有时逸为半野生。被广泛应用作嫁接甜橙和宽皮橘类的砧木。中药枳实及枳壳，用黄皮酸橙的果制成，以湖南的最为大宗，次为湖北和江西，其他省区也有少量。

　　其叶和花含芳香油，果皮含油量约1.5%～2%。又含多种黄酮甙类化合物。果肉主要含柠檬酸、维生素C等。种子含脂肪油，以油酸、亚油酸及棕榈酸为主。

　　《广东植物志》第二卷，275页。与甜橙颇难区分，唯野生性状较明显，茎枝的刺粗壮且较多。花和叶是提取优质香精的原料。

　　《海南植物志》第三卷，52页。

　　《中国果树》第二卷，35页。

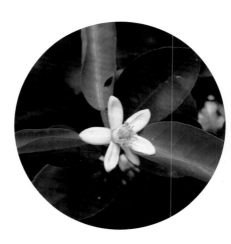

【本草学文献概要】

　　《中华本草》第4册，第十二卷，880～884页。枳壳始载于《雷公炮炙论》。以未成熟果实入药，味苦，酸，性微寒。理气宽胸，行滞消积。

　　其干燥幼果为传统中药枳实，见《中华本草》第4册，第十二卷，874～880页。味苦、辛，性微寒；破气除痞，化痰消积。

　　编者注：枳实的来源亦包括甜橙。

甜橙（橙核）

来源 芸香科柑橘属 *Citrus* 植物甜橙 *Citrus sinensis*（L.） Osbeck 的种子。

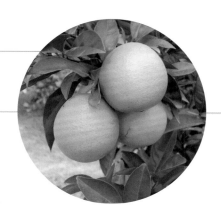

【植物学文献概要】

见《中国植物志》第四十三卷，第二分册，196～199页。我国南方广为种植，栽培品种很多，模式标本采自广州近郊。

《广东植物志》第二卷，275～276页。广东为主产区之一，品种品系多。甜橙的学名是在1750年前后，以一个瑞典人在广州黄埔附近采到的标本为根据确定下来的。现今世界各国栽种的甜橙类均系源自我国南方，或自广东，或自福建。这一观点是多数中外学者所赞同。

《广西植物名录》265页。产全区各地。

《海南植物志》第三卷，53页。海南各地栽培。我国秦岭以南广泛栽培。

《广州植物志》431页。以橙（《开宝本草》）为正名收载，别名新会橙（《植物名实图考》）、雪柑（潮汕）。本种在我国栽培极广，广东方面为新会、番禺、潮汕一带最为有名。

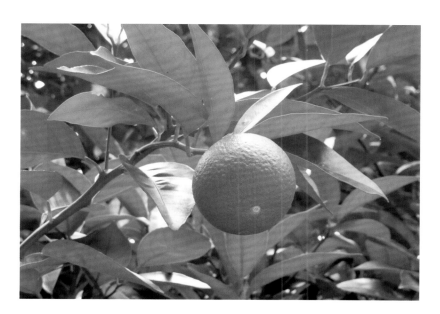

【本草学文献概要】

《岭南采药录》78页。治闪挫腰疼，湿研涂面干粉刺，橙皮，凡遇乳痈初起，以之煎水，大热洗患处数次，即可消散。

《中华本草》第4册，第十二卷，914～915页。以甜橙（《滇南本草》）为正名收载。味辛、甘、微苦，性微温；散肝行气，散结通乳，解酒。其果皮和叶均入药，另列条目。

【原植物识别特征】

常绿小乔木，枝少刺或近于无刺。单身复叶互生，叶片卵形或卵状椭圆形，长6～10cm，宽3～5cm，具半透明油腺点。花单生或数朵生于枝端或叶腋，白色或带紫淡红色；花萼杯状，5～3浅裂；花瓣5，长椭圆形；雄蕊20～25；子房上位。柑果圆球形，扁圆形或椭圆形，橙黄至橙红色，果皮难或稍易剥离，瓢瓣9～12，味甜或稍偏酸。花期3—5月，果期10—12月。

柑橘（陈皮、广陈皮）

来源 芸香科柑橘属 *Citrus* 植物柑橘 *Citrus reticulata* Blanco 及其栽培变种的成熟果皮。

【植物学文献概要】

见《中国植物志》第四十三卷，第二分册，201～203页。产秦岭南坡以南、伏牛山南坡诸水系及大别山区南部，向东南至台湾，南至海南岛，西南至西藏东南部海拔较低地区。广泛栽培，很少半野生。我国产的柑、橘，其品种品系之多，可称为世界之冠。

柑与橘的关系，各学派的见解各不相同，且存在着一系列过渡类型，使得把柑与橘划分为两个可以截然区分的物种实际上十分困难。根据生物学特征结合经济利用，本志分为两大类，即橘类和柑类。

其栽培品种茶枝柑'Chachiensi'主产广东（新会、四会）为岭南道地药材广陈皮的来源。果皮常三瓣相连，形状整齐，厚度均匀，约1mm。点状油室较大，对光照视，透明清晰。质较柔软。产量较小，但质量佳。

《广东植物志》第二卷，278～281页。各地栽种。在山区密林中曾找到半野生状态的植株。茶枝柑主产区在新会县。所谓广陈皮即本品的果皮。

《广西植物名录》265页。产全区各地。

《海南植物志》第三卷，53页。海南各地栽培。

【本草学文献概要】

《中华本草》第4册，第十二卷，886～891页。以陈皮（《食疗本草》）为正名收载，别名橘皮（《神农本草经》）、橘子皮（《滇南本草》）、广橘皮（《得宜本草》）等。果皮入药，味辛、苦，性温。理气降逆，调中开胃，燥湿化痰。其干燥幼果或未成熟果实为传统中药青皮，见《中华本草》第4册，第十二卷，892～896页。味苦、辛，性微寒；疏肝破气，消积化滞。

【原植物识别特征】

常绿小乔木，枝柔弱，通常有刺。单身复叶互生，叶片披针形或椭圆形，长4～11cm，宽1.5～4cm，具半透明油腺点。花单生或数朵生于枝端或叶腋，白色或带淡红色；花萼杯状，5裂；花瓣5，长椭圆形；雄蕊15～25，花丝常3～5枚连合。柑果近圆形或扁圆形，红色、朱红色、黄色或橙黄色；瓤瓣7～12，极易分离。花期3—4月，果期10—12月。

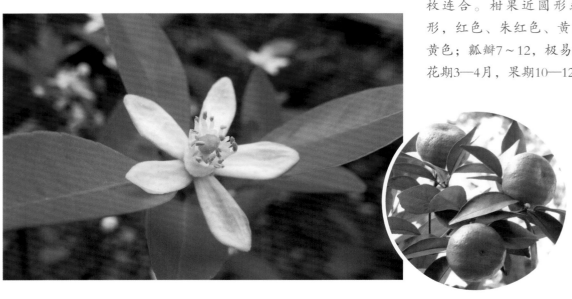

柚

来源 芸香科柑橘属 *Citrus* 植物柚 *Citrus maxima* (Burm.) Merr. 的叶。

【植物学文献概要】

见《中国植物志》第四十三卷，第二分册，187~189页。我国长江以南各地有栽培，最北见河南信阳、南阳一带，栽培历史悠久，品种品系繁多。

《广东植物志》第二卷，271~272页。柚在我国有文字记载的栽培历史至少有2 500年。广东种柚的历史，有较详细文字描述的见屈大均的《广东新语》（十七世纪后期作品）。广东较常见的柚子品种有化州橘红、梅州金柚、沙田柚、桑麻柚、金兰柚等。

《广西植物名录》264页。产全区各地。

《海南植物志》第三卷，52页。海南各地有栽培。

《广州植物志》430~431页。别名文旦、抛（《闽产录异》）、朱栾（《本草纲目》）。本种栽培历史悠久，品类极多，各地皆有名产。

【本草学文献概要】

《岭南采药录》136页。干高丈余，枝有刺，叶用长卵形，柄有翼状小叶，味辛，性温，无毒，消风肿，解秽气，治头风痛，同葱白捣贴太阳穴，其寄生，味辛，性平，治风湿，洗肿脚，牙痛，煎水含之，其核化疝气，柚实之皮，苦辛，消食快膈，散愤懑之气，化痰。

《中华本草》第4册，第十二卷，902页。以柚（《本草经集注》）为正名收载，别名胡柑（《新修本草》）、臭橙（《食性本草》）、朱栾、香栾（《本草纲目》）等。叶入药，味辛、苦，性温；行气止痛，解毒消肿。

【原植物识别特征】

常绿小乔木，小枝压扁状，有微小针刺。单身复叶互生，卵状椭圆形或阔卵形，长8~13cm，宽3~6cm，边缘浅波状，叶翼倒心形。花香，花单生或成束腋生；花萼杯状，4浅裂；花瓣白色；雄蕊20~25；子房球形。柑果极大，球形，扁圆形或长圆形，直径10~15cm，幼果密被茸毛，熟时渐脱落，表面柠檬黄色，油室大而明显；瓤囊12~16瓣，味酸。花期4月，果期10—11月。

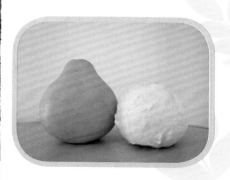

化州柚（化州橘红）

来源 芸香科柑橘属 *Citrus* 植物化州柚 *Citrus maxima* (Burm.) Merr. 'Tomentosa' 的近成熟外层果皮。

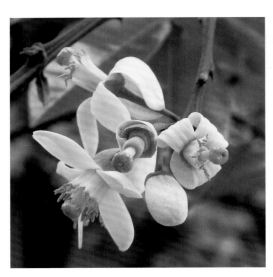 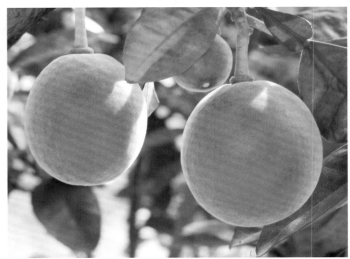

【植物学文献概要】

见《中国植物志》第四十三卷，第二分册，187~189页。已有1 500余年栽培历史，主产广东化州、茂名等地，广西、湖南也有。化州柚是柚*Citrus maxima*（Burm.）Merr. 的一个栽培品种。

《广东植物志》第二卷，272页。据考证广州的化州橘红始种于梁代（公元502年）。

《广州植物志》430~431页。本种栽培历史悠久，品类极多。

【本草学文献概要】

《岭南采药录》140~141页。产于旧化州境，皮薄纹细，多筋脉，色红润，入口芳香，煎之作香甜气，以汁入痰中，痰变成水者真。今多以沙田柚皮为充，味苦辛，性温平，无毒，消痰止嗽，宽中醒酒，消油腻谷物食积，治伤寒胸中瘀热，水谷失宣，神明不通，气逆，羊癫疯，解蟹毒，此物治伤食甚效，消痰尤妙，然其性峻削，气虚者不可用，忌冷服，理气化痰，功力十倍。

《中华本草》第4册，第十二卷，902~905页。以化橘红（《识药辨微》）为正名收载，别名化皮（《岭南杂记》）、化州橘红（《岭南随笔》）、毛化红（广东化州）、赖橘红（广东）等。未成熟或近成熟外层果皮入药，味苦，性温；燥湿化痰，理气，消食。

【原植物识别特征】

常绿小乔木，小枝压扁状，密被毛，有微小针刺。单身复叶互生，卵状椭圆形或阔卵形，长8~13cm，宽3~6cm，边缘浅波状，背面主脉有毛；叶翼倒心形。花极香，花单生或成束腋生；花萼杯状，4浅裂；花瓣白色；雄蕊20~25；子房球形。柑果极大，球形，扁圆形或长圆形，直径10~15cm，幼果密被茸毛，熟时渐脱落，表面柠檬黄色，油室大而明显；瓤囊16瓣，味极酸。花期4月，果期10—11月。

黎檬（宜母子）

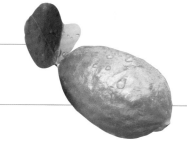

来源　芸香科柑橘属 *Citrus* 植物黎檬 *Citrus limonia* Osb. 的果实。

319

【植物学文献概要】

见《中国植物志》第四十三卷，第二分册，200～201页。以黎檬（《东坡志林》）为正名收载，别名黎朦子（《桂海虞衡志》）、宜母、药果（《广东新语》）、广东柠檬等。产广东、广西、海南、福建、台湾及云南南部、贵州西南部，模式标本采自广州近郊。柑果有下气、健胃、消食之功。

《广东植物志》第二卷，273～274页。广东省各地有栽种，海南岛有野生。黎檬与柠檬是两个明显有别的种，黎檬在我国有野生，可以说是个土生种，柠檬原非我国土生，是近代才从外国引种的。两者的叶、花、果、种子等的形态明显有别。生长习性也不尽同。果可作药用，有下气、和胃、消食等功效。妇女怀孕初期胃闷呕吐时食之可解。故自古称之为宜母子。

《广西植物名录》264页。产南宁、桂林、阳朔、临桂、龙胜、恭城、梧州、苍梧、防城、容县、那坡、田林、隆林、河池、凤山、东兰、环江、金秀、龙州。

《海南植物志》第三卷，51～52页。白沙、琼海、万宁、陵水、保亭。

《广州植物志》430页。别名柠檬（俗称）、宜母子（《植物名实图考》）。

【本草学文献概要】

《岭南采药录》77页。别名宜母果、宜檬子。柑属，叶及花与柑柚相类，果似橙而小，二三月熟，黄色，味酸，孕妇食之，能安胎，且能辟暑，醃食下气和胃，并治伤寒痰火。

《中华本草》第4册，第十二卷，906～908页。以柠檬（《岭南采药录》）为正名收载，别名黎檬子（《岭外代答》）、药果（《广东新语》）、宜母果（《岭南杂志》）等。果实入药，味酸、甘，性凉；生津解暑，和胃安胎。根、叶、亦入药，另列条目。

【原植物识别特征】

小乔木。少刺或近无刺。单身复叶互生，翼叶宽或窄，或仅具痕迹，叶片卵形或椭圆形，长8～14cm，宽4～6cm；边缘有钝齿。少花簇生或单花腋生；花萼杯状，4～5浅裂；花瓣白色，背面淡紫红色；雄蕊多数；子房上位。柑果扁圆至圆球形，果皮甚薄，光滑，淡黄或橙红色，稍难剥离，瓤瓣9～11，果肉淡黄或橙红色，味颇酸。花期4—5月，果期9—10月。

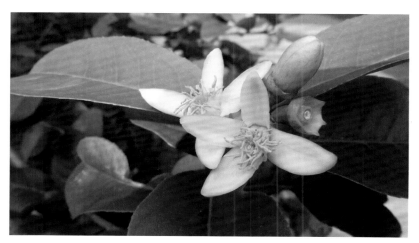

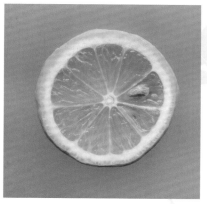

佛手

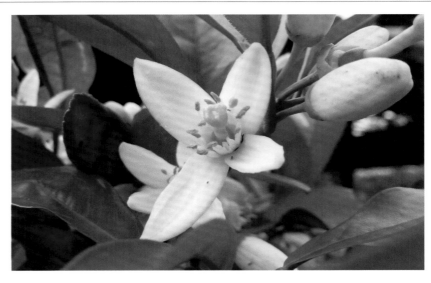

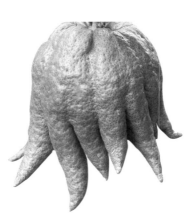

【植物学文献概要】

见《中国植物志》第四十三卷，第二分册，186页。佛手为香橼 *Citrus medica* L. 的变种，各器官形态与香橼难以区别。但子房在花柱脱落后即行分裂，在果的发育过程中成为手指状肉条，果皮甚厚，通常无种子。花、果期与香橼同。

长江以南各地有栽种。佛手的香气比香橼浓，久置更香。药用佛手因产区不同而名称有别。产浙江的称兰佛手（主产地在兰溪县），产福建的称闽佛手，产广东和广西的称广佛手，产四川和云南的，分别称川佛手与云佛手或统称川佛手。手指肉条挺直或斜展的称开佛手，闭合如拳的称闭佛手，或称合拳（广东新语），或拳佛手或假佛手。也

有在同一个果上其外轮肉条为扩展性，内轮肉条为拳卷状的。

《广东植物志》第二卷，271页。各地栽种，以肇庆地区较多。佛手的药效与功能大致与香橼同。

《广西植物名录》264页。产全区各地。

《海南植物志》第三卷，51页。海南儋县栽培。

【本草学文献概要】

《中华本草》第4册，第十二卷，911～914页。以佛手柑（《滇南本草》）为正名收载，别名佛手（《中馈录》）、佛手香橼（《闽书》）、蜜罗柑（《古州杂记》）、福寿柑（《民间常用中草药汇编》）、手柑（广东）等。果实入药，味辛、苦，性温。疏肝理气，和胃化痰。根、花亦入药，另列条目。

【原植物识别特征】

常绿小乔木或灌木，幼枝微带紫红色，有短硬刺。叶互生，革质，长圆形或倒卵状长圆形，长8～15cm，宽3.5～6.5cm，边缘有浅锯齿，具透明油点；叶柄短。花杂性，单生、簇生或成总状花序；花萼杯状，4～5裂；花瓣4～5，白色，外面有淡紫色晕斑；雄蕊30～50。柑果卵形或长圆形，顶端裂瓣如拳或指状，表面粗糙，橙黄色。花期4—5月，果期7—11月。

黄皮

来源 芸香科黄皮属 *Clausena* 植物黄皮 *Clausena lansium* (Lour.) Skeels. 的叶。

【植物学文献概要】

见《中国植物志》第四十三卷，第二分册，132～133页。黄皮原产我国南部，模式标本采自广州近郊。

《广东植物志》第二卷，257页。以黄皮为正名收载，别名黄弹（《岭南杂记》）。广东各地均有栽培。根、叶、果核入药，果鲜食或腌渍食用。

《广西植物名录》265页。全区各地零星栽培。

《海南植物志》第三卷，42页。海南各地有栽培。品种甚多。

《广州植物志》435～436页。"黄皮"之名出自《植物名实图考》，广州附近极常栽培，果味有甜有酸，甜者味美

适口，又能助消化，为我国南部佳果之一。据《生草药性备要》载："皮消风肿，去疳积，散热积，煲酒服通小便；核治疝气。"

【本草学文献概要】

《岭南采药录》25页。消风肿，洗疥癞，去热散毒，酒煎服，通小便，剪水洗，解秽恶，其果，味甘酸，性平，消食顺气，除暑热，主呕逆痰水，胸膈满痛，蛔虫上攻心下痛，多食荔枝发病者，用此解之，其核治疝气，研烂，涂小儿头上疮疖。

《中华本草》第4册，第十二卷，919～920页。以黄皮叶（《岭南采药录》）为正名收载。叶入药，味辛、苦，性平；解表散热，行气化痰，利尿，解毒。根、果实、果核均入药，另列条目。

【原植物识别特征】

小乔木，高3～5m，幼枝、叶轴、叶柄、花序轴、子房及果实均被细柔毛。单数羽状复叶，互生，小叶5～13，卵形或椭圆状披针形，长6～15cm，宽3～8cm，两侧不对称。顶生聚伞状圆锥花序，多花；萼片5，较小；花瓣5，白色，芳香，长4～5mm；雄蕊10，稀为8；子房上位。浆果球形或椭圆形，淡黄色至暗黄色。花期4—5月，果期7—9月。

321

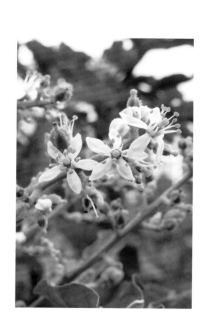

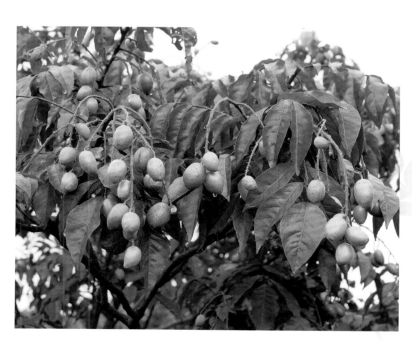

三桠苦

芸香科

来源 芸香科吴茱萸属 *Euodia* 植物三桠苦 *Evodia lepta* (Spreng.) Merr. 的茎叶或根。

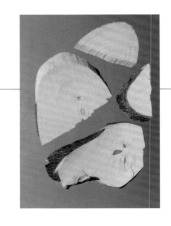

【植物学文献概要】

见《中国植物志》第四十三卷，第二分册，59～62页。以三桠苦（《增订岭南采药录》）为正名收载，别名三脚鳖（台湾）、三支枪、白芸香（广东）、石蛤骨（广西）等。产台湾、福建、江西、广东、海南、广西、贵州及云南南部，最北限约在北纬25°，西南至云南腾冲县。生于平地至海拔2 000m的山地，常见于较荫蔽的山谷湿润地方，阳坡灌木丛中偶有生长。枝、叶、树皮等都有类似柑橘叶的香气。根、叶、果都用作草药。味苦。性寒，一说其根有小毒。在我国及越南、老挝、柬埔寨均用作清热解毒剂。广东"凉茶"中，多有此料，用其根、茎枝，作消暑清热剂。

《广东植物志》第二卷，242页。全省各地均产，为次生林萌生的先锋树种之一。

《广西植物名录》266页。以蜜茱萸为正名收载，产全区各地。

《海南植物志》第三卷，34～35页。海南各地。叶、茎皮和根供药用。

《广州植物志》426～427页。"三桠苦"之名出自《岭南采药录》。为一野生植物，广州近郊的丘陵上极常见。据《岭南采药录》载：味苦，性寒。清热毒，治跌打、发热、作痛。

编者注：为岭南常用草药，亦为壮族民间常用药，清热解毒，治感冒。枝、叶为广东凉茶组分之一，亦为"三九胃泰"主要成分之一。

【本草学文献概要】

《中华本草》第4册，第十二卷，925～927页。以三叉虎（《广西药用植物名录》）为正名收载，别名三脚赶（《海南植物志》）、三桠苦（《福建中草药》）、三桠虎（《岭南草药志》）、跌打王（广西）、三岔叶（云南）。茎叶或根入药，味苦，性寒。清热解毒，祛风除湿，消肿止痛。

【原植物识别特征】

灌木或小乔木，高2～8m。树皮灰白色，全株味苦。叶对生，具3小叶，叶柄长；小叶片两端尖，椭圆状披针形，长7～12cm，宽2～5cm。对光可见小油腺点，揉之有香气。花4数，黄白色，细小，集成腋生圆锥花序；离生心皮，子房上位。果淡茶褐色或红褐色，开裂时，果皮内弯，种子黑色，近球形。花期4—6月，果期7—10月。

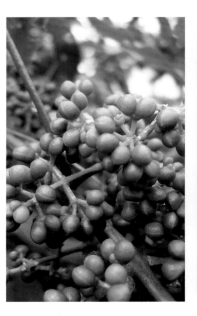

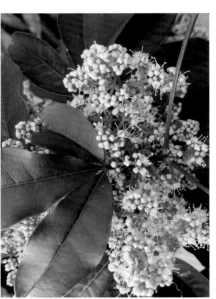

吴茱萸

来源 芸香科吴茱萸属 *Evodia* 植物吴茱萸 *Evodia rutaecarpa* (Juss.) Benth、石虎 *E.rutaecarpa* (Juss.)Benth var. *officinalis* (Dode) Huang 或疏毛吴茱萸 *E.rutaecarpa* (Juss.) Benth var.*obodinieri* Dode 的近成熟果实。

【植物学文献概要】

见《中国植物志》第四十三卷，第二分册，65～68页。吴茱萸 *Evodia rutaecarpa* 产秦岭以南各地，但海南未见有自然分布，曾引进栽培，均生长不良。生于平地至海拔1 500m山地疏林或灌木丛中，多见于向阳坡地。模式标本采自澳门。嫩果经炮制晾干后即是传统中药吴茱萸，简称吴萸，是苦味健胃剂和镇痛剂，又作驱蛔虫药。分布广，适应性强，其器官形态变异颇大，因产地不同而变种多，商品名也不少。称为"广西吴萸"的产区是广西与其邻接的贵州部分地区的产品。疏毛吴茱萸 *E.rutaecarpa* var. *obodinieri* 模式标本采自广东连县。

《广东植物志》第二卷，244～245页。全省各地有野生，也有栽种。

《广西植物名录》267页。产融水、临桂、兴安、龙胜、资源、那坡、凌云、金秀。

【本草学文献概要】

《中华本草》第4册，第十二卷，927～934页。以吴茱萸（《神农本草经》）为正名收载，别名食茱萸（《新修本草》）、吴萸（《本草便方》）、茶辣（广西）等。果实入药，味辛、苦，性热；有小毒。散寒止痛，疏肝下气，温中燥湿。根、叶亦入药，另列条目。

【原植物识别特征】

常绿灌木或小乔木，高3～10m。奇数羽状复叶对生，小叶5～9片，椭圆形至卵形，长5.5～15cm，宽3～7cm，两面均被淡黄褐色长柔毛，有明显的油点。花甚小，5数，黄白色，单性异株，集成顶生的聚伞状圆锥花序；子房上位，心皮通常5。蒴果扁球形，成熟时裂开成5个果瓣，呈蓇葖果状，紫红色，表面有粗大油腺点，每分果种子1粒，黑色，有光泽。花期6—8月，果期9—10月。

323

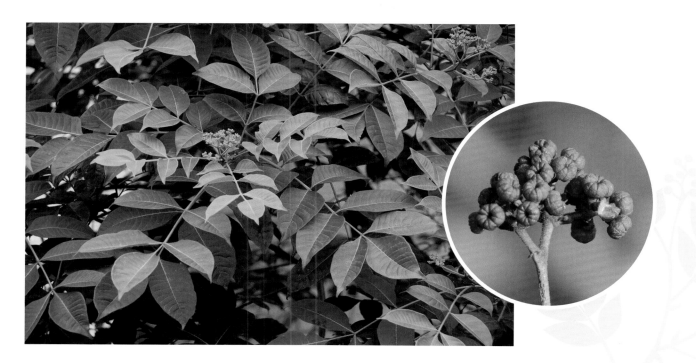

小花山小橘

来源 芸香科山小橘属 *Glycosmis* 植物小花山小橘 *Glycosmis parviflora* (Sims) Kurz 的根和叶。

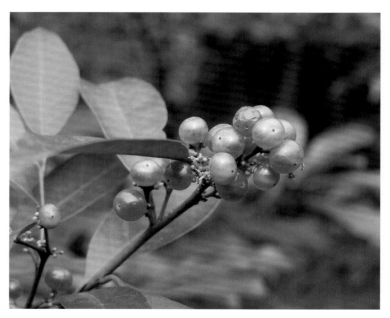 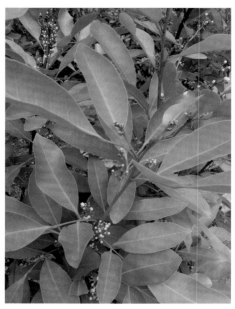

【植物学文献概要】

　　见《中国植物志》第四十三卷，第二分册，124～126页。

　　《广东植物志》第二卷，254页。以山小橘 *Glycosmis parviflora*（Sims）Little 之名收载，将 *Glycosmis cilrifolia* Lindl. 和 *Glycosmis parviflora* Sims 均列为该种的异名，别名山油柑、酒饼叶。产英德以南各地，以西南部（包括海南岛）较常见，生于低海拔坡地的灌丛或疏林中，较常见于平地、路旁的竹林下或灌丛中。

　　《广西植物名录》265页。产隆安、钦州、龙州。

【本草学文献概要】

　　《岭南采药录》15页。味苦涩，性涩，略有毒，少入服剂，煎水，可洗疥癫烂脚，捣傅脚趾湿烂，去风邪，去瘀生新，凡跌打骨痛皮肿，用其叶捣烂，下铁锅炒至将焦，即入好酒煮沸，取酒饮之，以其渣敷伤处，消瘀散肿，吾粤造酒之酒饼，即以其叶为原料。

　　《中华本草》第4册，第十二卷，939～940页。以山小橘 *Glycosmis citrifolia*（Willd.）Lindl. 之名收载，别名山油柑（《植物分类学报》）、小果（《海南植物志》）、水禾木（《广西药用植物名录》）。根和叶入药，味苦，性平；祛风解表，化痰止咳，理气消积，散瘀消肿。实际三者所述原植物均为同一种，即小花山小橘 *Glycosmis parviflora*（Sims）Kurz。

【原植物识别特征】

　　小灌木，高1～3m。叶互生，小叶2～4片，小叶片椭圆形、长圆形或披针形，长5～19cm，宽2.5～8cm，全缘。圆锥花序，顶生或腋生；花小，两性，5数；花瓣白色；雄蕊10，药隔顶端有1油点；子房上位。浆果近球状，直径10～15mm；由淡黄白色转为淡红色或暗朱红色，半透明，油点明显。花期5—7月，果期7—9月。

九里香

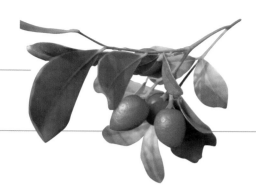

来源 芸香科九里香属 *Murraya* 植物九里香 *Murraya exotica* L. 的枝叶。

【植物学文献概要】

见《中国植物志》第四十三卷，第二分册，143~145页。以九里香（《广州府志》）为正名收载，别名石桂树。产台湾、福建、广东、海南、广西五省区南部。常见于离海岸不远的平地、缓坡、小丘的灌木丛中。喜生于砂质土、向阳地方。南部地区多用作围篱材料，或作花圃及宾馆的点缀品，亦作盆景材料。模式标本可能采自中国。

《广东植物志》第二卷，259~260页。产沿海岸县份较干燥的沙土灌木丛中，零星散生，广泛栽培。

《广西植物名录》266页。产全区各地。

《海南植物志》第三卷，44页。儋县、琼海、陵水、崖县、东方、海口有栽培。可作绿篱，花甚芳香。根、叶供药用，有小毒。止痛，止血，理跌打。

《广州植物志》434~435页。别名千里香（《生草药性备要》）、月橘（《中山传信录》）。本植物在我国南部山野间不时可见，但亦有栽植于庭园中的。据观察凡野生者小叶较大，卵形至椭圆形，先端渐狭；凡栽培者小叶较小，倒卵形或斜菱形，先端钝。

【本草学文献概要】

《岭南采药录》31页。别名满山香。叶圆如指大，其藤甚香，味辛，性温，止痛，消肿毒，通关窍，止疮痒，去皮肤之风毒，煎水洗，杀疥虫。

《中华本草》第4册，第十二卷，942~947页。以九里香（《岭南采药录》）为正名收载。别名满山香、千里香、过山香等。枝叶入药；味辛，性温；行气活血，散瘀止痛，解毒消肿。根、花亦入药，另列条目。

【原植物识别特征】

灌木，高1~3m。分枝多。叶互生，幼株为单叶，成年树为奇数羽状复叶，小叶3~9，叶形变异大，通常多为卵形、椭圆形或披针形，长2~8cm，宽1~4cm，基部偏斜，对光可见油腺点。花白色，芳香；萼片与花瓣均为5，萼片长约2mm，花瓣长1~2cm；雄蕊10；子房上位。果实卵形、纺锤形或近球形，长1~1.5cm，初熟时暗黄色，熟透时朱红色。

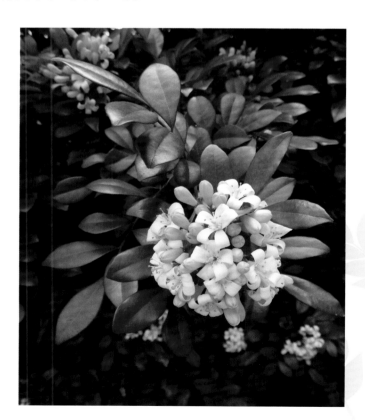

枳（枸橘）

来源 芸香科枳属 *Poncirus* 植物枳 *Poncirus trifoliata* (L.) Raf. 的幼果或未成熟果实。

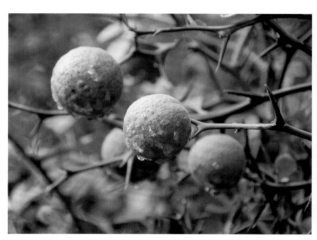 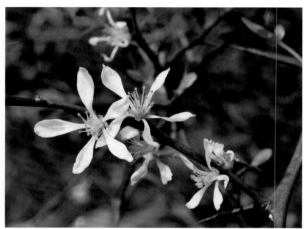

【 植物学文献概要 】

　　见《中国植物志》第四十三卷，第二分册，165页。以枳（《周礼》）为正名收载，别名枸橘（《橘录》）、臭橘、臭杞、雀不站、铁篱寨。产山东、河南、山西、陕西、甘肃、安徽、江苏、浙江、湖北、湖南、江西、广东、广西、贵州、云南等省区。以花和叶的形态分为大叶型与小叶型，或者另有变异型。可与柑橘属及金橘属植物杂交。

　　枸橘一名，始见于韩彦直《橘录》（公元1178年），至清吴其浚《植物名实图考》（公元1848年）为止，其间各家本草所称的枳与枸橘，有的是指柑橘属植物，有的是指枳属。李时珍《本草纲目》中的枳，其插图显然是柑橘属植物。

　　《广东植物志》第二卷，264～265页。广东北部间有栽种，以东北部各地最常见，多栽培作药用。

　　《广西植物名录》266页。产桂东北。

【 本草学文献概要 】

　　《中华本草》第4册，第十二卷，957～959页。枸橘始载于《神农本草经》。以幼果或未成熟果实入药，味辛、苦，性温。疏肝和胃，理气止痛，消积化滞。

　　其根皮、棘刺、叶和种子均入药，另列条目。

【 原植物识别特征 】

　　小乔木，高1～5m。枝有纵棱，刺长达4cm，刺尖干枯状，红褐色，基部扁平。叶互生，叶柄有狭长的翼叶，通常指状3出叶，小叶等长或中间的一片较大，长2～5cm，宽1～3cm，叶缘有细钝裂齿或全缘。花单朵或成对腋生，先叶开放，有大、小二型；萼片长5～7mm；花瓣白色，长1.5～3cm；雄蕊多数，子房上位。柑果近圆球形或梨形，直径3.5～6cm，瓢瓣6～8，微有香橼气味，甚酸且苦，种子20～50粒。花期5—6月，果期10—11月。

芸香

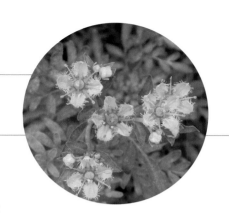

来源 芸香科芸香属 *Ruta* 植物芸香 *Ruta graveolens* L. 的全草。

【植物学文献概要】

见《中国植物志》第四十三卷，第二分册，88～89页。以芸香（保留名）为正名收载，别名臭草（《生草药性备要》）、香草、百应草、小叶香（广东、广西等省区）。原产地中海沿岸地区。我国南北有栽培，多盆栽。根系发达，支根多，根皮淡硫黄色。茎枝及叶均用作草药。味微苦，辛。性平，凉。清热解毒，凉血散瘀。

《广东植物志》第二卷，246～247页。广东南部多见。花黄色，心皮4或5，每果瓣种子2～4粒。

《广西植物名录》267页。产南宁、柳州、全州、梧州、苍梧、桂平、玉林、来宾、宁明。

《海南植物志》第三卷，36页。海口有栽培。

《广州植物志》426页。以芸香之名收载，别名臭草（《生草药性备要》）。本种有腺体，揉之发奇臭，可为镇痉祛风药。

【本草学文献概要】

《岭南采药录》127～128页。高尺余，开小黄花，结子成实，裂分四房，每房有子数粒，春秋二仲，皆可种之，折之插地即生，性不畏霜雪，不喜肥，宜以清水浇之，以手捋之，则臭气拂拂，植之树下，能杀树上虫，种之可辟蛇蝎蜈蚣等毒，味苦，性寒，消百毒肿，散大疮，理蛇伤。

《中华本草》第4册，第十二卷，961～963页。以臭草（《生草药性备要》）为正名收录，别名臭艾（《广西中药志》）、小香草（《广西植物名录》）、香草（广州）等。全草入药，味辛、微苦，性寒；祛风清热，活血散瘀，消肿解毒。《广西本草选编》等有药用记载。

【原植物识别特征】

多年生草本，高达1m。植物体有浓烈特殊气味。二至三回羽状复叶互生，长6～12cm，末回小羽片短匙形或狭长圆形，长5～30mm，宽2～5mm，灰绿或带蓝绿色。花两性，金黄色，直径约2cm；萼片4；花瓣4；雄蕊8；子房上位，4室，每室胚珠多数。果长6～10mm，由顶端开裂至中部，果皮有凸起的油点。种子肾形，褐黑色。花期3—6月及冬季末期，果期7—9月。

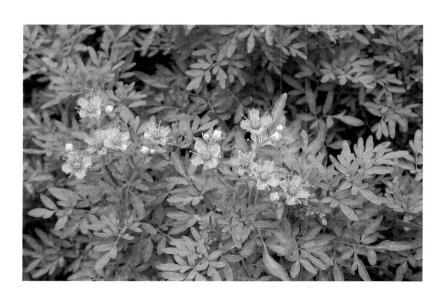

飞龙掌血

来源 芸香科飞龙掌血属 *Toddalia* 飞龙掌血 *Toddalia asiatica* (L.) Lam. 的根或根皮。

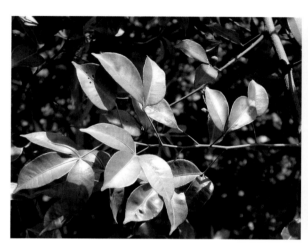 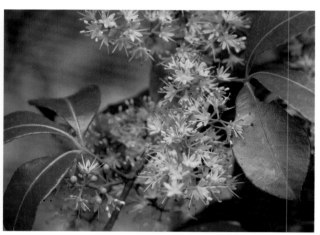

【植物学文献概要】

见《中国植物志》第四十三卷，第二分册，96～98页。以飞龙掌血（《植物名实图考》）为正名收载，别名簕钩（广东）、猫爪簕（广西）、见血飞、黄椒根、溪椒（四川）等。产秦岭南坡以南各地，最北限见于陕西，南至海南，东南至台湾，西南至西藏东南部。从平地至海拔2 000m山地，较常见于灌木、小乔木的次生林中，攀援于它树上，石灰岩山地也常见。成熟的果味甜，但果皮含麻辣成分。根皮淡硫黄色，剥皮后暴露于空气中不久变淡褐色。茎枝及根的横断面黄色至棕色。木质坚实，髓心小，管孔中等大，木射线细而密。桂林一带用其茎枝制烟斗出售。全株用作草药，多用其根。味苦，麻。性温，有小毒，活血散瘀，祛风除湿，消肿止痛。

《广东植物志》第二卷，248～249页。全省各地。全株作草药，多用其根，味苦，性温；活血散瘀，消肿止痛。有小毒，用时宜慎。

《广西植物名录》267页。产全区各地。

《海南植物志》第三卷，36～37页。海南中部以南各地。

【本草学文献概要】

《中华本草》第4册，第十二卷，965～967页。以飞龙掌血（《植物名实图考》）为正名收录，别名黄椒（《分类草药性》）、三百棒（《湖南药物志》）、飞龙斩血（《云南中草药选》）等。根或根皮入药，味辛、微苦，性温，有小毒；祛风止痛，散瘀止血，解毒消肿。

【原植物识别特征】

木质蔓生藤本，老茎干有凸起的皮孔，茎枝及叶轴有向下弯钩的皮刺。三出复叶互生，小叶无柄，密生的透明油点，揉之有香气，卵形，倒卵形，椭圆形或倒卵状椭圆形。长5～9cm，宽2～4cm，叶缘有细裂齿。花小，单，性，白色至淡黄色；萼片与花瓣同数，4～5；雄蕊4～5；子房上位。核果近球形，直径8～10mm，熟时橙黄色至朱红色。花期几乎全年，果期多在秋冬季。

竹叶花椒

来源　芸香科花椒属 *Zanthoxylum* 植物竹叶花椒 *Zanthoxylum armatum* DC. 的果实。

【植物学文献概要】

见《中国植物志》第四十三卷，第二分册，43～44页。以竹叶花椒为正名收载，别名山花椒（广西）等。产山东以南，南至海南，东南至台湾，西南至西藏东南部。见于低丘陵坡地至海拔2 200m山地的多类生境，石灰岩山地亦常见。果用作食物的调味料及防腐剂，江苏、江西、湖南、广西等有收购作花椒代品。根、茎、叶、果及种子均用作草药。祛风散寒，行气止痛。又用作驱虫及醉鱼剂。

《广东植物志》第二卷，236～237页。别名胡椒簕、狗花椒、山胡椒。粤北和西部较常见，其他地区少见，海南岛不产。生于丘陵低地至海拔约800m的山地杂木林中，石灰岩山地较常见。根皮、茎皮、果和叶均有强烈麻辣味，民间作草药，祛风散寒，行气止痛。果可作驱虫剂或食用花椒代用品。

《广西植物名录》267页。产全区各地。

【本草学文献概要】

《中华本草》第4册，第十二卷，971～973页。以竹叶椒（《本草图经》）为正名收载，别名山椒（《履巉岩本草》）、山胡椒（《广西中兽医药用植物》）、臭花椒（《湖南药物志》）等。果实入药，味辛、微苦，性温，有小毒；温中燥湿，散寒止痛，驱虫止痒。其根、叶、种子亦入药，另列条目。

【原植物识别特征】

灌木或小乔木，高3～5m；茎枝多锐刺，刺基部宽而扁，红褐色，小枝上的刺劲直，小叶背面中脉上常有小刺。奇数羽状复叶互生，小叶3～9，翼叶明显；小叶对生，通常披针形，长3～12cm，宽1～3cm，顶端一片最大，基部一对最小；近于全缘，沿小叶边缘有油点。聚伞圆锥花序近腋生，有花约30朵；花单性，花被片6～8，长约1.5mm；雄蕊5～6，药隔顶端有1干后变褐黑色油点；雌花有心皮2～3个，背部近顶侧各有1油点，不育雄蕊短线状。果紫红色，有微凸起少数油点。花期4—5月，果期8—10月。

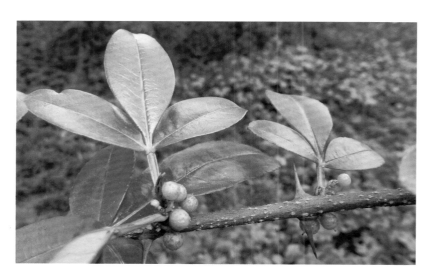
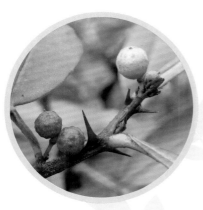

刺壳花椒（单面针）

来源 芸香科花椒属*Zanthoxylum* 植物刺壳花椒*Zanthoxylum echinocarpum* Hemsl. [*Fagara echinocarpum* (Hemsl) Engl.] 的根、根皮或茎、叶。

【植物学文献概要】

见《中国植物志》第四十三卷，第二分册，29页。原变种刺壳花椒*Zanthoxylum echinocarpum* var. *echinocarpum.* 分果瓣及小叶均无毛，或仅叶背沿中脉被短柔毛。产湖北、湖南、广东、广西、贵州、四川、云南。见于海拔200～1 000m林中。模式标本采自湖北宜昌。

变种毛刺壳花椒var. *tomentosum.* 小叶叶面中脉、叶背、叶轴、小叶柄、小枝、花序轴等均密被长绒毛，成熟分果瓣亦被毛。花、果期与刺壳花椒相同。

产广西天峨（模式标本产地）、贵州（安龙）、云南（文山、蒙自等）。见于海拔约600m坡地疏林或灌木丛中，常见于石灰岩山地。

《广西植物志》第二卷，239～240页。产粤北各地。

《广西植物名录》268页。产全区各地，尤以桂南及桂西南为多。

【本草学文献概要】

《中华本草》第4册，第十二卷，987～988页。以单面针（《泉州本草》）为正名收载，别名土花椒（《湖南药物志》）等。根、根皮或茎、叶入药，味辛、苦，性凉，有小毒；消食助运，行气止痛。

【原植物识别特征】

攀援藤本。枝、叶轴、花序轴上均有刺；嫩枝、叶轴、小叶柄及小叶叶面中脉均密被短柔毛。一回奇数羽状复叶，互生，小叶5～11，互生或近对生，卵形，卵状椭圆形或长椭圆形，长7～13cm，宽2.5～5cm，全缘，叶缘附近有干后变褐黑色的油点。花序腋生；花小，单性；萼片及花瓣均为4，雄花有雄蕊4；雌花有心皮4，子房上位。蓇葖果外果皮红色，有油点及长短不等的刺；每个分果瓣有种子1粒。果期10—12月。

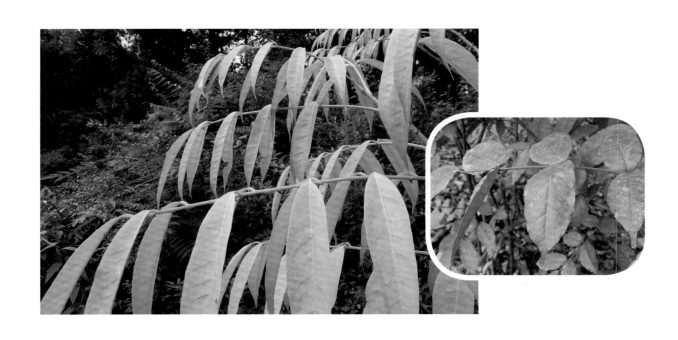

两面针

来源 芸香科花椒属 *Zanthoxylum* 植物两面针 *Zanthoxylum nitidum* (Roxb.) DC. 的全株、根或枝叶。

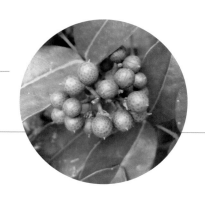

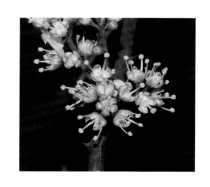

【 植物学文献概要 】

见《中国植物志》第四十三卷，第二分册，13～16页。产云南、贵州、广东、广西、海南、福建、台湾等省区。根、茎、叶均入药，行气活血，止痛。有小毒。

《广东植物志》第二卷，240页。以两面针为正名收载，别名入地金牛、鞋底簕、满面针、土花椒、麻药藤。产广东中部以南各地，生于平地至低丘陵坡地灌丛中或草坡地，常与其他有刺植物共存。根、茎、叶、果均可作草药。

《广西植物名录》268页。产北回归线以南。

《海南植物志》第三卷，32页。别名胡椒簕、大叶椒簕（儋县）、马药子（澄迈）、光叶花椒。海南各地。根或茎皮供药用，祛风化湿，消肿止痛。

《广州植物志》428页。两面针之名出自《岭南采药录》，别名山椒（海南）。广州近郊常见的野生植物。

【 本草学文献概要 】

《岭南采药录》170页。别名两边针。叶身长，而底面有笂，谓之入地金牛公，功力较好，治痰火疬核，并救喉证痰闭危急，又理跌打及蛇伤。

《中华本草》第4册，第十二卷，991～994页。以入地金牛（《本草求原》）为正名收载，别名蔓椒（《神农本草经》）、狗椒（《名医别录》）、两边针（《岭南采药录》）、山椒（《广州植物志》）、上山虎、下山虎等。根或枝叶入药，味苦、辛，性微温，有小毒；祛风通络，胜湿止痛，消肿解毒。

【 原植物识别特征 】

植株幼时直立或为披散灌木，成长时为攀援藤本，各部常有钩刺，叶轴上较多，小叶两面中脉或仅叶背中脉上有小刺，稀无刺。奇数羽状复叶互生，小叶对生，3～7片，近圆形、椭圆形至长圆形，长5～12cm，宽2.5～6cm，顶端有明显凹陷，凹陷处有一透明油点；全缘或有数个疏钝齿。花序腋生；花单性同株，4基数，黄白色；离生心皮3～4，子房上位。果暗紫红色，油点多；种子近圆球形，褐黑色，光亮。花果期3—9月。

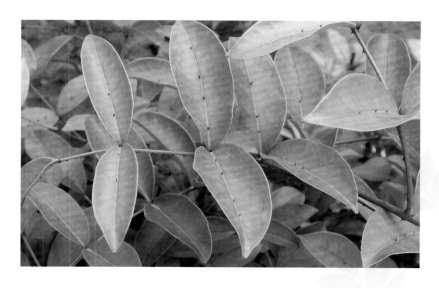

臭椿（樗白皮）

来源 苦木科臭椿属 *Ailanthus* 植物臭椿 *Ailanthus altissima* (Mill.) Swingle 的根皮或干皮。

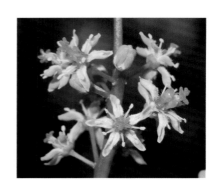

【本草学文献概要】

《中华本草》第5册，第十三卷，3～6页。以樗白皮（《药性论》）为正名收载，别名臭椿皮（《滇南本草》）、苦椿皮（《陕西中药志》）。根皮或干皮入药，味苦。涩，性寒。清热燥湿，涩肠，止血，止带，杀虫。其果实名为凤眼草（《本草品汇精要》）味苦、涩，性凉；清热燥湿，止痢，止血。叶名为樗叶（《新修本草》）味苦，性凉；清热燥湿，杀虫。

【植物学文献概要】

见《中国植物志》第四十三卷，第三分册，4～5页。以臭椿（《本草纲目》）为正名收载，别名樗（古称）。我国除黑龙江、吉林、新疆、青海、宁夏、甘肃和海南外，各地均有分布。世界各地广为栽培，可作石灰岩地区的造林树种，也可作园林风景树和行道树。木材黄白色，可制作农具车辆等；叶可饲椿蚕（天蚕）；树皮、根皮、果实均可入药，有清热利湿、收敛止痢等效；种子含油35%。

《广东植物志》第一卷，230～231页。别名樗树、红椿、木砻树、白椿。多见于广东省北部地区。

《广西植物名录》268页。产上林、桂林、兴安、龙胜、资源、南丹、金秀。

《广州植物志》436页。原产我国北部，叶揉之有臭味，故有臭椿之名。

【原植物识别特征】

落叶乔木，高可达20余m，树皮平滑而有直纹。奇数羽状复叶互生，长40～60cm，叶柄长7～13cm，小叶13～27，对生或近对生，卵状披针形，长7～13cm，宽2.5～4cm，基部偏斜，两侧各具1或2个粗锯齿，齿背有腺体1枚，叶揉碎后具臭味。圆锥花序；花小杂性，5数，白色带绿；雄蕊10；心皮5，花柱粘合，柱头5裂。翅果长椭圆形，长3～4.5cm，宽1～1.2cm。花期4—5月，果期8—10月。

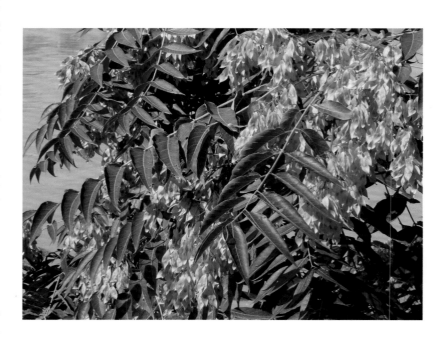

鸦胆子

来源 苦木科鸦胆属 *Brucea* 植物鸦胆子 *Brucea javanica* (L.) Merr. 的果实。

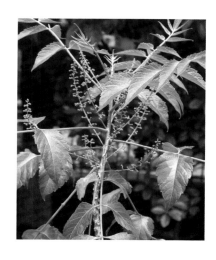

【本草学文献概要】

《岭南采药录》66～67页。形如梧子，其仁多油，多食令人吐，作霜捶去油入药佳，治冷痢久泻，理跌打，治牛毒牛疔，捣汁饲之。

《中华本草》第5册，第十三卷，7～12页。以鸦胆子（《本草拾遗》）为正名收载，别名老鸦胆（《生草药性备要》）、鸦蛋子（《植物名实图考》）、小苦楝（《广西中草药》）、解苦楝（《广西中药志》）等。果实入药，味苦，性寒，有小毒。清热解毒，杀虫截疟，腐蚀赘疣。《广西中药志》等有药用记载。其根、叶均入药，另列条目。

333

【植物学文献概要】

见《中国植物志》第四十三卷，第三分册，10～11页。以鸦胆子（《本草拾遗》）为正名收载，别名鸦蛋子（《植物名实图考》）、苦参子（《本草纲目》）、老鸦胆（海南）。产广东、广西、海南、福建、台湾及云南等省区。种子称鸦胆子，作中药，味苦，性寒，有清热解毒、止痢疾等功效。

《广东植物志》第一卷，232～233页。广东省大部分地区均常见。

《广西植物名录》269页。产桂东南、桂西南。

《海南植物志》第三卷，55～56页。海南各地均有。常见于疏林中、旷野或山麓村落附近。

《广州植物志》437页。为一野生植物，散见于广州近郊山野间及村落路旁。

【原植物识别特征】

落叶灌木或小乔木，高2～3m。全株被黄色柔毛，有苦味。单数羽状复叶互生，有长柄；小叶5～11枚，通常7枚，卵状披针形或长椭圆形，长5～10cm，宽2～4.5cm，边缘有粗齿，两面被柔毛。花单性异株，圆锥状聚伞花序腋生，花极小，4数，暗紫色；雄蕊4，子房上位。核果1～4，分离，成熟时灰黑色，干后有不规则多角形网纹；种仁含有丰富的油脂，味极苦。花期3—8月，果期4—9月。

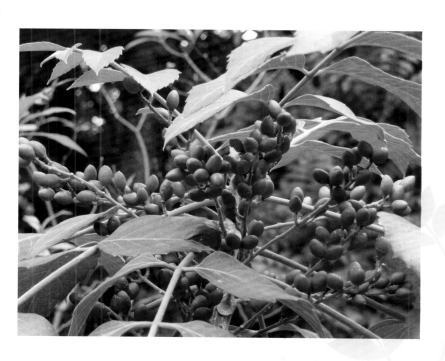

橄榄

来源 橄榄科橄榄属 *Canarium* 植物橄榄 *Canarium album* (Lour.) Raeusch. 的果实。

334

【植物学文献概要】

见《中国植物志》第四十三卷，第三分册，25～27页。以橄榄（《开宝本草》）为正名收载，别名黄榄、青果、山榄、白榄（广东、广西）、红榄、青子（广东），谏果、忠果（古称）。产福建、台湾、广东、广西、云南，野生于海拔1 300m以下的沟谷和山坡杂木林中，或栽培于庭园、村旁。为很好的防风树种及行道树。木材可造船，作枕木。制家具、农具及建筑用材等。果可生食或渍制；药用治肠炎腹泻等。核供雕刻，兼药用，治鱼骨鲠喉有效。种仁可食，亦可榨油，油制肥皂或作润滑油。

《广东植物志》第三卷，267页。广东中部以南各地均有栽培，在广东西部及海南各地多为野生，间有栽培。根有舒筋活血之功效。

《广西植物名录》269页。产邕宁、横县、临桂、梧州、苍梧、东兴、钦州、浦北、北流、田阳、东兰、巴马、金秀、龙州。

《海南植物志》第三卷，57页。海南各地多为野生，间有栽培。果供生食，为岭南果品之一。

《广州植物志》438页。广东栽培尤盛，海南尚有野生。

【本草学文献概要】

《中华本草》第5册，第十三卷，21～23页。以橄榄（《日华子本草》）为正名收载，别名橄榄（《食疗本草》）、橄榄子（《南州异物志》）、白榄（《广东新语》）、黄榄、甘榄（《陆川本草》）等。果实入药，味甘、酸、涩，性平。清肺利咽，生津止渴，解毒。其果核、种仁及根均入药，另列条目。

【原植物识别特征】

乔木，高10～25m，有胶黏性芳香树脂。树皮淡灰色，平滑，小枝、叶柄及叶轴有短柔毛，有皮孔。奇数羽状复叶互生，小叶3～6对，披针形或椭圆形，长6～14cm，宽2～5.5cm，叶背有极细小疣状突起；基部偏斜，全缘。花序腋生，花小，3数，单性异株；雄蕊6，有花盘，子房上位。核果卵形，长约3cm，初为黄绿色，后为黄白色，两端锐尖。花期4—5月，果10—12月成熟。

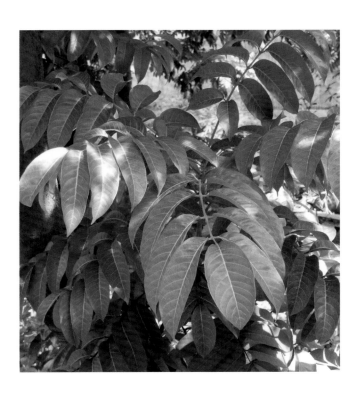

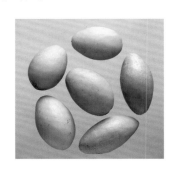

乌榄

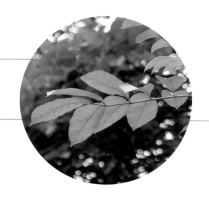

来源 橄榄科橄榄属 *Canarium* 植物乌榄 *Canarium pimela* Leenh. 的叶。

【植物学文献概要】

见《中国植物志》第四十三卷，第三分册，27~28页。以乌榄（《岭外代答》《植物名实图考》）为正名收载，别名木威子（《本草拾遗》）、黑榄（广东）产广东、广西、海南、云南。生于海拔1 280m以下的杂木林内。

《广东植物志》第三卷，267~268页。产广东中部和南部及海南。果涩不宜生用，用于制作凉果或榄角；种子称榄仁，为饼食及菜肴配料佳品，并可榨油供食用或工业用。木材为优良家具用材。根入药，可治风湿、腰腿痛、手足麻木、胃痛、烫火伤。

《广西植物名录》269页。产桂东南、桂西南。

《海南植物志》第三卷，57~58页。多见于海南中部和南部中海拔的森林中，仍属野生状态，尚未见有栽培。

《广州植物志》439页。为广州近郊常见栽培果树之一。种子名曰榄仁，可榨油或作馔，为岭南著名食品之一；木材可作屐。

【本草学文献概要】

《岭南采药录》42页。树高而直，独干至顶，乃布枝柯，番禺诸乡多植之，实大如枣，长寸许，光而无棱，八九月熟，洗斑毒如神，榄实，火煅存性，止血化痰，内伤吐血，用其根和猪肉煎汤饮之。

《中华本草》第5册，第十三卷，25~26页。乌榄叶（《生草药性备要》）、以叶入药，味微苦、涩，性凉；清热解毒，止血。其果实、果核、种仁、根及树皮均入药，另列条目。

【原植物识别特征】

乔木，高可达20m。奇数羽状复叶，螺旋状排列，小叶4~6对，宽椭圆形、卵形或圆形，长6~17cm，宽2~7.5cm，基部偏斜，全缘。聚伞圆锥花序；花单性异株，3数；萼杯状，一半以上合生；花瓣3，乳白色；雄蕊6；有花盘，子房上位，3室。果序长8~35cm，有果1~4个；核果，外果皮肉质，不开裂，内果皮骨质，每室种子1枚。花期4—5月，果期5—11月。

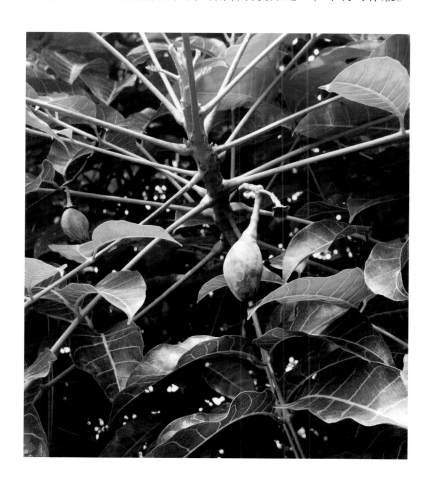

米仔兰

来源　棟科米仔兰属 *Aglaia* 植物米仔兰 *Aglaia odorata* Lour. 的枝叶。

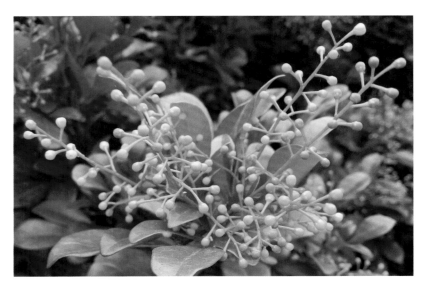
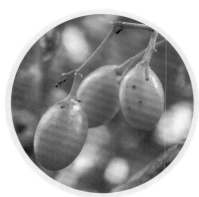

【植物学文献概要】

见《中国植物志》第四十三卷，第三分册，70页。以米仔兰（广州）为正名收载，别名山胡椒、暹罗花（广东）、树兰（台湾）、鱼子兰（广西）、兰花米（四川）、碎米兰（《中国经济植物志》）。产广东、广西；常生于低海拔山地的疏林或灌木林中。福建、四川、贵州和云南等省常有栽培。

《广东植物志》第二卷，289～290页。产广东省南部。生于低海拔疏林中，其他地区多为栽培。

《广西植物名录》270页。产桂西南、桂西。

《海南植物志》第三卷，65页。澄迈、昌江、乐东、保亭、崖县、陵水及万宁。低海拔疏林中常见。花极香，可熏茶或提取芳香油。

《广州植物志》440页。为一园艺观赏植物，因其花极芳香，故常栽植于住宅的庭院中。花拌入茶叶中，可增加香味。

【本草学文献概要】

《中华本草》第5册，第十三卷，30～31页。以米仔兰（《广西药用植物名录》）为正名收载，别名鱼子兰（《广州植物志》）、碎米兰（《广西本草选编》）、鱼骨木（《广西药用植物名录》）等。枝叶入药，味辛，性微温；祛风湿，散瘀肿。其花亦入药，另列条目。

【原植物识别特征】

灌木或小乔木，幼枝顶部被星状锈色的鳞片。羽状复叶互生，叶轴和叶柄具狭翅，小叶3～5；对生，长2～7cm，宽1～3.5cm，侧脉每边约8条。圆锥花序腋生；花杂性，芳香，直径约2mm；花萼5裂，花瓣5，黄色；雄蕊管略短于花瓣，花药5，内藏；子房上位。浆果近球形，直径约10mm。花期5—12月，果期7月至翌年3月。

麻楝

来源 楝科麻楝属 *Chukrasia* 植物麻楝 *Chukrasia tabularis* A.Juss. 的根皮。

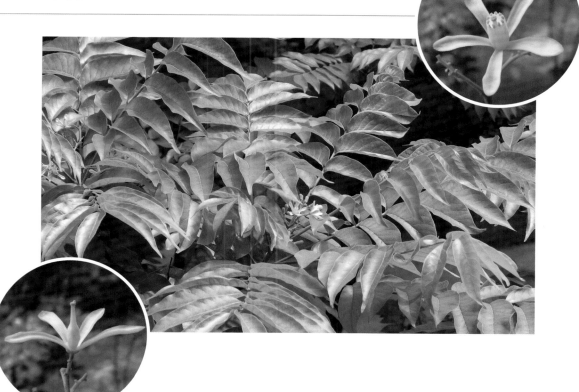

【植物学文献概要】

　　见《中国植物志》第四十三卷，第三分册，47～48页。以麻楝（《植物分类学报》）为正名收载，别名白椿（云南西双版纳）。产广东、广西、云南和西藏；生于海拔380～1 530m的山地杂木林或疏林中。木材黄褐色或赤褐色，芳香，坚硬，有光泽，易加工，耐腐，为建筑、造船、家具等良好用材。

　　《广东植物志》第二卷，297～298页。产广东连县、乳源、阳江；海南白沙、保亭、陵水和崖县。

　　《广西植物名录》270页。产全区各地。

　　《海南植物志》第三卷，70～71页。昌江、白沙、保亭、陵水和崖县。生于低海拔森林中，不常见。树皮煎汁服，可退热。

【本草学文献概要】

　　《中华本草》第5册，第十三卷，31～32页。以麻楝（《新华本草纲要》）为正名收载。根皮入药，味苦，性寒；疏风清热。

【原植物识别特征】

　　乔木，高达25m；树皮纵裂，幼枝赤褐色，具苍白色的皮孔。偶数羽状复叶，互生，长30～50cm，小叶10～16；互生，卵形至长圆状披针形，长7～12cm，宽3～5cm，基部偏斜。圆锥花序顶生，长约为叶的一半；花两性，有香气；萼浅杯状，高约2mm，花瓣黄色，长1.2～1.5cm；花药10，着生于雄蕊管的近顶部；子房上位。蒴果近球形，直径约4.5cm，表面粗糙，有淡褐色小疣点；种子有膜质的翅。花期4—5月，果期7月至翌年1月。

棟

来源 棟科棟属 *Melia* 植物棟 *Melia azedarach* L. 的根皮。

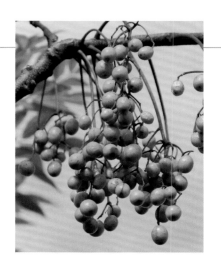

【植物学文献概要】

见《中国植物志》第四十三卷,第三分册，99～102页。以棟（《神农本草经》）为正名收载，苦棟（通称）、棟树、紫花树（江苏）、森树（广东）。我国黄河以南各省区较常见；生于低海拔旷野、路旁或疏林中，目前已广泛引为栽培。模式标本采自喜马拉雅山区。

《广东植物志》第二卷，285～286页。广东各地有栽培或野生，生于低海拔旷野、路旁或疏林中。本种性喜湿润的沃土，生长迅速，易成林，是南方低丘陵地区的主要造林树种之一。木材质轻软，易加工，可制家具、模型、乐器等。种子含油，可供油漆、润滑油和肥皂用，但毒性较强，不宜随便使用。

《广西植物名录》271页。产全区各地。

《海南植物志》第三卷，61～62页。临高、澄迈、白沙、昌江、东方、崖县及陵水。低海拔旷野、路边或疏林中常见。华南低丘陵的主要造林树种之一。

《广州植物志》439～440页。别名苦棟、森树（广州）。本种为广州近郊常见栽培植物之一，野生的也有，生长迅速。

【本草学文献概要】

《岭南采药录》107页。别名森树。苦棟为落叶乔木，高至二三十尺，叶为二回羽状复叶，小叶甚多，长卵形，有锯齿，夏月枝梢分桠开花，花作长形，淡紫色，雄蕊结合为单体，圆锥花序，果实即金铃子，椭圆形，长五六分，冬月成熟，呈黄色，其根味涩苦，性寒，治虫积肚痛，消热毒。

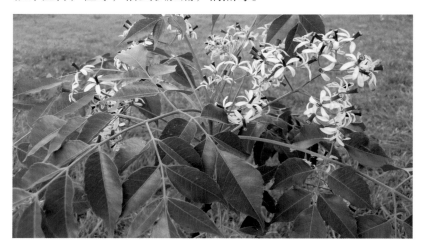

《中华本草》第5册，第十三卷，33～36页。以苦棟皮（《证类本草》）为正名收载，别名棟树枝皮（《千金要方》）、苦棟树白皮、苦棟根皮等。树皮及根皮入药，味苦，性寒，有毒；杀虫，疗癣。叶、花、果实均入药，另列条目。

【原植物识别特征】

落叶乔木，高达10m。二至三回奇数羽状复叶，互生，长20～40cm；小叶对生，卵形、椭圆形至披针形，顶生一片通常略大，长3～7cm，宽2～3cm，边缘有钝锯齿。圆锥花序与叶等长，花芳香；萼5深裂；花瓣淡紫色，倒卵状匙形，长约1cm；雄蕊管紫色，长7～8mm，管口有裂片10枚，与10枚花药互生；子房上位。核果近球形，4～5室，每室种子1粒。花期4—5月，果期10—12月。

香椿（椿白皮）

来源 楝科香椿属 *Toona* 植物香椿 *Toona sinensis* (A.Juss) Roem. 的树皮或根皮。

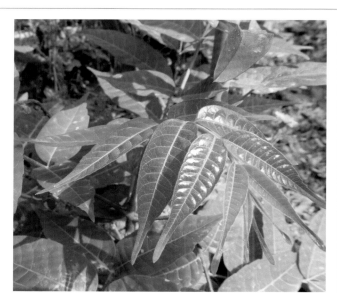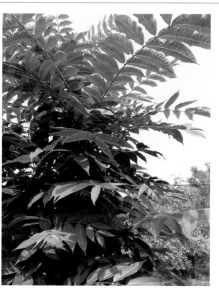

【植物学文献概要】

见《中国植物志》第四十三卷，第三分册，36～39页。以香椿（通称）为正名收载，别名椿（《新修本草》）、春阳树（四川）、春甜树（湖北、四川）、椿芽（广西）、毛椿（云南）。

产华东、华中、中部、南部和西南部各省区。生于山地杂木林或疏林中。幼芽嫩叶芳香可口，供食蔬；木材黄褐色而带有红色环带，纹理美丽，可做家具、装饰品及造船用材。根皮及果入药，收敛止血，祛湿止痛。

《广东植物志》第二卷，303～304页。产广东连县、英德、乐昌、乳源、封开、高要等地，生于疏林中或栽培于村边路旁。

《广西植物名录》271页。产融水、永福、桂西及桂西北。

《海南植物志》第三卷，75页。万宁。栽培于村旁。根皮及果入药。

【本草学文献概要】

《岭南采药录》39页。枝干与樗相类，但椿实而香可啖，樗疏而气臭，其嫩叶可食，煮汁能愈疥疮，其皮味苦，性寒涩，入血分，治湿热为病，有断下之功，一说收敛开胃杀虫。

《中华本草》第5册，第十三卷，45～47页。以椿白皮（《食疗本草》）为正名收载，别名香椿皮（《经验方》）、椿（《新修本草》）、红椿（《植物名实图考》）等。树皮或根皮入药，味苦、涩，性微温；清热燥湿，涩肠止血，止带杀虫。其叶、花、果实及树干汁液均入药，另列条目。

【原植物识别特征】

乔木；树皮粗糙，深褐色，片状脱落。偶数羽状复叶互生，长30～50cm；小叶16～20，卵状披针形或卵状长椭圆形，长9～15cm，宽2.5～4cm，先端尾尖，基部不对称，全缘或有小锯齿。圆锥花序；花两性，5数，长4～5mm；萼裂齿5，有睫毛；花瓣5，白色；雄蕊10，5枚能育；有花盘，子房上位。蒴果狭椭圆形，长2～3.5cm，深褐色；种子有膜质的长翅。花期6—8月，果期10—12月。

华南远志

【植物学文献概要】

　　见《中国植物志》第四十三卷，第三分册，186～187页。产福建、广东、广西、海南及云南。模式标本采自广州附近。全草入药，清热解毒，消积，止咳祛痰。

　　《广东植物志》第二卷，58页。以金不换为正名收录，别名金牛草、坡白草、华南远志。全国各地普遍分布，生于空旷草地上，较常见。

　　《广西植物名录》92页。产昭平。

　　《广州植物志》121页。广州近郊山野间常见的矮小草本，叶变异甚大，由阔卵形至矩圆形，有时在同一植株上亦可见。

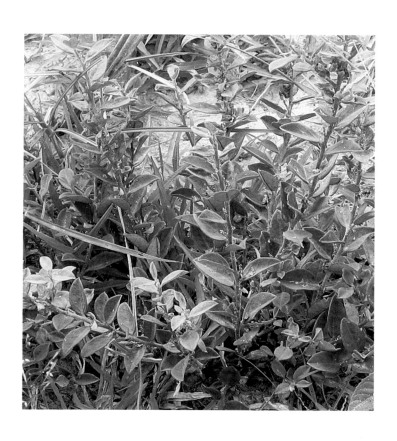

【本草学文献概要】

　　《岭南采药录》137页。味甘香，性温，散热毒，止咳嗽，消痰火，治蛇咬伤，又能治臌胀，小儿五疳，其根止牙痛。

　　《中华本草》第5册，第十三卷，55～56页。以大金牛草为正名收载，别名肥儿草（《药性考》）、鹧鸪茶、金不换、紫背金牛（《生草药性备要》）等。带根全草入药，味辛、甘，性平；祛痰，消积，散瘀，解毒。《常用中草药手册》（广州部队后勤部卫生部）、《广西本草选编》等有药用记载。

【原植物识别特征】

　　一年生直立草本，高10～25cm；茎基部木质化，被卷曲短柔毛。单叶互生，阔卵形、椭圆形或披针形，长2.6～10cm，宽1～1.5cm，全缘。总状花序，花少而密集；花两性，长约4.5mm；萼片5，内轮2片花瓣状，镰刀形；花瓣3，淡黄色或淡红色，基部合生；雄蕊8，花丝中部以下合生成鞘；子房上位。蒴果圆形，直径约2mm。种子卵形，黑色，密被白色柔毛。花果期4—11月。

黄花倒水莲

来源　远志科远志属 *Polygala* 植物黄花倒水莲 *Polygala fallax* Hemsl. 的根或茎叶。

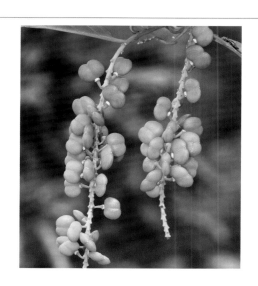 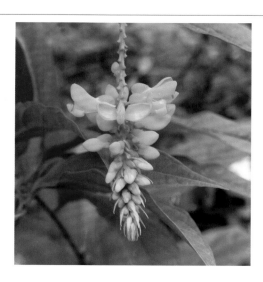

341

【植物学文献概要】

见《中国植物志》第四十三卷，第三分册，151～152页。以黄花倒水莲（广东）为正名收载，别名假黄花远志（《中国高等植物图鉴》）、吊吊黄（广东）、一身保暖（广西）、鸭仔兜（广西恭城瑶语）等。产江西、福建、湖南、广东、广西和云南，生于山谷林下水旁阴湿处，海拔360～1 650m。模式标本采自福建厦门。本种以根入药，有补气血、健脾利湿、活血调经的功能。

《广东植物志》第二卷，53页。以黄花远志为正名收载，别名倒吊黄、黄花倒水莲、观音串。全省除海南岛外，普遍分布。生于海拔400～1 200m的山谷、溪旁或湿润灌木丛中。根供药用，滋补强身，散瘀消肿。

《广西植物名录》92页，产武鸣、马山、上林、融水、桂林、阳朔、临桂、灵川、兴安、永福、龙胜、恭城、苍梧、上思、浦北、平南、玉林、容县、凌云、隆林、贺州、昭平、钟山、富川、凤山、罗城、环江、金秀。

【本草学文献概要】

《中华本草》第5册，第十三卷，54～55页。以黄花倒水莲（《广西本草选编》）为正名收载，别名吊吊黄（广州部队后勤部卫生部《常用中草药手册》）、观音串（《广西药用植物名录》）、黄花鸡骨草（《福建药物志》）、牛耳音（广东）、一身保暖（广西）等。根或茎、叶入药，味甘、微苦，性平。补虚健脾，散瘀通络。

【原植物识别特征】

灌木或小乔木，高1～3m，多分枝。单叶互生，叶片披针形至椭圆状披针形，长8～17cm，宽4～6.5cm，全缘，两面均被短柔毛，侧脉8～9对；叶柄长9～14mm。总状花序顶生或腋生，花后长达30cm，下垂；花两性，萼片5，不等大，花瓣状；花瓣3，黄色，侧生花瓣长约10mm，2/3以上与龙骨瓣合生，龙骨瓣盔状；雄蕊8，花丝2/3以下连合成鞘；子房上位。蒴果阔倒心形至圆形，直径10～14cm。花期5—8月，果期8—10月。

南酸枣

来源　漆树科南酸枣属 *Choerospondias* 植物南酸枣 *Choerospondias axillaris* (Roxb.) Burtt et Hill 的果实或果核。

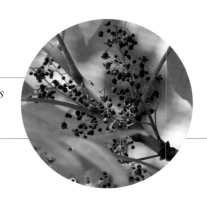

【 植物学文献概要 】

　　见《中国植物志》第四十五卷，第一分册，86~87页。以南酸枣（《中国高等植物图鉴》）为正名收载。别名山枣（云南、广西、广东、湖北）、山枣子、五眼果（云南、广西、广东）、酸枣（云南、贵州、广西）、啃不死（广东）等。产西藏、云南、贵州、广西、广东、湖南、湖北、江西、福建、浙江、安徽，生于海拔300~2 000m的山坡、丘陵或沟谷林中。生长快、适应性强，为较好的速生造林树种。树皮和叶可提栲胶。果可生食或酿酒。果核可作活性炭原料。茎皮纤维可作绳索。树皮和果入药，有消炎解毒、止血止痛之效，外用治水、火、烧烫伤。

　　《广东植物志》第二卷，312~313页。别名：酸枣、广枣、山枣。产广东各地。常生于疏林中，已有栽培。

　　《广西植物名录》270页，产全区各地。

　　《海南植物志》第三卷，106~107页。陵水、白沙、儋县。生于低海拔至中海拔的疏林中。

【 本草学文献概要 】

　　《中华本草》第5册，第十三卷，73~74页。以南酸枣（《浙江民间常用草药》）为正名收载，别名五眼果（《广西中草药》）、山桉果（广西）、鼻涕果（云南、广西）、醋酸果（广东）等。果实或果核入药，味甘、酸，性平；行气活血，养心安神，消积，解毒。

【 原植物识别特征 】

　　落叶乔木，树皮灰褐色，片状剥落。奇数羽状复叶互生，长25~40cm，小叶3~6对，卵形或卵状披针形至卵状长圆形，长4~12cm，宽2~4.5cm，基部多少偏斜，全缘或幼株叶具粗锯齿。花小，单性或杂性异株，花萼浅杯状，5裂；花瓣5，雄蕊10；子房上位。核果椭圆形，熟时黄色，直径约2cm，果核顶端具5个小孔。

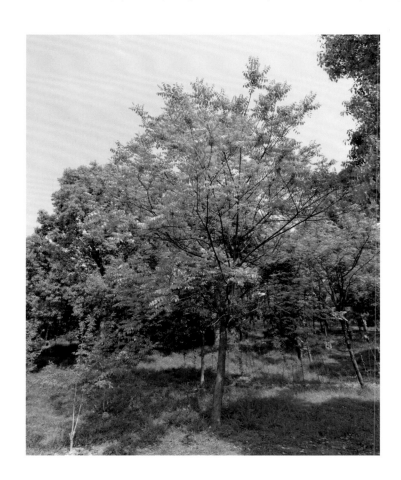

人面子

漆树科人面子属 *Dracontomelon* 植物人面子 *Dracontomelon duperreanum* Pierre 的果实。

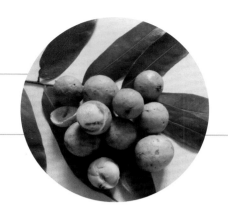

【 植物学文献概要 】

见《中国植物志》第四十五卷，第一分册，83~85页。以人面子（《南方草木状》）为正名收载，别名人面树（《中国树木分类学》）等。产云南、广东、广西。果肉可食或腌渍做菜，入药能醒酒解毒，又可治风毒痒痛、喉痛等。木材致密而有光泽，耐腐力强，供建筑和家具用材。种子油可制皂或作润滑油。

《广东植物志》第二卷，310~311页。广东除北部外均有栽培，未见野生。味甘、酸，醒酒，解毒。

《广西植物名录》278页。产武鸣、藤县、平南、陆川、那坡、宁明、龙州。

《海南植物志》第三卷，104~105页。别名银稔（广州）、仁面（广西宁明）。海南各地。常见于村庄附近。

《广州植物志》449页。本植物在广州近郊的村落中极常栽培，果实以豆豉、油盐、辣椒等蒸熟之，其味甘美，可以佐膳，并可供浸渍用。其核如人面，有孔数个，状如口鼻，故有人面子之名。

【 本草学文献概要 】

《岭南采药录》45页。树似含桃，子大如梅李，春花，夏实，秋熟，蜜煎甘酸可食，初青后黄，其核两边似人面，内有仁三粒，味甘酸，性平，醒酒，解毒，治偏身风毒痛痒。

《中华本草》第5册，第十三卷，77~78页。以人面子（《南方草木状》）为正名收载，别名人面果（《广西本草选编》）、银莲果（云南）等。果实入药，味甘、酸，性凉；健脾，生津，醒酒，解毒。岭南民间常腌渍后作开胃小菜食用。根皮及叶均入药，另列条目。

【 原植物识别特征 】

常绿大乔木，高可达40 m。叶连柄长30~45 cm，小叶11~17片或更多，近革质，长圆形或长圆状披针形，顶端渐尖，基部不对称，全缘。圆锥花序顶生，密被柔毛，花梗长4~5 mm，被短硬毛；萼裂片卵形，长4~6 mm，边缘有缘毛；花瓣白色，披针形或狭披针形，子房上位。核果扁球形，高约1.5 cm，宽约2 cm，核的顶端有孔4~5个。

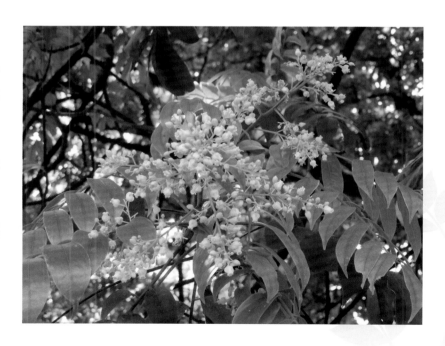

杧果（芒果）

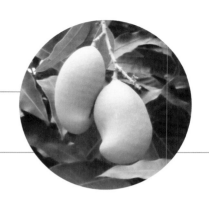

344

【植物学文献概要】

见《中国植物志》第四十五卷，第一分册，74～75页。以杧果（《中国高等植物图鉴》）为正名收载，别名望果、蜜望（《粤志交广录》、《本草纲目拾遗》）、蜜望子、莽果（《肇庆志》）等。产云南、广西、广东、福建、台湾，生于海拔200～1 350m的山坡、河谷或旷野的林中。国内外已广为栽培，并培育出百余个品种，仅我国目前栽培的已达40余个品种之多。杧果为热带著名水果，汁多味美，还可制罐头和果酱或盐渍供调味，亦可酿酒。果皮入药，为利尿峻下剂；果核疏风止咳。叶和树皮可作黄色染料。木材坚硬，耐海水，宜作舟车或家具等。树冠球形，常绿，郁闭度大，为热带良好的庭园和行道树种。

《广东植物志》第二卷，308页。

《广西植物名录》278页。以桂东南、桂西南、桂中为多，桂东北有少量栽培。

《海南植物志》第三卷，102～103页。万宁、崖县、乐东、儋县等地。通常栽培，间或逸为野生。

《广州植物志》446～447页。别名杜果（广州）。热带果品中最佳者之一。

【本草学文献概要】

《中华本草》第5册，第十三卷，79～80页。以杧果（《岭南采药录》）为正名收载，别名望果、蜜望（《广东新语》），沙果梨（《植物名实图考》），檬果（《植物学大词典》）。果实入药，味甘、酸，性微寒；益胃，生津，止呕，止咳。其果核、叶及树皮均入药，另列条目。

【原植物识别特征】

常绿大乔木，高10～20m。单叶互生，叶形和大小变化较大，通常为长圆形或长圆状披针形，长12～30cm，宽3.5～6.5cm，边缘皱波状，叶柄长2～6cm。圆锥花序，多花密集；花小，杂性，黄色或淡黄色；4～5基数；花盘膨大，肉质，5浅裂；雄蕊4～5，仅1个发育，花丝极短；子房上位。核果肾形，压扁，长5～10cm，宽3～4.5cm，熟时黄色，中果皮肉质肥厚，鲜黄色，味甜，果核坚硬。

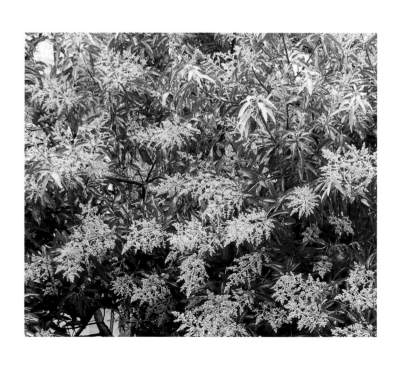

盐肤木

来源 漆树科盐肤木属 *Rhus* 植物盐肤木 *Rhus chinensis* Mill. 的果实。

【 植物学文献概要 】

见《中国植物志》第四十五卷，第一分册，100～101页。本属我国6种，除东北、内蒙古、青海、新疆外，全国大部分地区均有分布。本属植物均可作为五倍子蚜虫的寄主植物，但以盐肤木上的虫瘿质量较好，称角倍，其余称肚倍，质量较次。

《广东植物志》第二卷，315页。别名五倍子树。产广东省各地。生于灌丛中或疏林中，常见。树皮和叶上常生虫瘿，称五倍子，呈赤褐色，富含单宁，为工业上的重要原料，又可入药；木材致密，为细工用材。盐肤木的变种滨盐肤木*Rhus chinensis* var. *roxburghii* 与原变种的区别仅在于叶轴无翅，产四川、云南、贵州、广东、广西等省区。

《广西植物名录》278页。产全区各地。

《海南植物志》第三卷，109页。盐肤木产海南各地。生于林中或村庄附近的灌丛中。滨盐肤木产保亭、澄迈、儋县。

【 本草学文献概要 】

《岭南采药录》46页。别名咸酸蘑。味甘酸，性平，消肿散毒，洗小儿烂头疡，止痒，以之浸酒，壮筋骨，理跌打，止痛去瘀生新。子生枝头，似豆而小，有盐凝其上，辟瘴毒，生津液。

《中华本草》第5册，第十三卷，83～85页。以盐肤子（《本草纲目》）为正名收录，别名盐麸子、盐酸果（云南）、盐酸白（广

东、福建）等。果实入药，味酸、咸，性凉；生津润肺，降火化痰，敛汗，化痰。其根、叶、花、树皮及虫瘿等均入药，另列条目。

345

【 原植物识别特征 】

落叶小乔木或灌木，高2～10m。奇数羽状复叶互生，小叶3～6对，叶轴具宽翅，小叶自下而上逐渐增大，卵形、椭圆状卵形或长圆形，长6～12cm，宽3～7cm，边缘有齿。圆锥花序，花小，白色，5数，单性异株；雄蕊5，着生于花盘基部；子房上位，1室，花柱3，柱头头状。核果球形，略压扁，直径4～5mm，熟时红色。花期8—9月，果期10月。

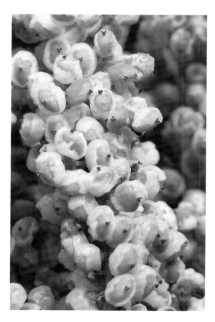

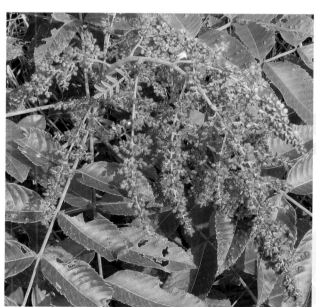

罗浮槭

来源 槭树科槭属 *Acer* 植物罗浮槭 *Acer fabri* Hance 的果实。

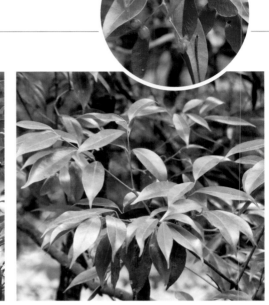

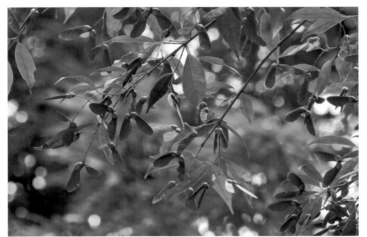

【植物学文献概要】

见《中国植物志》第四十六卷，211页。以罗浮槭（《广西植物名录》）为正名收载，别名红翅槭（静生生物调查所汇报）。产广东、广西、江西、湖北、湖南、四川。生于海拔500～1 800m的疏林中。模式标本采自广东罗浮山。

《广东植物志》第三卷，276页。产广东中部以北。生于疏林中。（模式标本产地为罗浮山）

《广西植物名录》274页。产全区各地。

《海南植物志》第三卷，92页。以红翅槭为正名收载，别名罗浮槭、红槭。产白沙、琼中、乐东、保亭。生于中海拔至高海拔的密林中。

【本草学文献概要】

《中华本草》第5册，第十三卷，100～101页。以蝴蝶果（《广西本草选编》）为正名收载，别名红蝴蝶（《广西药用植物名录》）。果实入药，味甘、微苦，性凉；清热解毒，治咽喉肿痛。

【原植物识别特征】

常绿乔木，树皮灰褐色或灰黑色。单叶对生，披针形，长圆状披针形或长圆状倒披针形，长7～11cm，宽2～3cm，全缘，侧脉4～5对；叶柄长1～1.5cm。花杂性，雄花与两性花同株，常成伞房花序；萼片5，紫色；花瓣5，白色，倒卵形，略短于萼片；雄蕊8；子房上位，2室。翅果嫩时紫色，成熟时黄褐色或淡褐色；小坚果凸起，直径约5mm；翅与小坚果长3～3.4cm，宽8～10mm，张开成钝角；果梗长1～1.5cm。花期3—4月，果期9月。

倒地铃

来源 无患子科倒地铃属 *Cardiospermum* 植物倒地铃 *Cardiospermum halicacabum* L. 的全草。

【 植物学文献概要 】

　　见《中国植物志》第四十七卷，第一分册，4～6页。以倒地铃（台湾）为正名收载，别名风船葛、金丝苦楝藤、野苦瓜、包袱草。我国东部、南部和西南部常见，北部较少。生长于田野、灌丛、路边和林缘，也有栽培。广布于全世界热带亚热带地区。全株入药，清热凉血，解毒消肿。

　　《广东植物志》第一卷，237页。村边和田野很常见。

　　《广西植物名录》272页。产全区各地。

　　《广州植物志》442页。别名包袱草、风船葛。广州附近有野生的，但不常见，闻可作外科洗涤药。

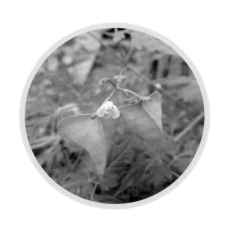

【 本草学文献概要 】

　　《岭南采药录》90页。藤叶俱似苦瓜，一荚三子，其花色黄，味苦，性寒，凉血消疮，去黄气，理蛇伤。

　　《中华本草》第5册，第十三卷，108～109页。以三角泡（《广西中药志》）为正名收载，别名假苦瓜（《生草药性备要》）、假蒲达（《本草求原》）、倒地铃（《广西中草药》）等。全草入药，味苦，性寒。清热利湿，凉血解毒。

【 原植物识别特征 】

　　草质藤本，长1～5m。二回三出复叶互生，轮廓为三角形；叶柄长3～4cm；顶生小叶斜披针形或近菱形，长3～8cm，宽1.5～2.5cm，侧生的稍小，卵形或长椭圆形，边缘有疏锯齿或羽状分裂。圆锥花序少花，卷须螺旋状；花单性；萼片4，不等大；花瓣4，乳白色，倒卵形；雄蕊8；子房上位。蒴果近梨形，高1.5～3cm，褐色。种子黑色，有光泽，直径约5mm。花期夏秋季，果期秋季至初冬。

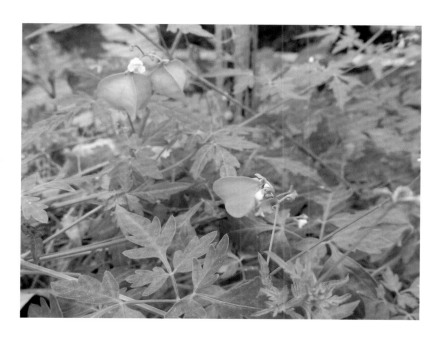

龙眼

来源 无患子科龙眼属 *Dimocarpus* 植物龙眼 *Dimocarpus longan* Lour. 的树皮。

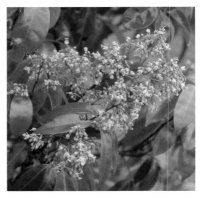

【植物学文献概要】

见《中国植物志》第四十七卷，第一分册，28～30页。我国西南部至东南部栽培很广，以福建最盛，广东次之；云南及广东、广西南部亦见野生或半野生于疏林中。

《广东植物志》第一卷，245页。以龙眼为正名收载，别名圆眼。产广东省中部和南部，北部较少见。通常栽培。

《广西植物名录》272页。产桂东南、桂南、桂西。

《海南植物志》第三卷，83页。海南各地。栽培与野生均有。

《广州植物志》444～445页。本种为广州附近栽培果树之一，与荔枝相近，外观极易混淆，其区别点：①小叶较大。②树皮粗糙而似木栓质。果肉鲜甜可口，生食或干制，又供药用。木材坚重细密，光泽美丽；可代茶饮。

【本草学文献概要】

《岭南采药录》29页。洗痔疮，杀虫，其之向东红色者，味甘香，性温，作茶饮，明目，用水蒸，加冰片少许，搽眼弦湿烂即干，其核搽狐臭，熏脑漏，疗疝气，傅疮癣，又止金疮出血，其实之壳，敷汤泡伤。

《中华本草》第5册，第十三卷，109～113页。分别列为龙眼肉、龙眼核、龙眼壳、龙眼花、龙眼叶、龙眼树皮和龙眼根等七项。"龙眼树皮"以树皮入药，味苦，性平；杀虫消积，解毒敛疮。

【原植物识别特征】

常绿乔木，树皮暗灰色，粗糙。偶数羽状复叶互生，小叶4～12，椭圆形或椭圆状披针形，长6～12cm，宽2～5cm，基部常偏斜，全缘或微波状，下面粉绿色。圆锥花序顶生或腋生；花小，杂性，黄白色；花萼5深裂，黄色；花瓣5，花盘明显；雄蕊7～9，子房上位。果球形，不开裂，外果皮黄褐色，略有细瘤状突起；鲜假种皮白色透明，种子黑色，有光泽。花期3—4月，果期7—8月。

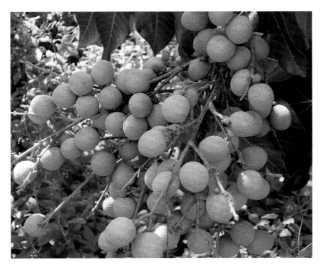

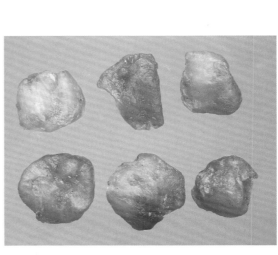

车桑子

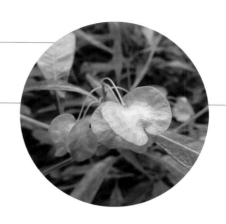

来源 无患子科车桑子属 *Dodonaea* 植物车桑子 *Dodonaea viscosa* (L.) Jacq. 的叶。

【植物学文献概要】

见《中国植物志》第四十七卷，第一分册，59～62页。以车桑子为正名收载，别名坡柳（海南），明油子（云南）。分布于我国西南部、南部至东南部。常生于干旱山坡、旷地或海边的沙土上。本种分布广，变异大；耐干旱，萌生力强，根系发达，又有丛生习性，是一种良好的固沙保土树种。种子油供照明和做肥皂。全株含微量氢氰酸，叶尚含生物碱和皂苷，食之可引起腹泻等症状。

《广东植物志》第一卷，253页。以坡柳之名收载。产广东汕头、雷州半岛和海南岛。常成片生于离海岸不远的砂荒地和干旱山坡。本种分布广，变异大，根据叶和果实特征可区分为多个变种和变型。

《广西植物名录》272页。产全区各地。

《海南植物志》第三卷，89～90页。以坡柳（海南）为正名收载，别名铁扫把（海南）、车桑子（台湾）。临高、白沙、昌江、东方、崖县、陵水。常见。

【本草学文献概要】

《中华本草》第5册，第十三卷，113～114页。以车桑子叶（《福建中草药》）为正名收载，别名破故纸（《福建药物志》）、坡柳、车栓仔（《台湾药用植物志》）等。叶入药，味微苦、辛，性平；清热利湿，解毒消肿。

349

【原植物识别特征】

灌木或小乔木，高1～3m或更高；小枝扁，有狭翅或棱角，覆有胶状黏液。单叶互生，形状和大小变异很大，线形、线状匙形、线状披针形、倒披针形或长圆形，长5～12cm，宽0.5～4cm，全缘或浅波状。花单性，雌雄异株；萼片4，无花瓣；雄蕊7或8，花丝极短；子房上位。蒴果倒心形或扁球形，2或3翅，高1.5～2.2cm，连翅宽1.8～2.5cm；种子每室1或2，透镜状，黑色。花期秋末，果期冬末春初。

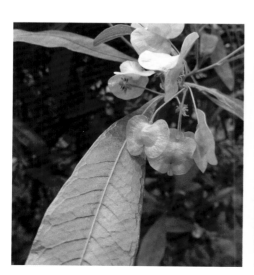

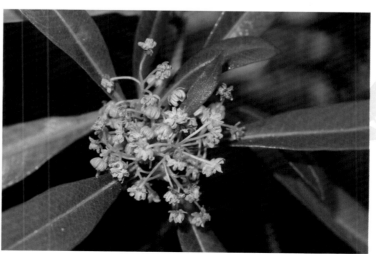

荔枝

来源 无患子科荔枝属 *Litchi* 植物荔枝 *Litchi chinensis* Sonn. 的种子。

【 植物学文献概要 】

见《中国植物志》第四十七卷，第一分册，31～34页。以荔枝（《三辅黄图》）为正名收载，别名离枝（《上林赋》）。产我国西南部、南部和东南部，尤以广东和福建南部栽培最盛。亚洲东南部也有栽培，非洲、美洲和大洋洲都有引种的记录。荔枝是我国南部有悠久栽培历史的著名果树。果实除食用外，核入药为收敛止痛剂。木材坚实，深红褐色，纹理雅致、耐腐，历来为上等名材。花多，富含蜜腺，是重要的蜜源植物。

《广东植物志》第一卷，246页。荔枝在我国南部栽培历史悠久，因色、香、味俱全，有"岭南佳果"之称。其木材坚实致密，是上等木材。种子入药，花是很好的蜜源。

《广西植物名录》272页。产全区各地。

《海南植物志》第三卷，83～84页。海南各地。栽培或野生。

《广州植物志》443～444页。我国南部特产，重要果树之一。今珠江三角洲一带的河岸及堤防间遍行栽植之。本植物品种极多，据吴应逵《岭南荔枝谱》载有74种之多。现广东最闻名者亦有20种之多。

【 本草学文献概要 】

《岭南采药录》135～136页。味甘，性温涩，治心痛小肠气痛，以一枚煨存性，研末酒调服，治㿗疝气痛，妇人血气刺痛，其壳能理血透发分标，凡一切疹瘰，不能透发，痘出模糊一片者，非此煎水饮之，不能解表成浆。

《中华本草》第5册，第十三卷，117～119页。以荔枝核（《本草衍义》）为正名收载。种子入药，味甘，微苦，性温；理气止痛，祛寒散瘀。荔枝核为传统中药。其根、叶、果皮等均入药，另列条目。

【 原植物识别特征 】

常绿乔木，高8～20m。羽状复叶互生，小叶2～4对，长椭圆形至长圆状披针形，长6～15cm，宽2～4cm，基部楔形而偏斜；幼叶橙红色。圆锥花序顶生，花小，绿白色或淡黄色，杂性；花萼杯状，4裂，无花瓣；花盘肉质，环状；雄蕊8，子房上位。果实核果状，近球形，果皮干燥有瘤状突起，熟时暗红色。种子黄褐色，假种皮白色，肉质，味甜，可食。花期2—3月，果期6—7月。

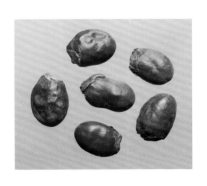

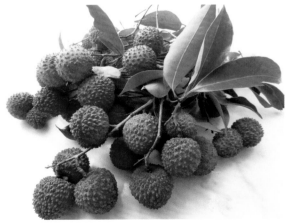

无患子

来源　无患子科无患子属 *Sapindus* 植物无患子 *Sapindus mukorossi* Gaertn. 的种子。

【植物学文献概要】

见《中国植物志》第四十七卷，第一分册，14～15页。我国东部、南部及西南部均产。根、果入药，味苦、微甘，有小毒；清热解毒，止咳化痰。

《广东植物志》第一卷，241页。别名木患子、油患子、苦患子、洗手果。产广东省各地，常见于寺庙、庭院和村边。

《广西植物名录》273页。产全区各地。

《广州植物志》443页。广州附近有少量栽培。

【本草学文献概要】

《岭南采药录》43～44页。别名鬼见愁。木高二十余尺，叶互生，偶数羽状复叶，小叶长卵形，夏月开花，花小带黄色，雄花八雄蕊，雌花子房三室，圆锥花序，果实略似球形，果皮坚硬，其子之皮，味微苦，性平，有小毒，去面干，治喉痹，洗头祛风，其核中白仁，煨食之，辟恶去口臭，治小儿五疳，及治鹅喉，将其子煅存性，止血，其子有杀虫去腻之功，用以煮膏药，祛风消肿，拔毒生肌。

《中华本草》第5册，第十三卷，120～122页。以无患子（《本草拾遗》）为正名收载，别名木患子、肥珠子、油珠子、菩提子（《本草纲目》）、桂圆肥皂、洗手果等。种子入药，味苦、辛，性寒，有小毒。清热，祛痰，消积，杀虫。其根、叶、树皮、果皮及种仁均入药，另列条目。

【原植物识别特征】

落叶大乔木，高可达20m。偶数羽状复叶互生，叶连柄长25～45cm或更长；小叶5～8对，近对生，长椭圆状披针形或稍呈镰形，长7～15cm，宽2～5cm，基部稍不对称。圆锥花序顶生，花小，单性，辐射对称；萼片长约2mm；花瓣5，有爪，长约2.5mm，内面基部有耳状小鳞片2；花盘碟状；雄蕊8；子房上位。果深裂为3果爿，仅1或2个发育，发育分果爿近球形，直径2～2.5cm，橙黄色，干时变黑。花期春季，果期夏秋。

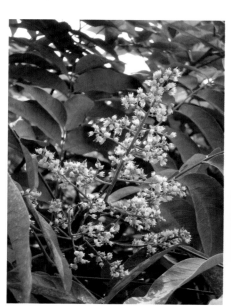
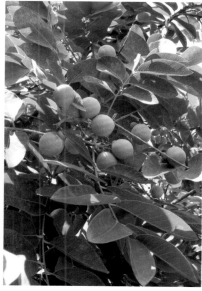
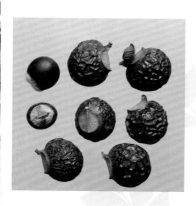

韶子

来源 无患子科韶子属 *Nephelium* 植物韶子 *Nephelium chryseum* Bl. 的果实。

【 植物学文献概要 】

　　见《中国植物志》第四十七卷，第一分册，37～40页。以韶子（《本草拾遗》）为正名收载，产云南南部、广东西部、广西南部，约以北回归线为其北线。生于海拔500～1 500m的密林中。本种果实的肉质假种皮味微酸，可食用，云南南部的乡镇集市偶有出售。

　　《广东植物志》第一卷，247～248页。产广东信宜、高要等地，不常见。本种为本属在我国南部大陆唯一的野生种，陈藏器《本草拾遗》、裴渊《广州志》和李时珍《本草纲目》所记载的韶子即为本植物当无问题，盖其形状、产地和他们的记述是颇为一致的。假种皮味酸甜，可食。

　　《广西植物名录》273页。产桂南。

　　《海南植物志》第三卷，574页。

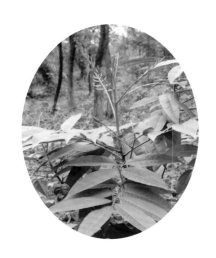

【 本草学文献概要 】

　　《岭南采药录》75页。果类，叶如栗，色红，子大如栗，有棘刺，破其皮，内有肉如猪肪，着核不离，味甘酸，性温，治暴痢，心腹冷气。

　　《中华本草》第5册，第十三卷，119～120页。以韶子（《本草拾遗》）为正名收载，别名山韶子（《桂海虞衡志》）、毛荔枝（《植物名实图考》）。果实入药，味甘、酸，性温；散寒，止痢，解毒。

【 原植物识别特征 】

　　常绿乔木，高10～20m。偶数羽状复叶互生，叶连同柄长20～40cm；小叶常4对，长圆形，长6～18cm，宽2.5～7.5cm，全缘，小叶柄长5～8mm。花小，单性；花序多分枝，雄花序与叶近等长，雌花序较短；萼长1.5mm，密被柔毛；有花盘；雄蕊7～8；子房上位，2室。果椭圆形，红色，连刺长4～5cm，宽3～4cm；刺长约1cm，弯钩状。花期春季，果期夏季。

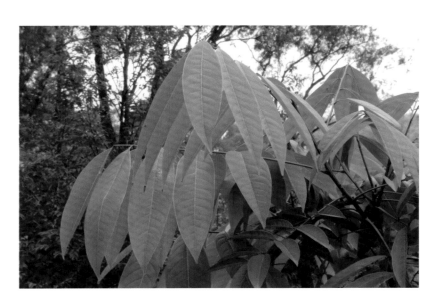

凤仙花

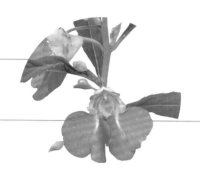

来源 凤仙花科凤仙花属 *Impatiens* 植物凤仙花 *Impatiens balsamina* L. 的花。

【植物学文献概要】

见《中国植物志》第四十七卷，第二分册，29~31页。我国各地庭院广泛栽培，为习见观赏花卉。民间用其茎叶染指甲，故又称指甲花；种子系传统中药急性子，有软坚、消积之功；茎称凤仙透骨草，祛风止痛。

《广东植物志》第四卷，125~126页。广东、海南各地常见栽培。观赏。种子入药，活血散瘀，利尿解毒。根茎捣汁加黄酒冲服，治跌打损伤。

《海南植物志》第一卷，419页。海口、琼山、白沙、保亭等地常见栽培。

《广州植物志》155页。别名指甲花、灯盏花（《本草纲目》）。为一盆栽花卉，广州园圃间极常见。果熟时略触之，果瓣则急向内卷，将种子向四面弹出，故有急性子之名。

【本草学文献概要】

《岭南采药录》129~130页。别名灯盏花、急性子。一年生，草本，高一尺余，叶长椭圆形，或广披针形，互生，夏月分枝开花，常以一花或二三花生于叶腋，花冠不整齐，状如飞鸟，呈红色、紫色、白色等，或为单瓣，或为复瓣，颇美丽，萼之一片甚大，有距，果实为蒴果，果皮之弹力强，熟则开裂，散布种子，其花甘、温，无毒，活血消积，治腰肾引痛，研末酒服。

《中华本草》第5册，第十三卷，138页。以凤仙花（《救荒本草》）为正名收录，别名金凤花（《世医得效方》）、指甲花（《草木便方》）、灯盏花（《陆川本草》）等。花入药，味甘苦，性微温；祛风除湿，活血止痛。根及种子亦入药，均另列条目。

【原植物识别特征】

一年生草本，高60~100cm。茎粗壮，肉质，直立；下部节常膨大。单叶互生，最下部有时对生；叶片披针形、狭椭圆形或倒披针形，长4~12cm、宽1.5~3cm，边缘有锐锯齿；基部常有数对无柄的黑色腺体；叶柄长1~3cm，两侧具数对具柄的腺体。花两性，白色、粉红色或紫色，单瓣或重瓣；雄蕊5；子房上位。蒴果宽纺锤形，密被柔毛，长1~2cm，熟时一触即裂。

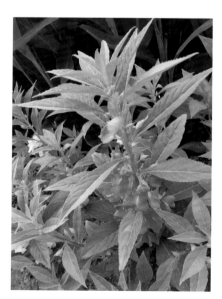
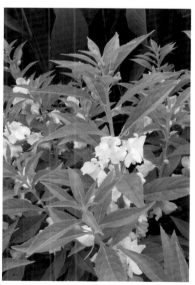

秤星树（岗梅根）

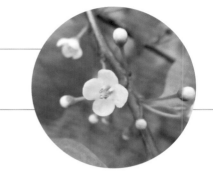

来源 冬青科冬青属Ilex植物秤星树Ilex asprella (Hook. et Arn.) Champ. ex Benth. 的根。

354

【植物学文献概要】

见《中国植物志》第四十五卷，第二分册，258～260页。以秤星树为正名收载，别名岗梅、梅叶冬青、苦梅根（广东大埔）、假秤星（广东东莞）、秤星木、天星木、汀星仔（香港）、相星根（广西梧州）等。根、叶入药，清热解毒，生津止渴。

《广东植物志》第五卷，409～410页。广东各地广布，生于海拔1 000 m以下的山地疏林或路旁灌丛中。

《广州植物志》408页。以梅叶冬青为正名收录，别名假青梅（《岭大校园植物名录》）。为广州近郊山野间常见的野生植物。

【本草学文献概要】

《岭南采药录》38页。别名檀楼星。杀疥虫，理跌打损伤如神。

《中华本草》第5册，第十三卷，145～146页。以岗梅根（《生草药性备要》）为正名收载，别名糟楼星（《生草药性备要》）、金包银、土甘草（《南宁市药物志》）等。根入药，味苦、甘，性寒；清热，生津，散瘀，解毒。

编者注：为现今岭南常用草药，王老吉凉茶主要成分之一。

【原植物识别特征】

落叶灌木，高达1～3m；茎枝上有白色皮孔。叶在长枝上互生，短枝上簇生，卵形或卵状椭圆形，边缘有锯齿，长3～7cm，宽1.5～3cm，边缘有疏锯齿。花白色，雌雄异株；雄花2～3枚簇生或单生叶腋或鳞片腋内，4～5数，雄蕊与花瓣同数而互生；雌花单生于叶腋，4～6数，子房上位。浆果状核果，球形，有棱，直径5～7mm，熟时黑色。花期3—4月，果期4—10月。

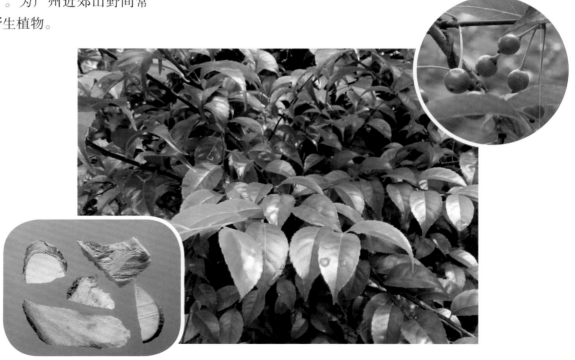

枸骨（功劳叶）

来源 冬青科冬青属 *Ilex* 植物枸骨 *Ilex cornuta* Lindl.et Paxt. 的叶。

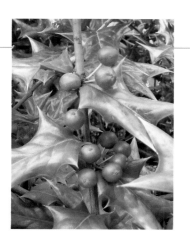

【植物学文献概要】

见《中国植物志》第四十五卷，第二分册，85～86页。以枸骨（《本草纲目》《中国高等植物图鉴》）为正名收载，别名猫儿刺（《本草纲目》）、老虎刺、八角刺（《中国高等植物图鉴》）等。产江苏、安徽、浙江、江西、湖北、湖南等省区，模式标本采自上海。现南方城市多有栽培，作为观叶、观果植物。根、茎、叶入药，强壮，祛风止痛。

《广东植物志》第五卷，393页。连州有野生，广州、肇庆及海南各地有栽培。

《广西植物名录》242页。产桂林、临桂。

《海南植物志》第二卷，428～429页。海南植物园有栽培。

《广州植物志》407～408页。本种在广州少见栽培。树皮和枝叶药用，补肝肾、健腰膝。

【本草学文献概要】

《岭南采药录》165～166页。常绿亚乔木，高丈余，木理白滑，叶为卵形，对生，长二三寸，有大锯齿如针状，质厚有光，秋日叶腋开细白花，香气清烈，实为浆果，椭圆而长，熟则色红紫，皮薄，味甘，核有四瓣。其木皮微苦凉，无毒，滋阴，益肝肾，补腰脚，浸酒服，令人健步，其枝叶甘平，祛风，疗白癜风，烧灰淋汁，或煎膏涂之，作茶，生津止渴。

《中华本草》第5册，第十三卷，147～148页。以功劳叶（《中药志》）为正名收载。别名枸骨叶（《本草拾遗》）、猫儿刺（《本草纲目》）、老鼠刺、十大功劳叶（《本草纲目拾遗》）、老鼠怕（广西）等。叶入药，味苦，性凉。清虚热，益肝肾，祛风湿。根、树皮及果实亦入药，另列条目。

【原植物识别特征】

常绿灌木或小乔木，高1～3m。叶互生，厚革质，长圆形或卵形，长4～9cm，宽2～4cm，顶端具3枚硬刺，两侧各具1枚或2枚硬刺；叶面深绿色，具光泽。花序生于二年生枝的叶腋内；花单性同株，淡黄色；雄花：萼片4；花瓣4，基部合生；雄蕊4，与花瓣近等长。雌花：花被似雄花，子房上位，长圆状倒卵形，柱头盘状，4浅裂。果鲜红色，球形，直径8～10mm。花果期4—12月。

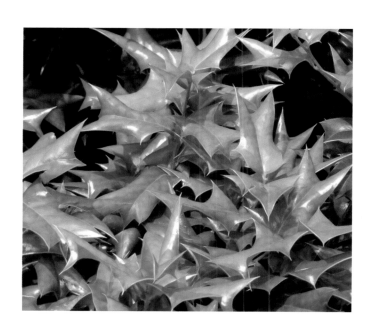

大叶冬青（苦丁茶）

来源 冬青科冬青属 *Ilex* 植物大叶冬青 *Ilex latifolia* Thunb. 的叶。

【植物学文献概要】

见《中国植物志》第四十五卷，第二分册，107～110页。以大叶冬青（《中国高等植物图鉴》）为正名收载，别名大苦酊、宽叶冬青等。产安徽、江苏、浙江、江西、河南、湖北、广西、云南等省区。木材可作细木原料、树皮可提栲胶，叶和果可入药；植株优美，可作庭园绿化树种。

编者注：叶经过加工为苦丁茶主要品种之一。

《广东植物志》第五卷，394页。产乐昌、连州、阳山、英德、梅县、大埔、丰顺、揭西、陆河。生于海拔250～1 000m的山地常绿阔叶林中。

《广西植物名录》243页。产龙州。

【本草学文献概要】

《岭南采药录》107～108页。多出产于连州，叶大如枇杷叶而软，味苦甘，性寒，消食化痰，止痢渴，除烦，清头目，利二便，去油腻，一说取安徽歙县之茶，以苦丁叶焙制而成。

《中华本草》第5册，第十三卷，149～151页。叶入药。味甘、苦，性寒；疏风清热，明目生津。

【原植物识别特征】

常绿大乔木，高达20m。单叶互生，长圆形或卵状长圆形，长8～19cm，宽4.5～7.5cm，边缘有锯齿，齿尖黑色；叶柄粗壮，长1.5～2.5cm。花小，单性异株，淡黄绿色，4数。雄花：花萼近杯状，直径约3.5mm，4浅裂；花冠辐状，直径约9mm；雄蕊4，与花瓣等长。雌花：花萼盘状，直径约3mm；花瓣4；退化雄蕊长为花瓣的1/3；子房上位。果球形，直径约7mm，熟时红色。花果期4—10月。

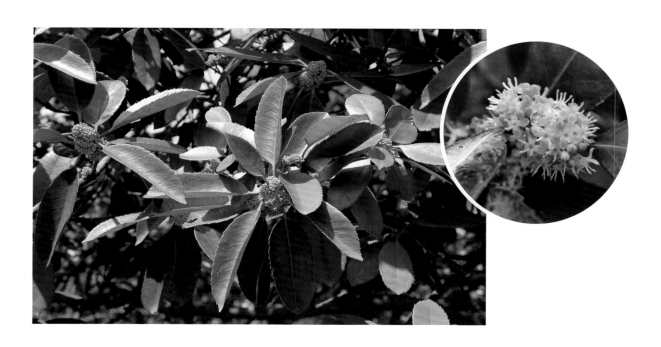

铁冬青（救必应）

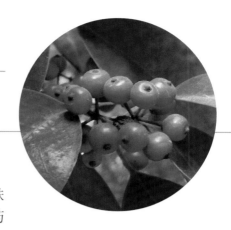

来源 冬青科冬青属 *Ilex* 植物铁冬青 *Ilex rotunda* Thunb. 的树皮或根皮。

【植物学文献概要】

见《中国植物志》第四十五卷，第二分册，45～47页。以铁冬青（《经济植物手册》）为正名收载，别名救必应（《中国药典》）、熊胆木（广东、广西）、白银香（广东）、白银木、过山风、红熊胆（广西）、羊不食、消癀药（贵州）。产于江苏、安徽、浙江、江西、福建、台湾、湖北、湖南、广东、香港、广西、海南、贵州和云南等省区；生于海拔400～1 100m的山坡常绿阔叶林中和林缘。叶和树皮入药，凉血散血，清热利湿、消肿镇痛；枝叶作造纸原料；树皮可提制染料和栲胶；木材作细工用材。

《广东植物志》第五卷，387～388页。产广东山区各县及海南临高、昌江、陵水、万宁、保亭（七指岭）。生于海拔400～1 100m的沟边、山坡常绿阔叶林及林缘。

《广西植物名录》244页。产全区各地。

《海南植物志》第二卷，427～428页。海南低海拔至中海拔山区疏林中。

《广州植物志》406～407页。别名白兰香（广州）、白沉香（福建）。为广州近郊不常见的小乔木，野生和栽培均有。其枝叶为造土纸的原料。

【本草学文献概要】

《中华本草》第5册，第十三卷，163～164页。以救必应（《岭南采药录》）为正名收载，别名白木香（《岭南采药录》）、白沉香、白兰香、狗屎木、冬青仔、小风藤、白凡木、九层皮、红熊胆、山冬青（广东）、白银木、过山风（广西）。树皮或根皮入药，味苦，性寒。清热解毒，利湿，止痛。

357

【原植物识别特征】

常绿灌木或乔木，高可达20m，树皮灰色至灰黑色。单叶互生，叶片卵形、倒卵形或椭圆形，长4～9cm，宽1.8～4cm，全缘，侧脉6～9对；叶柄长8～18mm，顶端具叶片下延的狭翅。聚伞花序或伞形花序，花小，单性；雄花4基数；花萼盘状，花冠辐状，白色。雌花5基数；子房上位，柱头头状。果近球形，直径4～6mm，熟时红色。花期4月，果期8—12月。

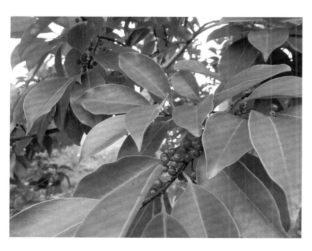

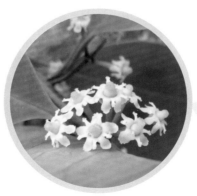

中华卫矛

来源 卫矛科卫矛属 *Euonymus* 植物中华卫矛 *Euonymus nitidus* Benth. 的全株。

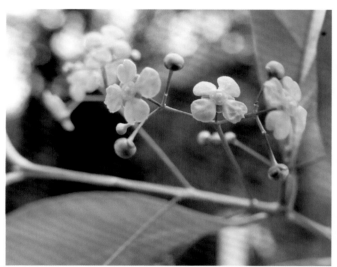
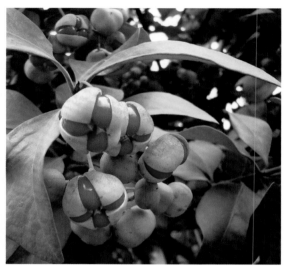

【植物学文献概要】

见《中国植物志》第四十五卷，第三分册，56页。以中华卫矛为正名收载。产广东、福建和江西南部。生长于林内、山坡、路旁等较湿润处为多，但也有在山顶干燥之处生长。

《广东植物志》第八卷，56～57页。产广东蕉岭、番禺、海丰、高要、清远、五华、翁源、新会、阳山、云浮、乐昌、乳源、河源、封开、惠阳、惠东、新丰、曲江、龙门、台山、阳江、珠海、南澳、广州。生于海拔200～740m的山路旁较潮湿林中。

《广西植物名录》248页。产全州、金秀。

《广州植物志》409～410页。

【本草学文献概要】

《中华本草》第5册，第十三卷，180～181页。以华卫矛（《广西药用植物名录》）为正名收载，别名杜仲藤（《广东省惠阳地区中草药》）。全株入药，味苦、辛，性平。祛风除湿，强壮筋骨。

【原植物识别特征】

常绿灌木或小乔木。单叶对生，质地坚实，常略有光泽，倒卵形、长椭圆形或长阔披针形，长4～13cm，宽2～5.5cm，近全缘；叶柄较粗壮，长6～10mm。聚伞花序，花两性，4基数，直径5～8mm；花瓣白色或黄绿色；花盘较小，4浅裂；雄蕊无花丝，子房上位。蒴果三角卵圆状，4裂，直径8～17mm；种子棕红色，假种皮橙黄色，全包种子，上部两侧开裂。花期3—5月，果期6—10月。

扶芳藤

来源 卫矛科卫矛属 *Euonymus* 植物扶芳藤 *Euonymus fortunei* (Turcz.) Hand.-Mazz. 的带叶茎枝。

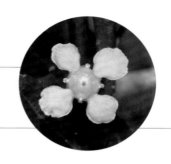

【 植物学文献概要 】

见《中国植物志》第四十五卷，第三分册，9页。以扶芳藤（《中国高等植物图鉴》）为正名收载。

产于江苏、浙江、安徽、江西、湖北、湖南、四川、陕西等省。生长于山坡丛林中。模式标本采自浙江。

《广东植物志》第八卷，52页。产广东龙门、仁化、大埔、乳源、肇庆（鼎湖）、和平、连州、乐昌、博罗、新丰、增城、信宜、翁源及海南保亭、三亚。生于山坡林中或林缘。茎叶药用，庭院中常见栽培。

《广西植物名录》247页。产融水、桂林、龙胜、资源、蒙山、容县、凌云、乐业、金秀。

【 本草学文献概要 】

《中华本草》第5册，第十三卷，182～183页。以扶芳藤（《本草拾遗》）为正名收载，别名千斤藤、山百足（《广西药用植物名录》）、土杜仲、藤卫矛（《浙江民间草药》）、滂藤（《本草拾遗》）等。带叶茎枝入药，味甘、苦、微辛，性微温；益肾壮腰，舒筋活络，止血消瘀。

【 原植物识别特征 】

常绿藤本灌木，长1至数米。单叶对生，椭圆形、长椭圆形或长倒卵形，宽窄变异较大，长3.5～8cm，宽1.5～4cm，边缘齿浅不明显。聚伞花序；2～3次分枝，最终小聚伞花密集，有花4～7朵；花白绿色，4数，直径约6mm；花盘方形，直径约2.5mm；子房三角锥状。蒴果粉红色，果皮光滑，近球状，直径6～12mm；种子长方椭圆状，棕褐色，假种皮鲜红色，全包种子。花期6月，果期10月。

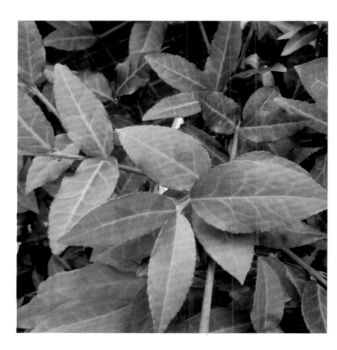

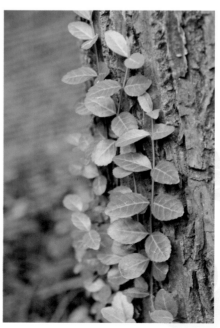

锐尖山香圆（千打捶）

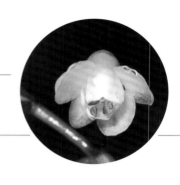

来源 省沽油科山香圆属 *Turpinia* 植物锐尖山香圆 *Turpinia arguta* (Lindl.) Seem. 的根或叶。

【植物学文献概要】

见《中国植物志》第四十六卷，27～28页。以锐尖山香圆为正名收载，别名五寸铁树、尖树、黄柿（广西）。产江西、福建、湖南、广东、广西、四川、贵州。叶可作家畜饲料。

《广东植物志》第三卷，284～285页。产广东各地，生于山坡、山谷疏林中。

《广西植物名录》277页。产全区各地。

《广州植物志》445～446页。以山香圆（《中国树木分类学》）为正名收载，本植物盛产于我国南部，唯广州近郊山野间则不甚常见。木材暗褐色，年轮不明显，保存期短，可为薪炭用材；叶可作家畜饲料。

【本草学文献概要】

《岭南采药录》33页。理跌打。

《中华本草》第5册，第十三卷，218～219页。以山香圆（《全国中草药汇编》）之名收载，别名两指剑、千打锤、千锤打、小熊胆木（《广西药用植物名录》）等。根或叶入药，味苦，性寒；活血止痛，解毒消肿。

【原植物识别特征】

落叶灌木，高1～3m。单叶对生，椭圆形或长椭圆形，长7～22cm，宽2～6cm，边缘有疏锯齿，齿尖具硬腺体，侧脉10～13对，平行，至边缘网结，连同网脉在背面隆起，叶柄长1.2～1.8cm。顶生圆锥花序，花两性，萼片5，边缘具睫毛；花瓣5，白色；雄蕊5，有花盘，子房上位。果实近球形，幼时绿色，成熟转红色，干后黑色，直径约10mm，表面粗糙。

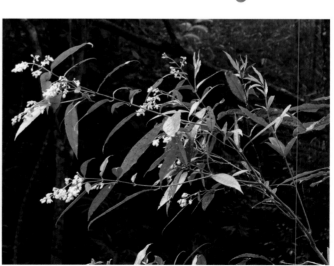

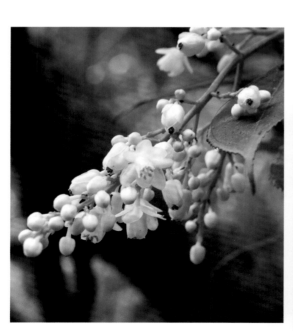

铁包金

来源 鼠李科勾儿茶属 *Berchemia* 植物铁包金 *Berchemia lineata* (L.) DC. 的茎藤或根。

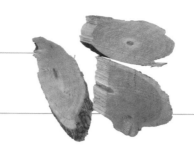

【植物学文献概要】

见《中国植物志》第四十八卷，第一分册，111页。以铁包金（《中国高等植物图鉴》）为正名收载，别名老鼠耳（《亨利氏植物汉名汇》）、米拉藤、小叶黄鳝藤（《台湾植物志》）。产广东、广西、福建、台湾。生于低海拔的山野、路旁或开旷地上。根、叶药用，有止咳、祛痰、散疼之功效，治跌打损伤和蛇咬伤。

《广东植物志》第四卷。260页。产广东各地。生于丘陵地、路旁灌丛中或疏林下。

《广西植物名录》255页。产贵港。

《广州植物志》418～419页。以老鼠耳为正名收载。为广州近郊山野间极常见的野生植物。

【本草学文献概要】

《中华本草》第5册，第十三卷，232～234页。以铁包金（《岭南采药录》）为正名收载，别名狗脚利、提云草、小桃花（《岭南采药录》），老鼠草（《岭南草药志》），老鼠屎（广东）。茎藤或根入药，味苦、微涩，性平。消肿解毒，止血镇痛，祛风除湿。

【原植物识别特征】

藤状灌木或小灌木，高达2m；小枝圆柱状，黄绿色，被密短柔毛。单叶互生，矩圆形或椭圆形，长5～20mm，宽4～12mm，顶端圆形或钝，具小尖头，基部圆形，叶柄长不超过2mm，托叶披针形，宿存。花小，两性，5基数；白色，长4～5mm，数个至10余个密集成顶生聚伞总状花序；萼筒短，盘状；花瓣白色；子房上位。核果圆柱形，直径约3mm，熟时黑色。花期7—10月，果期11月。

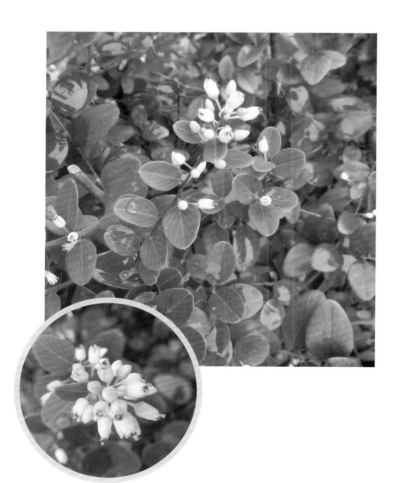

枳椇

来源 鼠李科枳椇属 *Hovenia* 植物枳椇 *Hovenia acerba* Lindl. 的果实。

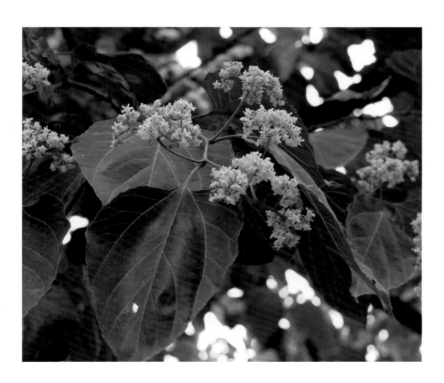

【植物学文献概要】

　　见《中国植物志》第四十八卷，第一分册，91～92页。产甘肃、陕西、河南、安徽、江苏、浙江、江西、湖南、广东、广西、福建、台湾、四川、云南等省区。果序轴肥厚，味甜，可生食、酿酒、制糖。花序及种子入药，清热利水，醒酒。枳椇之名出自《唐本草》。

　　《广东植物志》第四卷，267～268页。以枳椇为正名收载，别名拐枣、鸡爪子、万字果。产广东及海南昌江等地，生于村边疏林、旷地或培植于庭院。果序富含糖分，可生食、酿酒或熬糖；木材细致，可作家具用材。

　　《广西植物名录》255页。产全区各地。

　　《海南植物志》第三卷，第2页。海南有栽培和野生。

　　《广州植物志》414～415页。本种为一半野生植物，但广州所见者多属栽培。花序柄熟时红色，味香甜微酸，可食；种子入药，解酒毒，利尿。

【本草学文献概要】

　　《岭南采药录》175页。味甘，性平，治内伤病，和猪肉煎汤服，撞红证，取其根搞烂煎服，牛生疔亦可用。

　　《中华本草》第5册，第十三卷，238～240页。以枳椇子（《新修本草》）为正名收载，别名拐枣（《救荒本草》）、万寿果（《药物出产辩》）、鸡爪果（《南宁市药物志》）等。果实入药，味甘，性平；解酒毒，止渴除烦，止呕，利二便。其根、树皮、叶均入药，另列条目。

【原植物识别特征】

　　高大乔木，高10～25m。嫩枝被棕色短茸毛，皮孔白色。单叶互生，阔卵形或卵形，长8～17cm，宽6～12cm，边缘具细锯齿稀全缘，侧脉每边4～6，基部1对与中脉组成离基三出脉；叶柄长2～5cm。聚伞圆锥花序顶生或腋生；花小，两性；花萼长约3mm，5裂；花瓣长约2mm，内卷包围雄蕊；雄蕊5；花盘厚，子房上位，基部与花盘合生。果序轴肥厚，肉质，熟时棕色。核果球形，直径6～7mm。花果期5—12月。

马甲子

来源 鼠李科马甲子属 *Paliurs* 植物马甲子 *Paliurus ramosissimus* (Lour.) Poir. 的根。

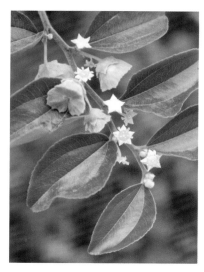
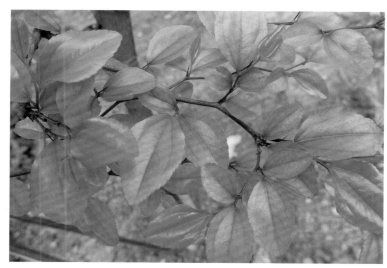

【植物学文献概要】

见《中国植物志》第四十八卷，第一分册，128～130页。以马甲子（《植物名实图考》）为正名收载，别名铁篱笆、铜钱树、马鞍树（四川）、雄虎刺（福建）、簕子等。产江苏、浙江、安徽、江西、湖南、湖北、福建、台湾、广东、广西、云南、贵州、四川。生于海拔2 000m以下的山地和平原，野生或栽培。木材坚硬，可作农具柄；分枝密且具针刺，常栽培作绿篱；根、枝、叶、花、果均供药用，有解毒消肿、止痛活血之效，治痈肿溃脓等症，根可治喉痛；种子榨油可制烛。

《广东植物志》第四卷，266页。别名白棘（《本草经》）、棘盘子（广东）。广东南北均有。生于山地路旁或疏林下，平原地区见于河边、海边和路旁灌丛等地。

《广西植物名录》256页。产全区各地。

《广州植物志》415～416页。野生和栽培均有，多作篱笆，以防家畜闯入。刺、枝、叶、根及果实皆入药。

【本草学文献概要】

《中华本草》第5册，第十三卷，242页。以马甲子根（《植物名实图考》）为正名收载，别名石刺木、鸟刺仔、雄虎刺（《中国药用植物志》）、仙姑簕（《广西药用植物名录》）。根入药，味苦，性平。祛风散瘀，解毒消肿。

【原植物识别特征】

灌木，高达6m。单叶互生，宽卵形、卵状椭圆形或近圆形，长3～5.5cm，宽2.2～5cm，边缘具细锯齿，基生三出脉；叶柄长5～9mm，被毛，基部有2个紫红色斜向直立的针刺，长0.4～1.7cm。腋生聚伞花序，花萼5裂；花瓣5，匙形，短于萼片；雄蕊5，与花瓣对生；有花盘，子房上位，3室，每室1胚珠。核果杯状，被黄褐色或棕褐色绒毛，周围具木栓质3浅裂的窄翅，直径1～1.7cm。花期5—8月，果期9—10月。

翼核果（血风藤）

来源　鼠李科翼核果属 Ventilago 植物翼核果 Ventilago leiocarpa Benth. 的根或茎。

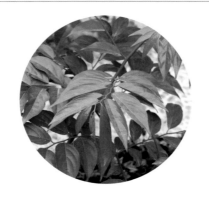

【植物学文献概要】

见《中国植物志》第四十八卷，第一分册，147～149页。产云南、湖南、广东、广西、福建、台湾等省区，模式标本采自香港。根民间药用，舒筋活血，凉血止痛。

《广东植物志》第四卷，259页。以翼核果为正名收载，别名血风根、青筋藤、扁果藤。广东及海南各地均产，生于山地路旁、水旁灌丛中或疏林下。根入药，补气血，舒筋活络。

《广西植物名录》257页。产南宁、武鸣、梧州、苍梧、上思、金秀、扶绥、宁明、龙州。

《海南植物志》第三卷，5～6页。陵水、保亭、崖县、东方、白沙、儋县、澄迈。生于低海拔山野间和山谷中，颇常见。

《广州植物志》416页。野生于山野间，不常见。

【本草学文献概要】

《岭南采药录》164页。产清远、从化等处，味甘，性平，消瘀凉血，洗皮肤血热。

《中华本草》第5册，第十三卷，255～256页。以血风藤（《广西中草药》）为正名收载。别名铁牛入石（广州部队后勤部卫生部《常用中草药手册》）、血风根、老人根、穿破石（广西）等。根或茎入药，味甘，性温；补气血，强筋骨，舒经络。《常用中草药手册》（广州部队后勤部卫生部）、《广西中草药》等有药用记载。

【原植物识别特征】

攀援灌木。叶互生，卵状披针形或卵状长圆形，长4～8cm，宽1.5～3.2cm，近全缘。花小，两性，单生或簇生于叶腋；萼片5，三角形；花瓣5，倒心形，顶端凹缺；雄蕊5，与花瓣等长或较短；花盘厚，五边形；子房上位，全部藏于花盘内，2室，每室1胚珠。核果近球形。花果期4—7月。

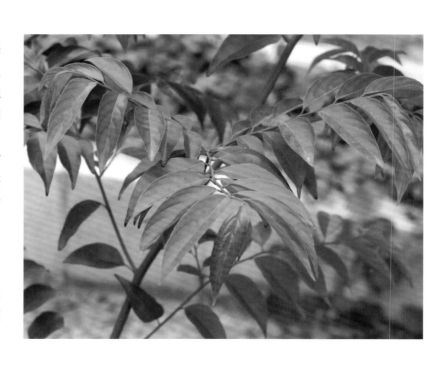

乌蔹莓

来源 葡萄科乌蔹莓属 *Cayratia* 植物乌蔹莓 *Cayratia japonica* (Thunb.) Gagnep. 的全草或根。

【 植物学文献概要 】

见《中国植物志》第四十八卷，第二分册，78～79页。以乌蔹莓（《唐本草》）为正名收载，别名五爪龙（广东）、虎葛（《台湾植物志》）。产陕西、河南、山东、安徽、江苏、浙江、湖北、湖南、福建、台湾、广东、广西、海南、四川、贵州、云南。生山谷林中或山坡灌丛，海拔300～2 500m处。全草入药，有凉血解毒、利尿消肿之功效。

《广东植物志》第八卷，93～94页。产广东乐昌、始兴、乳源、仁化、连州、连山、连南、阳山、新丰、翁源、清远、和平、龙门、紫金、五华、梅州、新兴、肇庆及海南白沙、乐东、万宁、琼中、澄迈。生海拔300m以上的山谷中或山坡灌丛。

《广西植物名录》260页。产武鸣，隆安，马山，平果，德保，那坡，乐业，隆林，龙州，凭祥。

《海南植物志》第三卷，28页。儋县、白沙、乐东、万宁。生于密林或较湿润的疏林中。

《广州植物志》424页。广州常见的野生植物。

【 本草学文献概要 】

《中华本草》第5册，第十三卷，282～284页。以乌蔹莓（《新修本草》）为正名收载，别名五叶莓（陶弘景）、赤葛、赤泼藤（《本草纲目》），五叶莥（《现代实用中药》）等。全草或根入药，味苦、酸，性寒；清热利湿，解毒消肿。

【 原植物识别特征 】

草质藤本。卷须2～3叉分枝，相隔2节，间断与叶对生。叶为鸟足状5小叶，互生；中央小叶长椭圆形或椭圆状披针形，长2.5～4.5cm，宽1.5～4.5cm，侧生小叶椭圆形或长椭圆形，长1～7cm，宽0.5～3.5cm，边缘每侧有6～15个锯齿；叶柄长1.5～10cm。复二歧聚伞花序腋生；萼碟形，全缘或波状浅裂；花瓣4；雄蕊4，花盘发达，4浅裂；子房下部与花盘合生。果实近球形，直径约1cm。花期3—8月，果期8—11月。

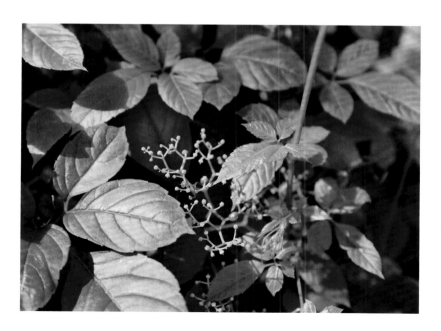

白粉藤

来源 葡萄科白粉藤属 *Cissus* 植物白粉藤 *Cissus repens* Lamk. 的块根。

【植物学文献概要】

见《中国植物志》第四十八卷，第二分册，58页。以白粉藤（《海南植物志》）为正名收载。产广东、广西、贵州、云南。生山谷疏林或山坡灌丛，海拔100～1 800m。

《广东植物志》第八卷，89页。产广东英德、梅州、惠东、博罗、广州、深圳、新兴、高要、云浮、信宜、阳江、阳春及海南昌江、东方、乐东、保亭、琼中、万宁。藤和叶外敷治痈疽疮疡、毒蛇咬伤；根散结消肿、清热、止痛。

《广西植物名录》261页。产武鸣、龙胜、田东、那坡、天峨、东兰、宁明、龙州。

《海南植物志》第三卷，18页。昌江、东方、乐东、保亭、琼中、万宁。

《广州植物志》423页。广州不常见的野生植物。

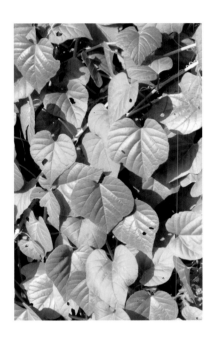

【本草学文献概要】

《中华本草》第5册，第十三卷，289～290页。以独脚乌桕（《本草求原》）为正名收载，别名山番薯、土大黄（《广西药用植物名录》）、独脚乌扣、山葫芦、粉藤头（《广东中草药》）、粉薯蓣、块根山鸡蛋、粉藤蛋（广东）。块根入药，味苦、微辛，性凉；活血通络，化痰散结，解毒消痈。

【原植物识别特征】

草质藤本，小枝有纵棱纹，常被白粉。卷须2叉分枝，相隔2节间断与叶对生。叶心状卵圆形，长5～13cm，宽4～9cm，基部心形，边缘每侧有9～12个细锐锯齿，基出脉3～5，叶柄长2.5～7cm；托叶褐色，肾形，长5～6cm，宽2～3cm。花序顶生或与叶对生，萼杯形，全缘或呈波状；花瓣4，雄蕊4；花盘明显；子房下部与花盘合生。果实倒卵圆形，长0.8～1.2cm，宽0.4～0.8cm，有种子1粒。花期7—10月，果期11月至翌年5月。

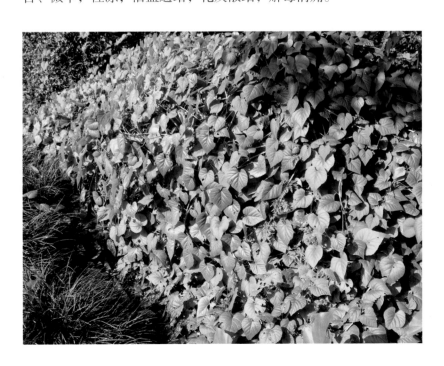

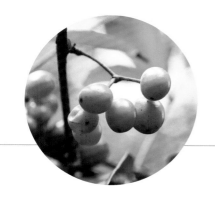

扁担藤

来源 葡萄科崖爬藤属 *Tetrastigma* 植物扁担藤 *Tetrastigma planicaule* (Hook.) Gagnep. 的根或藤茎。

【植物学文献概要】

见《中国植物志》第四十八卷，第二分册，109页。扁担藤（中国高等植物图鉴）产福建、广东、广西、贵州、云南、西藏东南部。生山谷林中或山坡岩石缝中，海拔100～2 100m。藤茎供药用，有祛风湿之效。

《广东植物志》第八卷，99页。产广东乳源、英德、新丰、翁源、清远、梅州、大埔、南澳、博罗、深圳、肇庆、高要、新兴、恩平、怀集、郁南、阳春、信宜、茂名及海南三亚、保亭、陵水、琼中、白沙、定安。海拔100～700m的山谷林中或山坡岩石缝中，常攀附于乔木。藤茎入药，有祛风去湿、舒筋活络、壮筋骨之效。

《广西植物名录》262页。产邕宁、隆安、上林、阳朔、临桂、梧州、蒙山、上思、东兴、平南、百色、平果、那坡、昭平、河池、罗城、都安、金秀、扶绥、宁明、龙州、大新。

《海南植物志》第三卷，25页。崖县、保亭、陵水、琼中、白沙、定安。生于中海拔森林中，颇常见。附于乔木上。

367

【本草学文献概要】

《中华本草》第5册，第十三卷，301～302页。以扁藤（广州部队后勤部卫生部《常用中草药手册》）为正名收载，别名腰带藤、羊带风（广州部队后勤部卫生部《常用中草药手册》）、扁骨风（《广西中草药》）、铁带藤、大芦藤、过江扁龙（《全国中草药汇编》）白脚藤（《福建药物志》）等。根或藤茎入药，味辛、酸，性平。祛风化湿，舒筋活络。其叶亦入药，另列条目。

【原植物识别特征】

木质大藤本，茎扁压，深褐色。卷须不分枝，相隔2节间断与叶对生。叶为掌状5小叶，互生；小叶长圆状披针形、披针形、卵状披针形，长9～16cm，宽 3～6 cm，边缘每侧有5～9个锯齿；叶柄长3～11cm。花序腋生，长15～17cm；萼浅碟形，花瓣4，雄蕊4；花盘明显，4浅裂，子房上位，柱头4裂。果实近球形，直径2～3cm，多肉质，种子1～3粒。花期4—6月，果期8—12月。

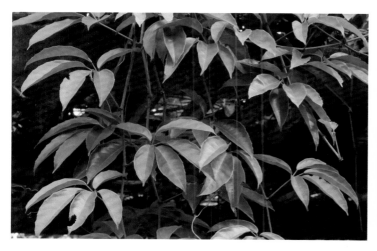

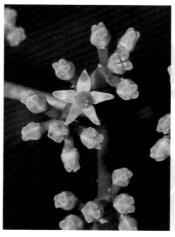

甜麻

来源 椴树科黄麻属 *Corchorus* 植物甜麻 *Corchorus aestuans* L. 的全草。

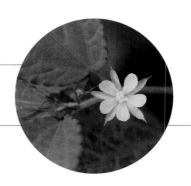

【植物学文献概要】

见《中国植物志》第四十九卷，第一分册，80页。以甜麻（《海南植物志》）为正名收载，别名假黄麻、针筒草（广东）。长江以南各省区均产。其纤维可作为黄麻代用品，用于编织及造纸原料；嫩叶可供食用，入药作清凉解热剂。

《广东植物志》第四卷，163页。广东和海南各地普遍分布，多见于荒地、旷野、村旁杂草丛中。

《广西植物志》第二卷，71页。产广西各地。

《海南植物志》第二卷，64页。海南南部及中部。

《广州植物志》233页。以甜麻（梅县）为正名收载，

别名假麻区（广州）。为一极常见野生植物，多生于旷地上，夏、秋季间始见。其嫩叶可作菜汤，有清凉解暑作用；和黄糖捣烂，敷于疮上，有拔毒之效，梅县农家常用之。

【本草学文献概要】

《岭南采药录》95页。味淡，性寒，治小儿疳积，伤寒误下利不止，谓之漏底，煎水饮之，立正，亦能消暑止血，敷疮散毒消肿。

《中华本草》第5册，第十四卷，318～319页。以野黄麻（《全国中草药汇编》）为正名收载，别名假麻区（《生草药性备要》）、水丁香、假黄麻（《广西药用植物名录》）、野木槿、山黄麻（《福建药物志》）、野麻（广西）、针筒草（广东）等。全草入药，味甘淡，性寒；清热解暑，消肿解毒。

【原植物识别特征】

一年生草本，高约1m。茎红褐色。叶互生，卵形或阔卵形，长4.5～6.5cm，宽3～4cm，两面均被毛，边缘有锯齿，基出脉5～7条。花两性；萼片5，长约5mm，上部半四陷如舟状，顶端具角，外面紫红色；花瓣5，黄色；雄蕊多数；子房上位。蒴果长筒形，长约2.5cm，具6棱，其中3～4棱呈翅状突起，熟时3～4瓣裂。种子多数。花期夏季。

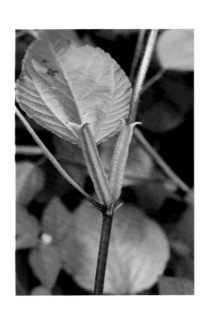

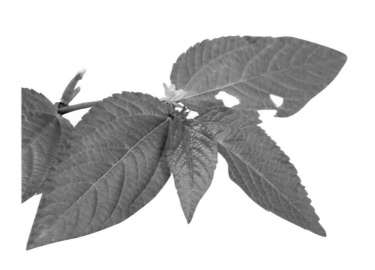

布渣叶（破布叶）

来源 椴树科破布叶属 *Microcos* 植物布渣叶 *Microcos paniculata* L. 的叶。

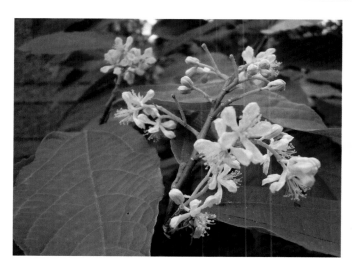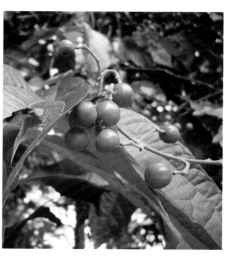

【植物学文献概要】

见《中国植物志》第四十九卷，第一分册，86～87页。以破布叶（《海南植物志》）为正名收载。产广东、广西、云南。叶供药用，味酸，性平无毒，可清热毒，去食积。

《广东植物志》第四卷，154页。广东各地及海南均有分布，生于山坡、沟谷及路边灌丛中，常见。叶供药用。

《广西植物志》第二卷，73～74页。产桂东南、桂南及桂西南各地。叶供药用，味酸，性平无毒，可清热毒，去食积，是做凉茶的原料。

《海南植物志》第二卷，58～59页。海南除少数地区外均有分布。

《广州植物志》231页。别名蒴宝叶（《汉英韵府》）、布渣叶（《广东通志》）。我国南部极常见野生植物，广州近郊小丘上时见之。树皮可编绳。

【本草学文献概要】

《岭南采药录》136页。别名布渣叶。产于高要、阳江、阳春、恩平等处，叶掌状而色绿，味酸甘，性平，无毒，解一切蛊毒，消黄气，清热毒，作茶饮，去食积，一说醒迷解梦，岭南舟人，多用香烟迷闷过客，以此煎服，其毒立解，故有"身无破布叶，莫上梦香船"之谚。

《中华本草》第5册，第十四卷，324～326页。以破布叶（《生草药性备要》）为正名收载，别名布渣叶（《本草求原》）、瓜布木叶等。叶入药，味酸，性平；清热利湿，健胃消滞。

编者注：为现今岭南常用草药之一。王老吉凉茶中有本种的树叶。

【原植物识别特征】

灌木或小乔木，高3～12m，树皮粗糙；嫩枝有毛。叶互生，卵状长圆形，长8～18cm，宽4～8cm，基出三脉，边缘有细钝齿；叶柄长1～1.5cm。顶生圆锥花序；花两性；萼片5，长5～8mm，外面有毛；花瓣5，长圆形，长3～4mm，下半部有毛；腺体长约2mm；雄蕊多数；子房上位。核果近球形，直径约1cm。花期6—7月。

刺蒴麻（黄花地桃花）

来源　椴树科刺蒴麻属 *Triumfetta* 植物刺蒴麻 *Triumfetta rhomboidea* Jacq. 的根或全草。

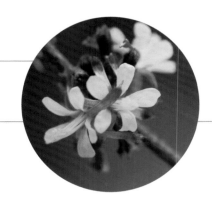

【植物学文献概要】

见《中国植物志》第四十九卷，第一分册，109页。以刺蒴麻（《海南植物志》）为正名收载。产于云南、广西、广东、福建、台湾。热带亚洲及非洲有分布。全株供药用，辛温，消风散毒，治毒疮及肾结石。

《广东植物志》第四卷，160页。广东及海南各地普遍分布。

《广西植物志》第二卷，81页。产桂南及桂东各县。生于旷野或灌丛中。全株供药用。

《海南植物志》第二卷，62～63页。海南各地。多生于旷野或村落旁的灌丛中。

【本草学文献概要】

《中华本草》第5册，第十四卷，329～330页。以黄花地桃花（《中医方药学》）为正名收载，别名地桃花（《广西药用植物名录》）、生毛拦路虎（《福建药物志》）、黄花虮母子（《台湾药用植物志》）等。根或全草入药，味苦，性微寒；清热利湿，通淋化石。

【原植物识别特征】

亚灌木；嫩枝被灰褐色短茸毛。叶互生，生于茎下部的阔卵圆形，长3～8cm，宽2～6cm，先端常3裂，基部圆形；生于上部的长圆形；下面有星状柔毛，基出脉3～5条，边缘有不规则的粗锯齿；叶柄长1～5cm。聚伞花序数枝腋生；花两性，辐射对称；萼片5，长约5mm，顶端有角，被长毛；花瓣黄色，与萼片同数，离生，边缘有毛；雄蕊10；子房上位。蒴果近球形，不开裂，被灰黄色柔毛，具勾针状刺，径约2mm，种子2～6。花期夏秋季。

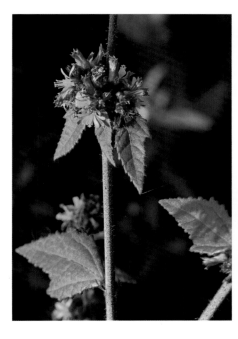

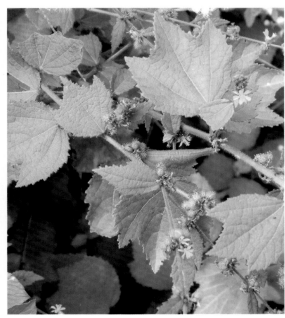

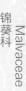

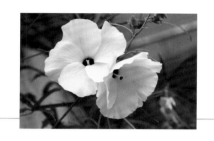

黄蜀葵

来源 锦葵科秋葵属 *Abelmoschus* 植物黄蜀葵 *Abelmoschus manihot* (L.) Medic. 的全株。

【 植物学文献概要 】

见《中国植物志》第四十九卷，第二分册，53页。产河北、山东、河南、陕西、湖南、湖北、四川、云南、贵州、广东、广西、福建等省区。根含黏液，利水通淋、止血。

《广东植物志》第二卷，186～187页。以秋葵为正名收载，别名黄蜀葵。广东省偶见栽培。

《广西植物志》第二卷，157～159页。产全州、龙胜、临桂、荔浦、金秀、钟山、苍梧、藤县、平南、博白、防城、龙州、上林、武鸣、马山、平果、田东、靖西、那坡、百色、隆林、凌云、乐业、东兰、都安、南丹等地。根、叶入药。

【 本草学文献概要 】

《岭南采药录》26页。消疮排脓，以之煎水洗痔疔。

《中华本草》第5册，第十四卷，331～333页。分别列为黄蜀葵花、黄蜀葵子、黄蜀葵叶、黄蜀葵茎和黄蜀葵根五项。花味甘、辛，性凉；利水通淋，活血止血，消肿解毒。种子味甘，性凉；利水通经，解毒消肿。叶味甘，性寒；清热解毒，接骨生肌。茎味甘，性寒；清热解毒，通便利水。根味甘，性寒；利水，通经，解毒。

【 原植物识别特征 】

一年或多年生草本，高1～2m，植物体被长硬毛。叶互生，5～9掌状深裂，直径15～30cm，边缘有粗的钝锯齿；叶柄长6～18cm。花两性，单生枝端叶腋，直径约12cm；小苞片4～5，卵状披针形；萼5裂；花瓣5，黄色，内面基部紫色；单体雄蕊，子房上位。蒴果卵状椭圆形，直径2.5～3cm，种子多数。花期8—10月。

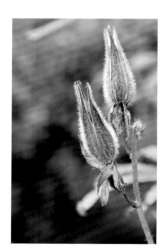

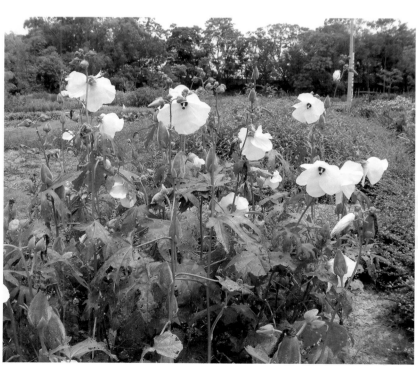

黄葵

来源　锦葵科秋葵属 *Abelmoschus* 植物黄葵 *Abelmoschus moschatus* Medic. 的全株。

【植物学文献概要】

见《中国植物志》第四十九卷，第二分册，58~59页。云南、江西、广东、广西、台湾等省区栽培或野生。种子有麝香味，可提取精油；花大色艳丽，可供园林观赏用。

《广东植物志》第二卷，188~189页。全省各地均产，生于田边、水沟旁、灌丛中。

《广西植物志》第二卷，159页。产兴安、阳朔、贵港、桂平、博白、平南、灵山、梧州、苍梧、昭平、贺州、金秀、南宁、武鸣、隆林等地。

《海南植物志》第二卷，102页。海南各地。常见。

《广州植物志》253~254页。本种为一美丽的观赏植物，但因其花朝开暮谢，不大引人注意。广州近郊荒野间常有野生。

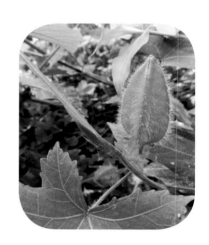

【本草学文献概要】

《岭南采药录》90页。叶似芙蓉而薄，花如狗牙，味辛，性温，无毒，治新染内伤，以之和猪肉煮汤食之，又能消恶毒大疮，用根皮捣烂，和蜜糖敷之，另用少许煎酒服。

《中华本草》第5册，第十四卷，333~334页。别名水芙蓉、假芙蓉（《广西本草选编》）、罗裙博、赶风沙（《生草药性备要》）等。全株入药，味微甘，性寒；消肿祛风，止咳祛痰。

【原植物识别特征】

一年或二年生草本，高1~2m，被粗毛。叶互生，掌状5~7深裂，直径6~15cm，边缘具不规则锯齿，基部心形，两面均被硬毛，叶柄长7~15cm。花两性，单生于叶腋，直径7~12cm；小苞片8~10，线形；花萼佛焰苞状，长2~3cm，5裂，早落；花瓣黄色，内面基部暗紫色；雄蕊柱长约2.5cm；子房上位，花柱分枝5。蒴果长圆形，长5~6cm，被黄色硬毛。种子肾形，有麝香味。花期6—10月。

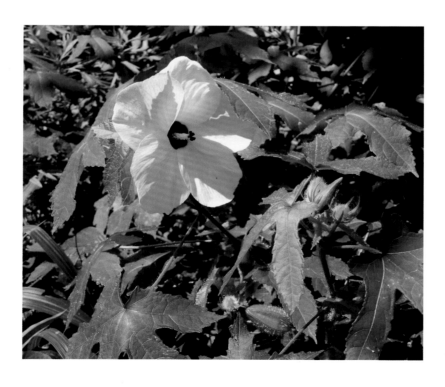

箭叶秋葵

来源　锦葵科秋葵属 *Abelmoschus* 植物箭叶秋葵 *Abelmoschus sagittifolius* (Kurz) Merr. 的根。

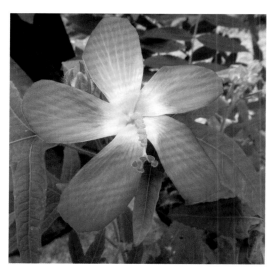

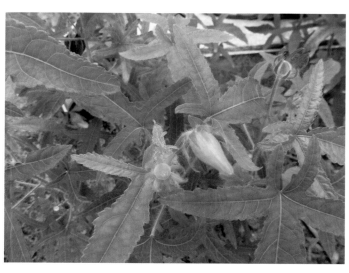

【植物学文献概要】

见《中国植物志》第四十九卷，第二分册，59～61页。以箭叶秋葵（《海南植物志》）为正名收载，别名五指山参、小红芙蓉（云南）等。产广东（包括海南岛）、广西、贵州、云南等省区。常见于低丘、草坡、旷地、稀疏松林下或干燥的瘠地。根入药。本种叶形变异很大，从卵形、掌状裂叶直至戟形，即在同一植株上就有上列叶形；小苞片的数目也不固定，从6片、8片以至12片。

《广东植物志》第二卷，188～189页。定为 *Abelmoschus moschatus* var. *betulifolius*（Mast.）Hochr.，称两广黄葵。产本省北部（阳山、乳源），生于低山草坡。

《广西植物志》第二卷，161页。产武鸣、南宁、邕宁、龙州、宁明、贺州、岑溪、贵港等地。根入药，有补血气之功效。

《海南植物志》101页。产儋州、昌江、东方、乐东、崖县、保亭、陵水、万宁等地。田边、低丘陵草坡、路旁稍干燥的旷地上常见。

【本草学文献概要】

《中华本草》第5册，第十四卷，334～335页。以五指山参（广州部队后勤部卫生部《常用中草药手册》）为正名收录，别名红花马宁（《海南植物志》）、火炮草、红花参（《广西植物

名录》）、山芙蓉、野芙蓉（《广西本草选编》）等。根入药，味甘、淡，性平；滋阴润肺，和胃。果实、叶亦入药，另列条目。

【原植物识别特征】

多年生草本，高40～100cm，具萝卜状肉质根，小枝被糙硬长毛。叶互生，形状多样，卵形、卵状戟形、箭形至掌状3～5浅裂或深裂，裂片阔卵形至阔披针形，长3～10cm，边缘具锯齿或缺刻，两面毛；叶柄长4～8cm。花单生于叶腋，花梗纤细，长4～7cm，花萼佛焰苞状，长约7mm，先端具5齿；花红色或黄色，直径4～5cm；单体雄蕊，子房上位，花柱5。蒴果椭圆形，直径约2cm，被刺毛，具短喙。花期5—9月。

磨盘草

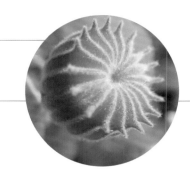

来源 锦葵科苘麻属 *Abutilon* 植物磨盘草 *Abutilon indicum* (L.) Sweet 的全草。

【植物学文献概要】

见《中国植物志》第四十九卷，第二分册，37~38页。产广东、广西、福建、台湾、云南、贵州等省区。茎皮纤维发达，可织布，制绳索。全草入药，祛风，开窍，活血。岭南民间常用于治耳聋，耳鸣，故称"耳响草"。

《广东植物志》第二卷，198~199页。别名耳响草（大埔）、牛牯仔麻（海南）。广东各地及西沙群岛均有，生于荒坡或村旁旷地上。

《广西植物志》第二卷，145~147页。产玉林、北流、贵港、梧州、来宾、桂林、田东、凌云、百色、田林、隆林、乐业、南宁等地。生于平原、旷野、山坡、河谷等处。

《海南植物志》第二卷，94页。海南各地。常见。

《广州植物志》248页。别名耳响草（《岭南采药录》）、金花草（《生草药性备要》）。我国南部常见的野生植物，多生于旷野间，唯广州近郊少见。果形如半截磨盘，故名。本种为民间草药之一。

【本草学文献概要】

《岭南采药录》132~133页。别名耳响草。枝叶皆如桑树，枝中空，花如豬头婆，有红白二分，白入气分，红入血分，子如半截磨盘，升清降浊，开窍活血。

《中华本草》第5册，第十四卷，335~336页。以磨盘草为正名收录，别名磨档草（《生草药性备要》）、耳响草（《岭南采药录》）、磨盆草（《南宁市药物志》）、磨盘花、牛响草等。全草入药，味甘、淡，性凉；疏风清热，化痰止咳，消肿解毒。种子、根亦入药，另列条目。

【原植物识别特征】

一年或多年生直立的亚灌木状草本，高达1~2.5m，分枝多，全株被毛。单叶互生，卵圆形或近圆形，长3~9cm，宽2.5~7cm，基部心形，边缘具不规则锯齿。花单生于叶腋，两性，黄色，直径2~2.5cm；花萼裂片5；花瓣5；单体雄蕊；子房上位。蒴果，似磨盘，直径约1.5cm，分果爿15~20，先端截形，熟时黑色；种子肾形。花期7—10月。

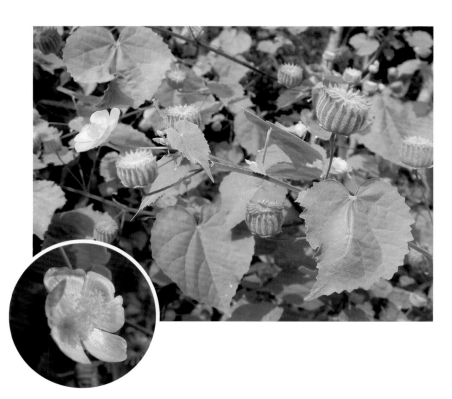

梵天花（狗脚迹）

来源　锦葵科梵天花属 *Urena* 植物梵天花 *Urena procumbens* L. 的全草。

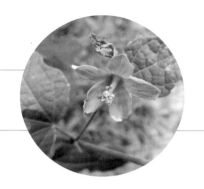

【植物学文献概要】

　　见《中国植物志》第四十九卷，第二分册，47～49页。以梵天花（《植物学大辞典》）为正名收载，别名虱麻头（广东乐昌）、小桃花（广东）、狗脚迹（福建）等。产广东、广西、海南、福建、台湾、江西、湖南、浙江等省区。常生于山坡小灌丛中。

　　《广东植物志》第二卷，195页。产广东全省各地，散生于路旁、草坡或荒地上。模式标本采自广州黄埔。

　　《广西植物志》第二卷，149页。产陆川、博白、玉林、富川、昭平、龙胜、临桂、金秀、来宾、龙州、武鸣等地。常生于山坡灌丛中。

　　《海南植物志》第二卷，96～97页。海南各地。散生于路旁旷地上，常见。

　　《广州植物志》249页。别名糍头婆（广州）。广州近郊极常见野生植物。

【本草学文献概要】

　　《岭南采药录》102页。别名：铁包金、提云草、小桃花。叶边黑、中心黄，味涩，性寒，解蛇毒，敷疮甚效，理跌打亦妙。

　　《中华本草》第5册，第十四卷，373～374页。以梵天花（《福建民间草药》）为正名收载，别名小桃花、小痴婆头、狗脚迹（《广西药用植物名录》）等。全草入药，味甘、苦，性凉；祛风利湿，清热解毒。《常用中草药手册》（广州部队后勤部卫生部）、《广西中草药》等有药用记载。

【原植物识别特征】

　　小灌木，高达80cm。小枝被星状茸毛。叶互生，掌状3～5深裂，长1.5～6cm，宽1～4cm，裂片菱形或倒卵形，先端钝，基部圆形至近心形，有锯齿，两面均被星状毛。花单生，两性；萼片5，被星状毛；花冠5，淡红色；花瓣长10～15mm；单体雄蕊；子房上位。果球形，直径约6mm，具刺和长硬毛，刺端有倒钩。花期6—9月。

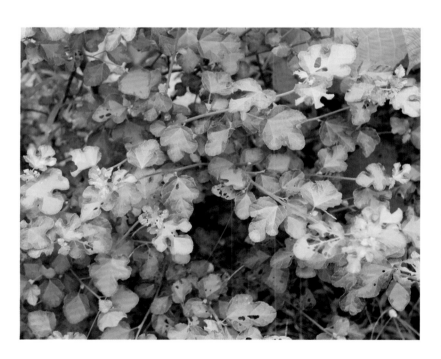

木芙蓉

来源 锦葵科木槿属 *Hibiscus* 植物木芙蓉 *Hibiscus mutabilis* L. 的花。

【 植物学文献概要 】

见《中国植物志》第四十九卷，第二分册，73～75页。我国辽宁、河北、山东、陕西、安徽、江苏、浙江、江西、福建、台湾、广东、广西、湖南、湖北、云南、贵州等省区均有栽培。日本及东南亚也栽培，原产我国湖南。

《广东植物志》第二卷，184页。广东各地庭院常见栽培，但雷州半岛和海南较少。观赏植物，花、叶、根皮入药，有清热凉血，消肿解毒之效。

《广西植物志》第二卷，153～155页。产柳州、桂林、永福、平乐、兴安、龙胜等地。

《广州植物志》251～252页。木芙蓉之名出自《本草纲目》，别名芙蓉（《本草纲目》）、醉酒芙蓉（广东）、芙蓉花。本种的花有单瓣和重瓣之分，有于早晨开白花者，及午即渐渐变红，至下午即变深红，故有"醉酒芙蓉"之名，广东园圃间极常栽培以供观赏。叶、花供药用，清肺、凉血、散热、解毒。

【 本草学文献概要 】

《岭南采药录》157～158页。别名醉酒芙蓉。落叶灌木，高至丈许，叶心脏形，掌状浅裂，有叶柄，互生，秋冬之间，梢头开花，花大，有长柄生于叶腋，花冠呈淡红色或白色等，或为单瓣，或为复瓣，颇美丽，雄蕊甚多，雌蕊一枚，柱头五裂，果实为蒴，种子有纤毛，易飞散，味微辛，性平，消痈疽，散疮疖肿毒，花叶均可用，清肺凉血，散热解毒，消肿排脓止痛。

《中华本草》第5册，第十四卷，347～351页。以芙蓉花（《滇南本草》）为正名收载，别名醉酒芙蓉（《生草药性备要》）、文官花（《中国树木分类学》）、山芙蓉、旱芙蓉等。花入药，味辛、微苦，性凉；清热解毒，凉血止血，消肿排脓。根、叶亦入药，另列条目。

【 原植物识别特征 】

落叶灌木或小乔木，高2～5m，小枝、叶及花均被星状毛。单叶互生，宽卵形至圆卵形或心形，直径1～15cm，掌状5～7浅裂，边缘具钝齿；主脉7～11条，叶柄长5～20cm。花两性，单生于枝端叶腋间；花萼钟形，5裂；花瓣5或为重瓣，初开时白色，午后变为淡红至红色，中央紫色；单体雄蕊，子房上位，花柱5，柱头头状。蒴果球形，种子多数。花期9—12月。

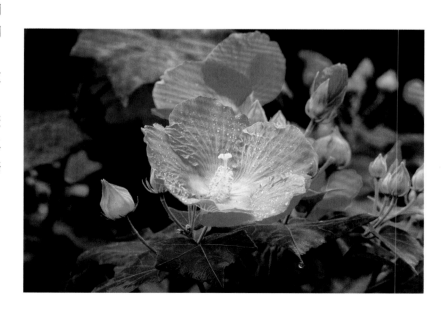

朱槿（扶桑花）

来源 锦葵科木槿属 *Hibiscus* 植物朱槿 *Hibiscus rosa-sinensis* L. 的花。

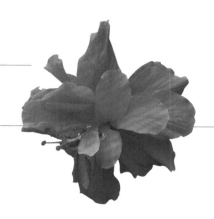

【 植物学文献概要 】

见《中国植物志》第四十九卷，第二分册，69～70页。以朱槿（《南方草木状》）为正名收载，别名扶桑（《本草纲目》）、佛桑（《南越笔记》）、大红花（《汉英韵府》）、桑模（《西阳杂俎》）、状元红（云南）。广东、云南、台湾、福建、广西、四川等省区栽培。花大色艳，四季常开，主供园林观赏用。其变种重瓣朱槿 *Hibiscus rosa-sinensis* Linn.var. *rubro-plenus* Sweet 亦很常见。

《广东植物志》第二卷，185页。别名大红花。本省各地均有栽培，庭院绿化用。

《广西植物志》第二卷，152～153页。产南宁、合浦、龙州、灵山、临桂、桂林、金秀、柳州、上思、苍梧等地。

《海南植物志》第二卷，98页。

《广州植物志》252页。花通常为玫瑰红色，但也有淡红、淡黄或其他颜色。除花的颜色外，叶亦有变态，有时近全缘，有时斑驳。

【 本草学文献概要 】

《中华本草》第5册，第十四卷，351～352页。以扶桑花（《本草纲目》）为正名收载，别名大红花（《汉英韵府》）、木花、朋红、公鸡花（《全国中草药汇编》）、贼头红（《广东药用植物简编》）、紫花兰（《广西药用植物名录》）、状元红（云南）。花入药，味甘、淡，性平。清肺，凉血，化湿，解毒。其根、叶均入药，另列条目。

【 原植物识别特征 】

常绿灌木，高约1～3m；小枝疏被星状柔毛。单叶互生，阔卵形或狭卵形，长4～9cm，宽2～5cm，边缘具粗齿或缺刻，叶柄长5～20mm。花单生于叶腋，常下垂，花梗长3～7cm，小苞片6～7，线形，基部合生；萼钟形，长约2cm，被星状柔毛，裂片5；花冠漏斗形，直径6～10cm，玫瑰红、淡红或淡黄等色；单体雄蕊，雄蕊柱长4～8cm；子房上位，花柱5。蒴果卵形，长约2.5cm。花期全年。

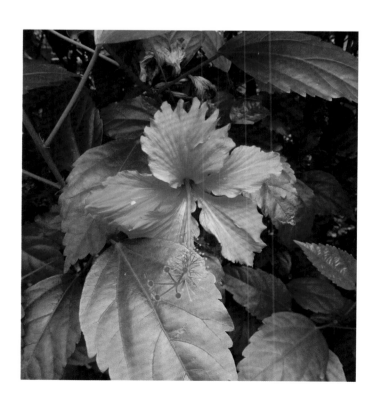

玫瑰茄

来源 锦葵科木槿属 *Hibiscus* 植物玫瑰茄 *Hibiscus sabdariffa* L. 的花萼。

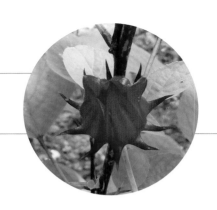

【植物学文献概要】

见《中国植物志》第四十九卷，第二分册，87页。以玫瑰茄（《岭南农刊》）为正名收载，别名山茄子（广州）。我国台湾、福建、广东和云南南部引入栽培。原产东半球热带地区，现全世界热带地区均有栽培。本种的花萼和小苞片肉质，味酸，常用以制果酱；茎皮纤维供搓绳索用。

《广东植物志》第二卷，183～184页。产海南岛、湛江及广州有栽培。

《广西植物志》第二卷，155～157页。南宁等地有栽培。

《海南植物志》第二卷，100页。文昌等地栽培。

《广州植物志》250～251页。本种的萼及小苞片红色而多肉，味微酸，和糖可制成果酱，味美可口，但必须在种子未成熟前采摘；纤维可为绳及麻包的原料，为黄麻的代用品。

【本草学文献概要】

《中华本草》第5册，第十四卷，353～354页。以玫瑰茄（《福建药物志》），别名红金梅、红梅果（《福建药物志》）、洛神葵、洛济葵（《台湾药用植物志》）等。花萼入药，味酸，性凉；敛肺止咳，降血压，解酒。

民间常用来泡茶，消食，安神。

【原植物识别特征】

一年生直立草本，高达2m，茎淡紫色。单叶互生，异型，下部叶卵形，不分裂，上部叶掌状3深裂，长2～8cm，宽5～15mm，有锯齿，主脉3～5条，背面中肋具腺体；叶柄长2～8cm；托叶线形，长约1cm。花单生于叶腋；小苞片8～12，红色，肉质，披针形，长5～10mm，宽2～3mm，近顶端具刺状附属物，基部与萼合生；花萼杯状，淡紫色，直径约1cm，疏被刺和粗毛，基部1/3处合生，裂片5，长1～2cm；花黄色，内面基部深红色，直径6～7cm。蒴果卵球形，直径约1.5cm，密被粗毛，果爿5；种子肾形。花期夏秋季。

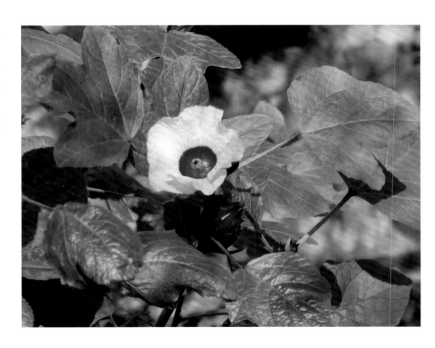

吊灯扶桑

来源　锦葵科木槿属 Hibiscus 植物吊灯扶桑 Hibiscus schizopetalus (Masters) Hook. f. 的根。

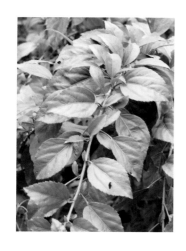

【 植物学文献概要 】

见《中国植物志》第四十九卷，第二分册，69页。以吊灯扶桑（《广州植物志》）为正名收载，别名灯笼花（海南）、假西藏红花（广州）。产台湾、福建、广东、广西和云南南部，均系栽培。原产东非热带。为热带各国常见的园林观赏植物；耐修剪，也是常见的绿篱植物。

《广东植物志》第二卷，185页。本省沿海大城镇有栽培。花美丽，悬垂枝头，若吊灯，可供庭院绿化用。

《广西植物志》第二卷，152页。南宁、合浦、邕宁、玉林、北流、博白、桂林等地栽培。供园林观赏，根、叶药用。

《广州植物志》251页。为一美丽的庭院观赏植物，广州极常栽培，几乎终年有花，唯少结实，故多以插枝繁殖。

【 本草学文献概要 】

《中华本草》第5册，第十四卷，354页。以吊灯花（《新华本草纲要》）为正名收载，别名裂瓣朱槿、裂瓣槿、风铃扶桑花、无风花、叶丝红（《台湾药用植物志》）、红花、南洋红花（《广西药用植物名录》）。根入药，味辛、性凉；消食行滞。

379

【 原植物识别特征 】

常绿直立灌木，高达3m。单叶互生，椭圆形或长圆形，长4～7cm，宽1.5～4cm，边缘具齿缺；叶柄长1～2cm，上面被星状柔毛。花两性，单生于叶腋，下垂，小苞片5，极小，披针形，长1～2mm；花萼管状，长约1.5cm，5浅裂，常一边开裂；花瓣5，红色，长约5cm，深细裂作流苏状，向上反曲；雄蕊柱长而突出，下垂，长9～10cm，无毛；花柱5，子房上位。蒴果长圆柱形，长约4cm，直径约1cm。花期全年。

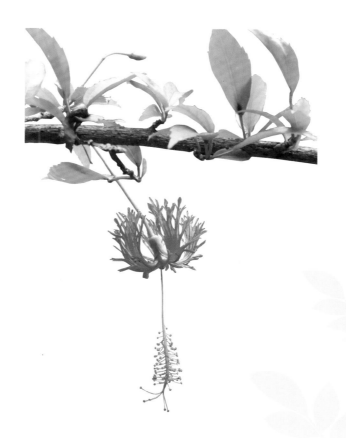

木槿

来源　锦葵科木槿属 *Hibiscus* 植物木槿 *Hibiscus syriacus* L. 的花。

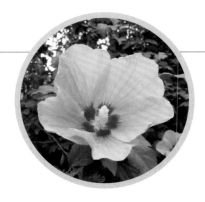

【 植物学文献概要 】

　　见《中国植物志》第四十九卷，第二分册，75～79页。以木槿（《日华子本草》）为正名收载，别名朝开暮落花（《本草纲目》）、喇叭花（福建）等。台湾、福建、广东、广西、云南、四川、贵州、湖南、湖北、江西、安徽、浙江、江苏、山东、河南、陕西等省区均有栽培，系我国中部原产。主供园林观赏，亦药用。

　　《广东植物志》第二卷，185页。别名鸡肉花（仁化）。广东北部山区溪流两岸灌木丛中可见野生植株。因长期栽培，园艺品种很多。

　　《广西植物志》第二卷，155页。产龙州、南宁、宾阳、都安、马山、昭平、苍梧、永福、临桂、兴安、资源、恭城、融水、金秀、象州、南丹、凤山、天峨、罗城、凌云、乐业、田东、平南、桂平等地。

　　《海南植物志》第二卷，99页。琼山。栽培供观赏或作菜园围篱。少见。茎皮入药治癣疮，鲜花可供食用；树皮纤维可作蓑衣或制纸原料。

　　《广州植物志》253页。为庭院观赏植物，广州极常栽培，树皮、花供药用。

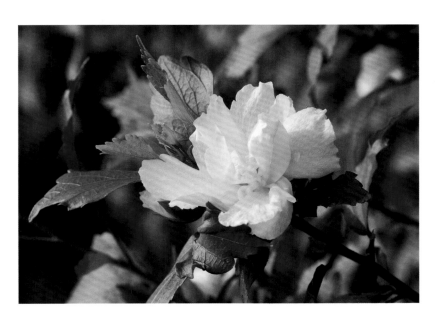

【 本草学文献概要 】

　　《岭南采药录》148页。味甘，性寒，治白痢，又治白浊，和猪肉煎汤食之，其花润容补血。

　　《中华本草》第5册，第十四卷，354～359页。以木槿花（《日华子本草》）为正名收载，别名白槿花（《中国药用植物志》）、水槿花、白棉花等。花入药，味甘、苦，性凉；清热利湿，凉血解毒。根、茎皮、叶及果实亦入药，另列条目。

【 原植物识别特征 】

　　落叶灌木，高3～4m，植物体密被黄色星状毛。叶菱形至三角状卵形，长3～10cm，宽2～4cm，具深浅不同的3裂或不裂，边缘有不整齐的齿缺。花单生于枝端叶腋，花萼钟形，密被星状短茸毛，裂片5；花粉红、淡紫、紫红或白色，单瓣、复瓣或重瓣；单体雄蕊，子房上位。蒴果卵圆形，直径约12mm，种子肾形。花期7—10月。

黄槿

来源 锦葵科木槿属 *Hibiscus* 植物黄槿 *Hibiscus tiliaceus* L. 的叶、树皮或花。

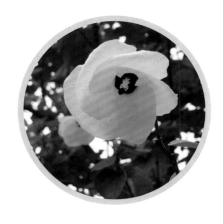

【植物学文献概要】

见《中国植物志》第四十九卷，第二分册，64～66页。以黄槿（《李文饶文集》）为正名收载，别名右纳（中山传信录）、桐花、海麻（海南）、万年春（广东）、盐水面头果（台湾）。产台湾、广东、福建等省。树皮纤维供制绳索，嫩枝叶供蔬食；木材坚硬致密，耐朽力强，适于建筑、造船及家具等用。在广州及广东沿海地区小城镇也有栽培，多作行道树。

《广东植物志》第二卷，182页。别名海麻（海南）。产广东沿海平原及各岛屿。生长于港湾或潮水能达到的河、涌堤岸或灌木丛中，或栽培。

《广西植物志》第二卷，152页。产玉林、博白、合浦、北海、钦州、防城等地。茎叶外敷治疮毒，嫩枝和花解木薯中毒。

《海南植物志》第二卷，99～100页。以黄木槿为正名收载，别名黄槿、披麻、铜麻、山加半、港麻、海麻（海南）。海南沿海岸的平地上。港湾或潮水能达到的河、涌堤岸上，或植于村庄附近；普遍生长。

《广州植物志》253页。可用作海岸的防砂、防风及防潮树种。

【本草学文献概要】

《中华本草》第5册，第十四卷，359～360页。以黄槿（《广西本草选编》）为正名收载。叶、树皮或花入药，味甘、淡、性微寒；清肺止咳，解毒消肿。

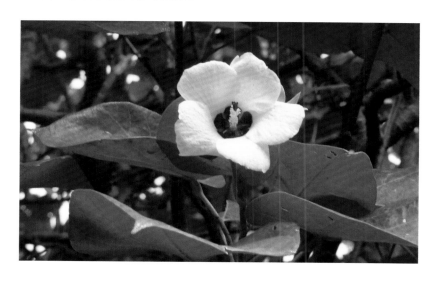

【原植物识别特征】

常绿灌木或乔木，高4～10m，树皮灰白色。单叶互生，近圆形或广卵形，直径8～15cm，基部心形，全缘或具不明显细圆齿，下面密被灰白色星状柔毛，叶柄长3～8cm。花序顶生或腋生，小苞片7～10，线状披针形，中部以下连合成杯状；萼长1.5～2.5cm，基部约1/3处合生，裂片5；花冠钟形，直径6～7cm，黄色，内面基部暗紫色，长约4.5cm，外面密被黄色星状柔毛；单体雄蕊，雄蕊柱长约3cm；花柱5，子房上位。蒴果卵圆形，长约2cm。花期6—8月。

黄花稔

来源 锦葵科黄花稔属 *Sida* 植物黄花稔 *Sida acuta* Burm.f. 的叶或根。

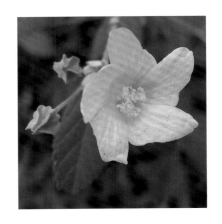

【 植物学文献概要 】

见《中国植物志》四十九卷，第二分册，19～20页。以黄花稔为正名收载，别名扫把麻（海南）。产台湾、福建、广东、广西和云南。常生于山坡灌丛间、路旁或荒坡。原产印度，分布于越南和老挝。其茎皮纤维供绳索料；根、叶作药用，抗菌消炎。

《广东植物志》第二卷，201～202页。产广东各地（北部不产）。

《广西植物志》第二卷，141页。产田阳、田东、百色、田林、钦州、北海等地。根、叶入药，有活血消肿，生肌解毒之功效，外敷治疮毒。

《海南植物志》第二卷，91页。海南各地。市镇及村庄附近空旷地上常见。

《广州植物志》246页。极常见于荒地上。

【 本草学文献概要 】

《中华本草》第5册，第十四卷，367～368页。以黄花稔（《云南思茅中草药选》）为正名收载，别名山鸡（《福建民间草药》）、脓见消（《广西药用植物名录》）、梅肉草（《广东药用植物简编》）、白索子（《台湾药用植物志》）等。叶或根入药，味微辛，性凉；清湿热，解毒消肿，活血止痛。

【 原植物识别特征 】

直立亚灌木状草本，高1～2m；分枝多。叶互生，披针形，长2～5cm，宽4～10mm，边缘有锯齿，两面均无毛或疏被星状柔毛；叶柄长4～6mm；托叶线形，与叶柄近等长，常宿存。花单朵或成对生于叶腋，花两性，辐射对称；萼浅杯状，长约6mm，下半部合生，裂片5；花黄色，直径8～10mm，花瓣5，倒卵形；单体雄蕊，雄蕊柱长约4mm；子房上位。蒴果近圆球形，分果爿4～9，长约3.5mm，顶端具2短芒，果皮具网状皱纹。花期冬春季。

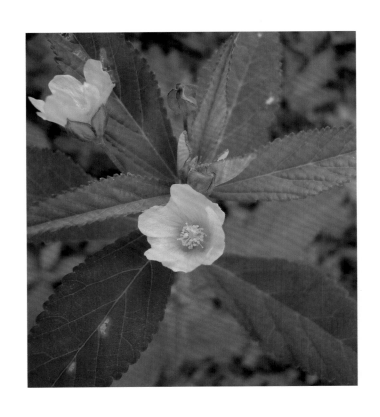

白背黄花稔（黄花母）

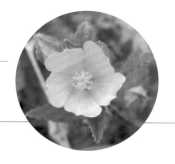

来源　锦葵科黄花稔属 *Sida* 植物白背黄花稔 *Sida rhombifolia* L. 的全草。

【植物学文献概要】

　　见《中国植物志》第四十九卷，第二分册，20～21页。以白背黄花稔为正名收载，别名黄花母雾（广东）等。产台湾、福建、广东、广西、贵州、云南、四川和湖北等省区，常生于山坡灌丛间、旷野和沟谷两岸。全草药用，清热解毒，祛风除湿，止痛。

　　《广东植物志》第二卷，203页。产广东平原和沿海地区，生于旷地或疏林中或海岛的荒地上。

　　《广西植物志》第二卷，141页。产隆林、田林、凌云、百色、巴马、龙州、平果、南宁、武鸣、邕宁、都安、柳州、临桂、河池、玉林、贵港、横县、北海、苍梧等地。

　　《海南植物志》第二卷，92～93页。澄迈、昌江、崖县等地。

　　《广州植物志》246页。广州近郊极常见，该种的叶形和大小、花序柄的长短、节的位置及心皮的芒的长短，均有极大的变异。

　　编者注：别名黄花母雾（猛），很可能是粤语发音。

【本草学文献概要】

　　《岭南采药录》25页。花黄，梗方，叶对生，春夏秀茂，秋冬凋零，解毒止痒，合疮口，洗痔疮。

　　《中华本草》第5册，第十四卷，370～371页。以黄花母（《文山中草药》）为正名收载，别名拔肿消、胶粘根（《广西中药志》）、黄花猛（广州部队后勤部卫生部《常用中草药手册》）、黄花地桃花等。全草入药，味甘、辛，性凉；清热利湿，解毒消肿。根亦入药，另列条目。

【原植物识别特征】

　　直立亚灌木，高约1m，分枝多，被星状毛。单叶互生，菱形或长圆状披针形，长2.5～4.5cm，宽6～20mm，边缘有锯齿，两面被毛。花两性，单生于叶腋；花萼杯状，裂片5；花黄色，直径约1cm，花瓣5，倒卵形；单体雄蕊，子房上位，花柱分枝8～10。蒴果半球形，直径6～7mm，分果爿8～10，顶端具2短芒。花期秋冬季。

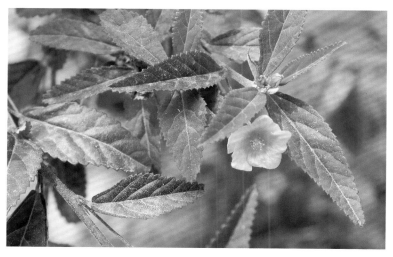

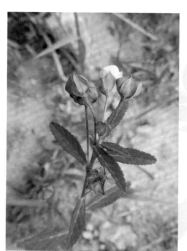

地桃花

来源 锦葵科肖梵天花属 *Urena* 植物地桃花 *Urena lobata* L. 的全草。

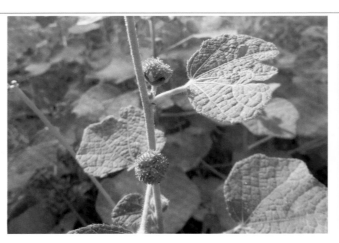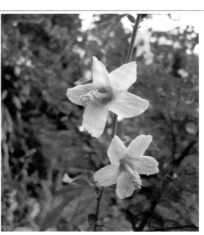

【 植物学文献概要 】

见《中国植物志》第四十九卷，第二分册，43 ~ 46页。以地桃花（广东、广西、江西、贵州）为正名收载，别名肖梵天花（《广州植物志》）痴头婆、半边月（广西）、千下槌（江西）等。产长江以南各省区。我国长江以南极常见的野生植物，喜生于干热的空旷地、草坡或疏林下。茎皮富含坚韧的纤维，供纺织和搓绳索用，常用为麻类的代用品；根作药用，煎水点酒服可治疗白痢。本种叶形变异较大。

《广东植物志》第二卷，194 ~ 195页。以肖梵天花为正名收录。

《广西植物志》第二卷，149页。产兴安、临桂、平乐、贺州、梧州、平南、容县、玉林、北海、横县、南宁、宁明、凭祥、龙州、靖西、凌云、凤山、都安、柳州、金秀等地。生于旷野、山坡或疏林下。根、叶入药。

《海南植物志》第二卷，96页。海南各地。

《广州植物志》248 ~ 249页。肖梵天花为广州极常见的野生植物，喜生于干旱旷地上。叶形、小苞片、花萼、花瓣和成熟心皮的毛被及刺均有极大的变异。

【 本草学文献概要 】

《岭南采药录》30页。别名红黐头婆。子似黐头婆而细，色红，味淡，性平，专治跌打。

《中华本草》第5册，第十四卷，372 ~ 373页。以地桃花

（《广西药用植物图志》）为正名收载，别名天下槌（《生草药性备要》）、红黐头婆（《岭南采药录》）、肖梵天花、假桃花等。全草或根入药，味甘、辛，性凉；祛风利湿，活血消肿，清热解毒。《广西中药志》等有药用记载。

【 原植物识别特征 】

半灌木，高可达1m，全株被柔毛及星状毛。叶互生，下部叶心脏形或近圆形，上部叶椭圆形或近披针形，长3 ~ 8cm，宽1 ~ 6cm，边缘具细锯齿，掌状网脉，中脉基部有一腺体。花两性，单生；副萼5裂；花萼5裂，裂片较副萼小；花瓣5，粉红色，基部与雄蕊管相连合；雄蕊多数，花丝连成管状，花药紫红色；子房上位，5室。蒴果扁球形。花期5—12月。

木棉

来源 木棉科木棉属 *Bombax* 植物木棉 *Bombax malabaricum* DC. 的花。

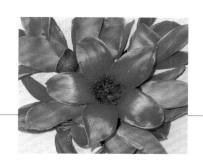

【植物学文献概要】

见《中国植物志》第四十九卷，第二分册，106～108页。产福建、台湾、广东、广西、海南、江西、云南、贵州等省区。我国南方一些城市用作行道树。

《广东植物志》第三卷，215～216页。以木棉（《本草纲目》）为正名收载，别名红棉、英雄树、英雄花（广东）、攀枝花（云南）。产广东博罗、广州、高要、阳江等地，海南陵水、崖县、乐东、白沙、东方、保亭等地，栽培或野生，多生于低海拔的林缘或旷野。花、根皮等入药；果实内绵毛可作填充材料；种子油作润滑剂；木材造纸等用。花大美丽，树姿巍峨，可植为行道树或庭院观赏树。

《广西植物志》第二卷，132～134页。产桂南、桂西及红水河两岸。

《广州植物志》243～244页。本植物在我国海南岛和广州附近极常见，在广州多植为庭园观赏树，海南则有野生的。

【本草学文献概要】

《岭南采药录》158页。木本，高可至百尺许，干有刺，叶掌状复叶，小叶五片，二月开花，花五瓣，瓣红蕊黄，花落结荚，荚内种子，每粒俱有棉裹之，荚熟则裂，而种子四散，味涩，性平，消毒疮，止痛消肿，治跌打。

《中华本草》第5册，第十四卷，375～377页。以木棉花（《生草药性备要》）为正名收载，别名木绵花、斑枝花（《王右丞集》）、琼枝等。花入药，味辛、苦，性凉；清热解毒，散瘀止血。其根与树皮均入药，另列条目。

【原植物识别特征】

落叶大乔木。幼树有粗大的圆锥状硬刺，分枝开展。掌状复叶，互生，小叶5～7，长圆形或长圆状披针形，长10～20cm，宽3.5～7cm，叶柄长10～20cm。花大，先叶开放，红色或橙红色，单生于枝顶。萼厚革质，杯状，裂片3～5；花瓣肉质，长8～10cm；雄蕊最内轮5枚的花丝分叉，各分叉有花药1枚，中间10枚较短，不分叉，外轮多数，集成5束；子房上位，花柱较雄蕊长。蒴果长圆形，木质，密被灰白色长柔毛和星状柔毛；种子多数。花期3—4月。

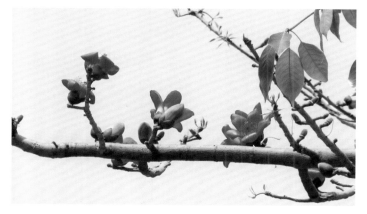

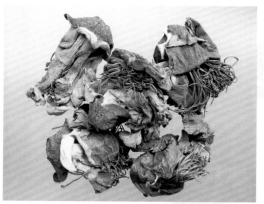

昂天莲

【来源】 梧桐科昂天莲属 *Ambroma* 植物昂天莲 *Ambroma augusta* (L.) L. f. 的根。

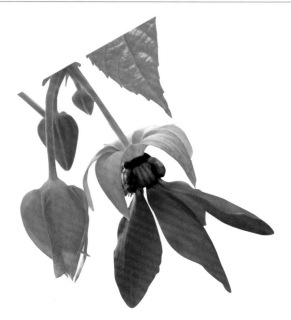

【原植物识别特征】

　　灌木，高 1 ~ 4m，小枝幼时密被星状茸毛。单叶互生，心形或卵状心形，有时为 3 ~ 5 浅裂，长 10 ~ 22cm，宽 9 ~ 18cm，基部心形或斜心形，下面密被短茸毛，叶柄长 1 ~ 10cm。聚伞花序有花 1 ~ 5 朵；花下垂，红紫色，直径约 5cm；萼片 5，近基部连合；花瓣 5，匙形，长约 2.5cm；能育雄蕊 15，每 3 枚集合成一群，与退化雄蕊互生，退化雄蕊 5；子房上位，5 室，花柱三角状舌形，长约为子房的 1/2。蒴果膜质，倒圆锥形，直径 3 ~ 6cm，被星状毛，具 5 纵翅；种子多数，矩圆形，黑色，长约 2mm。花期春夏季。

【植物学文献概要】

　　见《中国植物志》第四十九卷，第二分册，181 ~ 183 页。以昂天莲（乐昌）为正名收载，别名水麻（海南）。产广东、广西、云南、贵州。生于山谷沟边或林缘。本种的茎皮纤维洁白坚韧，可作丝织品的代用品。也有栽培以取其纤维的，根可药用。

　　《广东植物志》第一卷，148 页。产广州、乐昌、茂名、海南岛五指山。生于沟谷边或林缘。

　　《广西植物志》第二卷，129 ~ 130 页。产桂平、藤县、龙州、百色、田林、那坡、凌云、乐业、南丹、都安、天峨、东兰和上思十万大山等地。

　　《海南植物志》第二卷，85 页。海南各地常见。

　　《广州植物志》240 页。广州间有栽培，本植物耐旱，多生于山野间。

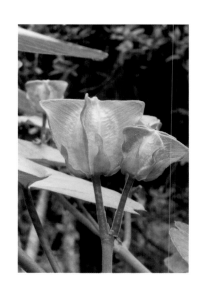

【本草学文献概要】

　　《中华本草》第 5 册，第十四卷，377 ~ 378 页。以昂天莲（《广西药用植物名录》）为正名收载，别名鬼棉花（《云南药用植物名录》）、昂天盅、水麻、假芙蓉（《全国中草药汇编》）。根入药，味微苦、辛，性平；通经活血，消肿止痛。

梧桐（青桐叶）

来源 梧桐科梧桐属 Firmiana 植物梧桐 Firmiana platanifolia (L. f.) Marsili 的叶。

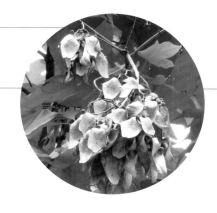

【 植物学文献概要 】

见《中国植物志》第四十九卷，第二分册，133～134页。从广东、海南到华北均有分布，多为人工栽培。茎、叶、果实、种子均入药。

《广东植物志》第一卷，130～131页。别名青桐，所用拉丁学名为 Firmiana simplex（L.）W. F. Wight。广东省各县多有栽培。茎、叶、花果、种子均药用。

《广西植物志》第二卷，112页。广西各地有零星种植，也偶见野生。秋天叶色转为金黄，随后脱落，故有"梧桐一叶落，天下共知秋"一说。

《广州植物志》237页。别名桐、青桐，拉丁学名为 Firmiana simplex（L.）Wight.，异名为 Firmiana platanifolia Schott et Endl.。本种树干正直，生长迅速，极适于庭院观赏和行道树用，广州极常见，性喜湿润的黏质土。

【 本草学文献概要 】

《岭南采药录》40页。别名长生叶。味苦，性平，消风热，浸酒去瘀生新，治小儿马牙疳，其皮煎水洗痔。

《中华本草》第5册，第十四卷，381～383页。以梧桐叶为正名收载。叶入药，味苦，性寒；祛风除湿，解毒消肿。其根、树皮、花及种子均入药，另列条目。《常用中草药手册》（广州部队后勤部卫生部）等有药用记载。

【 原植物识别特征 】

落叶乔木，高可达16m。树皮青绿色，平滑。单叶互生，心形，掌状3～5裂，直径15～30cm，基部心形，基生脉7条，叶柄与叶片等长。圆锥花序顶生，花单性同株，淡黄绿色；萼5深裂几至基部，长7～9mm；雄花的雄雌蕊柄与萼等长，花药15个不规则地聚集在雄雌蕊柄的顶端；雌花：子房上位，圆球形，被毛。蓇葖果成熟前开裂成叶状，长6～11cm，宽1.5～2.5cm；每个有种子2～4粒。花期6月。

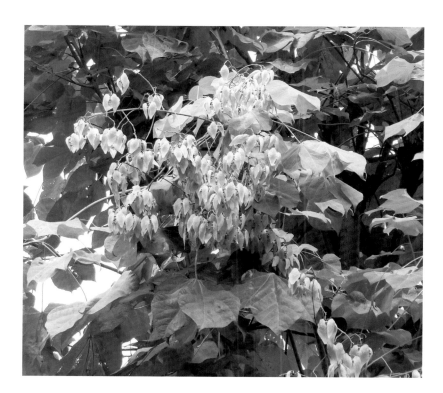

山芝麻（冈脂麻）

来源　梧桐科山芝麻属 *Helicteres* 植物山芝麻 *Helicteres angustifolia* L. 的全株。

【植物学文献概要】

见《中国植物志》第四十九卷，第二分册，156～158页。粤西称山油麻，广西博白称坡油麻。产江西、湖南、云南、广东、广西、福建、台湾等地。根、叶入药。

《广东植物志》第一卷，141页。别名山油麻（粤西）。广东省各县均有产，为山地和丘陵地常见的灌木，常生于草坡上。

《广西植物志》第二卷，119页。产桂中和桂南，桂林以北少见。

《海南植物志》第二卷，80页。海南各地常见。

《广州植物志》241～242页。别名山油麻（土名）。本种为我国南部山野和旷地上常见灌木，叶捣烂敷患处，可治疮毒。

【本草学文献概要】

《岭南采药录》38页。敷疮去毒，止血生肌，又能润大肠，多食必便快。

《中华本草》第5册，第十四卷，383～384页。以山芝麻为正名收载，别名岗油麻（《生草药性备要》）、岗脂麻（《岭南采药录》）、芝麻头（《岭南草药志》）等。根或全株入药，味苦，性凉，有小毒；清热解毒。《常用中草药手册》（广州部队后勤部卫生部）等有药用记载。

编者注：为现今岭南常用草药之一。

【原植物识别特征】

小灌木，高约1m，分枝较少，小枝被灰绿色短柔毛，茎皮纤维丰富。单叶互生，长圆状披针形，长3.5～5cm，宽1.5～2.5cm，上面近无毛，背面有灰白色或淡黄色茸毛，离基三出脉。聚伞花序，有花二至数朵；萼筒状，5裂，长约6mm；花瓣5，淡红色或紫红色，基部有两个耳状附属物；雄蕊10，退化雄蕊5，子房上位，5室。蒴果卵状长圆形，长1.2～2cm，密被毛，种子褐色。

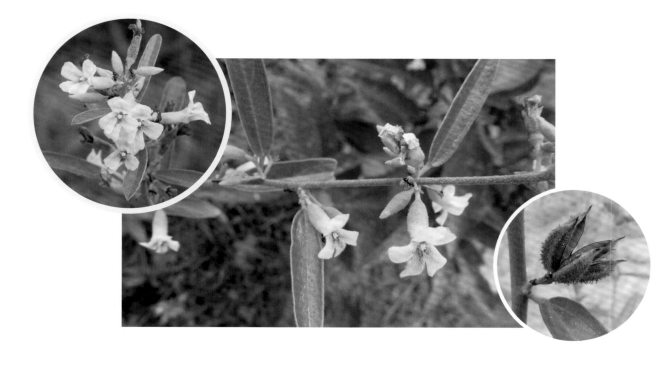

银叶树

【来源】 梧桐科银叶树属 *Heritiera* 植物银叶树 *Heritiera littoralis* Dryand. 的种子。

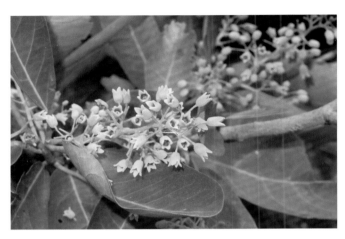

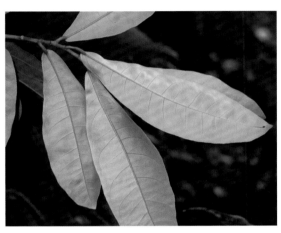

【植物学文献概要】

见《中国高等植物图》第二卷，826页。

《中国植物志》第四十九卷，第二分册，140～142页。以银叶树（《中国树木分类学》）为正名收载。产广东（台山、崖县和沿海岛屿）、广西防城和台湾。本种为热带海岸红树林的树种之一。木材坚硬，为建筑、造船和制家具的良材。果木质，内有厚的木栓状纤维层，故能漂浮在海面而散布到各地。

《广东植物志》第一卷，133页。产广东台山及海南崖县。生于海岸附近。

《广西植物名录》152页。产防城。

《海南植物志》第二卷，76～77页。仅见于崖县南山岭。

【本草学文献概要】

《中华本草》第5册，第十四卷，387页。以银叶树（《台湾药用植物志》）为正名收载，别名大白叶仔（《台湾药用植物志》）。种子入药，味甘、涩，性平；涩肠止泻。

【原植物识别特征】

常绿乔木，高约10m；树皮灰黑色，小枝幼时被白色鳞秕。单叶互生，矩圆状披针形、椭圆形或卵形，长10～20cm，宽5～10cm，下面密被银白色鳞秕；叶柄长1～2cm。圆锥花序腋生，长约8cm，密被星状毛和鳞秕；花单性，红褐色；萼钟状，长4～6mm，两面均被星状毛，5浅裂；雄花的花盘较薄，花药4～5个在雌雄蕊柄顶端排成一环；雌花心皮4～5，柱头与心皮同数且短而向下弯；子房上位。果木质，坚果状，近椭圆形，光滑，干时黄褐色，长约6cm，宽约3.5cm，背部有龙骨状突起。花期夏季。

翻白叶树（半枫荷根）

来源　梧桐科翅子树属 *Pterospermum* 植物翻白叶树 *Pterospermum heterophyllum* Hance 的根。

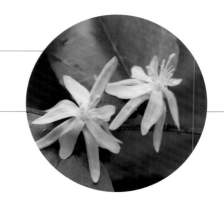

【植物学文献概要】

见《中国植物志》第四十九卷，第二分册，178页。以翻白叶树（文昌）为正名收载，别名半枫荷（广东通称）、异叶翅子木（《海南植物志》）。产广东（韶关以南各县以及海南岛各县）、福建（永泰、仙游、福州）、广西（桂林、恭城、南宁、梧州等）。本种在广东通称半枫荷，根可供药用，为治疗风湿性关节炎的药材，可浸酒或煎汤服用。本种的枝皮可剥取以编绳。本种也可以放养紫胶虫。

《广东植物志》第一卷，146～147页。产曲江、阳山、翁源、英德、广宁、大埔、博罗、宝安、广州、高要、清远、信宜、茂名、文昌、乐东、澄迈、儋县、陵水、崖县、昌江等地，在韶关以南各县多有分布。生于山地或丘陵地森林中。

《广西植物志》第二卷，129页。

《海南植物志》第二卷，84页。

《广州植物志》238页。因其叶在幼树或再萌发的新枝上分裂如枫叶，成年树上的叶则全缘而似荷叶，名曰半枫荷。

【本草学文献概要】

《中华本草》第5册，第十四卷，389～390页。以半枫荷根（《岭南采药录》）为正名收载，别名枫荷桂、半边枫荷、阴阳叶、二不怕、铁巴掌（《广西药用植物名录》）、白背枫、半梧桐、番张麻（《全国中草药汇编》）。根入药，味辛、甘、性微温。祛风除湿，活血通络。叶亦入药，另列条目。

【原植物识别特征】

乔木，高达20m；小枝被黄褐色短柔毛。叶互生，二形，生于幼树或萌蘖枝上的叶盾形，直径约15cm，掌状3～5裂；生于成长的树上的叶矩圆形至卵状矩圆形，长7～15cm，宽3～10cm，二者下面均密被黄褐色毛。花单生或为聚伞花序；萼片5，条形，长达28mm，两面被毛；花瓣5，青白色，与萼片等长；雌雄蕊柄长2.5mm；能育雄蕊15，退化雄蕊5；子房上位，5室。蒴果木质，矩圆状卵形，长约6cm，被黄褐色绒毛；种子具膜质翅。花期秋季。

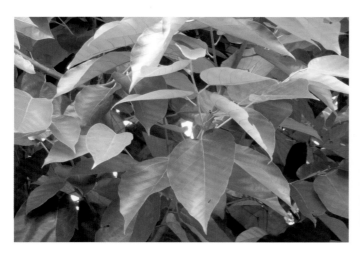

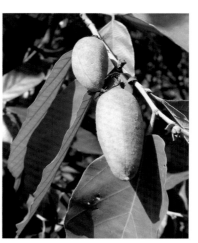

假苹婆

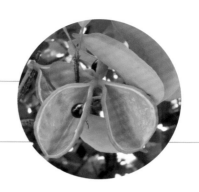

来源 梧桐科苹婆属 *Sterculia* 植物假苹婆 *Sterculia lanceolata* Cav. 的叶。

【植物学文献概要】

见《中国植物志》第四十九卷，第二分册，130～132页。以假苹婆（广东）为正名收载，别名鸡冠木（茂名）、赛苹婆（《中国树木分类学》）。产广东、广西、云南、贵州和四川南部，为我国产苹婆属中分布最广的一种，在华南山野间很常见，喜生于山谷溪旁。缅甸、泰国、越南、老挝也有分布。本种的茎皮纤维可作麻袋的原料，也可造纸；种子可食用，也可榨油。

《广东植物志》第一卷，129页。产英德、乳源、阳山以南和海南岛各县，为萍婆属中分布最广和数量最多的一种。喜生与山谷溪旁。

《广西植物志》第二卷，110～112页。产桂南。叶入药，用于跌打损伤。

《海南植物志》第二卷，73页。海南各地森林中常见。

《广州植物志》237页。本植物在广州极常栽培，间亦有野生的；果略似苹婆而小。

【本草学文献概要】

《中华本草》第5册，第十四卷，390～391页。以红郎伞（《新华本草纲要》）为正名收载，别名个则王（《广西药用植物名录》）叶入药，味辛，性温；散瘀止痛。

【原植物识别特征】

乔木，小枝幼时被毛。单叶互生，椭圆形、披针形或椭圆状披针形，长9～20cm，宽3.5～8cm，侧脉每边7～9条，叶柄长2.5～3.5cm。圆锥花序腋生，密集且多分枝；萼片5，淡红色，仅于基部连合，开展如星状，长4～6mm；无花瓣；雄花花药约10个；雌蕊由5个心皮黏合而成。蓇葖果鲜红色，长卵形或长椭圆形，长5～7cm，宽2～2.5cm，顶端有喙，基部渐狭，密被短柔毛；种子黑褐色，椭圆状卵形，直径约1cm。花期4—6月。

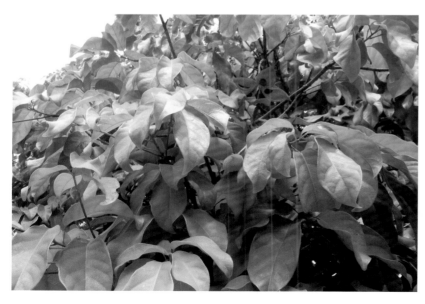

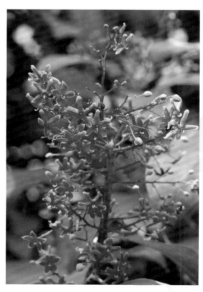

胖大海

来源 梧桐科苹婆属 *Sterculia* 植物胖大海 *Sterculia lychnophora* Hance 的种子。

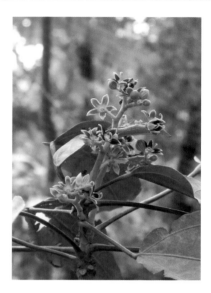
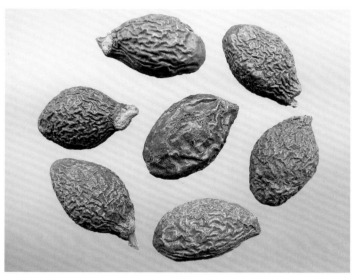

【植物学文献概要】

《中国植物志》《中国高等植物图鉴》《中国种子植物科属词典》《广东植物志》《海南植物志》等均未收录。

《广西植物志》第二卷，113～115页。以胖大海（《本草纲目拾遗》）为正名收载，置于胖大海属*Scaphium*，拉丁学名*Scaphium wallichii* Schott et Endl. 原产柬埔寨、老挝、泰国和马来西亚等地。近年才引进我国广西和广东南部栽培，植后生长迅速，但至今未开花结果。种子可入药，浸水后迅速膨胀并成胶黏状，故称"胖大海"，味甘，性凉；可治咽喉痛，声哑，干咳无痰等症。本属另一种红胖大海*Scaphium lychnophorum* Pierre 种子同等入药。广州华南植物园已引种

上述2种植物，基本上可露地越冬。

编者注：南方医科大学广州校区岭南药植物园栽培的胖大海曾于2005年开花，但未见结果。

【本草学文献概要】

《中华本草》第5册，第十四卷，391～393页。以胖大海（《本草纲目拾遗》）为正名收载，拉丁学名*Sterculia lychnophora* Hance，别名安南子、大洞果（《本草纲目拾遗》）胡大海、大发（《中国药学大辞典》）、大海（《中药志》）等。种子入药，味甘、淡，性凉；清热润肺，利咽，清肠通便。

多版《中药鉴定学》教科书中均收录胖大海，列为果实种子类中药，学名亦采用*Sterculia lychnophora* Hance置于梧桐科苹婆属*Sterculia*。

【原植物识别特征】

落叶乔木，高可达40m。单叶互生，叶片革质，卵形或椭圆状披针形，长10～20cm，宽6～14cm，全缘，光滑无毛，具柄。圆锥花序顶生或腋生，花杂性同株；花萼钟状，宿存，外面被星状柔毛；雄花具10～15个雄蕊；雌花具1枚雌蕊，由5个被短柔毛的心皮组成，具细长纤弱的子房柄。菁葖果船形，成熟前开裂。种子椭圆形，长2～3cm，黄棕色，表面具皱纹，光滑无毛。

苹婆（凤眼果）

来源 梧桐科苹婆属 *Sterculia* 植物苹婆 *Sterculia nobilis* Smith. 的种子。

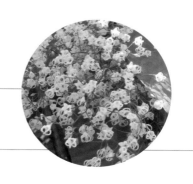

【植物学文献概要】

见《中国植物志》第四十九卷，第二分册，121～123页。产广东、广西南部、福建东南部、云南南部和台湾。珠江三角洲多栽培。

《广东植物志》第一卷，127～128页。广东中部和南部多有栽培。种子可食，煮熟后味如栗子；叶可裹粽。为华南地区良好的行道树。古称罗望子或罗晃子的，实为本种。（近代有些植物学文献将豆科植物酸角*Tamaridus indica* L. 混称罗晃子，实属误定。）

《广西植物志》第二卷，108～110页。产灵山、上思、博白、北流、容县、天等、大新、龙州、宁明、上林、百色、隆林、凌云、河池等地。

《海南植物志》第二卷，73页。万宁。生于疏林中。

《广州植物志》236～237页。广州极常栽培为庭院观赏树，扦插成活率高。叶可裹粽，种子可食，风味仿如板栗，荚和蜜枣、陈皮煎服可治血痢。

【本草学文献概要】

《岭南采药录》130页。别名苹婆。树最高大，其荚如皂角，长三四寸，子生荚间两旁，或四或六，熟则荚开，色红，其子皮黑肉黄，味如栗，味甘，治小儿烂头疡，火煅存性，开香油搽之，与猪肉煮食，去热，其荚以黑醋煮透，煅存性，为细末，再以煮荚之黑醋调匀，搽痔疮甚效。

《中华本草》第5册，第十四卷，393～394页。以凤眼果（《生草药性备要》）为正名收录，别名罗晃子（《桂海虞衡志》）、苹婆果（《岭外代答》）、潘安果（《生草药性备要》）等。种子入药，味甘，性平；和胃消食，解毒杀虫。其根及树皮亦入药，另列条目。

【原植物识别特征】

乔木，高达10m。树皮黑褐色。单叶互生，矩圆形或椭圆形，长8～25cm，宽5～15cm，叶柄长2.5～5cm。圆锥花序下垂；花杂性；花萼粉红色，5裂至中部，无花瓣；雄花较多，雌花少数；雌蕊由5个心皮黏合而成，子房上位。蓇葖果鲜红色，长圆状、卵状，长4～8cm，果皮革质。每果内种子1～4，黑褐色。花果期5—7月。

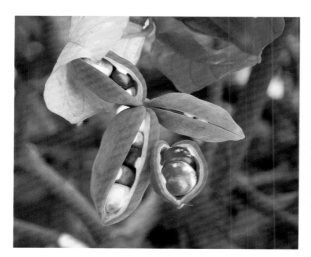

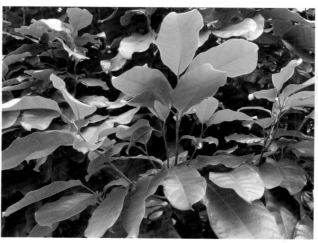

白木香（土沉香）

来源 瑞香科沉香属 *Aquilaria* 植物白木香 *Aquilaria sinensis* (Lour.) Spreng. 含树脂的心材。

【植物学文献概要】

见《中国植物志》第五十二卷，第一分册，289～290页。以土沉香（《中国经济植物志》）为正名收载，别名香材（《海南植物志》）、白木香（广州、云南双江、思茅）、牙香树、女儿香（广东）、栈香（《本草纲目拾遗》）、青桂香、崖香、芫香（广东）、沉香（《名医别录》）。产广东、海南、广西、福建。喜生于低海拔的山地、丘陵以及路边阳处疏林中。模式标本采自广东。老茎受伤后所积得的树脂，俗称沉香，可作香料原料，并为治胃病特效药；树皮纤维柔韧，色白而细致可做高级纸原料及人造棉；木质部可提取芳香油，花可制浸膏。

《广东植物志》第三卷，84～85页。产广东东部、中部至西南部及海南。生于中海拔山地和丘陵地带。常有栽培。

《海南植物志》第一卷，434页。

《广西植物志》第一卷，616页。

《广州植物志》169～170页。

【本草学文献概要】

《中华本草》第5册，第十四卷，396～400页。以沉香（《名医别录》）为正名收载，别名蜜香、栈香（《南方草木

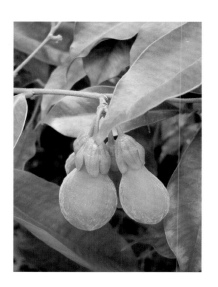

状》），迦南香（《本草纲目拾遗》）。含树脂木材入药，味苦、辛，性温；行气止痛，温中降逆，纳气平喘。

【原植物识别特征】

常绿乔木，高5～15m，树皮暗灰色，纤维坚韧。叶互生，有纤细闭锁的平行脉；叶片圆形、椭圆形至长圆形，长5～9cm，宽2.8～6cm，有光泽，全缘。伞形花序；花芳香，黄绿色，萼5裂，花瓣10，鳞片状，着生于花萼筒喉部，密被毛；雄蕊10，子房上位。木质蒴果，下垂，卵球形，长2～3cm，直径约2cm，花被宿存。花期3—5月，果期6—7月。

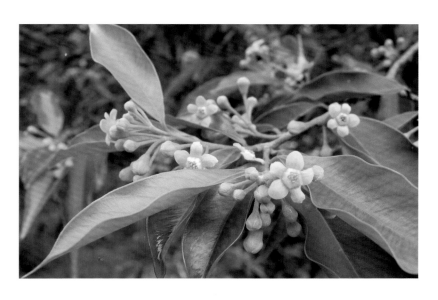

结香（梦花）

来源 瑞香科结香属 *Edgeworthia* 植物结香 *Edgeworthia chrysantha* Lindl. 的花蕾。

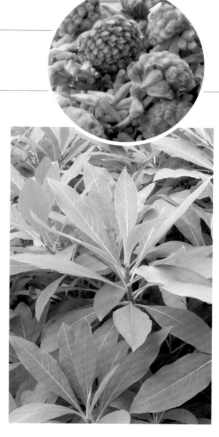

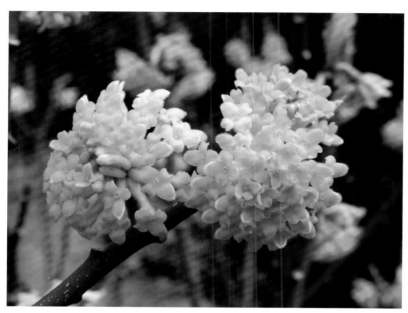

【 植物学文献概要 】

　　见《中国植物志》第五十二卷，第一分册，391～392页。以结香（《中国高等植物图鉴》）为正名收载，别名黄瑞香、打结花、雪里开，梦花（四川、广西、云南西畴）、雪花皮（广东乐昌）、蒙花（《广西植物名录》、广东乐昌）等。产河南、陕西及长江流域以南诸省区。野生或栽培。喜生于阴湿肥沃地。茎皮纤维可做高级纸及人造棉原料，全株入药能舒筋活络，消炎止痛，可治跌打损伤，风湿痛；也可作兽药，治牛跌打。亦可栽培供观赏。

　　《广东植物志》第三卷，87页。产广东北部，野生或栽培。生于海拔600～1 400m的山坡、路旁、山谷密林或疏林中。

　　《广西植物名录》109页。产融水、桂林、灵川、资源。

【 本草学文献概要 】

　　《中华本草》第5册，第十四卷，415～416页。以梦花（《分类草药性》）为正名收载，别名打结花、梦冬花（《中国树木分类学》），蒙花（《广西药用植物名录》）。花蕾入药，味甘，性平；滋养肝肾，明目消翳。

【 原植物识别特征 】

　　灌木，小枝粗壮，韧皮纤维极坚韧，叶互生，长圆形，披针形至倒披针形，长8～20cm，宽2.5～5.5cm，两面均被银灰色绢状毛，侧脉每边10～13条。头状花序顶生或侧生，具花30～50朵，呈绒球状。花芳香，无梗，花萼4裂，外面密被白色丝状毛；雄蕊8，2列，着生于花萼筒喉部；子房上位，卵形；花盘浅杯状，边缘不整齐。果椭圆形，绿色，长约8mm，直径约3.5mm，顶端被毛。花期冬末春初，果期春夏间。

了哥王

来源　瑞香科荛花属 *Wikstroemia* 植物了哥王 *Wikstroemia indica* (L.) C.A.Mey 的茎叶。

【植物学文献概要】

　　见《中国植物志》第五十二卷，第一分册，300～301页。以了哥王为正名收录，别名南岭荛花（《中山大学学报》）、地棉皮（《广西植物名录》）等。产广东、广西、海南、福建、台湾、四川、云南、贵州等省区。模式标本采自广东附近。全株有毒，可药用。茎皮纤维可作造纸原料。

　　《广东植物志》第三卷，89页。产广东及海南各地，生于海拔1 500m以下的山坡、路旁灌丛或草丛中以及旷野、田边等地。

　　《广西植物志》第一卷，622页。

　　《海南植物志》第一卷，437页。

　　《广州植物志》169页。别名消山药（广州）、山雁皮（广州常见经济植物）等。广州近郊山野间随处可见，叶捣烂可治肿伤，广州生草药铺有出售。种子及叶有毒，家畜食之可致命。

【本草学文献概要】

　　《岭南采药录》100页。别名了哥王、鸡仔麻、山黄皮、鸡杜头。有大毒。味辛，性平，清热毒疮，其子敷瘰疬痈疽，其叶和盐捣烂，能去皮肤红黑瘀血，拔毒消肿。其子色红，八哥雀爱食之，为末，遇损伤掺之，即止血。

　　《中华本草》第5册，第十四卷，423～427页。以了哥王（《岭南采药录》）为正名收载，别名九信菜（《生草药性备要》）、九信药、了哥麻等。茎叶入药，味苦、辛，性寒；清热解毒，消肿止痛。根及果实亦入药，另列条目。

【原植物识别特征】

　　直立小灌木，高30～150cm。小枝红褐色，皮部富含纤维。叶对生，长椭圆形、卵形或倒卵形，长1.5～5.5cm，宽8～16mm；全缘，侧脉5～7对。花黄绿色，数朵组成顶生的短总状花序；花萼管状，长9～12mm，顶端4裂，裂片阔卵形或长圆形，长约3mm，花瓣缺；雄蕊8，2轮；子房上位，倒卵形，顶部被毛，柱头头状。核果椭圆形，长6～9mm，直径4～5mm，熟时橙黄至红色。花果期3—9月。

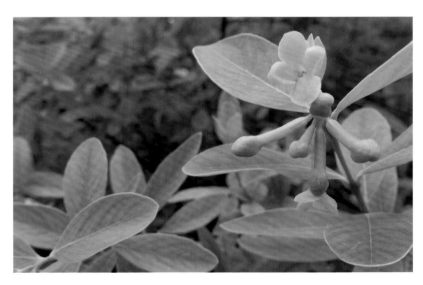

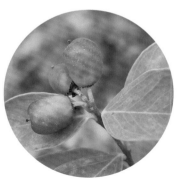

胡颓子

来源 胡颓子科胡颓子属 *Elaeagnus* 植物胡颓子 *Elaeagnus pungens* Thunb. 的果实。

【植物学文献概要】

见《中国植物志》第五十二卷，第二分册，36～37页。以胡颓子（《本草拾遗》）为正名收载，别名蒲颓子、半含春、卢都子（《本草纲目》）、羊奶子等。产江苏、浙江、福建、安徽、江西、湖北、湖南、贵州、广东、广西；生于海拔1 000m以下的向阳山坡或路旁。种子、叶和根可入药。果实味甜，可生食，也可酿酒和熬糖。茎皮纤维可造纸和人造纤维板。

《广东植物志》第四卷，275页。产乐昌、英德、乳源、阳山、连州、怀集、封开、博罗（罗浮山）、增城（南昆山）和从化。生于石灰岩灌丛中或山地林缘、疏林和坑边灌丛中。

《广西植物名录》259页。产柳州、三江、桂林、临桂、全州、兴安、平乐、富川、龙州。

【本草学文献概要】

《中华本草》第5册，第十四卷，436～437页。以胡颓子（《本草经集注》）为正名收载，别名雀儿酥（《雷公炮制论》），蒲颓子、半含春（《本草纲目》）、假灯笼、梅花泡（《广西药用植物名录》）。果实入药，味酸、涩，性平；收敛止泻，健脾消食，止咳平喘，止血。

397

【原植物识别特征】

常绿直立灌木，高3～4m，具刺，幼枝密被锈色鳞片。单叶互生，椭圆形或阔椭圆形，长5～10cm，宽1.8～5cm，两面幼时具银白色和少数褐色鳞片，成熟后上面脱落，具光泽，侧脉7～9对，叶柄长5～8mm。花两性，白色，密被鳞片，萼筒长5～7mm，4裂；雄蕊4，着生于萼筒喉部；子房上位。果实椭圆形，长12～14mm，熟时红色，果核内面具白色丝状绵毛。花期9—12月，果期翌年4—6月。

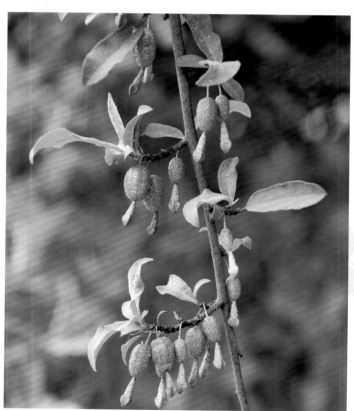

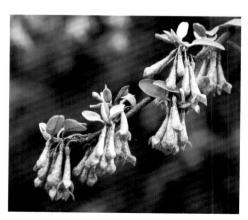

海南大风子

来源 大风子科大风子属 *Hydnocarpus* 植物海南大风子 *Hydnocarpus hainanensis* (Merr.) Sleum. 的成熟种子。

【植物学文献概要】

见《中国植物志》第五十二卷，第一分册，11页。以海南大风子（《海南植物志》）为正名收载，别名龙角、高根（海南尖锋岭）、乌壳子（吊罗）、海南麻风树（海南）。产海南、广西。生于常绿阔叶林中。

《广东植物志》第三卷，100~101页。产海南昌江、东方、崖县、保亭、陵水、琼海等县。广东有栽培。

《海南植物志》第一卷，454~455页。

《广西植物志》第一卷，654~656页。产龙州、宁明、那坡、靖西等地。主要生于石灰岩山常绿阔叶林中。种子有毒，可杀虫。

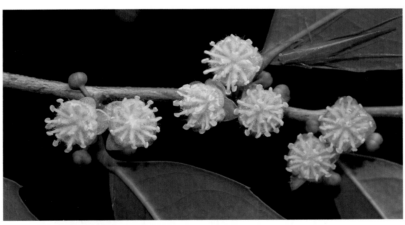

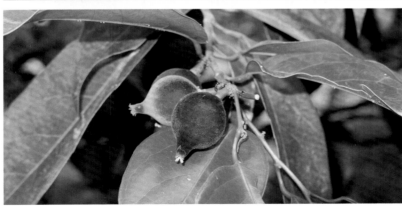

【本草学文献概要】

《中华本草》第5册，第十四卷，447~449页。以大风子（《本草衍义补遗》）为正名收载，别名大枫子（《本草品汇精要》）、麻风子（《全国中草药汇编》）、驱虫大风子（《台湾药用植物志》）。成熟种子入药，味辛，性热，有毒；祛风燥湿，攻毒杀虫。

【原植物识别特征】

常绿乔木，高6~9m。单叶互生，长圆形，长9~13cm，宽3~5cm，边缘有不规则浅波状锯齿，侧脉7~8对，叶柄长约1.5cm。花小，单性，15~20朵排成总状花序；萼片4，椭圆形；花瓣4，肾状卵形，长2~2.5mm，边缘有睫毛，内面基部有肥厚鳞片；雄花：雄蕊约12，花丝基部粗壮；雌花：退化雄蕊约15；子房上位，1室，胚珠多数。浆果球形，直径4~5cm，密生棕褐色茸毛，果皮革质，果梗粗壮，种子约20粒。花期春末至夏季，果期夏季至秋季。

长叶柞木

来源 大风子科柞木属 *Xylosma* 植物长叶柞木 *Xylosma longifolium* Clos 的根、叶。

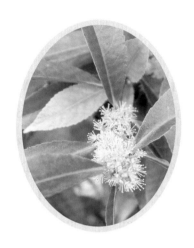

【植物学文献概要】

见《中国植物志》第五十二卷，第一分册，40页。以长叶柞木（《中国树木分类学》）为正名收载，产福建、广东、广西、贵州、云南。生于海拔1 000～1 600m的山地林中。

《广东植物志》第三卷，105页。别名秃擦树（英德）。产广东各地及海南（陵水）。为旷野间极常见的野生植物。

《海南植物志》第一卷，457页。仅见于陵水。

《广西植物志》第一卷，666页。别名耙齿木（桂南）、狗牙木。产合浦、灵山、梧州、邕宁、龙州和那坡等地。

《广州植物志》178页。我国南部旷野间极常见的野生植物。广州近郊亦极常见，惟广东产的其叶较印度产的小。

【本草学文献概要】

《中华本草》第5册，第十四卷，453页。以跌破簕（广州部队后勤部卫生部《常用中草药手册》）为正名收载，别名簕凿树（广州部队后勤部卫生部《常用中草药手册》）、小角刺（《广西药用植物名录》）、铁梨木、凿子树（《新华本草纲要》）。根、叶入药，味苦、涩，性寒；清热利湿，活血祛瘀，消肿止痛。

【原植物识别特征】

常绿小乔木或大灌木，高4～7m；小枝有刺，无毛。叶互生，长圆状披针形或披针形，长5～12cm，宽1.5～4cm，边缘有锯齿，侧脉6～7对，两面突起；叶柄长5～8cm。总状花序，花小，淡绿色，多数；萼片4～5，卵形或披针形；花瓣缺；雄花：雄蕊多数，生于花盘内面；雌花：子房上位，1室，花柱短，柱头2裂。浆果球形，黑色，直径4～6mm；种子2～5粒。花期4—5月，果期6—10月。

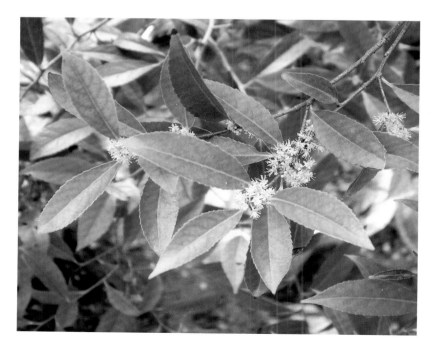

紫花地丁

来源　菫菜科菫菜属 *Viola* 植物紫花地丁 *Viola philippica* Cav. 的全草。

【植物学文献概要】

见《中国植物志》第五十一卷，63～64页。以紫花地丁（《本草纲目》）为正名收载，别名辽菫菜、野菫菜（《东北师范大学科学研究通报》）、光瓣菫菜（《中国高等植物图鉴》）。产黑龙江、吉林、辽宁、内蒙古、河北、山西、陕西、甘肃、山东、江苏、安徽、浙江、江西、福建、台湾、河南、湖北、湖南、广西、四川、贵州、云南。生于田间、荒地、山坡草丛、林缘或灌丛中。在庭园较湿润处常形成小群落。朝鲜、日本、苏联远东地区也有。全草供药用，能清热解毒，凉血消肿。嫩叶可作野菜。可作早春观赏花卉。

《广东植物志》第四卷，78～79页。分布几遍全国。广东见乐昌、乳源等地。生于山谷疏林中或路旁。全草入药。

《广西植物名录》91页。产南宁、柳江、临桂、灵川、兴安、龙胜、乐业、隆林、昭平、东兰、罗城、忻城、龙州。

【本草学文献概要】

《中华本草》第5册，第十四卷，466～468页。以紫花地丁（《本草纲目》）为正名收载，别名野菫菜、箭头草（《救荒本草》）、宝剑草（《植物名实图考》）等。全草入药，味苦、辛，性寒；清热解毒，凉血消肿。

【原植物识别特征】

多年生草本，全株有短白毛，主根较粗。叶基生，莲座状；披针形或卵状披针形，1.5～4cm，宽0.5～1cm，先端圆或钝，基部截形或微心形，稍下延于叶柄呈翅状，边缘具浅圆齿。果期叶片增大，长可达10cm，宽可达4cm；叶柄在花期通常长于叶片1～2倍。花两侧对称，具长梗；萼片5，卵状披针形；花瓣5，紫菫色，倒卵形或长圆形，最下面一片有距，距细管状；雄蕊5，子房上位。蒴果椭圆形，熟时3裂。种子多数。花期3—4月，果期5—8月。

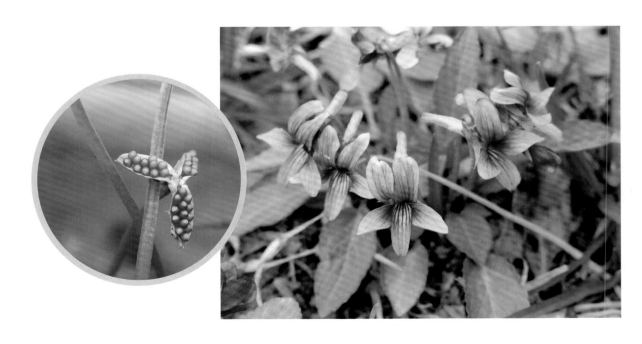

三色堇

来源 董菜科董菜属 *Viola* 植物三色堇 *Viola tricolor* L. 的全草。

【植物学文献概要】

见《中国植物志》第五十一卷，127页。以三色堇（《种子植物名称》）为正名收载，别名三色堇菜（《中国植物图鉴》），蝴蝶花等。我国各地公园栽培供观赏。原产欧洲。

《广东植物志》第四卷，69~70页。广东各城市的公园、花圃常有栽培。

《广西植物名录》91页。区内各大城市有栽培。

【本草学文献概要】

《中华本草》第5册，第十四卷，469~470页。以三色堇（《中国药用植物图鉴》）为正名收载，别名蝴蝶花（《中国药用植物图鉴》）、游蝶花（《台湾药用植物志》）。全草入药，味苦，性寒；清热解毒，止咳。

【原植物识别特征】

一年或多年生草本，高10~40cm。基生叶长卵形或披针形，具长柄；茎生叶卵形、长圆状圆形或长圆状披针形，先端圆或钝，基部圆，边缘有圆齿或钝锯齿，上部叶叶柄较长，下部者较短；托叶大型，叶状，羽状深裂，长1~4cm。花直径3.5~6cm，萼片绿色，长圆状披针形，长1.2~2.2cm；上方花瓣深紫堇色，侧方及下方花瓣均为三色，有紫色条纹，侧方花瓣基部密被须毛，下方花瓣有距，长5~8mm；子房上位。蒴果椭圆形，长8~12mm。花期4—7月，果期5—8月。

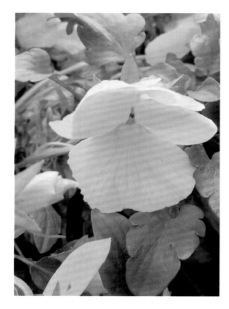
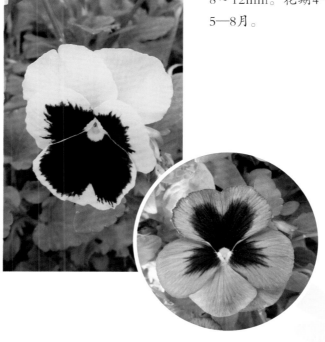

中文名索引

一画

三画

四画

五画

六画

七画

八画

九画

十画

十一画

拉丁名索引

A

412

D

414

415

416

419

参 考 文 献

[1] 中国植物志编委会. 中国植物志：第1～80卷 [M]. 北京：科学出版社, 1961—2004.

[2] 中国科学院植物研究所. 中国高等植物图鉴：第1～5卷 [M]. 北京：科学出版社，1985.

[3] 中国科学院华南植物研究所. 广东植物志：第1～10卷 [M]. 广州：广东科技出版社，1987—2011.

[4] 覃海宁，刘演. 广西植物名录 [M]. 北京：科学出版社，2010.

[5] 侯宽昭. 广州植物志 [M]. 北京：科学出版社，1956.

[6] 侯宽昭. 中国种子植物科属词典 [M]. 北京：科学出版社，1982.

[7] 萧步丹. 岭南采药录：根据1932年萧灵兰室铅印本影印 [M]. 广州：广东科技出版社，2009.

[8] 萧步丹. 岭南采药录 [M]. 关培生校勘及增订. 香港：万里书店出版，2003.

[9] 嵇含. 南方草木状 [M]. 广州：广东科技出版社，2009.

[10] 何克谏. 生草药性备要 [M]. 广州：广东科技出版社，2009.

[11] 胡真. 山草药性指南 [M]. 广州：广东科技出版社，2009.

[12] 赵其光. 本草求原：上、中、下 [M]. 广州：广东科技出版社，2009.

[13] 陈蔚文. 岭南本草：一 [M]. 广州：广东科技出版社，2010.

[14] 陈蔚文. 岭南本草：二 [M]. 广州：广东科技出版社，2010.

[15] 陈蔚文. 岭南本草：五 [M]. 广州：广东科技出版社，2015.

[16] 马骥，刘传明，唐旭东. 岭南采药录考证与图谱：上册 [M]. 广州：广东科技出版社，2016.

[17] 马骥，刘传明，唐旭东. 岭南采药录考证与图谱：下册 [M]. 广州：广东科技出版社，2016.

[18] 江苏新医学院. 中药大辞典：上下册 [M]. 上海：上海科学技术出版社，1986.

[19] 全国中草药汇编编写组. 全国中草药汇编：上下册 [M]. 北京：人民卫生出版社，1982.

[20] 国家中医药管理局中华本草编委会. 中华本草：第1～10册 [M]. 上海：上海科学技术出版社，1986.

[21] 广西中医药研究所. 广西药用植物名录 [M]. 南宁：广西人民出版社，1986.

[22] 陈锡桥，吴七根. 澳门常见中草药：第一册 [M]. 广州：广东科技出版社，2007.

[23] 陈锡桥，吴七根. 澳门常见中草药：第二册 [M]. 广州：广东科技出版社，2009.

[24] 王玉生，蔡岳文. 南方药用植物图鉴 [M]. 汕头：汕头大学出版社，2005.

[25] 曾庆钱，蔡岳文. 药用植物识别图鉴 [M]. 北京：化学工业出版社，2014.